复杂颅底肿瘤显微外科手术图解

主审　于春江
主编　闫长祥　刘　宁

科学出版社
北　京

内 容 简 介

本书是作者从2008年3月至2018年3月在首都医科大学三博脑科医院4000余例颅脑肿瘤患者中精心挑选的30例复杂颅底肿瘤病例。每个病例自成一章，共30章，每章主要包括三大部分：该疾病的概述（包括临床表现、影像学检查和治疗）、典型病例和专家点评。典型病例重点通过手术图解的方式和大家共同分享手术的一些经验和体会，希望能对广大神经外科医生及相关科室（如眼科、耳鼻咽喉－头颈外科等）同道有所帮助。

图书在版编目 (CIP) 数据

复杂颅底肿瘤显微外科手术图解 / 闫长祥，刘宁主编．—北京：科学出版社，2018.10

ISBN 978-7-03-059062-6

Ⅰ．①复…　Ⅱ．①闫…　②刘…　Ⅲ．①颅内肿瘤－显微外科学－图解
Ⅳ．① R739.41-64

中国版本图书馆 CIP 数据核字（2018）第231540号

责任编辑：杨卫华 ／责任校对：张小霞

责任印制：肖　兴／封面设计：黄华斌

科学出版社 出版

北京东黄城根北街16号

邮政编码：100717

http: // www.sciencep.com

三河市春园印刷有限公司　印刷

科学出版社发行　各地新华书店经销

*

2018年10月第　一　版　开本：889×1194　1/16

2018年10月第一次印刷　印张：15 3/4

字数：430 000

定价：148.00 元

（如有印装质量问题，我社负责调换）

《复杂颅底肿瘤显微外科手术图解》
编写人员

主　审　于春江

主　编　闫长祥　刘　宁

编　者　（按姓氏汉语拼音排序）

丁金铎　河南省濮阳市人民医院
韩　松　首都医科大学三博脑科医院
韩劲松　首都医科大学三博脑科医院
韩明阳　首都医科大学三博脑科医院
李忠民　山东省立第三医院
刘　宁　首都医科大学三博脑科医院
刘亚伯　首都医科大学三博脑科医院
孟　哲　首都医科大学三博脑科医院
申学明　河南省安阳市人民医院
宋光荣　北京中医药大学东方医院
汪挺舰　首都医科大学三博脑科医院
王利国　首都医科大学附属复兴医院
王鹏斐　首都医科大学三博脑科医院
邢攸学　首都医科大学三博脑科医院
闫长祥　首都医科大学三博脑科医院
杨亚坤　首都医科大学三博脑科医院
张　宇　首都医科大学三博脑科医院
张建斌　山东省立第三医院
张林朋　首都医科大学三博脑科医院

主 编 简 介

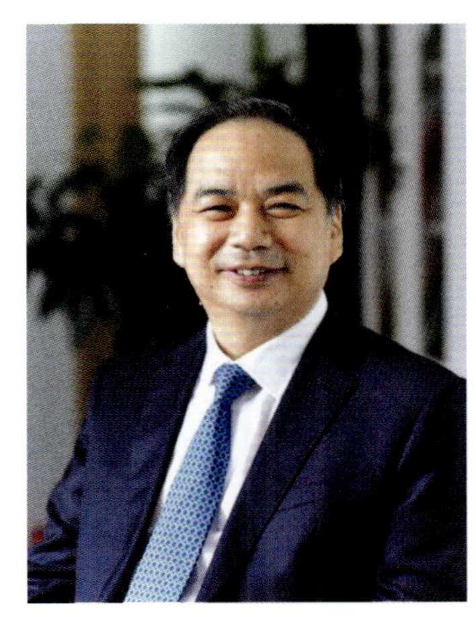

闫长祥　1965年出生，医学博士，教授，主任医师，博士研究生导师。现任首都医科大学三博脑科医院院长，首都医科大学第十一临床医学院副院长，首都医科大学神经外科学院副院长兼三系主任。

1989年8月山东潍坊医学院临床医学专业毕业，分配到河南省濮阳市人民医院。1992年10月开始从事神经外科工作，1994年9月至1995年8月在首都医科大学宣武医院进修学习，1997年在首都医科大学附属北京天坛医院、北京市神经外科研究所攻读神经外科硕士和博士学位，导师分别是于春江教授和王忠诚院士。2004年4月加盟首都医科大学三博脑科医院。

从事神经外科工作近30年，积累了丰富的临床经验。擅长各种颅内肿瘤（垂体腺瘤、胶质瘤、脑膜瘤、听神经鞘瘤、颅咽管瘤等）和动脉瘤等疾病的诊疗；尤其在鞍区、颅底、脑干、丘脑、第三脑室后部等复杂区域肿瘤的手术治疗方面有独到之处。开展了多技术辅助下鞍区及颅底肿瘤切除术的解剖研究和临床应用。

目前完成各类颅脑手术万余例，其中各类颅内肿瘤9000余例，脑动脉瘤、脊髓疾病及各类颅脑外伤等手术1000余例。

近几年承担国家自然科学基金面上项目、北京市科委"首都临床特色应用研究"、首都医学发展基金、北京市优秀人才培养专项经费等多种专项课题。发表学术论文30篇，参编"十二五"普通高等教育本科国家级规划教材《外科学》第3版和第4版，参编、参译《计算机辅助神经外科手术学》《颅底外科训练教程》《颅脑外科临床解剖学》《颅神经外科学》《神经外科手术学》专著5部。主办"神经外科手术演示和手术技巧研讨班"4期。先后获得中华人民共和国教育部、中共北京市委北京市人民政府等颁发的5项奖励。

社会兼职：中国非公立医疗机构协会神经外科专业委员会主任委员、中国微循环学会神经保护与康复专业委员会第一届委员会副主任委员、中国医疗保健国际交流促进会神经外科分会常务委员、中国医师协会神经外科医师分会委员、《中国耳鼻咽喉颅底外科杂志》第六届常务编委、北京市卫生技术系列（外科）高级专业技术职务任职资格评审委员会评审委员。

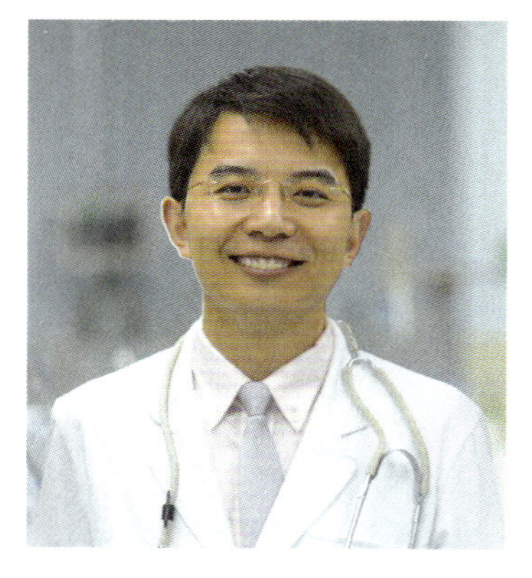

刘宁 1981年出生，医学博士，首都医科大学三博脑科医院副主任医师、神经外科六病区副主任。

2004年毕业于北京大学医学部，获学士学位，同年考入首都医科大学附属北京天坛医院神经外科攻读硕士学位，师从著名神经外科专家张懋植教授，2007年毕业并获外科学硕士学位，毕业后进入三博脑科医院工作，师从著名神经外科专家于春江教授、闫长祥教授开展颅内肿瘤的外科治疗，尤其擅长颅底肿瘤（鞍区肿瘤、垂体瘤、听神经瘤、岩斜脑膜瘤等）的外科治疗。2012年12月至2013年5月于世界著名神经外科中心瑞士苏黎世大学神经外科进行访问学习。2014年7月攻读首都医科大学神经外科在职博士学位，师从于春江教授，2017年7月获博士学位。曾在国内外期刊发表论文数篇。曾参与《鞍区病变影像诊断与治疗策略》《计算机辅助神经外科手术学》《脊髓脊柱肿瘤外科手术图谱》等著作的编写。

序

闫长祥教授是我招收的第一批研究生之一，1997年考入首都医科大学，1999年获得医学硕士学位，2000年考取王忠诚院士的博士研究生。闫长祥教授在读研究生之前已经从事神经外科工作5年，在首都医科大学宣武医院进修学习1年，所以神经外科基础知识和临床能力都很扎实。2003年闫长祥教授博士毕业时，我正准备创建三博脑科医院，当时和他谈及是否愿意跟我一起创业时，他义无反顾地加盟三博，闫长祥教授是最早加盟三博的医生。2004年三博脑科医院成立时，闫长祥教授作为我的助手，担任神经外科二病区副主任，很快就可以独当一面；2005年初担任二病区行政主任。2008年三博脑科医院搬迁至香山院址，创建神经外科六病区，闫长祥教授开始独立工作。病区手术量从每年的400多台扩展到现在的每年近900台。2008～2018年，闫长祥教授主办“神经外科手术演示和手术技巧研讨班”已有4期，在这10年间，他已经形成自己的手术风格。我也多次建议其将手术病例集结成册和大家一起分享，今天终于看到《复杂颅底肿瘤显微外科手术图解》和大家见面，希望与同道共同分享该书的内容。

于春江

2018年7月10日

前　言

把每一例手术都做成精品，应该是每一位神经外科医生追求的目标，但由于受到很多因素的影响，真正把每一例手术都做成精品是不容易的。其实做手术有点像开车，必须有“里程”积累，如果没有一定的手术量，是很难有深刻体会的。

我于1989年8月大学毕业后，分配到河南省濮阳市人民医院，1992年10月开始从事神经外科工作，1994年9月至1995年8月在首都医科大学宣武医院进修学习，1997年在首都医科大学附属北京天坛医院、北京市神经外科研究所学习。2004年4月到首都医科大学三博脑科医院工作。在基层三甲医院的工作训练提升了我处理各种急危重症的能力。在宣武医院，使我对神经外科有了全面的认识；在北京天坛医院和神经外科研究所，使我对神经外科的认识得以升华。真正专注于神经肿瘤是到三博医院工作后，经历了从于春江教授手把手教我做，到看着做，再到放手做的系统训练过程。

2008年3月我开始筹建三博新院区的神经外科六病区，当时和我一起创业的是刘宁医生，之后有韩松、杨亚坤、韩劲松等加入。在10年的工作过程中，我们积累了4000余例病例，几年前于春江教授和江涛教授建议我跟大家一起分享这些病例，其实我很忐忑，一直认为不成熟，所以没有足够的勇气。两年前开始举办“神经外科手术演示和手术技巧研讨班”，以期在和大家的互动中再提升。今天在本书即将付梓之际，仍然感到还有这样或那样的不足，衷心希望各位读者多提意见，以便我们进一步完善。

在资料积累和整个编写过程中，刘宁副主任医师做了大量工作，在长达11年的相处过程中，我与其也建立了深厚的友谊，真的非常感谢。

这是我主编的第一本书，借此也向多年来给予我关心、支持和帮助的各位老师、同道、同学和亲朋好友表示衷心的感谢。

闫长祥

2018年7月5日

目　　录

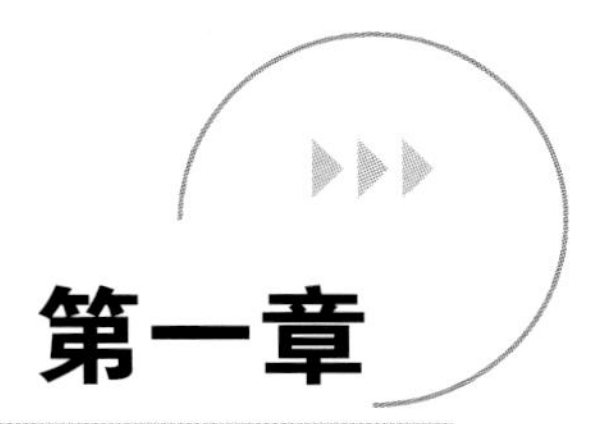

第一章 巨大侵袭性无功能型垂体腺瘤

在所有的垂体腺瘤中，约有30%的患者不出现临床或内分泌方面的高激素分泌症状，统称为无功能型垂体腺瘤。由于临床上被内分泌学上的静止性所掩盖，无功能型垂体腺瘤只有在生长到足够大并产生占位效应后才出现症状，肿瘤压迫垂体常造成垂体功能低下，部分患者也可出现垂体柄受压导致的中度高泌乳素血症。

对垂体腺瘤侵袭性的判断主要依据影像学表现、术中所见、病理检查，以及分子生物学行为等综合考虑，其中MRI能清楚显示垂体腺瘤与周围结构的关系，对判断垂体腺瘤的侵袭性有重要意义。

一、临床表现

1. 垂体功能低下 这是巨大垂体腺瘤压迫周围垂体、垂体柄或下丘脑促垂体区造成的典型表现。但不同的垂体内分泌轴对慢性压迫表现出不同的耐受性，促性腺细胞最敏感，其首先受累。此后，促甲状腺细胞、促生长激素细胞，最终促肾上腺皮质细胞相继受累。但是，垂体后叶功能障碍（如糖尿病性尿崩症）很少发生。

2. 与肿瘤占位相关的症状 头痛是最常见的早期症状，主要是因为肿瘤生长对鞍膈的牵拉所致，但是否存在头痛及头痛的严重程度与肿瘤的体积没有必然的联系。垂体腺瘤最常见的体征是视力、视野障碍，表现为双颞侧偏盲，颞侧上象限最先受累，随后是颞侧下象限。肿瘤持续向鞍上生长可能影响下丘脑，导致一系列自主神经功能紊乱症状，如睡眠、易激性、饮食、情感方面的障碍。肿瘤向第三脑室生长，阻塞室间孔可导致脑积水。向侧方生长可以导致海绵窦内相应的脑神经受累。一些巨大垂体腺瘤可侵犯颅前窝、颅中窝、颅后窝，产生相应的神经病学症状和体征。

二、内分泌及影像学检查

1. 内分泌检查 尽管是无功能型垂体腺瘤，也需要进行仔细的内分泌检查来证实。术前通过明确激素水平是缺乏还是相对过多，可以了解各垂体靶腺轴是否完整。此外，可通过动态垂体激素化验来明确手术效果。

2. 影像学检查

（1）CT：表现为蝶鞍扩大，鞍内及鞍上池内有等密度结节，边缘清楚。向下生长，突入蝶窦内，出现软组织肿块。肿瘤内部可见低密度囊变、坏死区，钙化较少见。增强扫描，肿瘤呈均一性或周边明显强化，坏死、囊变区无强化。

（2）MRI：巨大垂体腺瘤在T_1加权像上呈低信号，在T_2加权像上呈等信号或较高信号，增强MRI可见鞍内及鞍上中度均匀强化影，具有脑外肿瘤的典型征象，边缘清楚，水肿轻微。肿瘤常突破鞍膈形成鞍内、鞍上肿块，在冠状位和矢状位上呈现“掐腰”征或“8”字征，部分呈分叶状。肿瘤侵及海绵窦，导致颈内动脉外移及包绕。向上生长，压迫视交叉上抬，或突入第三脑室，导致梗阻性脑积水。MRI的优势在于能够确定肿瘤与周围神经、血管结构的重要关系，对制订手术方案有重要意义。

三、治　　疗

巨大垂体腺瘤手术的最终目标是切除肿瘤而不损伤正常垂体，解除或缓解肿瘤引起的症状。无功能垂体腺瘤的治疗不强调一味追求完全切除肿瘤，特别是当这种手术危险性较大时。在这种情况下，治疗目标为视神经和视交叉减压，改善患者的激素水平，纠正内分泌紊乱。尽管经蝶入路手术安全有效，适用于95%以上的垂体腺瘤患者，但有时仍需经颅入路切除肿瘤。

经颅手术适应证：①鞍上肿瘤部分较大，或向颅前窝、颅中窝、颅后窝生长者，且蝶窦扩大不明显；②肿瘤性质不能确定，与脑膜瘤、颅咽管瘤、脊索瘤等无法鉴别时；③肿瘤合并鞍上生长，但纤维化明显，当经蝶入路切除时，不能使肿瘤坠入蝶鞍；④罕见的是影像学检查显示颈内动脉扩张迂曲，突出于海绵窦外，阻碍经蝶手术的入路。

采用单侧额下手术入路，如果一侧已经失明，建议从盲侧入路，因为对侧视神经对手术操作更敏感，另外，根据肿瘤伸展的方向，从肿瘤最大的伸展方向入路最方便。经颅入路手术的并发症主要与额叶被抬高、主要动脉及穿支静脉的分离、视束和动眼神经的操作有关。肿瘤巨大，纤维化严重，与周围神经、血管及脑组织常紧密粘连，通常出血较多。在分离视交叉后方，包括颈动脉及视束时，危险性明显增大，常导致肿瘤无法完全切除。

四、典型病例

【简要病史】 患者，女性，65岁，汉族，自由职业，籍贯：山西。主诉：头痛、头晕伴双眼胀痛5个月。现病史：患者5个月前无明显诱因出现头痛、头晕，间断发作，伴双眼胀痛及四肢乏力，症状进行性加重。于当地医院行头部MRI检查发现颅内占位，未予特殊治疗。既往史无特殊。查体阳性体征：记忆力减退。双眼视力0.6，双眼颞侧偏盲。共济运动差。激素检查及术前其余常规检查未见异常。

【影像学表现】

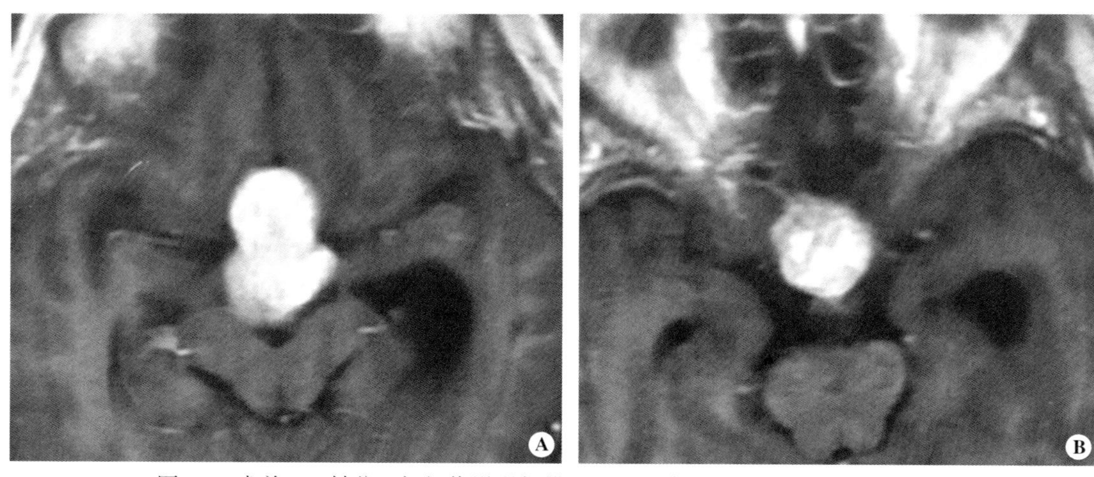

图1-1 术前MRI轴位T_1加权像增强扫描显示，肿瘤边界清晰，显著均匀强化

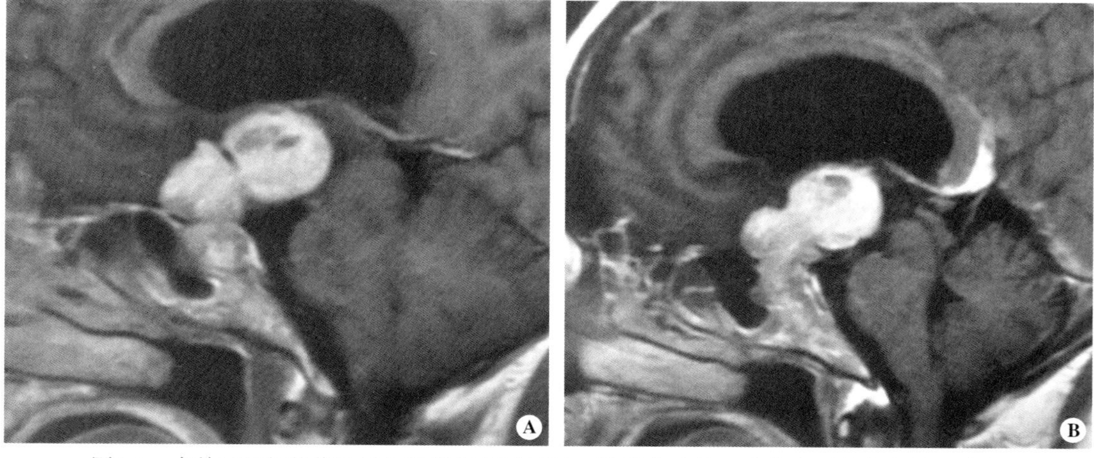

图1-2 术前MRI矢状位T_1加权像增强扫描显示，肿瘤分叶状，主体位于鞍上和第三脑室

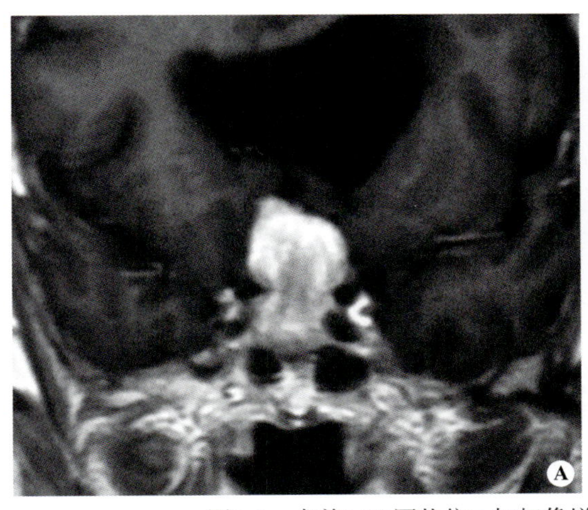

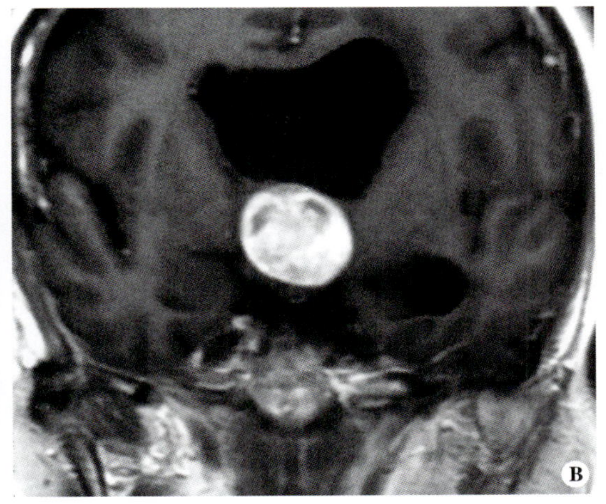

图1-3　术前MRI冠状位T_1加权像增强扫描显示，肿瘤“掐腰”征明显

【术前诊断】　巨大侵袭性无功能型垂体腺瘤，幕上梗阻性脑积水。

【手术入路】　冠切右额开颅肿瘤切除术。

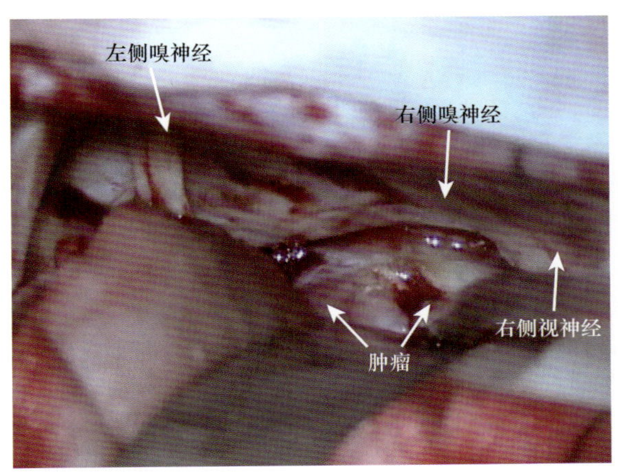

图1-4　游离右侧嗅神经、视神经，显露肿瘤。肿瘤质地硬韧，血供丰富

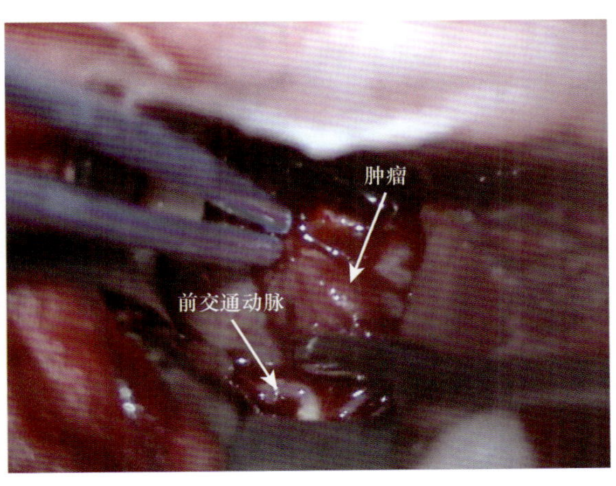

图1-5　肿瘤将双侧大脑前动脉、前交通动脉朝背侧显著推挤移位，且粘连紧密

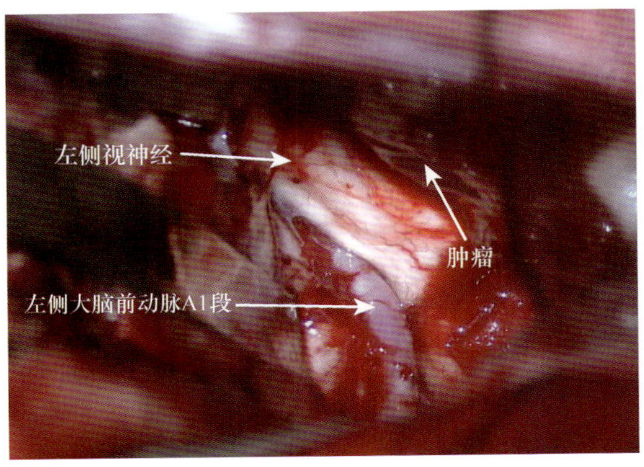

图1-6　游离肿瘤与左侧视神经、左侧大脑前动脉A1段粘连处

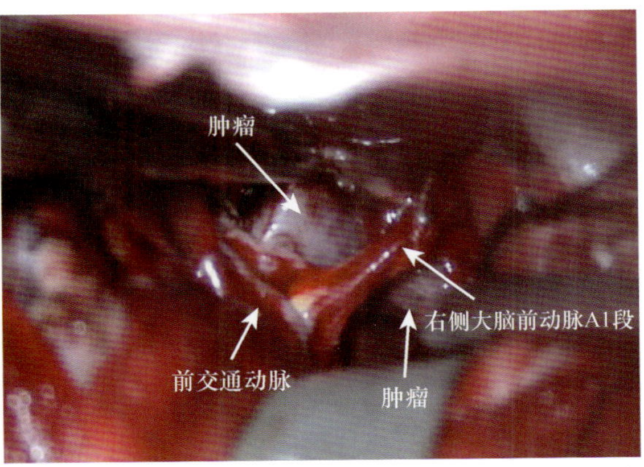

图1-7　肿瘤跨过视交叉，突入第三脑室内生长，给予分块切除。右侧大脑前动脉A1段斑块硬化显著

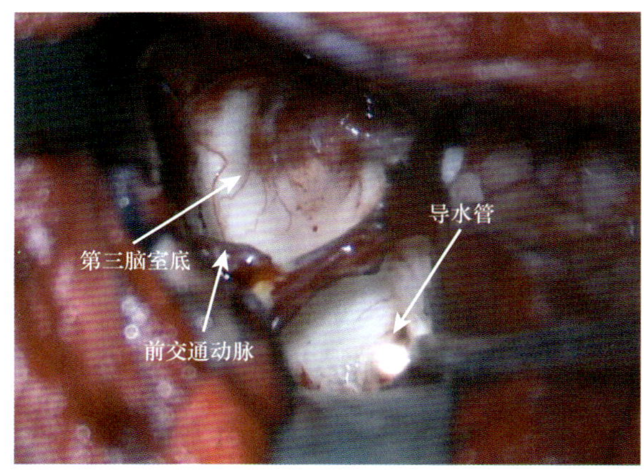

图1-8 肿瘤与第三脑室侧壁局部粘连紧密，切除后显露第三脑室内结构

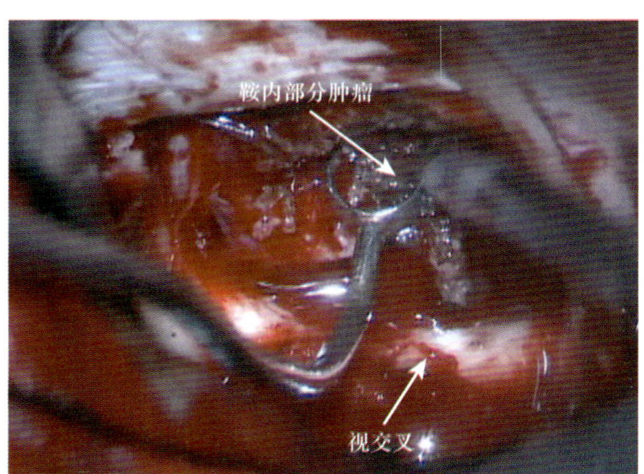

图1-9 切除鞍内部分肿瘤

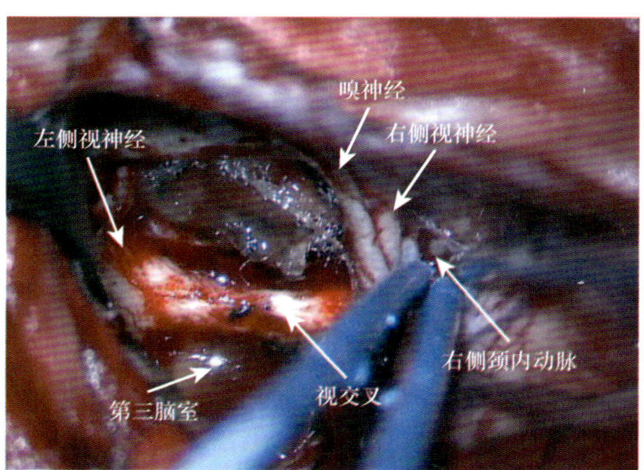

图1-10 肿瘤全切，瘤周正常结构保护完好

【病理检查】

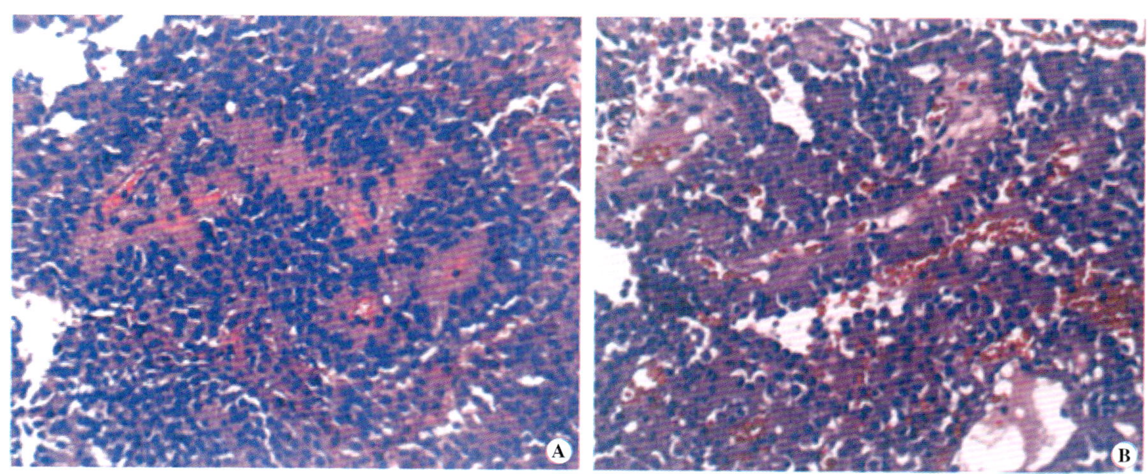

图1-11 病理：嫌色细胞性垂体腺瘤

【预后】 患者术后恢复顺利，双眼视力恢复至0.8，其余未见异常。

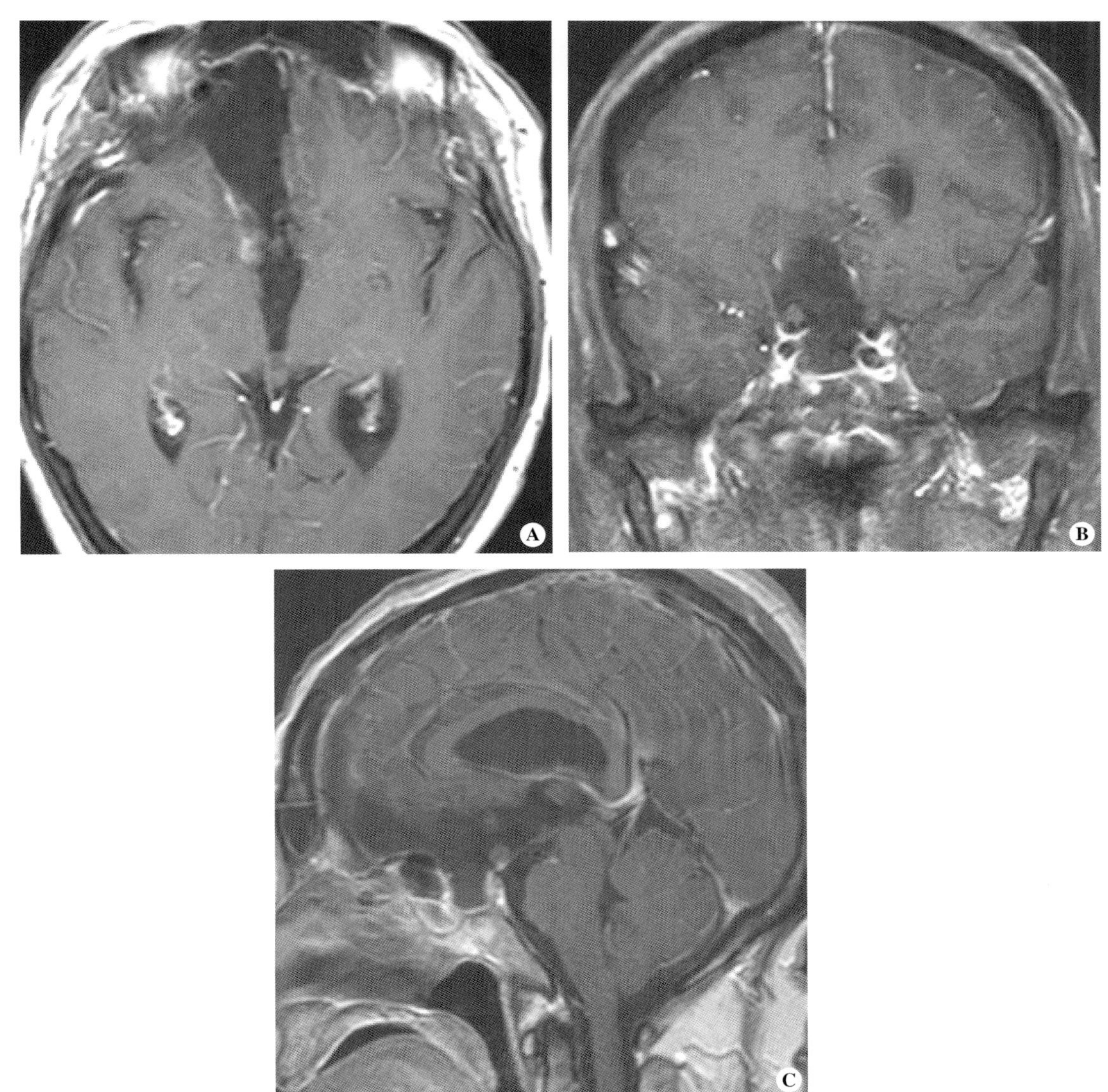

图1-12 术后MRI增强扫描显示，肿瘤全切

五、专家点评

巨大侵袭性无功能型垂体腺瘤，经常首选开颅手术。肿瘤通常侵袭鞍内、鞍上、鞍旁、海绵窦、脚间窝、第三脑室等部位，需要在多个神经、血管间隙操作才能完成肿瘤的切除，力争在显微镜下更多地切除肿瘤。

对于侵袭性的判断，常用的是依据Knosp的MRI分级标准，以颈内动脉海绵窦段（C_4）及床突上段（C_2）之间内、中、外切线为标志来判断垂体腺瘤与海绵窦的关系：0级，海绵窦形态正常，有海绵窦静脉丛强化，内侧壁未受影响；Ⅰ级，海绵窦内侧肿瘤轻度挤压海绵窦，肿瘤超过C_2～C_4血管管径内连线，但未超过血管管径中心连线；Ⅱ级，部分挤压颈内动脉，超过血管管径中心连线，但未超过血管管径外切连线，海绵窦上部或下部静脉丛消失；Ⅲ级，肿瘤超过血管管径外切连线，大部分包绕颈内动脉；Ⅳ级，完全包绕颈内动脉，海绵窦的上壁和侧壁呈球状突出。其中Ⅲ、Ⅳ级属于侵袭性垂体腺瘤。临床上如果肿瘤侵犯蝶窦、鞍底骨质和硬脑膜破坏明显或海绵窦内侧壁粗糙，与肿瘤无明显边界，也应视为肿瘤具有侵袭性。

该患者肿瘤质地较韧、血运丰富，且跨过视交叉通过终板向第三脑室内生长，肿瘤与双侧大脑前动脉、前交通动脉粘连紧密，手术难度大。

采用冠状切口额下入路开颅垂体腺瘤切除术，手术操作要点如下。

（1）开颅：颅骨钻孔时最后钻额部正中孔，避免额窦打开造成污染扩散，如额窦开放，双氧水、碘伏彻底冲洗消毒，以骨蜡封闭，术毕严密缝合硬脑膜，必要时翻转骨膜将额窦破口彻底封闭。开颅骨瓣应尽量低，靠近颅底，减少对脑组织的牵拉。中线矢状缝上钻孔，注意勿伤及上矢状窦，如损伤出血，采用明胶海绵压迫止血。

（2）牵拉额底脑组织：先轻抬额叶底面，探查打开侧裂池，缓慢释放脑脊液，使脑组织自然回缩。脑压板放置不可过深，不应超过视交叉后方，避免下丘脑和垂体柄损伤。患者术前有梗阻性脑积水，释放脑脊液及肿瘤减容，速度一定要慢。

（3）对嗅神经、视神经、视交叉的保护：牵拉脑底组织时避免拉断嗅神经，可用海绵、棉片加以保护，如拉断嗅神经出血，注意止血。外侧裂池放脑脊液后，沿蝶骨嵴向内探查，可于前床突处见同侧视神经，剪开局部蛛网膜释放脑脊液。用棉片对视神经和颈动脉覆盖保护。

（4）对前交通动脉及大脑前动脉的保护：肿瘤较大时应分块切除肿瘤，预先判断大脑前动脉的走行，注意保护前交通、大脑前动脉及穿支血管，千万不要从粘连的血管上强行剥除肿瘤，应从不同的方向进行会合切除。

（5）自纵裂池、视交叉池、第二和第三间隙切除肿瘤：切除第三脑室内肿瘤，重点保护下丘脑及中脑顶。

（6）刮除鞍内部分肿瘤时，操作要轻柔：尤其是血管斑块较严重时，要警惕海绵窦段颈内动脉血管痉挛，保护颈内动脉发出的穿支动脉。注意辨认垂体柄并严格保护。

对于无功能型垂体腺瘤，应提倡尽可能完全切除肿瘤，经颅手术切除肿瘤，进行视路减压，关键是对下丘脑进行保护。垂体柄和肿瘤粘连紧密时，应尽一切可能保护，有时与颅咽管瘤一样，需要在切断垂体柄完全切除肿瘤和残留肿瘤保护垂体柄之间做出选择。

巨大无功能型垂体型腺瘤手术治疗的复发率平均为30%，复发后一般采取再次手术或辅助放射治疗。由于放射治疗并发症较多，对于术后是否放射治疗，一直有不同的观点。根据影像学的复查结果，采用如下原则：如果术后增强MRI上未见有肿瘤残余，不行放射治疗。残留肿瘤直径小于10mm，肿瘤与视束无粘连，采用伽马刀治疗。残留肿瘤直径大于10mm，可以选择二次手术或改变手术入路进行手术。手术风险较大或老年患者可考虑常规放射治疗。随着手术技术及药物治疗效果的提高，垂体腺瘤的诊治已经取得了明显改观，但是对于一些巨大侵袭性无功能型垂体腺瘤，肿瘤侵犯位置较深，毗邻重要功能结构区，质地坚硬，具有复发倾向，放射治疗有一定的危险性，又缺乏有效的内科治疗，目前仍是神经外科医师面临的巨大挑战。

（申学明　刘　宁　闫长祥）

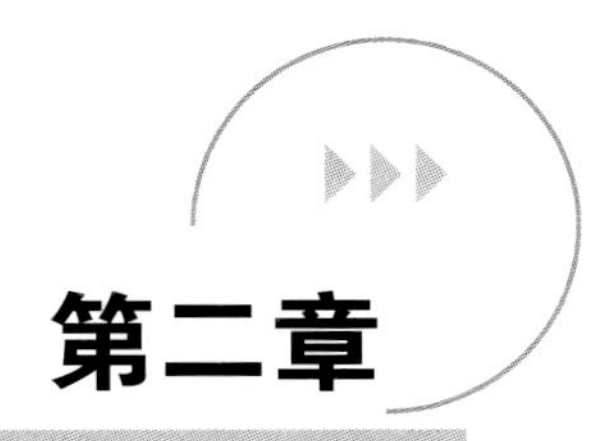

第二章 鞍区巨大表皮样囊肿

颅内表皮样囊肿是较为罕见的原发性中枢神经系统肿瘤，占颅内肿瘤的0.5%～1.5%，常发生在脑桥小脑角区、鞍区、第四脑室、侧脑室和脑实质等部位。发病年龄以20～45岁多见，无性别差异。表皮样囊肿是由先天性鳞状上皮异位导致的，内含角蛋白、细胞碎片和胆固醇，并通过脱落细胞碎片的累积进一步增长，也可发生破裂形成无菌性脑膜炎。其多为良性肿瘤，生长缓慢，因此发现时肿瘤多巨大，与周围的血管、神经粘连，并出现脑积水症状，而此时的手术难度和风险已明显增加。此外，少数表皮样囊肿可恶化发展为鳞状细胞癌。本章将回顾1例鞍区巨大表皮样囊肿病例，从本病的临床表现、影像学检查和手术治疗入手，展示其诊断关键点、手术技巧和治疗理念。

一、临床表现

1. 脑神经受累：不同部位的肿瘤可引起相应脑神经受累。位于脑桥小脑角区的肿瘤多以三叉神经痛为首发症状，还可出现耳鸣、头晕、面部肌肉痉挛等症状；位于鞍区的肿瘤多引起进行性视力、视野损害，晚期可出现视神经萎缩，内分泌症状少见。

2. 大脑半球的表皮样囊肿可导致局部运动、感觉障碍，也可出现癫痫。

3. 小脑受压：可以出现共济失调、平衡障碍等。

4. 颅内高压症状：头痛、头晕、呕吐、视盘水肿甚至萎缩等。表皮样囊肿多数属于良性瘤样病变，生长缓慢，多于中年以后出现症状，临床症状多为囊肿所引起的压迫、阻塞脑脊液循环、颅内压升高，常以轻微的间歇性头痛、头晕为首发表现。

5. 本病可伴皮瘘、脊柱裂、脊髓空洞症、颅底凹陷症等。

二、影像学检查

1. CT 颅内表皮样囊肿CT 扫描为等密度或稍高密度影，边界清楚，形态不规则，“见缝就钻”是其特点。钙化少见，多位于囊壁上，增强扫描一般无强化，偶见囊肿壁轻度弧形强化。

2. MRI 被认为是本病确诊的首选检查方法。病灶类圆形或不规则，边缘锐利。MRI示病灶多呈长T_1和长T_2信号，边界清楚。在弥散加权成像（DWI）上，其他囊性病变大多呈低信号，而表皮样囊肿呈高信号，具有特异性。增强扫描多无强化效应。主要需与蛛网膜囊肿、皮样囊肿、颅咽管瘤相鉴别。

（1）蛛网膜囊肿：常伴有骨质吸收、变薄或膨隆征象，MRI 信号与脑脊液一致；其DWI多为低信号。

（2）皮样囊肿：CT扫描提示肿瘤球形低密度，边缘锐利，看不清囊壁，无强化。磁共振提示其呈囊状，边界清楚，磁共振T_1、T_2均为稍高信号影，压脂像为低信号，增强病灶无明显强化，部分囊壁有强化。

（3）颅咽管瘤：多位于鞍区，形态以结节状、分叶状为主，肿瘤有包膜，边界清楚，CT平扫可有蛋壳样钙化，磁共振信号复杂，占位效应明显，增强扫描后实性部分不均匀强化，囊性部分弧形或环状强化。

三、治　　疗

显微手术切除是治疗颅内表皮样囊肿的最佳方法。尽管手术目的是全切除病变，但是由于表皮样囊肿巨大，并与周围神经、血管相粘连，这常使病变难以实现全切除。虽然有部分学者主张应积极全切除病变，以免复发，但是这需要较高的手术技巧，且面临较大的手术风险。此外，还有部分学者主张采取较保守的态度，以避免神经功能损伤，提高患者的生活质量。目前主流观点不主张激进的手术切除，尤其是术中发现囊壁与周围结构严重粘连时，宜行肿瘤次全切除或部分切除，并尽量避免囊肿内容物溢出，从而减少并发症的发生。近来文献报道神经内镜辅助显微手术治疗可明显减少肿瘤残留及神经、血管牵拉损伤，进一步减少并发症的发生。显微手术为单管状视野，对生长范围较广且形态不规则的病变常存在死角，而应用神经内镜辅助显微手术技术可明显减少显微镜直视下的盲区，最大限度地切除肿瘤，并减少对神经、血管的牵拉，减轻患者的术后反应，降低手术风险。

四、典型病例

【简要病史】 患者，女性，40岁。主诉：头痛伴恶心、呕吐1个月，加重10天。现病史：患者1个月前无明显诱因出现头痛，每次持续数小时，全头胀痛，口服镇痛药物可稍缓解，伴有恶心及间断呕吐。1个月来，上述症状进行性加重，近10天尤为显著，并出现精神差、嗜睡。在当地医院检查头部CT及MRI发现颅内占位。急诊收入笔者所在科室。既往体健。入院查体：嗜睡，卧床，查体欠配合，双侧瞳孔圆形，直径3mm，光反应迟钝；四肢肌力3级；双巴氏征阳性；心肺、血常规等系列筛查未见异常。

【影像学表现】

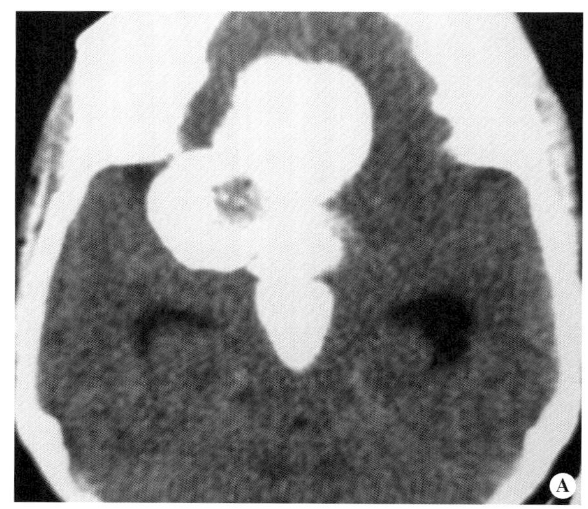

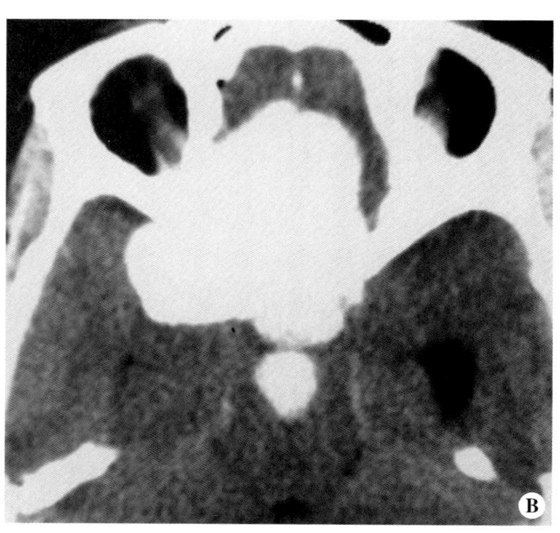

图2-1 术前头部CT显示，鞍区、第三脑室、脚间窝巨大占位，病灶呈高密度影

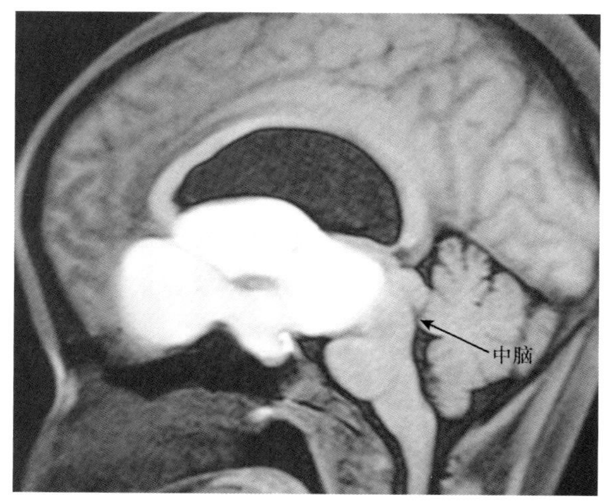

图2-2 术前头部MRI矢状位T_1加权像扫描显示，病灶呈高信号，边界清晰，突入鞍内及第三脑室

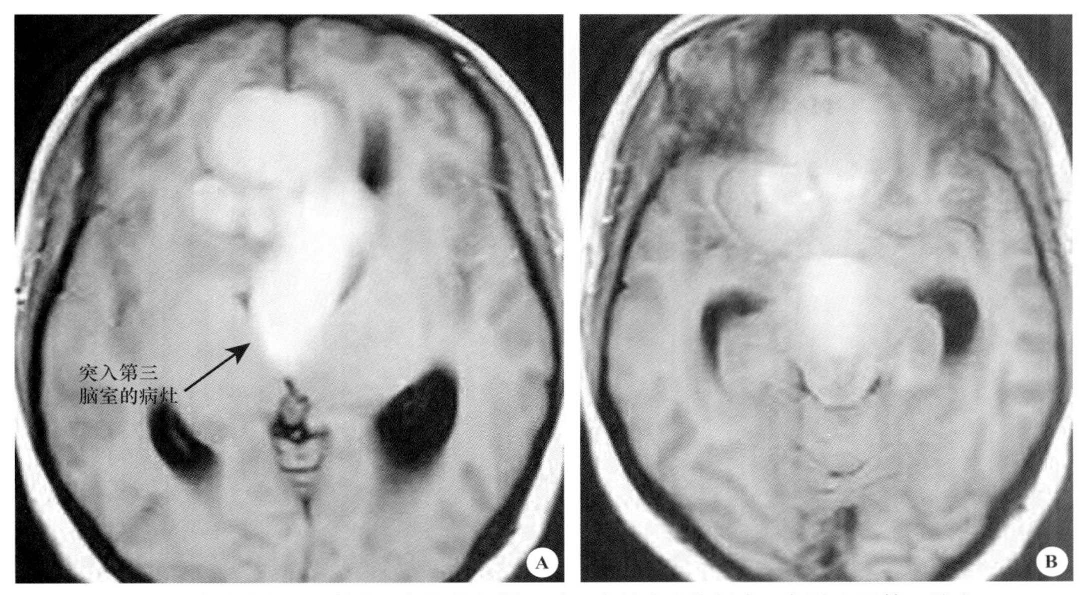

图2-3　术前头部MRI轴位T_1加权像扫描显示，病灶突入脚间窝、侧脑室及第三脑室

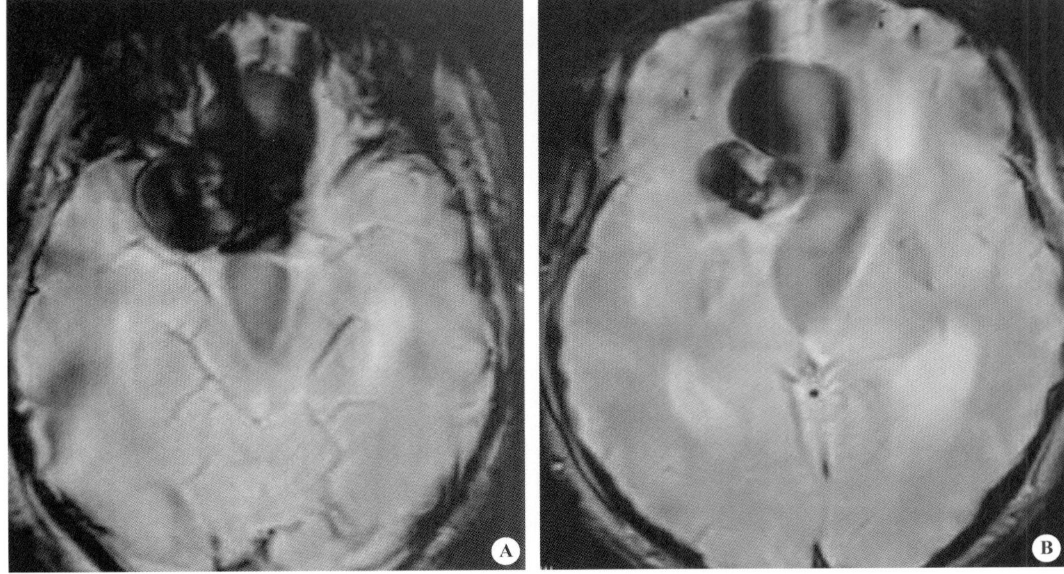

图2-4　头部MRI轴位磁敏感加权成像

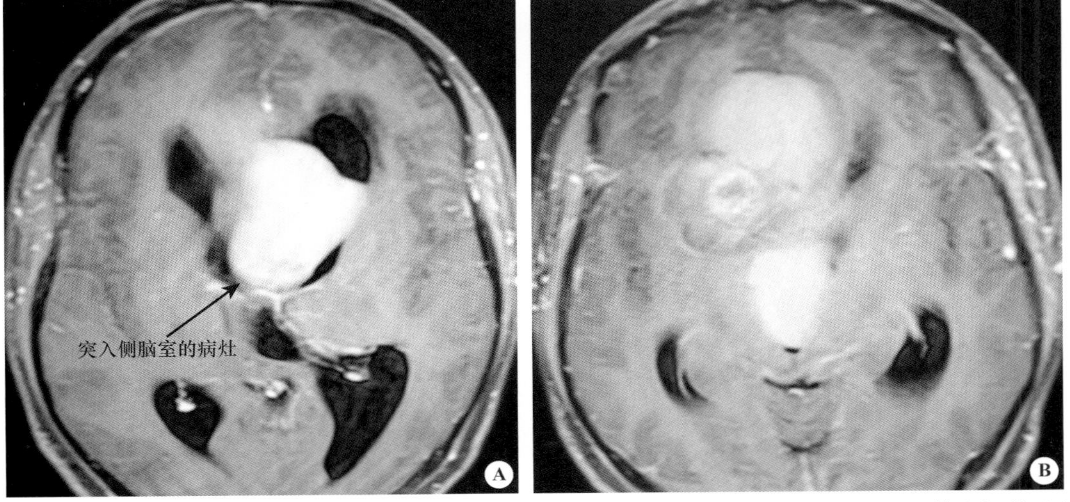

图2-5　术前MRI轴位T_1加权像增强扫描显示，病灶无明显强化，病变突入侧脑室内生长，体积极其巨大

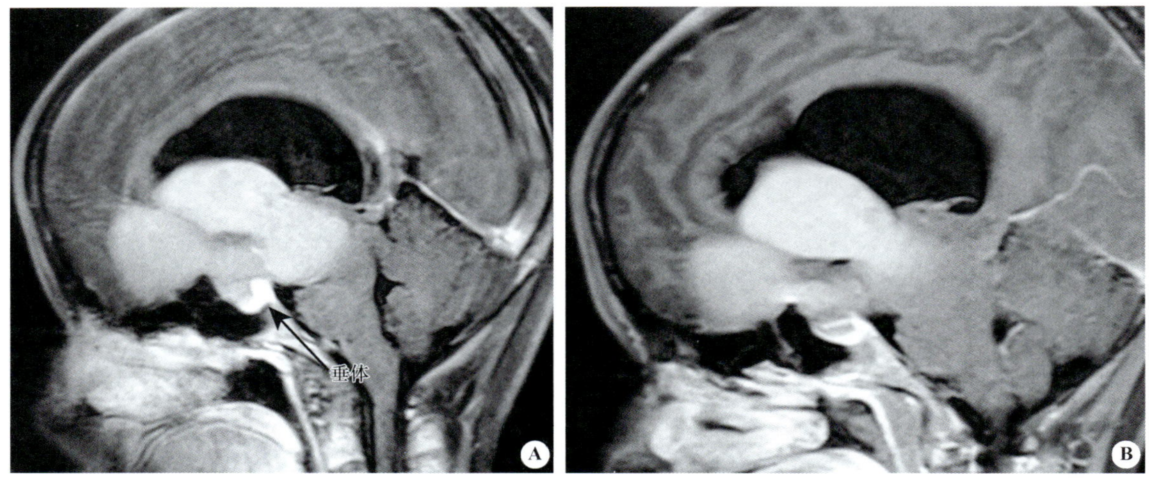

图2-6 术前MRI矢状位T_1加权像增强扫描显示，病灶显著压迫垂体、中脑等重要组织

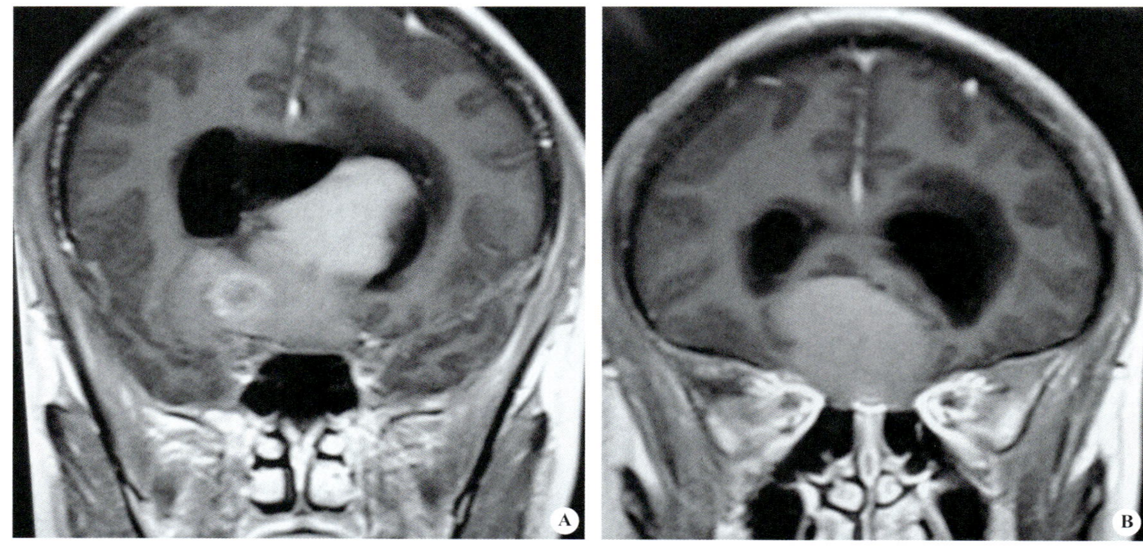

图2-7 术前MRI冠状位T_1加权像增强扫描

【术前诊断】 鞍区巨大占位，疑似颅咽管瘤、皮样囊肿；脑疝形成。

【手术入路】 急诊行冠切右额开颅肿瘤切除术。

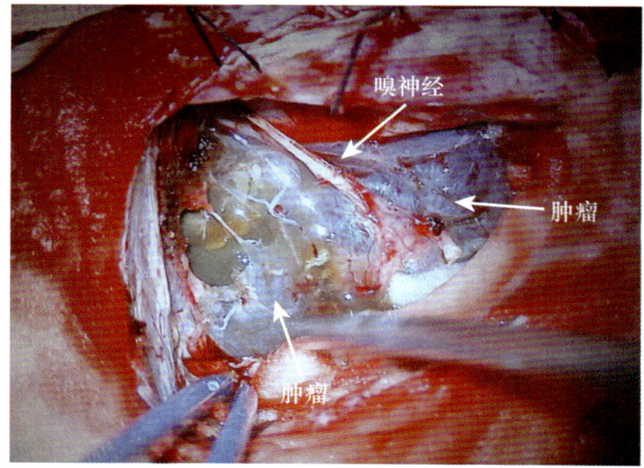

图2-8 术中示脑组织压力高，切除少量右侧额极，显露病变，其体积巨大，质地稍韧，灰黄色，边界清楚，血供差

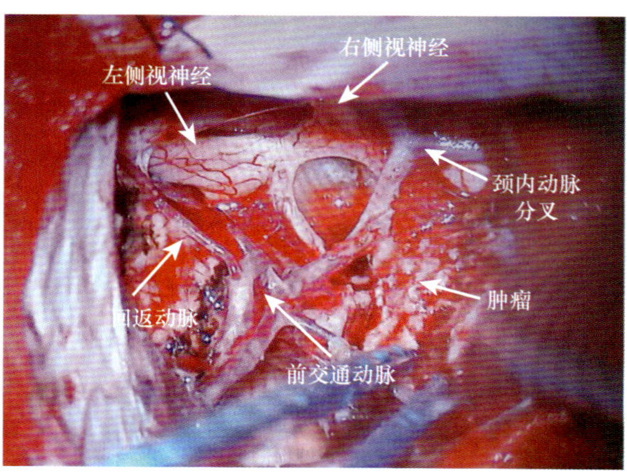

图2-9 肿瘤突入第三脑室、侧脑室、脚间窝内生长，包裹双侧视神经、视交叉、双侧颈内动脉、双侧大脑前动脉及前交通动脉，给予小心游离保护

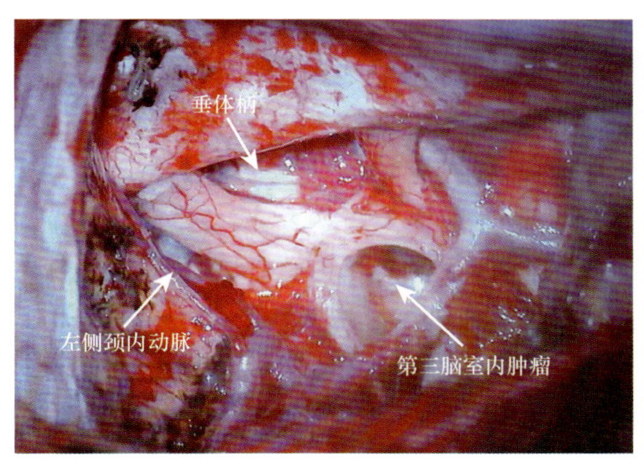

图2-10　部分肿瘤突入鞍内生长并包裹垂体柄，给予分块切除并小心保护垂体柄

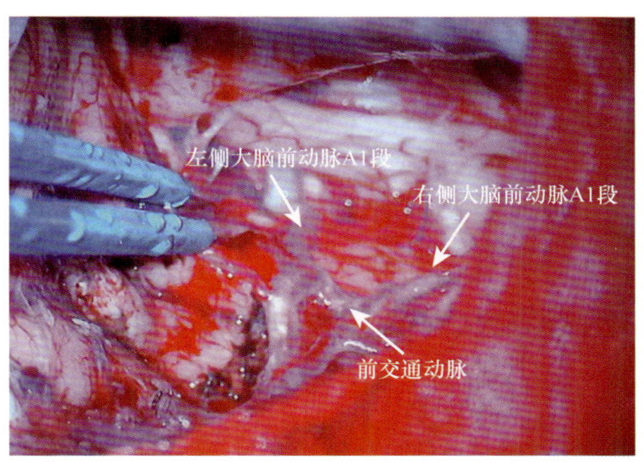

图2-11　显露左侧视神经、左侧大脑前动脉A1段，给予完好保护

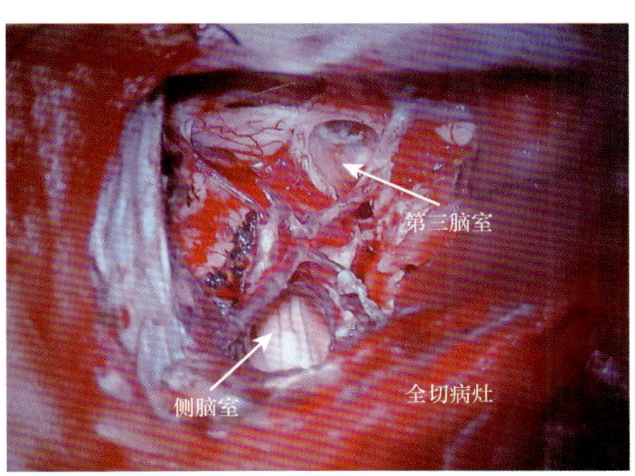

图2-12　进一步分块切除第三脑室及侧脑室内肿瘤，瘤周结构均保护完好

【病理检查】

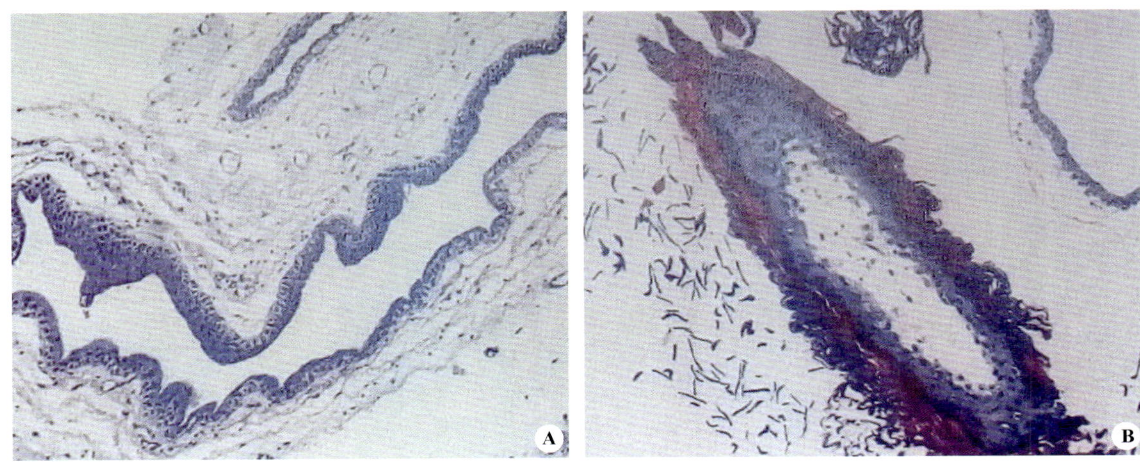

图2-13　病理：表皮样囊肿

【预后】　术后患者意识清楚，恢复顺利，无脑神经功能障碍，术后第9天出院，复查MRI示肿瘤切除满意。

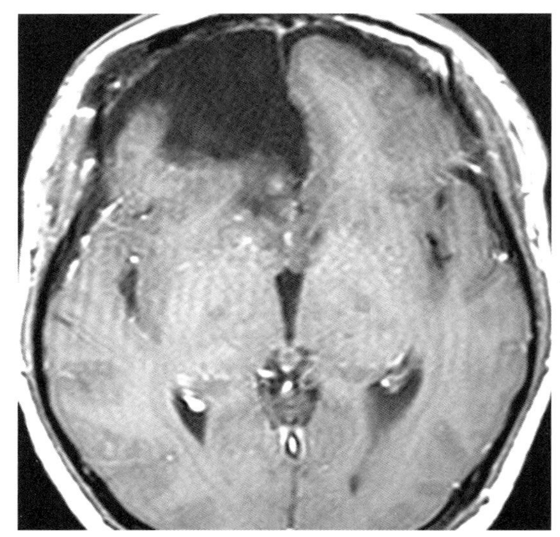

图2-14 术后MRI轴位增强扫描

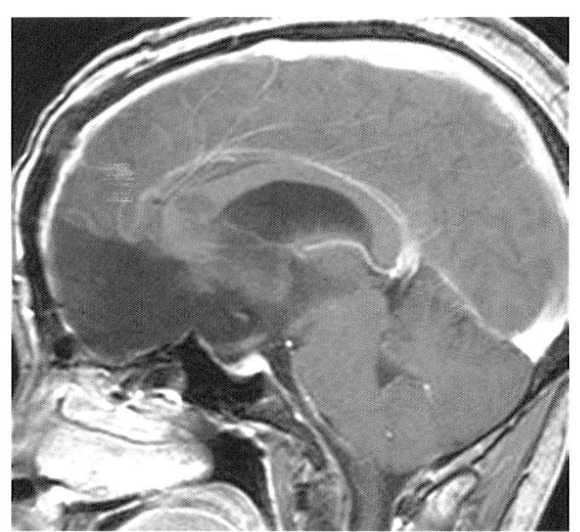

图2-15 术后MRI矢状位增强扫描

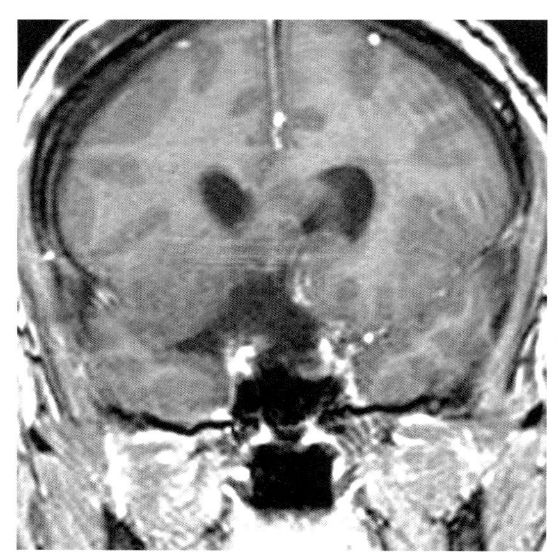

图2-16 术后MRI冠状位增强扫描

五、专家点评

表皮样囊肿又称上皮样囊肿，也称胆脂瘤，是一种较为罕见的囊性病变，其发病原因可以是先天性胚胎发育过程中外胚层残余组织异位所致，也可是外伤后的结果。瘤内容物主要由异位表皮细胞不断增殖、脱落而形成的角蛋白和胆固醇构成，瘤体柔软，易塑性发展，常随其增大可沿邻近脑池生长，其表面覆盖薄膜。表皮样囊肿生长缓慢，早期多无明显症状，只有当肿瘤增长到一定体积，且对周围组织结构造成包绕或压迫时才可能出现症状。位于鞍区的肿瘤以视力减退、视野缺损为早期主要临床表现，久之可导致视神经萎缩，少数患者可有内分泌障碍，表现为多饮多尿等垂体功能不足及下丘脑损害症状。随着肿瘤增大可压迫推移周围神经结构，产生慢性进行性症状并加重。肿瘤还可从鞍区向前长入颅前窝，向后越过鞍背进入桥前池，向侧方长入颞叶底面而引起癫痫发作。肿瘤破裂，内容物破入蛛网膜下腔，可造成化学性脑膜炎。表皮样囊肿一般术后恢复良好，如果肿瘤能大部切除，复发会明显延迟，无症状生存期可达到数年甚至数十年，甚至不影响寿命。然而表皮样肿瘤可以恶化，这种恶化罕见，多报道在脑桥小脑角区、颞叶部位。发生恶变的时间不等，6～33年，平均12年。出现恶变时，除了手术，放射治疗（放疗）和化学治疗（化疗）可延长患者的生存期，提高生活质量。对肿瘤早诊断、及早手术切除是减少并发症及死亡率的有效方法。

显微手术治疗需要依据肿瘤的位置及不同的生长方式选择理想的手术入路。为使肿瘤获得满意的切除，通常在显露瘤体后，在显微镜下于肿瘤最隆起处电凝切开囊壁，先行囊内实质部分分块切除，待囊壁塌陷后再仔细分离囊壁与周围血管、神经结构，如囊壁与下丘脑及重要的血管、神经结构粘连紧密，则宜做次全切或大部切除，残留囊壁用双极电凝处理，以免损伤重要结构而造成严重后果。行次全切除及大部切除术中用棉片保护周围脑组织，以防表皮样囊肿碎屑及囊液溢入蛛网膜下腔引起化学性脑膜炎，有溢出时需及时吸尽；缝合硬脑膜前用加有地塞米松的生理盐水反复冲洗，洗尽残留内容物；术后给予抗生素及激素等治疗。

鞍区表皮样囊肿较为罕见，而此例患者肿瘤体积巨大，更为罕见。同其他颅底肿瘤一样，良好的肿瘤显露是切除该类肿瘤的重要前提，冠切额下入路是常用的手术方式。术中注意事项：①缓慢释放侧裂池脑脊液以降低颅内压，脑脊液释放困难且颅内压较高时，必要时可行脑室穿刺或切除部分额极脑组织；②减少对Wills血管环的操作干扰；③锐性分离保护视神经、视交叉；④切除肿瘤过程中，避免肿瘤内容物播散进入脑室系统，以减轻术后发热等；⑤术毕可以用一些解痉药冲洗术腔，以减轻血管痉挛。

鞍区肿瘤非常复杂，术前肿瘤定性有时较为困难。由于该部位涉及Willis血管环、视神经、下丘脑、垂体、垂体柄、脑干等重要结构，且该区域手术空间狭小，故鞍区肿瘤手术风险大、术后并发症多。术后并发症的预防与处理是降低死亡率和致残率的关键环节。囊肿的手术死亡率在20世纪前半叶高达70%，近年来随着现代技术的进步，以及患者更愿意做囊肿次全切除，实际的手术死亡率几乎为0。

（王鹏斐　刘　宁　闫长祥）

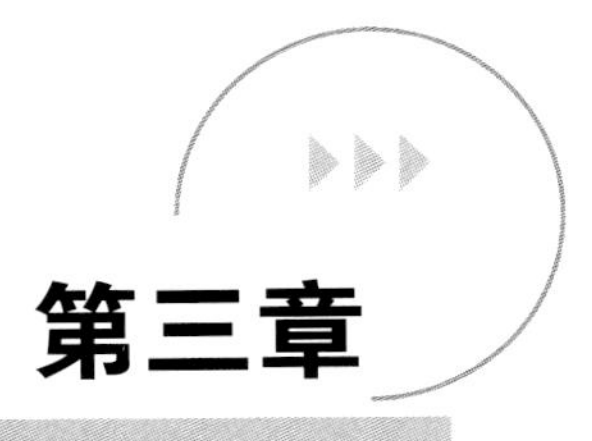

第三章 视路海绵状血管瘤

海绵状血管瘤又称海绵状血管畸形，是血管畸形的一种。海绵状血管瘤是由众多薄壁血管组成的海绵状异常血管团，这些畸形血管紧密相连，血管间没有或极少有脑实质组织。它非真性肿瘤，发病率为0.3%～0.7%，占中枢神经系统血管畸形的10%～15%，其中80%位于幕上，15%位于幕下，5%位于脊髓。而视路系统（视神经、视交叉、视束）的海绵状血管畸形非常罕见，1958年国外首次报道，在世界范围内均为个案报道。该病起病隐匿，可累及视神经、视交叉、视放射，以及下丘脑，表现为视力下降及视野缺损、垂体功能紊乱，以及卒中性头痛。患者通常先就诊于眼科，国外文献报道的所有个案患者术前大部分误诊误治，术后通过病理证实才得以确诊。磁共振对该病的诊断率较高，在此提醒广大患者及同仁，当视力、视野有变化时，看眼科的同时，最好也行头部磁共振筛查。

海绵状血管瘤实质是畸形血管团，其供血动脉和引流动脉为正常管径的血管，瘤内的血流速度慢，血液滞留也是畸形血管团内形成血栓和钙化的原因。外观为桑葚状，紫红色，剖面呈海绵状或蜂窝状。管腔内充满血液，可有新鲜或陈旧血栓，异常血管间为疏松纤维结缔组织，无或有极少量的脑实质组织。病灶周围脑组织有胶质增生和黄色含铁血黄素沉积。

海绵状血管畸形可发生在中枢神经系统的任何部位，如脑皮质、基底核、脑干、中颅凹底、视网膜、头盖骨等部位，大小为0.5～6cm。

一、临床表现

1. 视力、视野障碍 畸形血管团压迫视神经和视交叉引起。1/3以上患者伴有特征性的视交叉卒中表现：进展性的视力下降伴头痛。

2. 垂体功能低下 由于垂体柄受压造成。

3. 蛛网膜下腔出血表现 海绵状血管畸形少量出血破入蛛网膜下腔可引起头痛、呕吐、低热等蛛网膜下腔出血表现。

二、影像学检查

1. 脑血管造影 多表现为无特征的乏血管病变，动脉相很少能看到供血动脉及病理血管，在静脉相或窦相可见病灶部分染色。海绵状血管瘤内的血流速度慢，供血动脉太细或已有栓塞，故动脉相不显影。

2. CT 扫描时呈边界清晰的圆形或椭圆形等密度或高密度影，注射对比剂后病灶有轻度增强，周围无水肿。病灶如有出血可见到高密度影像，可有钙化斑。

3. MRI 是诊断中枢神经系统海绵状血管畸形敏感性、特异性最高的检查。冠状位可见鞍上团块影或视神经增粗。海绵状血管畸形在MRI上有特征性表现：在T_2加权像上表现为不同出血时期的含铁血黄素环造成的不均匀低信号结节影，边缘呈现光滑、较细的不规则低信号胶质细胞增生带，T_1加权像注射钆喷酸后结节影多无强化。

由于病变体积较小，有时MRI不易展示出其特征性表现，同时判断解剖定位在鞍上还是鞍旁存在一定困难，因此术前尚需与颅咽管瘤、胶质瘤、脑膜瘤、动脉瘤、垂体瘤及转移瘤卒中鉴别。

三、治　　疗

1. 介入治疗　无症状型、症状轻微或症状稳定的该类疾病患者仍需要治疗。海绵状血管畸形与其他血管畸形不同，血流速度慢，造影显影差，不适合栓塞治疗。

2. 放射治疗　对海绵状血管瘤的疗效不十分明确，且迟发放射反应的程度明显高于动静脉畸形放疗后。除海绵窦内或其他中颅凹部位海绵状血管瘤外，不主张对其他部位海绵状血管瘤进行放疗。

3. 手术治疗　手术切除病灶是治疗视交叉海绵状血管瘤的根本方法。病灶反复少量出血引起视力、视野功能进行性损害甚至累及垂体功能是海绵状血管瘤主要的手术适应证。全切或部分吸出内容物后减压均可以使视力、视野障碍明显改善。大多数患者首选手术治疗，个别无症状体征且病灶很小者，可以随访观察，但有明确的卒中病史者应积极选择手术治疗。

四、典型病例

【简要病史】　患者，男性，42岁，籍贯：河南。主诉：左眼视力下降2年，双眼视野缺损1个月。现病史：患者2年前无明显诱因出现左眼视力下降，症状缓慢进展，患者未予重视及治疗；近1个月患者出现双眼视野缺损，以左眼显著；遂查头部磁共振发现颅内占位。既往无特殊情况。入院查体：左眼视力0.6，右眼视力1.0；左眼各象限视野均有缺损，右眼颞侧偏盲。左侧眼底视神经萎缩，颜色苍白。入院常规筛查未见异常。

【影像学表现】

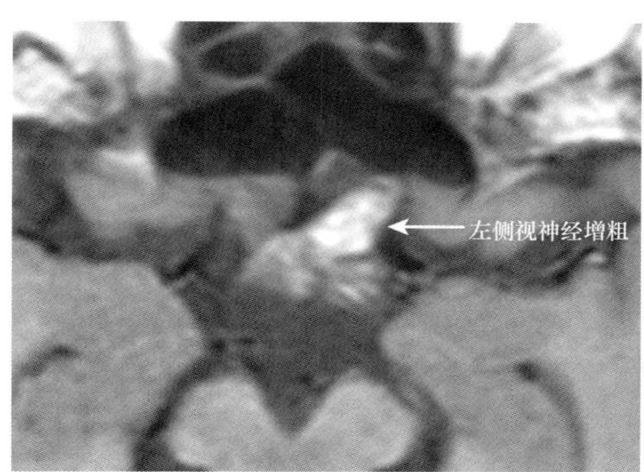

图3-1　术前MRI轴位T_1加权像平扫显示，视交叉及左侧视神经显著增宽，其内见异常混杂高信号

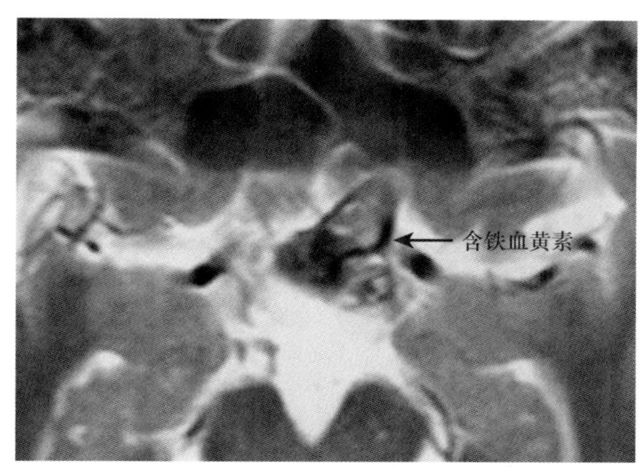

图3-2　术前MRI轴位T_2加权像平扫显示，视交叉及左侧视神经内不均匀异常低信号，内含铁血黄素成分

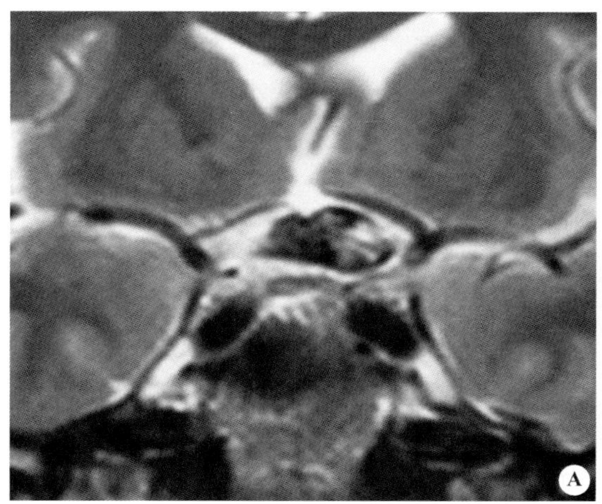

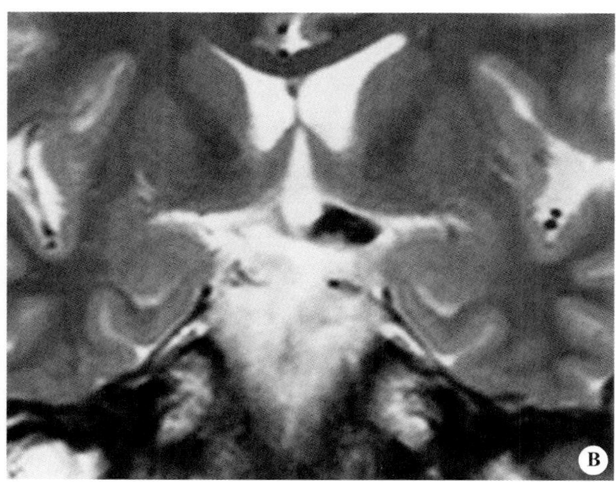

图3-3　术前MRI冠状位T_2加权像平扫显示，视交叉及左侧视神经内陈旧出血信号

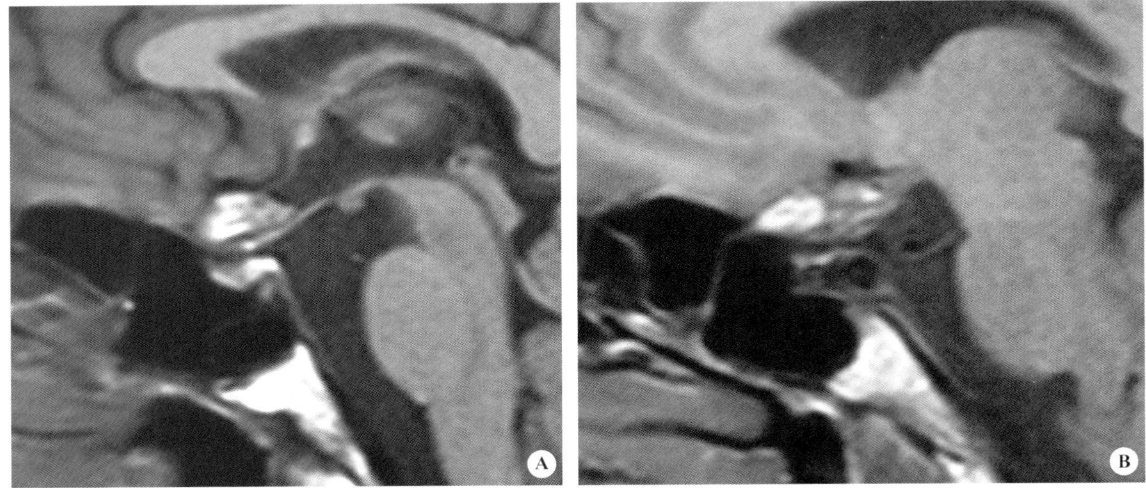

图3-4 术前MRI矢状位T_1加权像平扫显示，视交叉及左侧视神经显著增厚、增宽，信号混杂

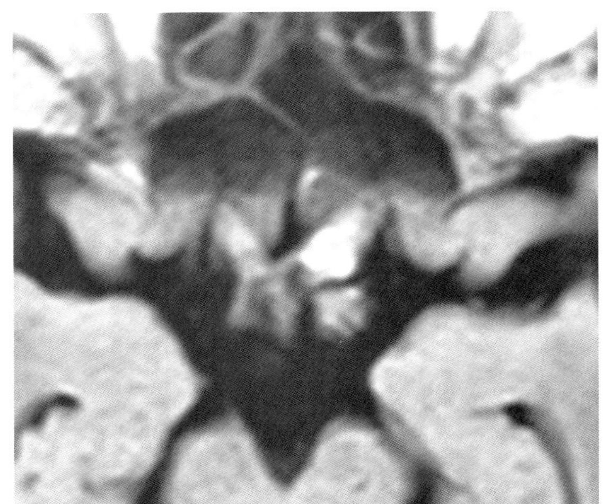

图3-5 术前MRI轴位FLAIR平扫

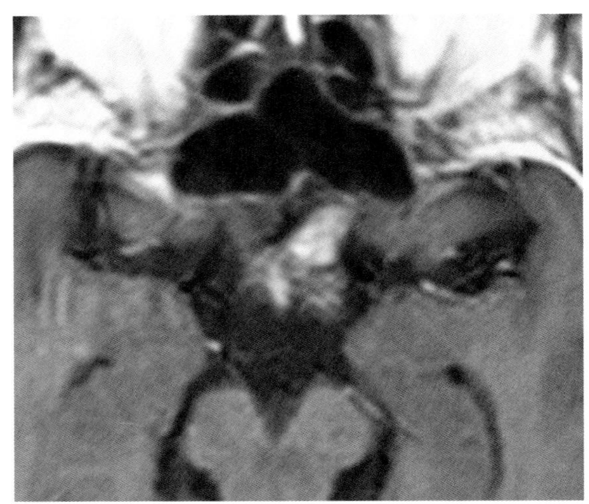

图3-6 术前MRI轴位T_1加权像增强扫描显示，视交叉及左侧视神经不均匀强化

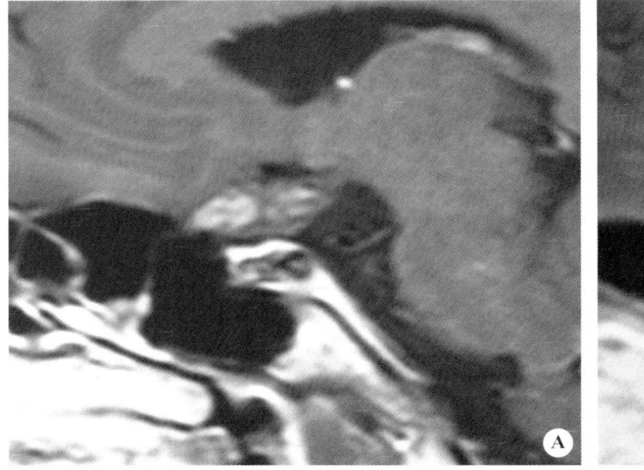

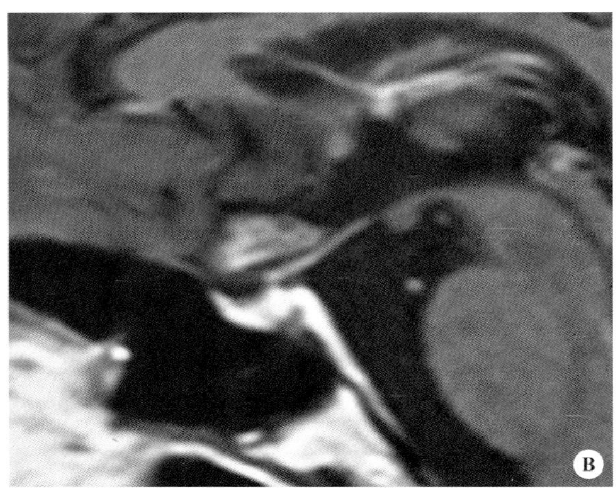

图3-7 术前MRI矢状位T_1加权像增强扫描

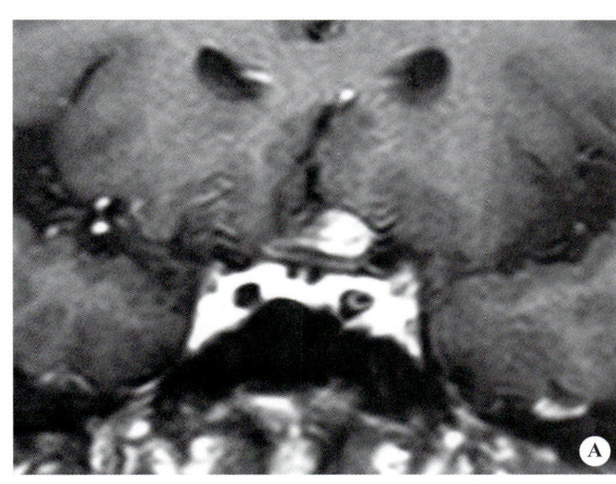
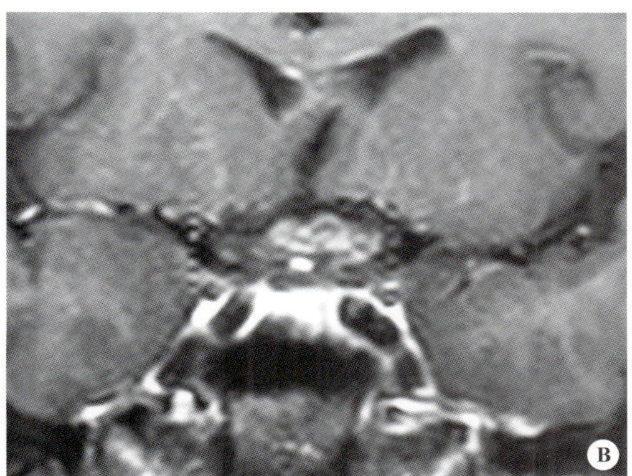

图3-8　术前MRI冠状位T_1加权像增强扫描

【术前诊断】　左侧视神经、视交叉占位：海绵状血管瘤。

【手术入路】　冠切左侧额下入路。

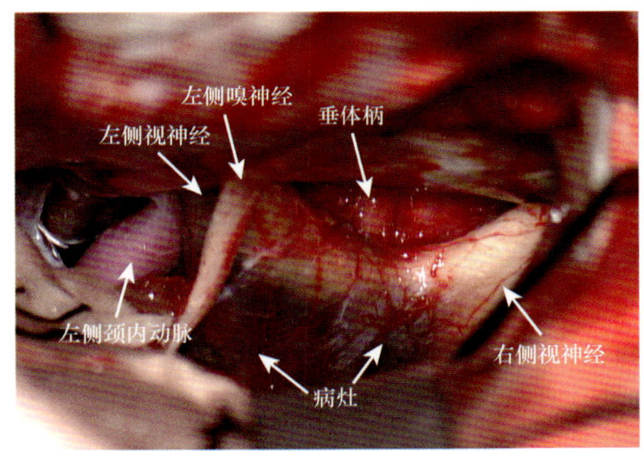

图3-9　术中依次游离左侧嗅神经、左侧视神经、左侧颈内动脉、视交叉及对侧视神经。左侧视神经、视交叉显著变性，形态增粗，灰褐色，血运差

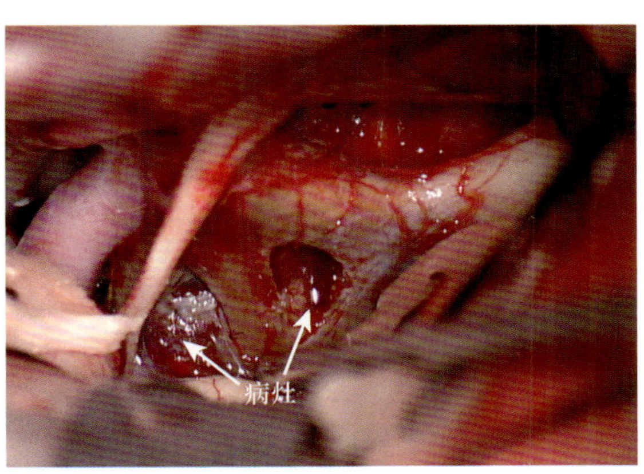

图3-10　术中沿最薄处切开左侧视神经、视交叉，其内有陈旧出血，进一步显露病灶，其呈灰红色，桑葚状，边界清楚，血供中等，质地稍韧，予以分块切除

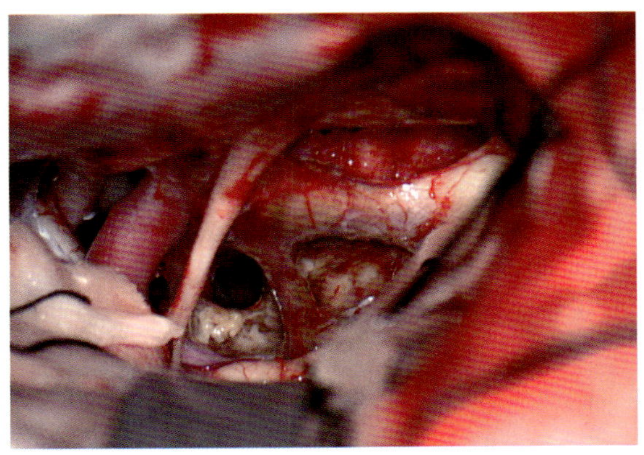

图3-11　术中病灶全切

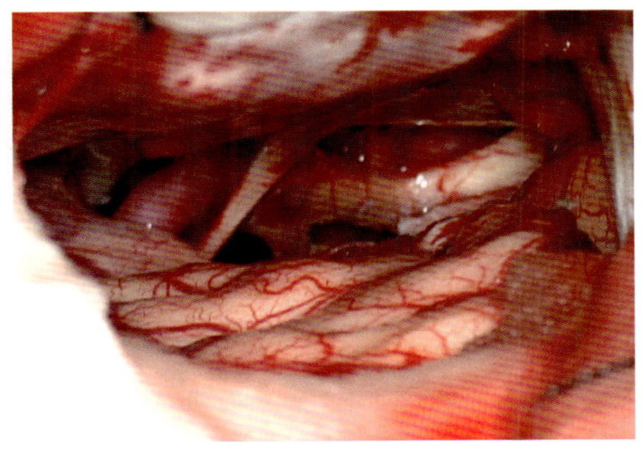

图3-12　术中病灶切除后额叶脑组织保护完好

【病理检查】

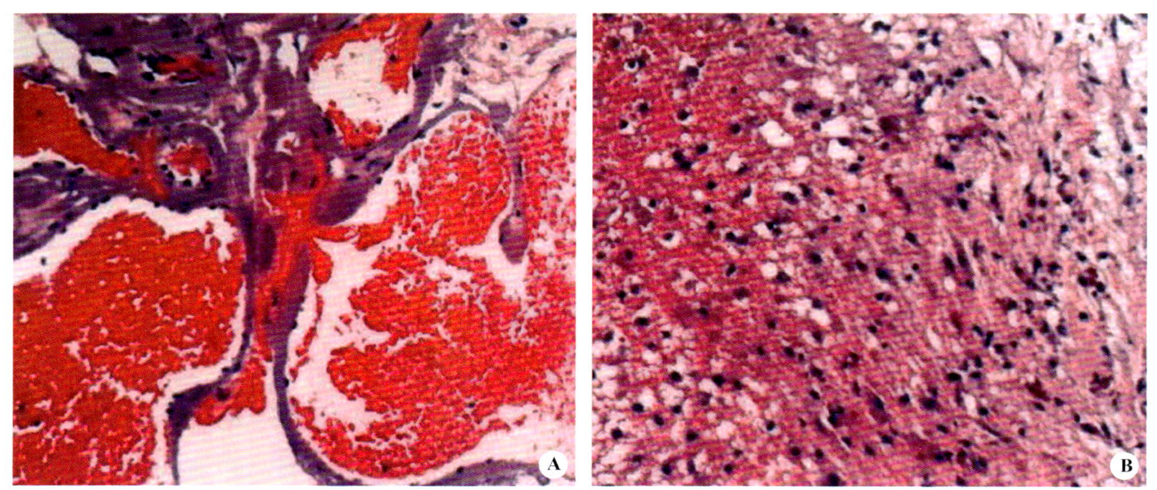

图3-13 病理：海绵状血管瘤

【预后】 患者术后双眼视力、视野无下降，同术前，7天后顺利出院。

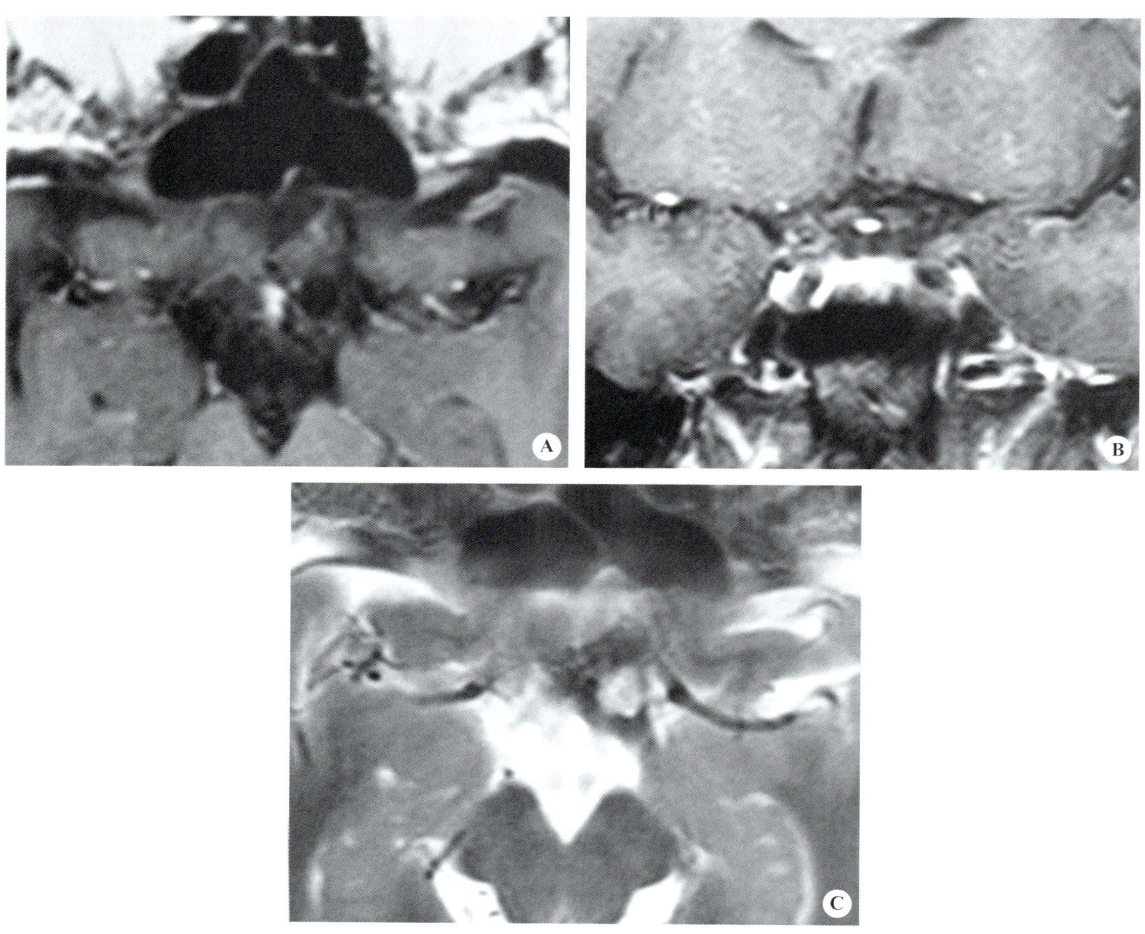

图3-14 术后MRI显示，肿瘤切除满意

A. 轴位T_1加权像增强扫描；B. 冠状位T_1加权像增强扫描；C. 轴位T_2加权像平扫

五、专家点评

1. 诊断　视路系统海绵状血管瘤起源于视神经、视交叉、视束处，极为罕见，术前明确诊断的情况不多，单纯视神经症状经常误诊为视神经炎而接受激素治疗，个别病例因考虑恶性肿瘤而行放射治疗，术前影像易误诊为视神经胶质瘤。

2. 转归　目前认为视路系统海绵状血管瘤的病理生理和转归预后与中枢神经系统其他部位海绵状血管畸形相同。病变体积可以增大，同时可以压迫牵扯其他周围结构。视路系统海绵状血管瘤每年每病例出现临床症状的发生率为2.87%，其他部位海绵状血管瘤以脑干为例临床症状的发生率为2.46%～4.2%。脑干海绵状血管畸形每年的再出血发生率国内外各家报道为2%～69.2%，因此鉴于视路系统功能的重要性，该部位的海绵状血管瘤有明确的手术适应证。

3. 放射治疗　文献报道，伽马刀治疗的最初2年内，脑干海绵状血管瘤的年出血率可由11.0%降至1.0%～2.4%。但伽马刀治疗存在严重不良反应及诱发新生病灶可能，因此关于其治疗的适应证仍存在争议，还需进一步研究及长期随访观察疗效。

4. 手术方法　由于出血后对周围神经的压迫，该类患者常表现为视力下降、视野缺损，因此手术是治疗该病的最佳方法。手术目的是切除病灶，消除再出血的危险，同时解除病变对神经的压迫，改善视力、视野。突发的视力下降可伴头痛、恶心，提示病变出现卒中，这种情况应该按急诊手术处理，以最大限度挽救视力。

可根据术者对不同手术入路的熟悉程度而采取多种入路方式：经翼点、眶颧、眉弓、额下、额外侧等。也有术者采用内镜辅助下经鼻蝶入路，但感染和脑脊液漏的风险使大多数神经外科医师放弃尝试这一微创入路，随着修补材料及内镜技术的普及和提高，这一入路将可能应用得更多。

手术在保全神经功能的前提下全切除病灶为最佳方案。术中为减少神经功能损伤，可首先吸除血性内容物充分减压，再分离切除病变。海绵状血管瘤周边的含铁血黄素层是手术的界面，尽量保留含铁血黄素层是避免加重术后视神经功能损害的关键。残留部分病变的手术方式可能达到最大限度地挽救神经功能的目标，但仍有再出血的危险。

5. 手术效果　国外学者对1950～2013年国际上报道的视路系统海绵状血管瘤进行了大宗病例回顾研究，结果表明，91.4%的患者实施了手术治疗，其中53.1%的病灶全切除，次全切除占17.2%，其中全切除的患者视力及视野障碍改善占59.0%，次全切除视力、视野功能改善占50.0%。50%的单侧全盲患者通过全切除、次全切除或血肿清除减压治疗方式使得视力有所改善。相应的75%的视力部分下降的患者术后视力有改善趋势。

6. 笔者所在团队经验　首选单侧额下入路为手术方案。术中注意保护好视神经、视交叉表面穿支血管，沿纤维走行方向显露病灶，沿病灶周围胶质细胞增生带分离，减少损害或吸出被含铁血黄素黄染的周围神经组织，以减少神经纤维机械损伤，同时最大限度地减少双极电凝的使用，有利于保护神经功能。术后应用激素冲击及神经营养药物帮助视力、视野恢复。

（韩劲松　刘　宁　闫长祥）

第四章 双侧颅前窝巨大脑膜瘤

颅前窝脑膜瘤通常起源于嗅沟，瘤体与硬脑膜的黏着处位于颅前窝底筛板及其后方，可分为单侧或双侧，肿瘤位于单侧者约占60%，位于双侧者约占35%，肿瘤以一侧为主，向对侧延伸者约占5%，肿瘤常可侵犯破坏嗅神经，导致嗅觉丧失，肿瘤体积增大时也可压迫视神经并导致视力下降，肿瘤还可侵蚀破坏颅前窝骨质并长入鼻腔。早期发现，显微镜下全部切除肿瘤，完好保护嗅神经、视神经、颈内动脉及其分支，患者可获得良好的疗效。但该区域解剖复杂，手术风险巨大。

一、临床表现

1. 嗅觉障碍 颅前窝脑膜瘤早期症状即有嗅觉逐渐丧失。肿瘤位于单侧时，则嗅觉丧失属单侧性，对定位诊断有意义；如为双侧丧失，则常与鼻炎相混淆。颅前窝脑膜瘤的嗅觉障碍虽比较多见，但患者经常忽略，许多患者是入院查体时发现的，这是由于单侧的嗅觉障碍可被对侧补偿，患者不易察觉。另外，应注意颅前窝脑膜瘤所引起的嗅觉丧失与颞叶病变引起的幻嗅鉴别。

2. 视力障碍 颅前窝脑膜瘤导致视力障碍者也较多见，其原因是颅内压增高、视盘水肿和继发性萎缩，也可由肿瘤向后发展直接压迫视神经导致，有些患者还可出现双颞或单侧颞部偏盲。部分患者可出现Foster-Kennedy综合征。

3. 颅内压增高 由于早期嗅觉障碍常被忽略，所以肿瘤多长期不被发现，临床确诊时肿瘤已长的很大，从而出现显著的颅内压增高症状。

4. 精神症状 由于肿瘤生长巨大，影响额叶功能，部分患者可出现兴奋、幻觉、妄想等精神症状，也有患者表现为由颅内压增高所导致的反应迟钝和精神淡漠。少数患者可有癫痫发作。

5. 其他 肿瘤体积较大，压迫内囊或基底核时也可出现锥体束征或肢体震颤。

二、影像学检查

1. 头颅平片 常显示颅前窝底包括筛板、眶顶骨质吸收变薄或消蚀而轮廓模糊，也可为筛板和眶顶骨质增生。瘤内广泛砂粒体钙化可出现均匀密度增高块影，覆盖于骨质消蚀的颅前窝底上。

2. 头颅CT检查 显示颅前窝一侧或双侧圆形或类圆形肿瘤影，直径2.0～6.0cm，境界较清，多呈较均质等密度或稍高密度，增强扫描可见肿瘤呈均质显著强化。

3. 头颅MRI检查 在低场强MRI机器上，T_1加权像及T_2加权像都趋向于与脑实质呈等信号；在高场强MRI机器上，T_1加权像呈稍低信号，T_2加权像呈稍高信号。肿瘤与脑实质间常有低信号环带存在，如果此低信号环带在T_2加权像呈高信号，则可能与周围脑组织受压缺血水肿有关；如果在T_2加权像也呈低信号环带，则可能为肿瘤周围的血管性包囊或纤维组织。增强扫描呈均质显著强化。

4. 脑血管造影 侧位相大脑前动脉垂直段弧形向后移位。大部分患侧眼动脉增粗，远端分支增多或呈栅栏状引向颅前窝供血。

三、治　疗

颅前窝脑膜瘤的手术入路比较成熟，多采用

冠切单额或双额入路开颅，应用显微手术可使分离肿瘤时更细致，尤其在分离肿瘤后方与视神经及双侧大脑前动脉近端的粘连时可以减少损伤。对于受侵犯的颅底硬脑膜和筛板可一并切除，再用钛网筋膜修补，以防术后脑脊液鼻漏。近年来也有对颅前窝脑膜瘤行经鼻内镜手术治疗者，有文献对经鼻内镜手术和传统手术进行比较，发现经鼻内镜手术的优点是可以避免过多的牵拉脑组织，减少对神经及血管的刺激，术后恢复快，但其缺点是应用受限于肿瘤大小、与周围组织关系等因素的影响，须严格把握适应证，且术后出现脑脊液漏的风险相对较高。

四、典型病例

【简要病史】 患者，女性，67岁，汉族，职员，籍贯：河南。主诉：嗅觉减退5年，间断头痛3年，双侧视力下降半年。既往体健。入院查体：双侧嗅觉丧失。左眼光感，右眼视力0.4。入院常规体检未见异常。

【影像学表现】

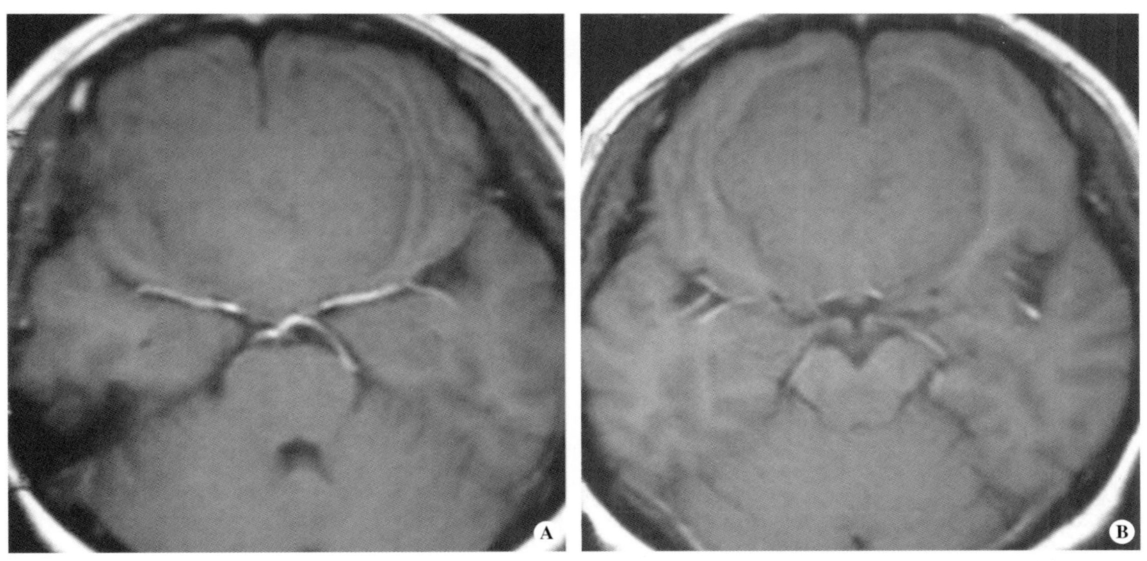

图4-1　术前MRI轴位T_1加权像平扫显示，肿瘤呈等信号，边界清楚，体积巨大，位于双侧颅前窝底

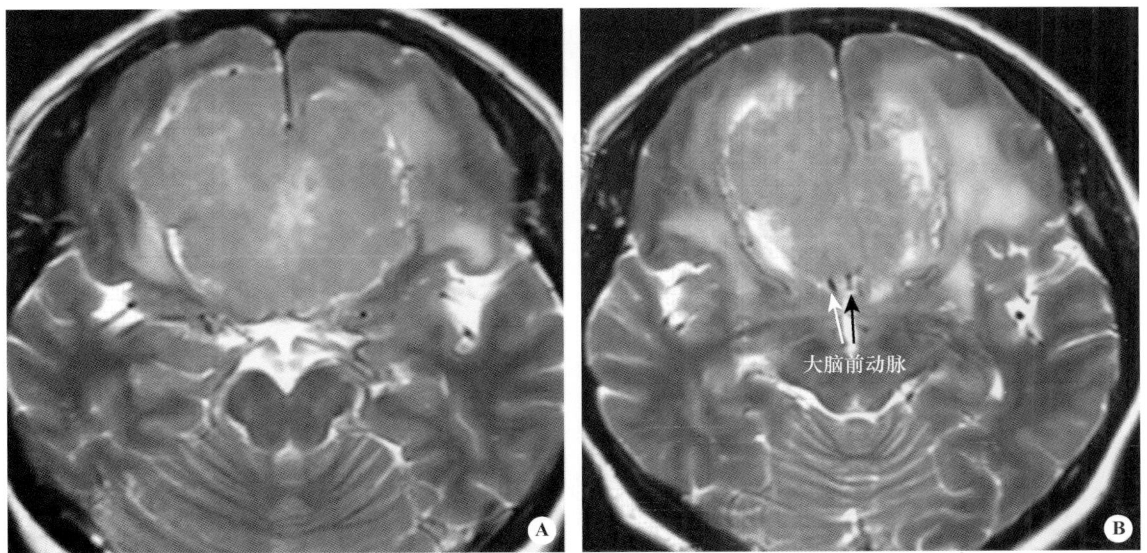

图4-2　术前MRI轴位T_2加权像平扫显示，肿瘤向背侧显著推挤双侧大脑前动脉且粘连紧密

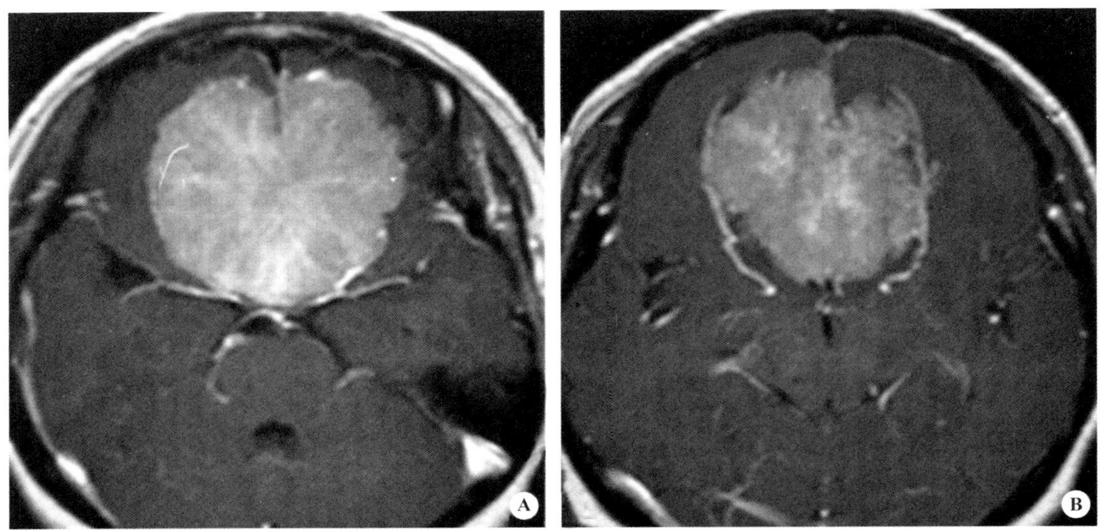

图4-3 术前MRI轴位T_1加权像增强显示，肿瘤显著均匀强化

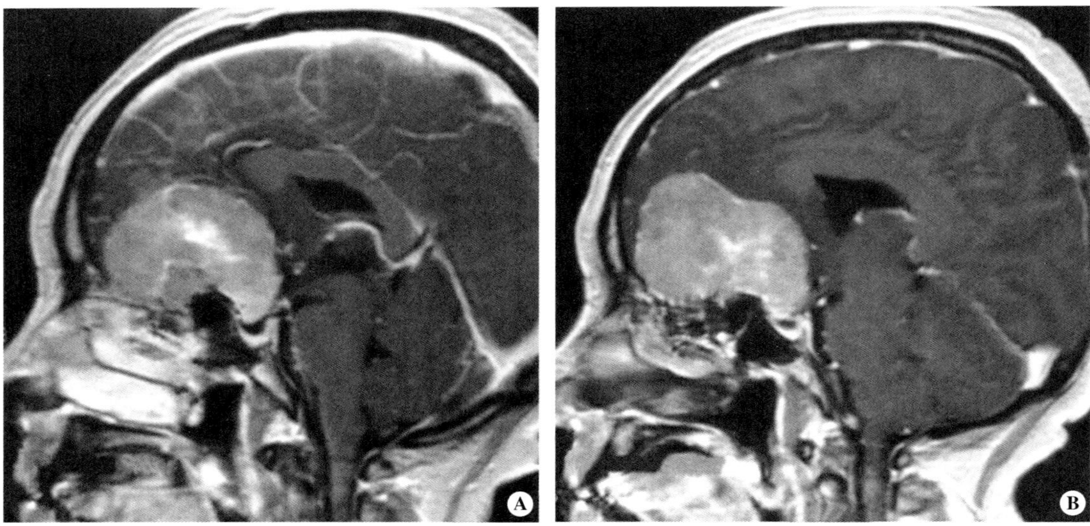

图4-4 术前MRI矢状位T_1加权像增强显示，肿瘤基底范围宽广

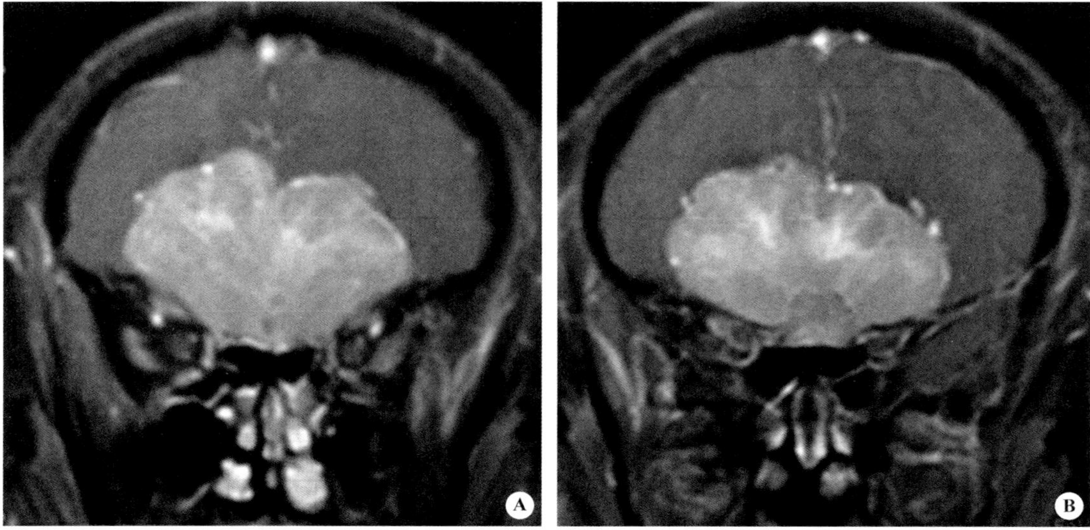

图4-5 术前MRI冠状位T_1加权像增强显示，肿瘤侵犯双侧嗅沟

【术前诊断】　双侧颅前窝底巨大脑膜瘤。
【手术入路】　冠切双额开颅肿瘤切除术。

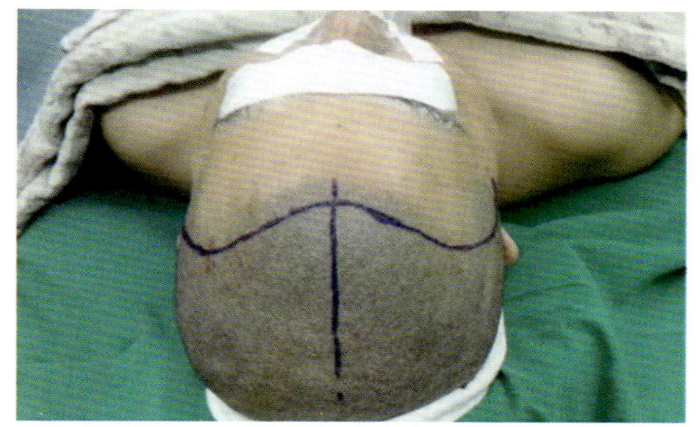
图4-6　手术切口及体位

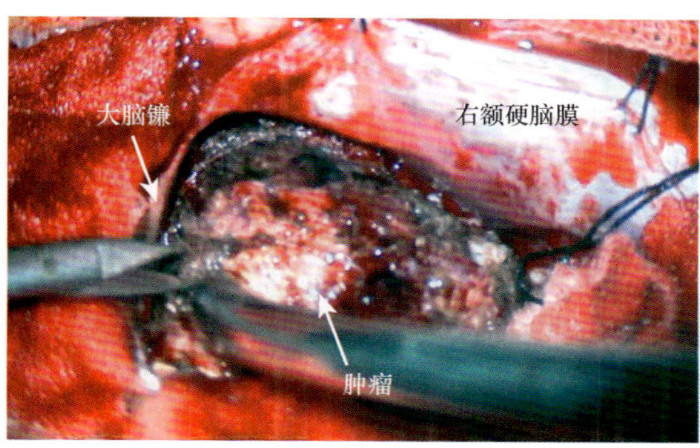

图4-7　切开右额硬脑膜，显露右侧颅前窝处肿瘤

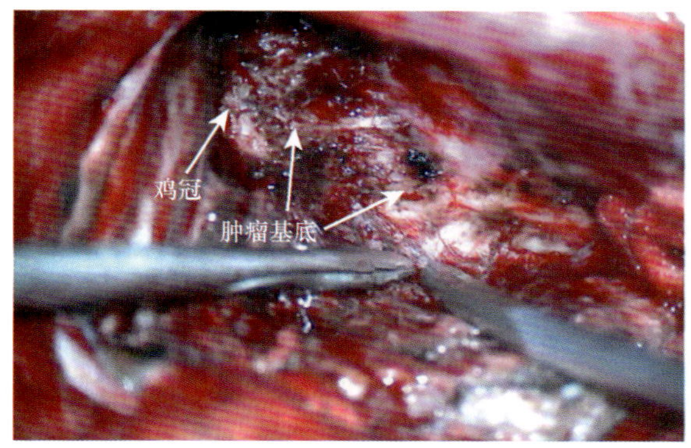

图4-8　离断右侧颅前窝肿瘤基底，分块切除肿瘤以减压

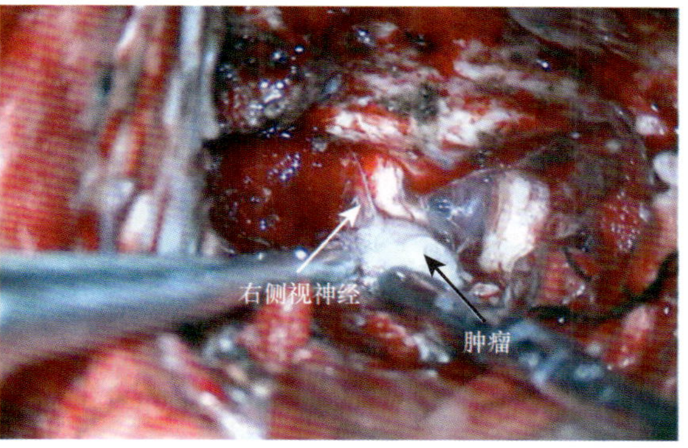

图4-9　肿瘤质地韧、血供丰富，与视神经粘连紧密

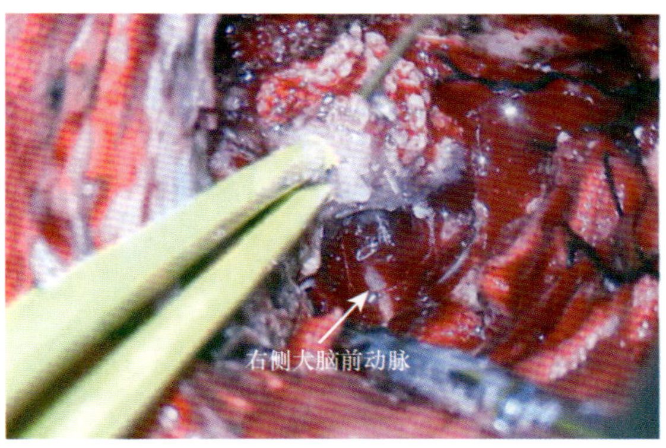

图4-10　小心锐性分离肿瘤与大脑前动脉粘连处

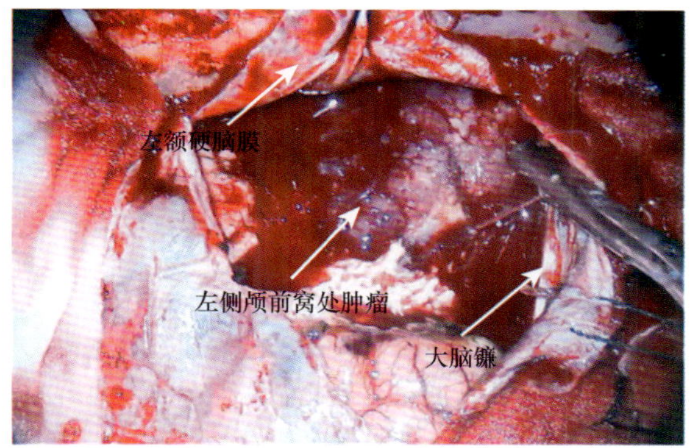

图4-11　切开左额硬脑膜，显露左侧颅前窝处肿瘤

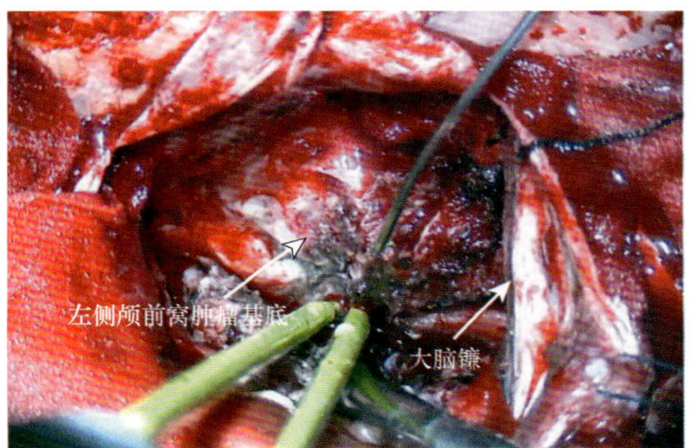

图4-12　离断左侧颅前窝肿瘤基底，分块切除肿瘤

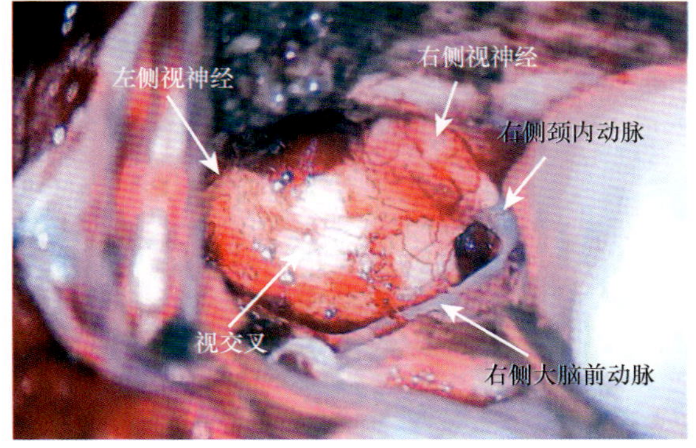

图4-13　肿瘤全切，瘤周结构保护完好，双侧视神经及视交叉被肿瘤挤压成薄片状

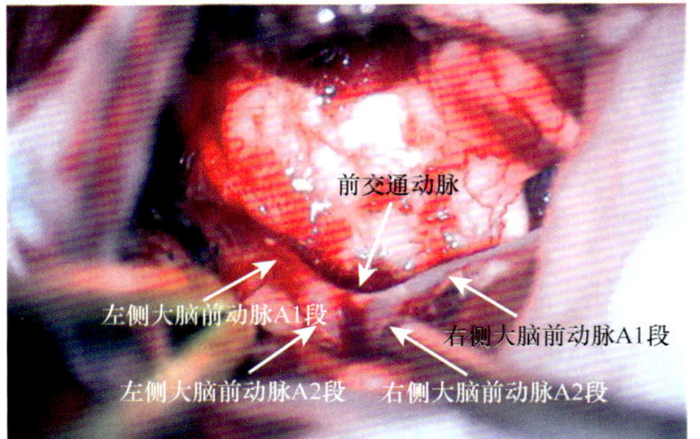

图4-14 肿瘤全切后，双侧大脑前动脉保护完好

【病理检查】

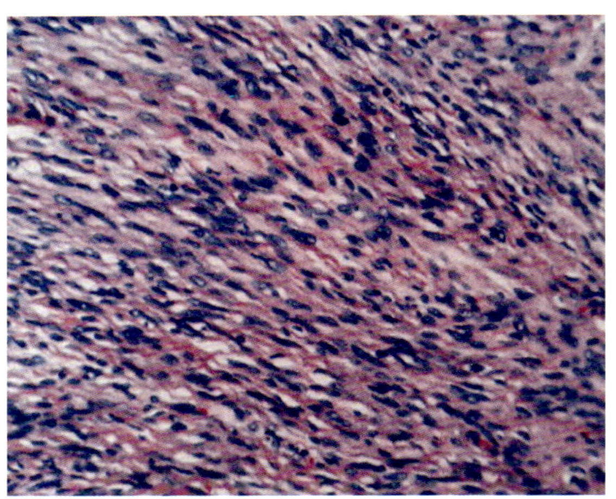

图4-15 病理：纤维型脑膜瘤

【预后】 术后恢复顺利，左眼视力恢复至0.2，右眼视力恢复至0.8。

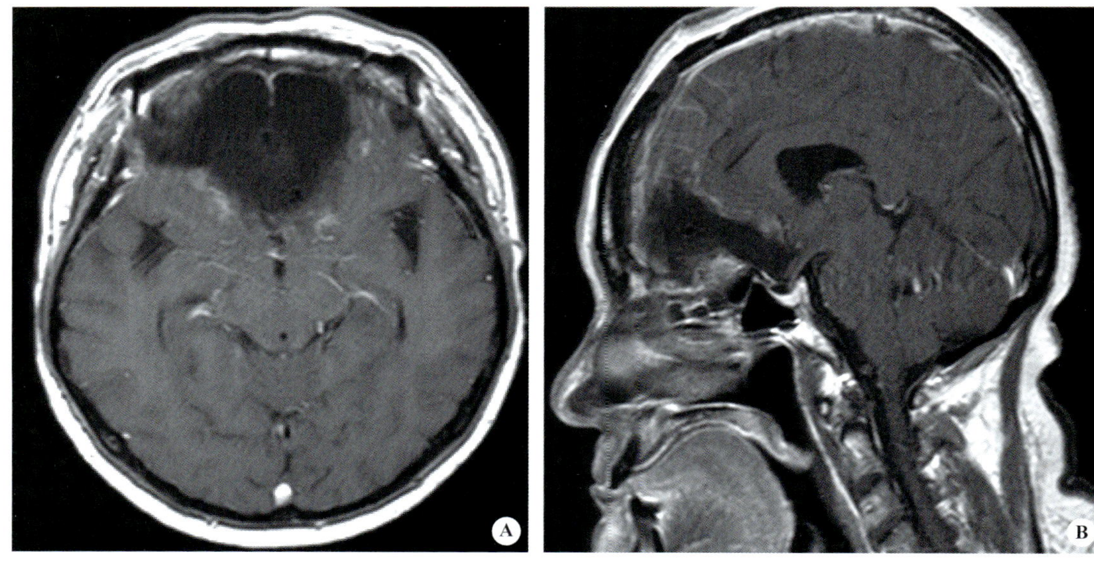

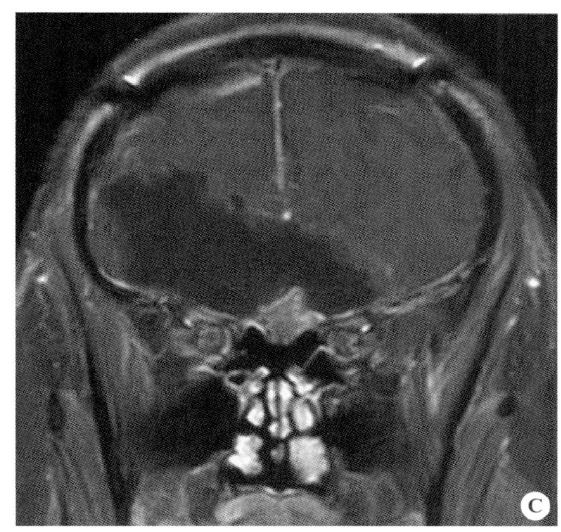

图4-16　术后复查MRI示肿瘤切除满意

五、专家点评

颅前窝脑膜瘤患者起病隐匿，早期嗅觉障碍常被患者忽略，所以肿瘤多长期不被发现，患者就诊时肿瘤体积通常较大，肿瘤与周围神经、血管粘连紧密，患者表现为嗅觉丧失、视力减退等症状，此时手术风险较高，手术难度较大，术中易出现嗅神经、视神经损伤；颅前窝脑膜瘤的手术入路是比较成熟的，多采用冠切单额或双额入路开颅，根据该患者的术前影像学资料，对其选择冠切额下入路肿瘤切除术。

1. 术前评估

（1）根据患者的年龄，一般情况，心、肺、肝、肾等实验室检查评估患者全身情况，对患者手术全身麻醉的耐受能力进行评估。

（2）根据体格检查及影像学资料，评估患者术前嗅神经及视神经损伤情况及其与肿瘤的关系。根据术前影像学资料，评估患者大脑前动脉与肿瘤位置关系，评估其损伤的可能性，并向家属交代患者病情及术后可能出现的并发症，如大脑前动脉损伤所致的额叶脑梗死。

（3）评估患者颅底硬脑膜及筛板的受侵情况，为预防术后脑脊液鼻漏的发生，做好钛网筋膜修补术的准备。

2. 术中注意事项

（1）开颅骨窗要平颅前窝底，因此额部钻孔要足够低，容易显露颅底，从而使手术操作视野无阻挡，并且减少对额叶的牵拉。但此时要尽量避免额窦开放，一旦开放，要注意用骨蜡和筋膜将额窦封闭好，防止引起颅内继发感染。

（2）对双侧肿瘤使用双额入路，游离肿瘤时可先自瘤基底开始，这样可减少出血，肿瘤较大时，先瘤内切除部分肿瘤，然后再四周分离，尤其是肿瘤体积巨大时，离断肿瘤基底和瘤内减压可交替进行，分离时注意不应过分牵拉脑组织，防止双额叶或胼胝体损伤，术后患者会出现严重的神经功能损害。

（3）肿瘤通常向背侧推挤双侧大脑前动脉，要锐性解剖保护血管，减少对大脑前动脉过多的牵拉刺激，防止额叶脑梗死的发生。

（4）接近前床突处操作要更加小心，病理解剖状态下的视神经有时可能较难辨认，显微镜倍数要适当放大。

（5）肿瘤侵蚀嗅沟处骨质时，切除肿瘤后要考虑行颅底重建，高度警惕术后脑脊液鼻漏的发生。提倡早期发现肿瘤和早期切除肿瘤，肿瘤体积较大时，神经功能障碍通常呈不可逆性。

3. 术后并发症

（1）嗅觉丧失：双侧颅前窝巨大脑膜瘤在明确诊断时，通常已有嗅觉丧失，在经额底入路肿瘤切除时，分离肿瘤与嗅神经时也可能造成嗅神经进一步损伤，导致双侧嗅觉术后不可避免地丧失。

（2）大脑前动脉及其分支损伤：手术过程中损伤大脑前动脉或过度牵拉大脑前动脉，导致术后痉挛，而出现额叶术后脑水肿、脑肿胀，甚至缺血坏死，严重者导致死亡。

（3）视神经损伤：当肿瘤体积较大，肿瘤向后生长，后极延至鞍上，肿瘤与视神经粘连紧密时，手术时可出现视神经损伤，应仔细轻柔地分离肿瘤后极。

（4）丘脑下部损伤：肿瘤体积巨大，手术时可能出现丘脑下部的损伤，患者术后出现意识及睡眠障碍、中枢性高热及内分泌代谢紊乱等症状。

（5）脑脊液鼻漏：肿瘤侵及嗅沟处骨质、筛板、颅前窝底硬脑膜时，手术切除肿瘤侵袭部位所致，也可以是开颅时额窦开放而又处理不当的结果。

（邢攸学　刘　宁　闫长祥）

第五章

巨大蝶鞍区脑膜瘤

蝶鞍区脑膜瘤通常生长缓慢，可向上、向前、向后和向侧方生长，侵及包绕视神经、颈内动脉及其分支、动眼神经、垂体及垂体柄、基底动脉及其分支。肿瘤体积越大，累及重要神经、血管越多；手术难度越高，手术风险越大。肿瘤切除与神经、血管功能保护经常对立，即使是优秀的颅底外科专业医师，面对巨大蝶鞍区脑膜瘤时，术中也需要面临极大挑战。

一、临床表现

1. 视力、视野障碍 蝶鞍区脑膜瘤患者几乎都有不同程度的视力、视野障碍，其中约80%的患者以视力障碍为首发症状。视野障碍以双眼颞侧偏盲或单眼失明伴另一只眼颞侧偏盲多见，也可见单眼视力、视野基本正常，另一只眼颞侧偏盲。眼底检查多见视盘原发性萎缩。

2. 头痛 为蝶鞍区脑膜瘤的早期常见症状，约半数患者有头痛病史，多以额部头痛为主，也可以表现为眼眶、双颞部疼痛，头痛程度不剧烈。颅内压增高时，头痛加剧，伴有呕吐。

3. 邻近结构受累症状 肿瘤压迫额叶时，可出现精神障碍，如嗜睡、记忆力减退、焦虑等。压迫海绵窦时可导致动眼神经麻痹及眼球突出等。影响嗅束时有一侧或两侧嗅觉减退或消失。

4. 内分泌功能障碍 肿瘤压迫垂体时，可出现垂体功能减低的症状，如性欲下降、阳痿或闭经；丘脑下部受累时，也可出现多饮、多尿、肥胖等表现。

5. 其他 行神经系统检查时，除视力、视野障碍外，还可出现锥体束征和Foster–Kennedy综合征。

二、影像学检查

1. 头颅平片 可见鞍结节及其附近的蝶骨平台骨质增生，甚至以呈结节增生为特征，有时还可见鞍背骨质吸收，偶可见垂体窝变大，类似垂体瘤的表现。

2. 头颅CT检查 平扫呈等密度或稍高密度，肿瘤内可有钙化，但较其他部位脑膜瘤少见，约2/3的患者表现有邻近骨质硬化。增强扫描可见肿瘤呈均质显著强化。冠状扫描可以判断肿瘤与蝶鞍、视交叉的关系。

3. 头颅MRI检查 T_1加权像肿瘤信号与周围脑组织信号相同或稍低，T_2加权像信号变化不定，约1/3的病例表现为等信号，2/3的病例肿瘤信号稍高于脑组织信号。增强扫描呈均质显著强化。头颅MRI可更清晰地显示视神经、颈内动脉及颅骨之间的关系。

4. 血管造影 典型征象是正位相大脑前动脉抬高，双侧前动脉起始段合成半圆形，通常眼动脉可增粗并有分支向肿瘤供血。CT检查示鞍区高密度病变，应注意经脑血管造影与动脉瘤相鉴别，以防术中意外。

三、治 疗

内镜技术治疗蝶鞍区脑膜瘤适应证较局限，多适用于肿瘤体积较小、与周围组织结构分界清晰，且沿中线向前后发展的肿瘤。对于肿瘤体积较大，且与周围组织结构粘连紧密者，多采用翼点（额蝶颞）入路、单侧或双侧经额底入路等，对于未能全切的蝶鞍区脑膜瘤，可于术后行放射治疗；对于影响视力的复发脑膜瘤，可考虑再次手术切除肿瘤。蝶鞍区巨大脑膜瘤术后易出现垂体功能低下；下丘脑反应如尿崩症，高热，水、电解质紊乱等，需积极予以防治。

四、典型病例

【简要病史】 患者，女性，56岁，汉族，已婚，自由职业，籍贯：山东。主诉：间断头痛伴记忆力下降3年，左眼视物模糊半年，加重1个月。现病史：患者3年前无明显诱因出现头痛，发作时间不规律，全头胀痛，持续数分钟缓解。3年来患者出现记忆力下降，未行特殊治疗。近半年患者出现左眼视物模糊。近1个月，上述症状加重。查头颅CT及MRI发现颅内占位。既往史：高血压2年，规律服药，控制良好。入院查体：记忆力、计算能力下降；左眼视力0.5，左侧视盘颜色苍白；右侧肢体肌力4级；共济运动差。术前常规筛查未见异常。

【影像学表现】

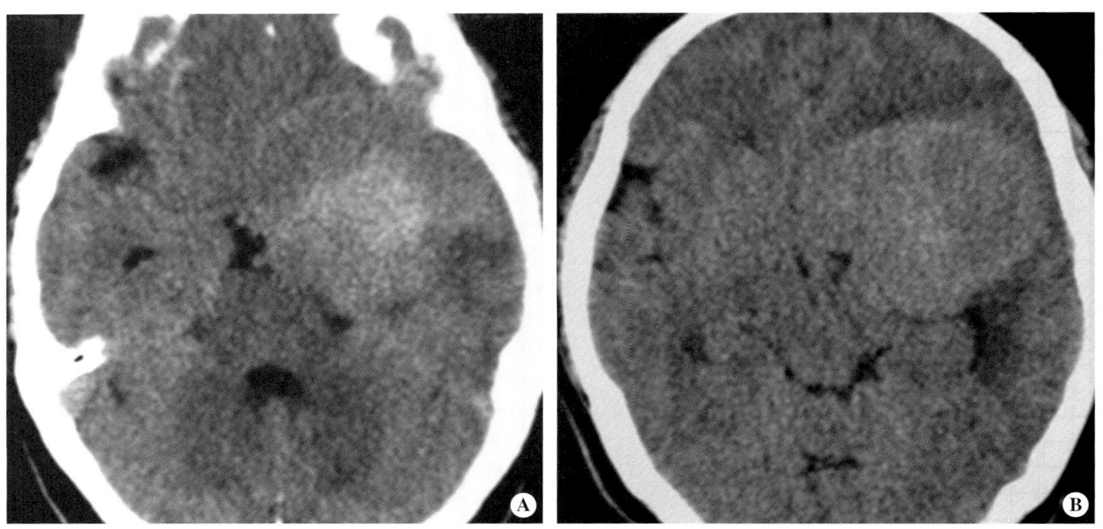

图5-1 术前CT显示，肿瘤呈等密度，体积巨大

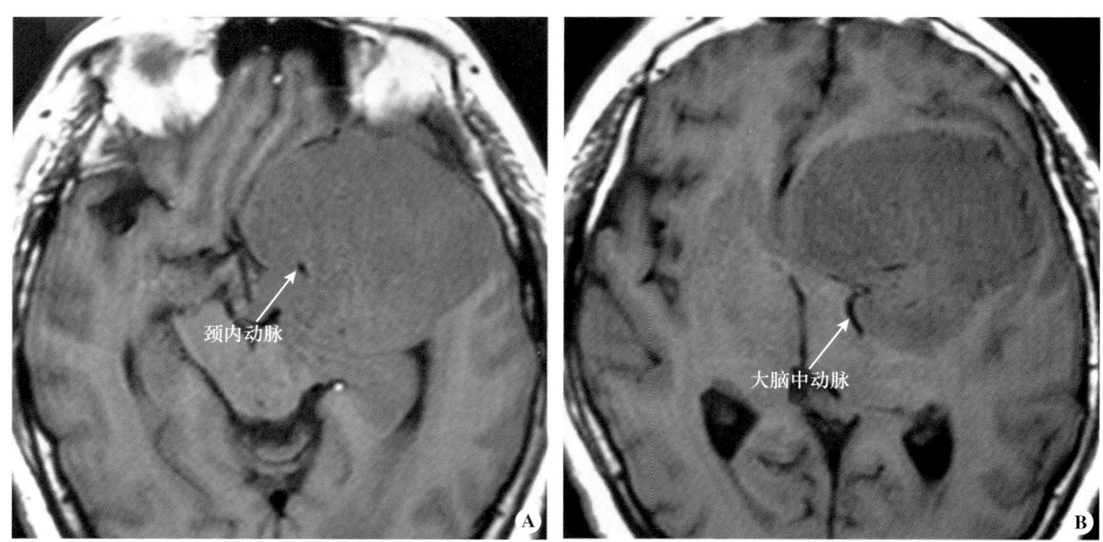

图5-2 术前MRI轴位T_1加权像显示，肿瘤呈等信号，边界清晰

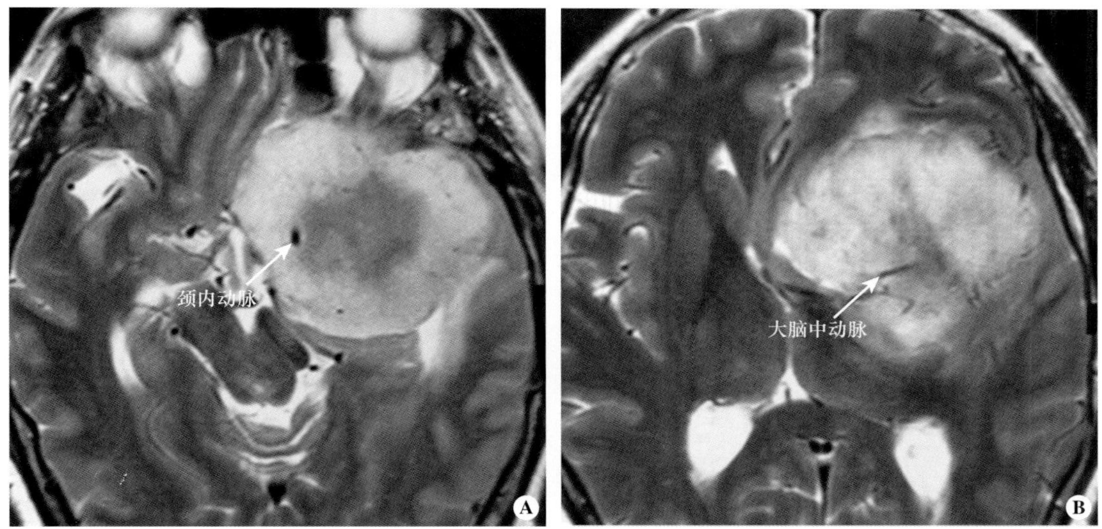

图5-3　术前MRI轴位T_2加权像显示，肿瘤包裹颈内动脉及其分支

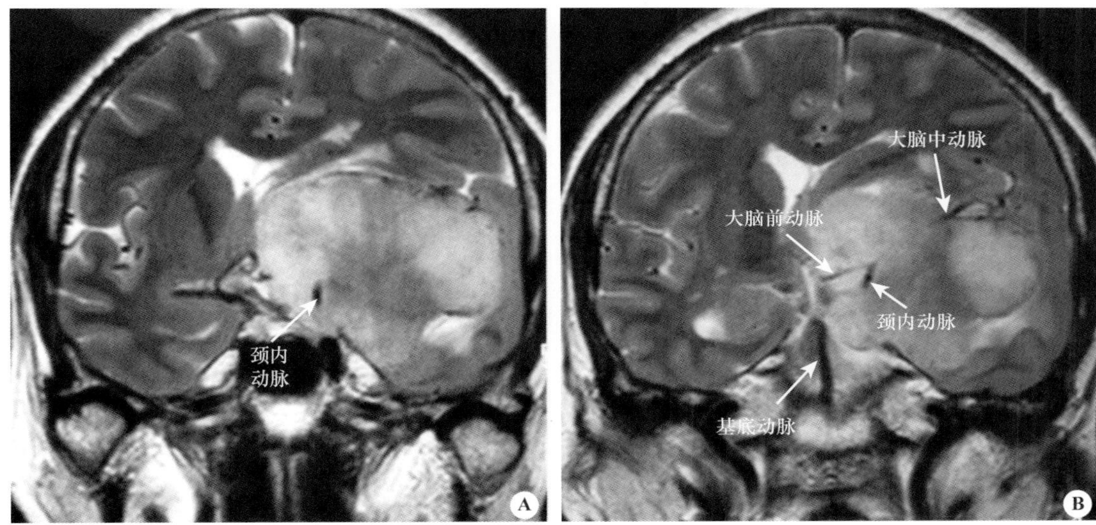

图5-4　术前MRI冠状位T_2加权像显示，肿瘤与颈内动脉、基底动脉关系密切

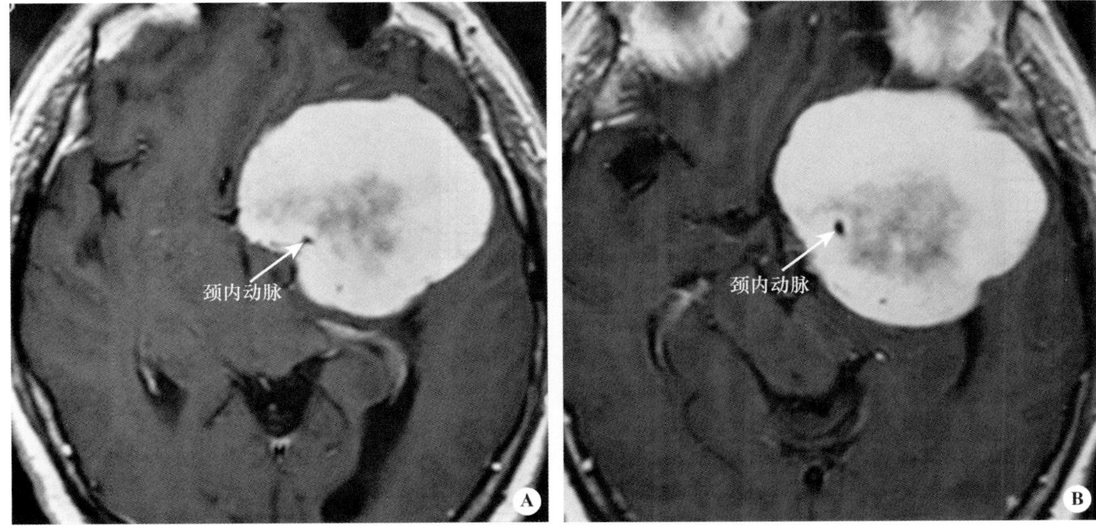

图5-5　术前MRI轴位T_1加权像增强扫描显示，肿瘤显著均匀强化

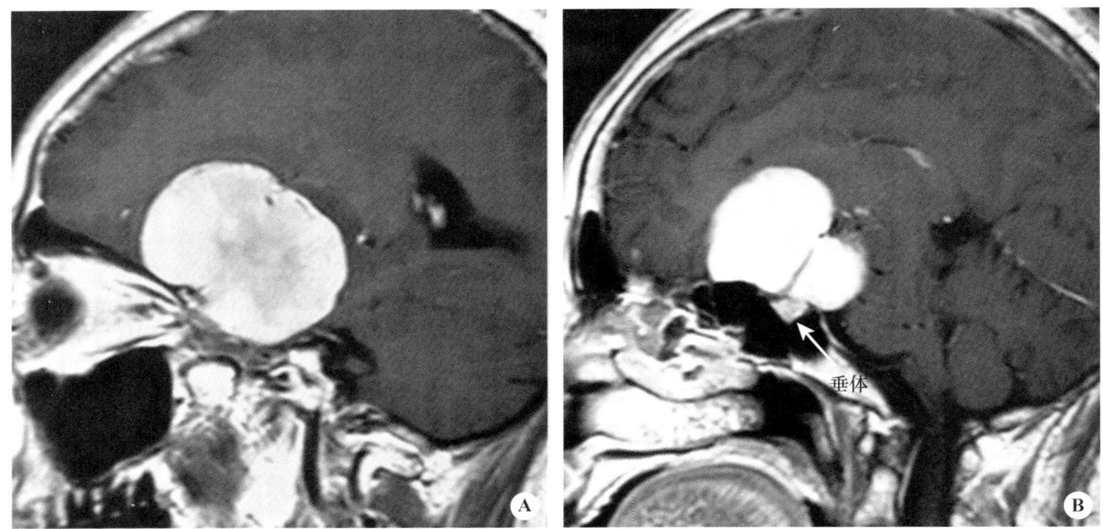

图5-6　术前MRI矢状位T_1加权像增强扫描显示，肿瘤与前颅底、蝶鞍区硬脑膜关系密切

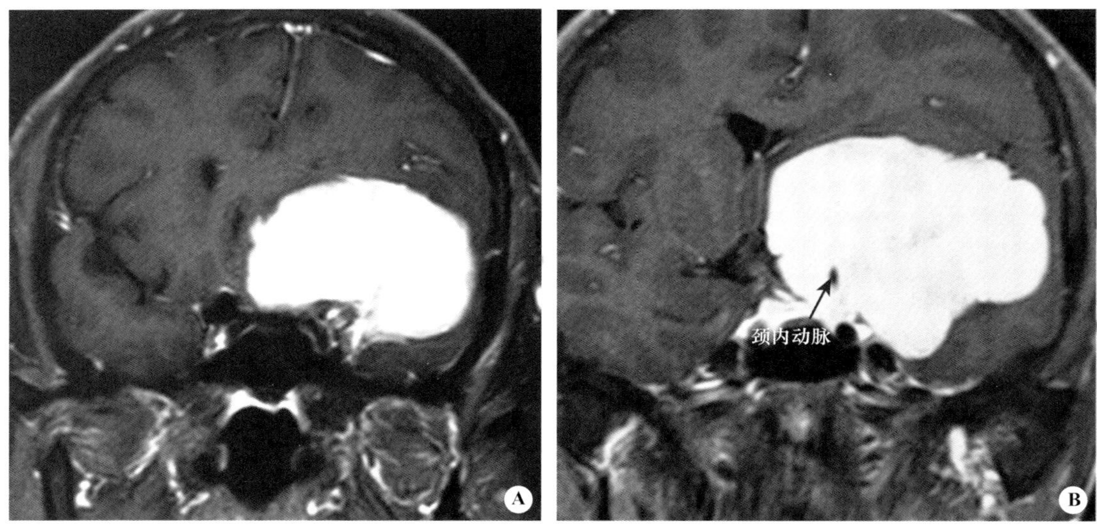

图5-7　术前MRI冠状位T_1加权像增强扫描显示，肿瘤严密包裹颈内动脉床突上段及其分支

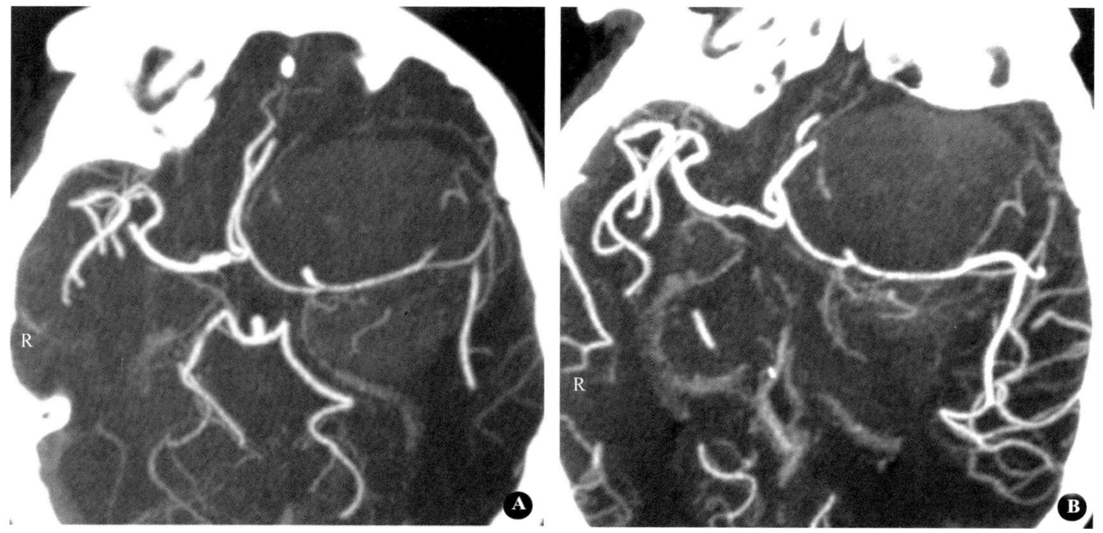

图5-8　术前CTA显示，肿瘤包裹颈内动脉及其分支，被包裹血管形态纤细

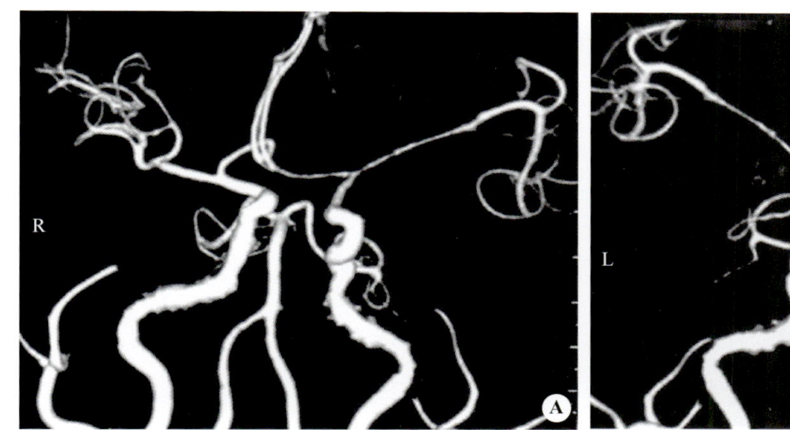

图5-9　术前CTA显示，左侧大脑中动脉、大脑前动脉显著移位，形态纤细

【术前诊断】　巨大脑膜瘤（左侧蝶鞍区）。

【手术入路】　左额颞开颅肿瘤切除术。

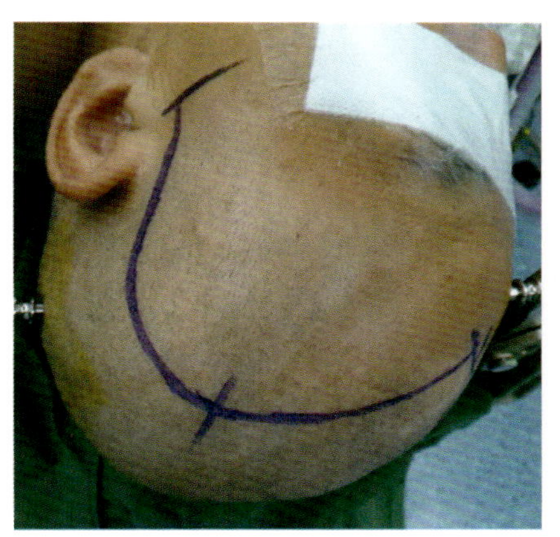

图5-10　手术切口及体位

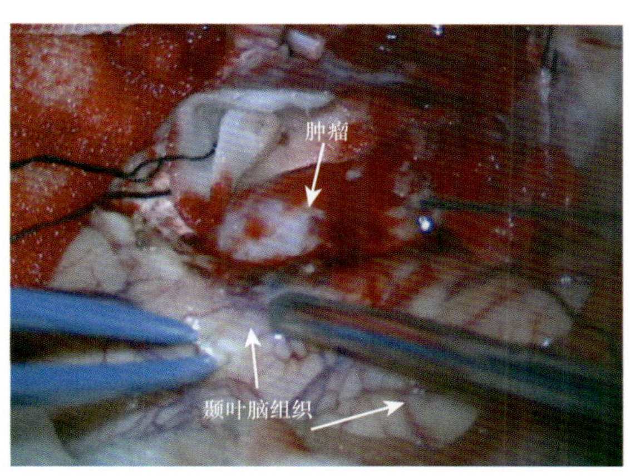

图5-11　左侧颞叶脑组织形态菲薄，切除少量颞叶皮质，显露肿瘤组织

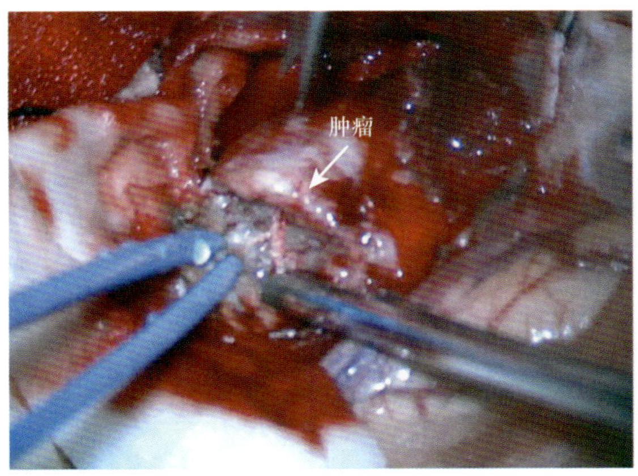

图5-12　肿瘤体积巨大，灰黄色，质地中等，部分硬韧，血供丰富，边界清楚。基底硬脑膜难以显露，先瘤内切除部分肿瘤

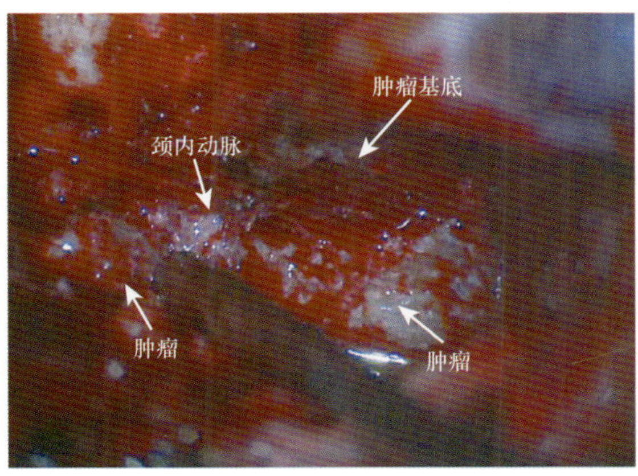

图5-13　肿瘤基底宽广，位于蝶骨嵴、蝶骨平台、鞍结节、海绵窦上壁及外侧壁、小脑幕缘等。瘤内减压和离断基底交替进行，邻近颈内动脉时要格外小心

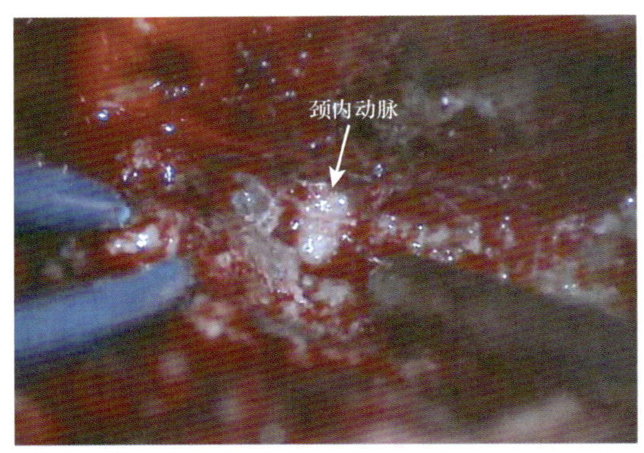

图5-14 肿瘤严密包裹颈内动脉床突上段，小心分离肿瘤，轻柔操作，显露颈内动脉

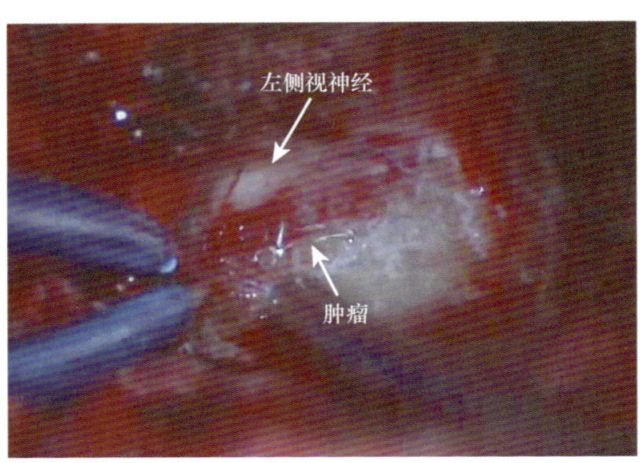

图5-15 肿瘤严密包裹左侧视神经，小心锐性分离，显露并保护左侧视神经

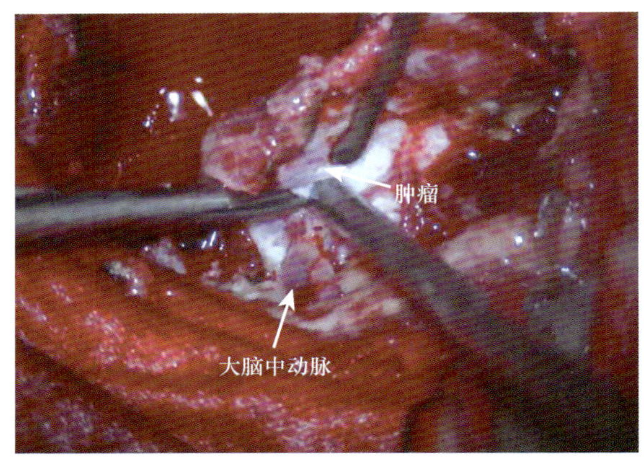

图5-16 肿瘤严密包裹左侧大脑中动脉，操作轻柔，锐性分离，小心保护血管主干及其穿支

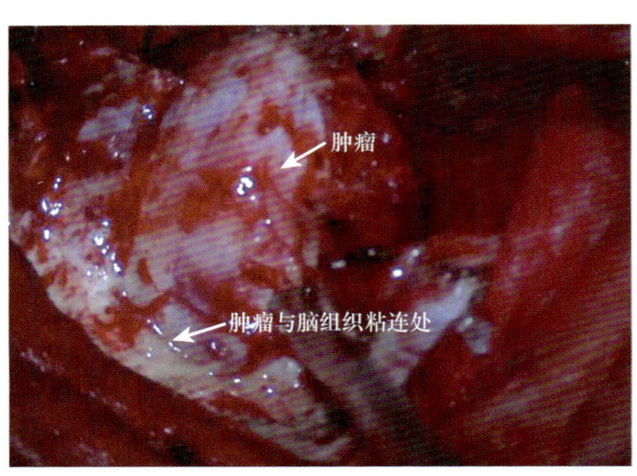

图5-17 肿瘤显著推挤压迫周围脑组织并粘连紧密，小心分离两者粘连处

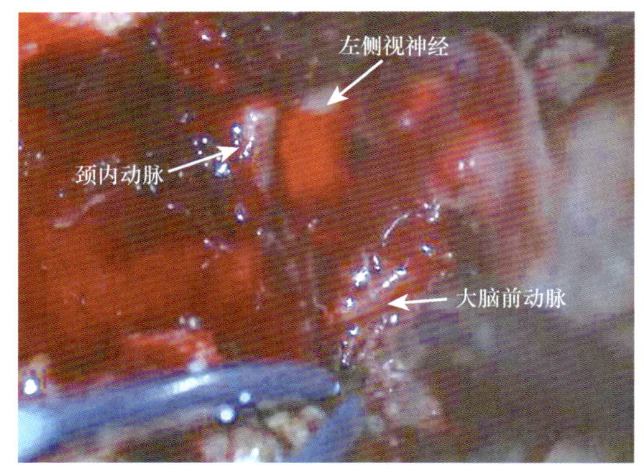

图5-18 肿瘤严密包裹左侧大脑前动脉，锐性分离并保护

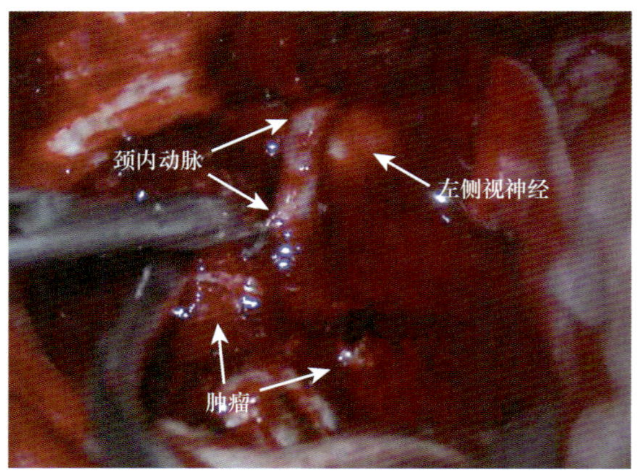

图5-19 进一步锐性分离、显露左侧颈内动脉床突上段，锐性分离、保护左侧视神经

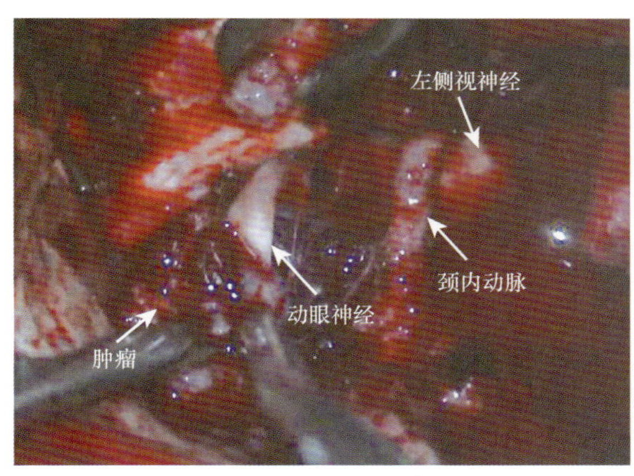

图5-20　肿瘤与左侧动眼神经粘连紧密，给予小心锐性分离，完好保护

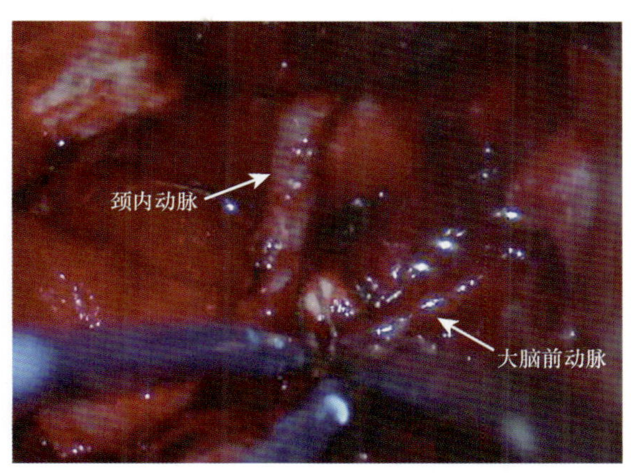

图5-21　小心分离肿瘤与颈内动脉分叉处，尤其注意保护穿支血管

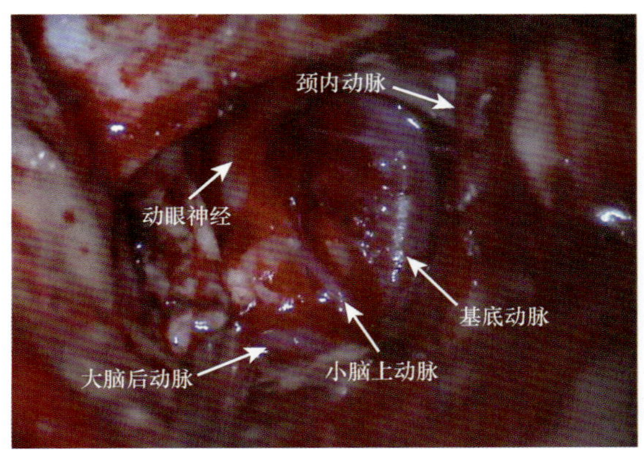

图5-22　肿瘤与基底动脉粘连紧密，小心分离。左侧大脑后动脉及左侧小脑上动脉与肿瘤粘连紧密，锐性分离并小心保护

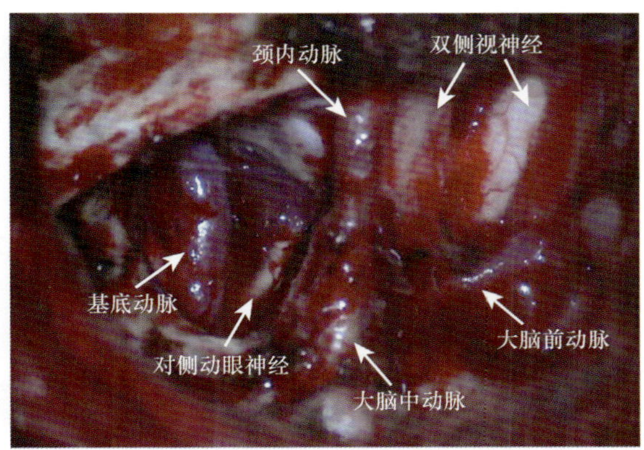

图5-23　肿瘤全切，显露鞍背及对侧动眼神经，瘤周结构保护完好。罂粟碱冲洗术腔，防止血管痉挛

【病理检查】

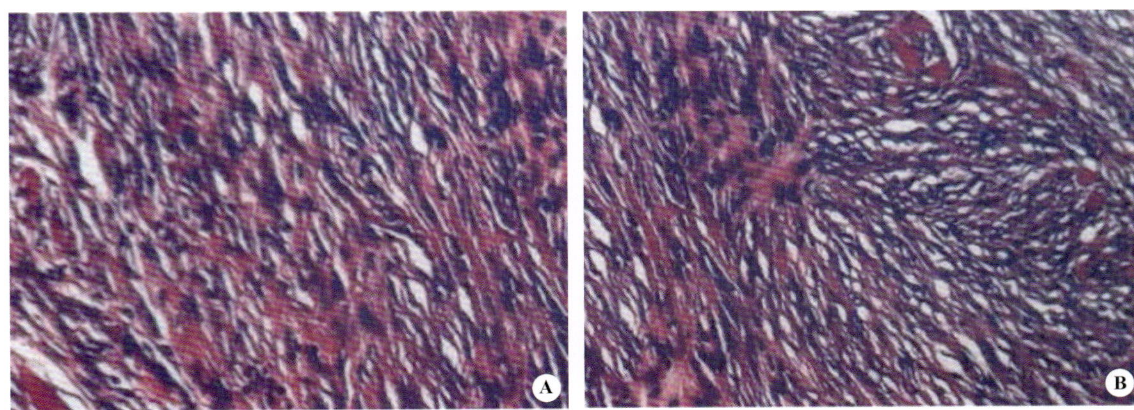

图5-24　病理：纤维型脑膜瘤

【预后】 术后1周患者恢复顺利，无脑神经功能障碍，四肢肌力5级。

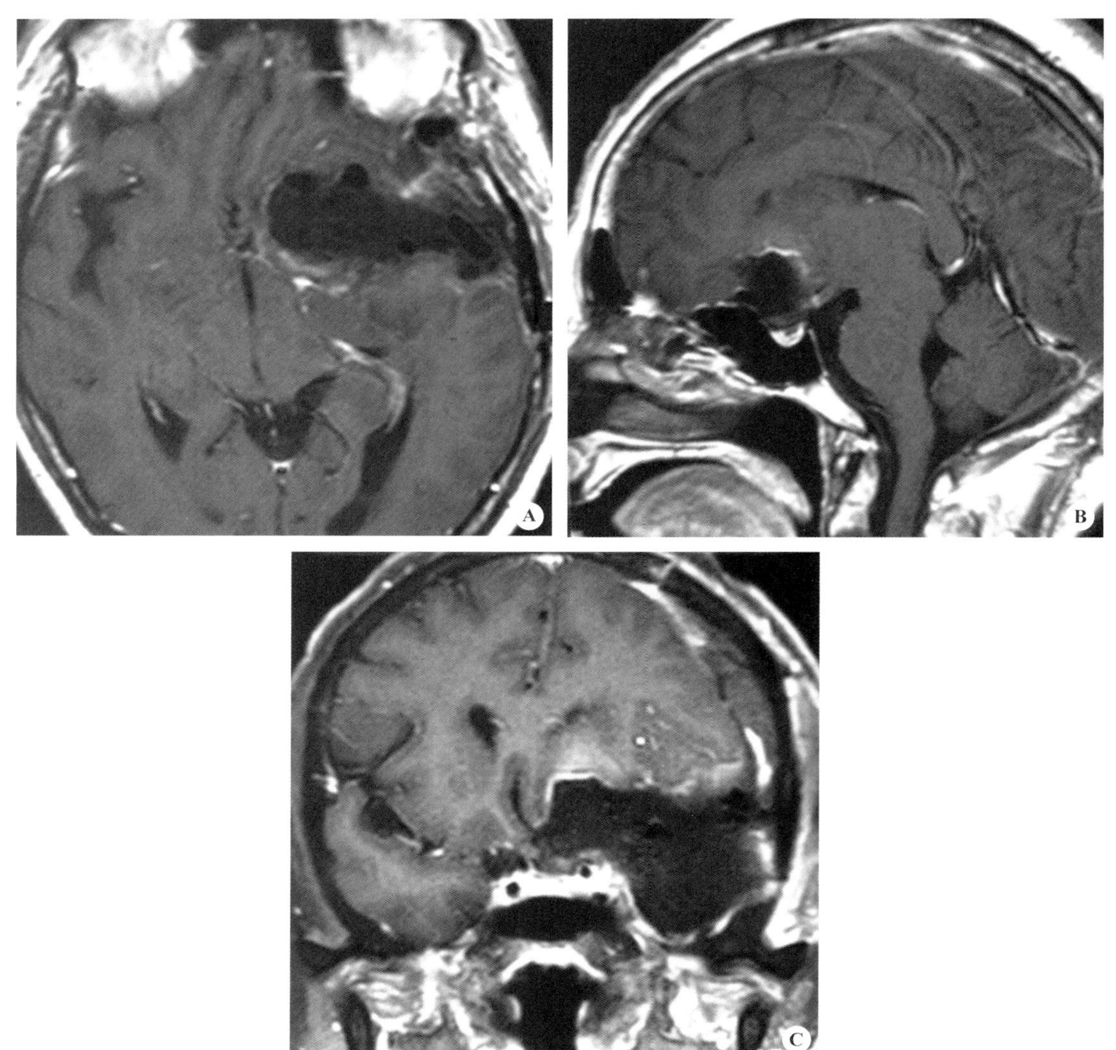

图5-25 术后复查MRI显示，肿瘤全部切除，瘤周组织完好。术后2周顺利出院

五、专家点评

蝶鞍区脑膜瘤患者肿瘤体积较小且较早出现压迫周围重要神经、血管者，可出现相应的神经、血管受累表现，如视力下降、眼球活动障碍等。此类患者因肿瘤体积小，且与周围组织分界较清，手术风险相对较小，预后较好；肿瘤体积较小，且未压迫周围血管、神经者，患者症状较为隐匿且缺乏特异性，常表现为头痛、头晕，随着肿瘤体积的增大，肿瘤逐渐累及颅底重要结构，出现相应的神经受累表现，如视力下降、眼球活动障碍、肢体活动障碍等。此类患者手术风险通常非常大，术中易出现受累血管、神经的损伤，因此手术入路的选择，提前判断重要神经、血管的位置，对该类肿瘤患者极为重要。根据术前相关资料，此患者选择经额颞入路肿瘤切除术。

1. 术前评估

（1）根据患者的年龄，一般状况，心、肺、肝、肾等实验室检查评估其全身情况，并对患者手术全身麻醉的耐受能力进行评估。

（2）根据患者术前临床及影像学资料等评估其手术难度和术后可能出现的并发症。向家属充分交代患者病情，以及术后可能出现的并发症。如患者术前视力很差，术后恢复的可能性较小；肿瘤向后上方生长影响下丘脑，术后出现严重的下丘脑功能障碍。

（3）了解肿瘤与Willis环的关系，若估计手术中动脉损伤的概率较高，则有必要行颈动脉球囊临时阻断试验。

2. 术中注意事项

（1）对于体积较小的肿瘤，首先应处理基底，切断肿瘤的供应动脉，将肿瘤的基底全部游离，四周再分离，肿瘤即可完整切除。对于此患者来说，由于肿瘤体积巨大，完整游离基底困难，因此，采用离断肿瘤基底和瘤内减压交替进行，在显微镜下仔细分离肿瘤与周围组织，有时肿瘤血供凶猛，则需要“浴血奋战”，术者需要具备良好的心理素质，术前准备要充分。

（2）预先判断视神经、颈内动脉、动眼神经、基底动脉等重要结构的位置，前床突、鞍结节、小脑幕缘等固定标志可作为参照物，术者对颅底生理解剖和病理解剖要极为熟悉。

（3）肿瘤包裹颈内动脉、视神经等重要结构时，预判断其位置后，邻近这些结构操作时要放慢速度，尽量轻柔，锐性分离保护；重要穿支血管也要小心保护，警惕其痉挛；颈内动脉出硬脑膜环处，电灼肿瘤基底时，降低双极电凝功率且不断冲水降温。

（4）手术能够全切肿瘤是理想状态，但有时因为肿瘤体积大，肿瘤严密包绕重要神经、血管而难以分离，肿瘤与脑干、下丘脑等重要结构粘连紧密，患者高龄等不利因素存在，为避免术后灾难性后果，术中不应勉强全切，可适当残留部分肿瘤，术后对残存肿瘤行放射治疗。

（5）沿血管走行方向纵行操作，减少横向牵拉损伤，穿支血管避免暴力牵拉分离；术中可用罂粟碱浸泡术腔以减少血管痉挛。

3. 术后并发症

（1）视神经损伤：鞍区脑膜瘤术后严重并发症之一是不可逆的视神经损伤，术前视力越差的患者，视神经耐受手术创伤的能力就越弱，术中需注意不要勉强切除紧贴于视神经上的残存肿瘤。

（2）血管损伤：主要指颈内动脉、大脑前动脉、大脑中动脉和基底动脉及其分支受损而导致脑梗死，梗死面积较大或梗死位于重要功能区（如下丘脑）时，可造成严重的神经功能障碍，甚至危及生命。对损伤的动脉进行显微手术修复十分困难，所以，如游离与肿瘤粘连的血管确实困难时，就不要勉强全切肿瘤。另外，术中的操作还可能造成脑血管痉挛，同样可以引发术后脑梗死，应给予注意。

（3）下丘脑与垂体柄损伤：多见于肿瘤体积较大，侵犯下丘脑和垂体柄或其供血动脉，分离肿瘤时造成直接或间接损伤（血管损伤或痉挛），表现为意识障碍、高热和电解质紊乱，严重者可危及生命。术后应密切观察患者生命体征，关注患者水、电解质平衡情况，及时给予对症治疗。

（4）脑脊液鼻漏：多见于术中额窦或筛窦、蝶窦开放者，可继发感染而造成严重后果，术中应严密封闭额窦，仔细修复颅底硬脑膜和颅骨的缺损，一旦出现缺损，可给予预防性抗感染治疗，同时行短期腰椎穿刺脑脊液引流，多数可自愈，不能自愈者应设法修补。

（邢攸学　刘　宁　闫长祥）

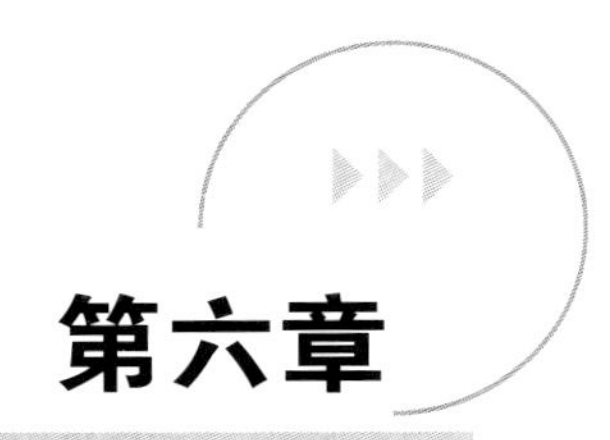

第六章 颅中窝巨大脑膜瘤

颅中窝脑膜瘤通常与视神经、颈内动脉、动眼神经、海绵窦等重要结构关系密切。颅中窝前界为蝶骨嵴，后方以颞骨岩骨部与颅后窝相隔，窝的中央为蝶骨体，在这一区域有眶上裂、圆孔和卵圆孔等重要神经通路；良好的肿瘤显露是切除该部位肿瘤的前提；颅中窝密布颅内外穿行的骨性孔道、血管、神经等重要结构，熟悉该区域的解剖结构也尤为关键。与其他部位的颅底脑膜瘤一样，提倡该区域脑膜瘤早期发现、早期手术切除。肿瘤体积的进行性增大会明显增加手术难度。

一、临床表现

经颅中窝出颅的脑神经较多，因此颅中窝底脑膜瘤早期临床症状较明显，而且具有定位意义。三叉神经的第2和第3支经圆孔和卵圆孔出颅，典型的颅中窝底脑膜瘤早期多伴有三叉神经痛，发生率可高达38%，除表现为三叉神经痛之外，一侧面部痛觉减退和麻木及一侧动眼神经麻痹也常为早期表现。

当肿瘤生长较大时，可向前发展进一步影响海绵窦或眶上裂，患者可出现眼球活动障碍、上眼睑下垂、复视。患侧视力下降，多见于肿瘤较大且向颅中窝前部生长者；肿瘤向后发展，可表现为第Ⅶ、Ⅷ对脑神经损害，出现听力下降和中枢性面瘫；肿瘤压迫视束还可以出现同向性偏盲。另外，部分患者可发生颞叶癫痫，这主要是肿瘤侵犯颞叶内侧面所致。

颅内压增高常见，多见于肿瘤大于3.0cm或肿瘤毗邻小脑幕切迹影响脑脊液循环者。

二、影像学检查

1. 头颅平片 可见颅中窝底骨质被破坏，表现为密度减低。圆孔和棘孔扩大模糊不清。岩骨尖骨质被破坏。肿瘤钙化呈散在斑片状或密度较均匀的条块。

2. CT和MRI 颅中窝脑膜瘤在CT的表现为边界清楚的较高密度影像，注射药物对比后明显增强；少数患者表现为混杂密度区，如肿瘤有钙化，CT为极高密度。MRI表现肿瘤多为类圆形，一侧紧贴颅中窝，但肿瘤多不会突破颅中窝向下生长，肿瘤T_1加权像呈等、稍低信号，T_2加权像呈略高、等或低信号，增强扫描后大部分呈中至重度均匀强化，边界清楚。

3. 脑血管造影 表现为颞部占位征，如颈内动脉被肿瘤压迫，颅内血管常充盈不良。由颈内动脉海绵窦段发出的脑膜支增粗显影为本病特征，但少见。因此，使用一般的脑血管造影有助于弄清楚肿瘤周围的血管走行。

三、治　　疗

颅中窝脑膜瘤通常起源于颅中窝底硬脑膜，并常向斜坡、岩骨及蝶骨嵴侵袭。颅中窝肿瘤主要利用MRI诊断，脑血管造影的作用不大。开颅手术是治疗此病的有效方法。良好的肿瘤显露是切除颅中窝脑膜瘤的重要前提。额颞入路是此类肿瘤最为常用的手术方式。

手术切口均应足够低，以充分显露颅中窝底部。铣下骨瓣后，电灼或结扎脑膜中动脉，对减少手术出血是有帮助的。切开硬脑膜后，部分病例肿瘤可能被颞叶覆盖，如牵拉颞叶仍不能充分显露肿瘤，可将颞下回切除一部分。对于Labbé静脉应注意保护，特别是在优势半球，以防止术后脑水肿和失语发生。如肿瘤位于硬脑膜外，可行硬脑膜外探查剥离肿瘤和颅底间的粘连。如肿瘤侵犯颅中窝硬脑膜或颅中窝底骨质，也应一并切除，并行颅底重建术。分离时应尽量保护可以见到的三叉神经分支。对于球形生长的颅中窝底脑膜瘤多能手术全切除，呈扁平生长者全切多有困难。手术未能全切除的主要原因是肿瘤将颈内动脉包绕。对未能全切除的脑膜瘤予以放射治疗，可降低复发率。

四、典型病例

【简要病史】 患者，男性，62岁。主诉：左侧肢体乏力3个月，伴间断头痛。既往体健。入院查体：左侧肢体肌力4级，共济运动差。入院常规检查未见异常。

【影像学表现】

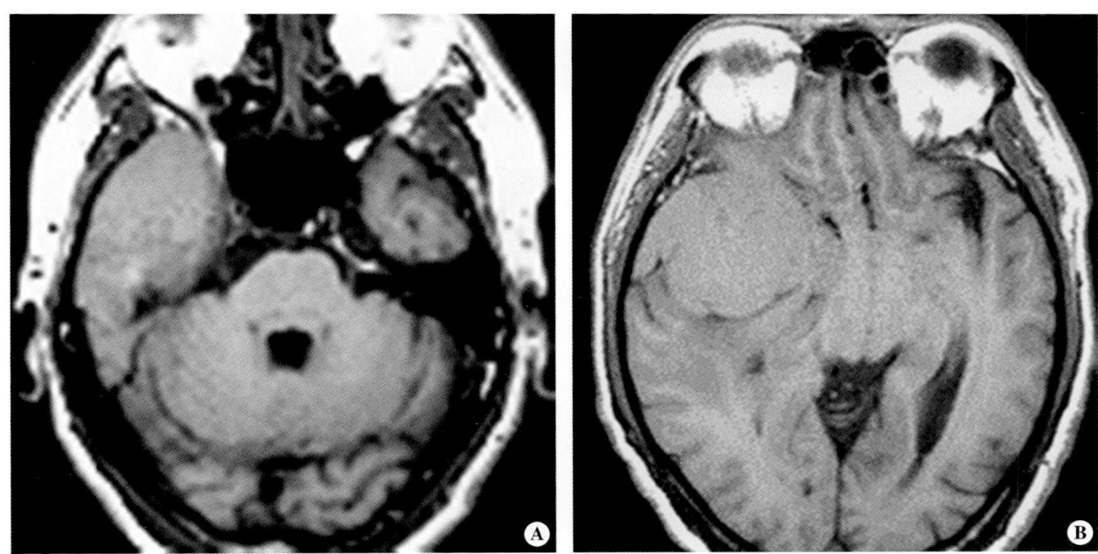

图6-1　术前MRI轴位T_1加权像平扫显示，肿瘤位于右侧颅中窝

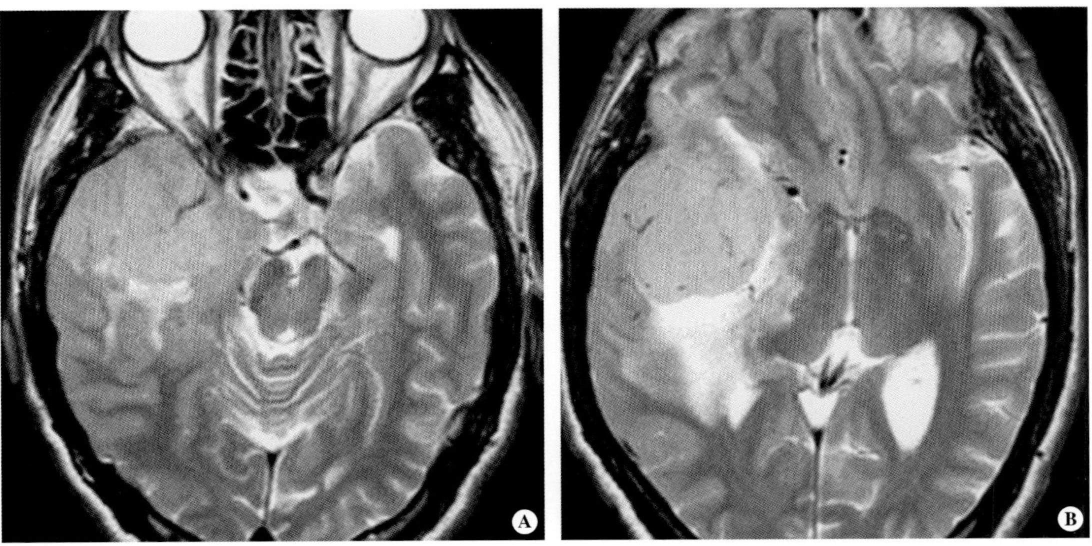

图6-2　术前MRI轴位T_2加权像平扫显示，肿瘤边界清楚，显著压迫周围脑组织

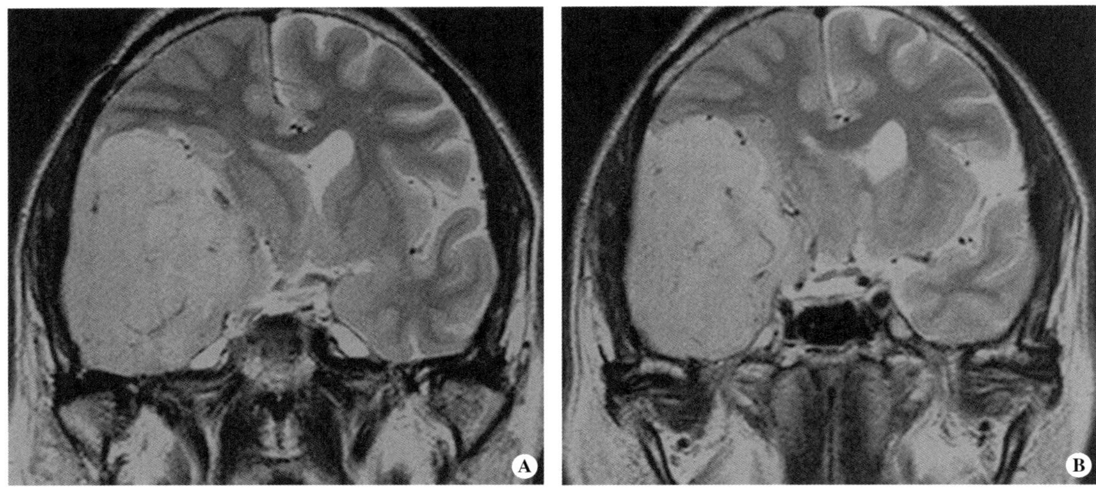

图6-3 术前MRI冠状位T_2加权像平扫显示，肿瘤与侧裂血管关系密切，瘤内有血管流空影

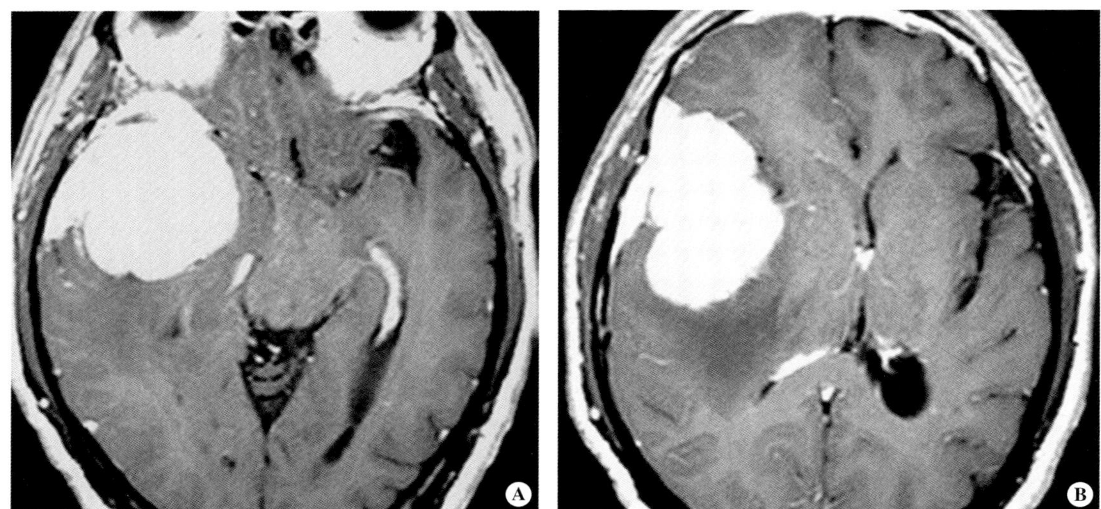

图6-4 术前MRI轴位T_1加权像增强显示，注射药物后肿瘤显著均匀强化

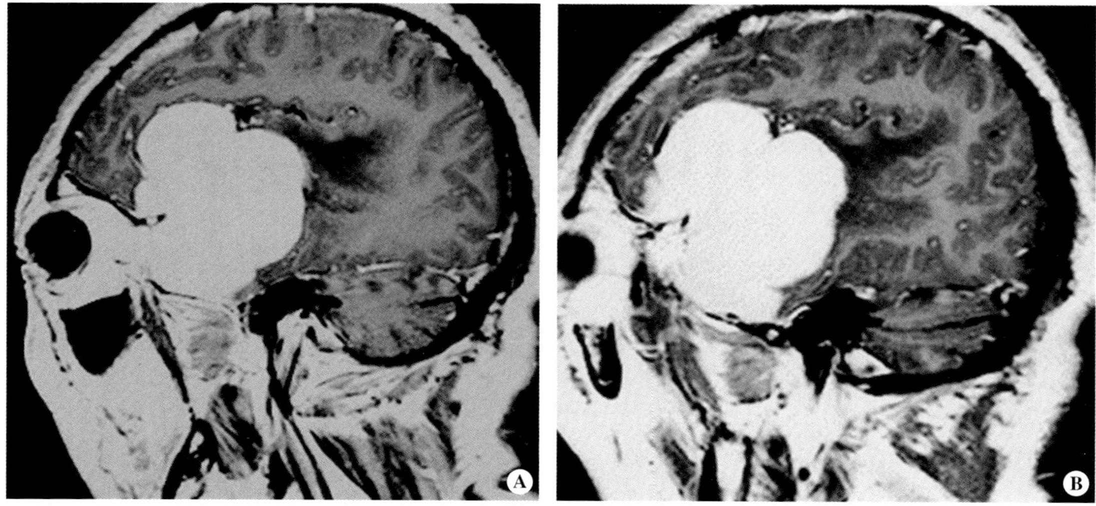

图6-5 术前MRI矢状位T_1加权像增强显示，肿瘤分叶状，血供丰富

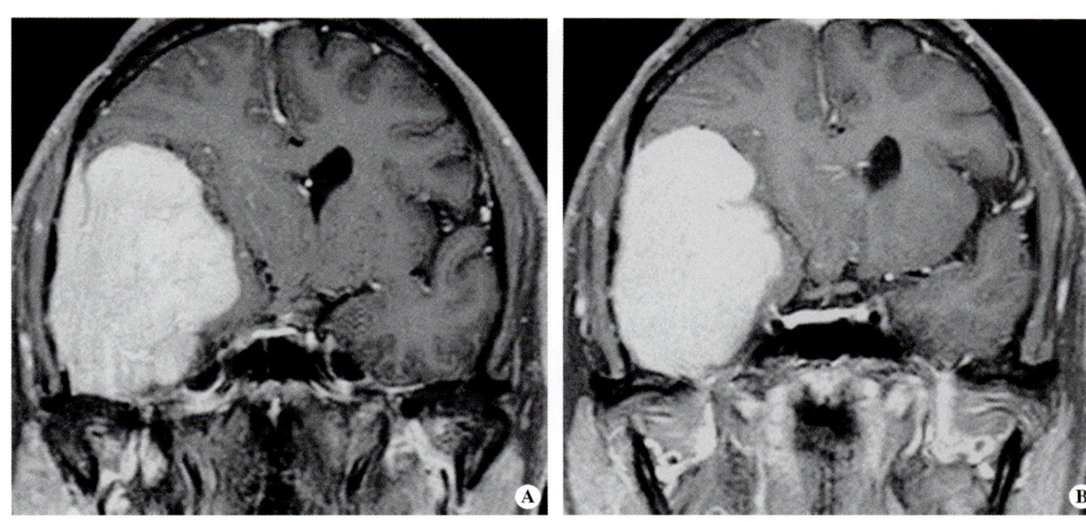

图6-6　术前MRI冠状位T_1加权像增强显示，肿瘤体积巨大、基底宽广，且主要位于颅中窝硬脑膜

【术前诊断】　巨大脑膜瘤（右侧颅中窝）。

【手术入路】　右额颞开颅肿瘤切除术。

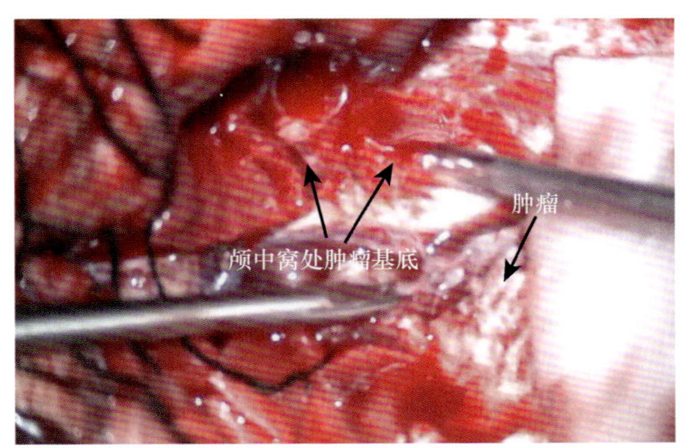

图6-7　切开硬脑膜后，离断肿瘤基底和瘤内减压交替进行。肿瘤体积巨大，出血汹涌

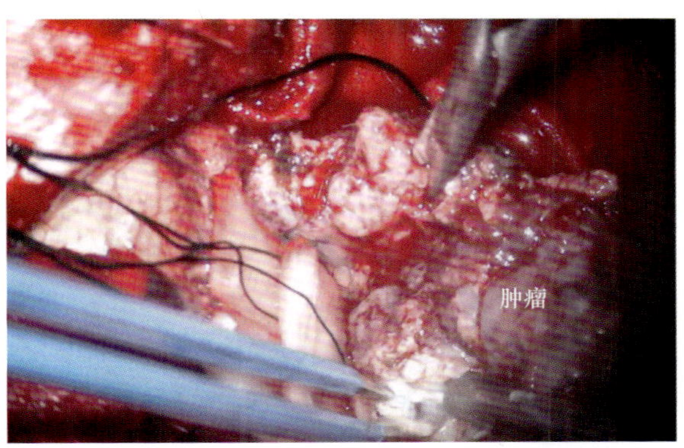

图6-8　仔细止血，分块切除肿瘤，以缩小其体积

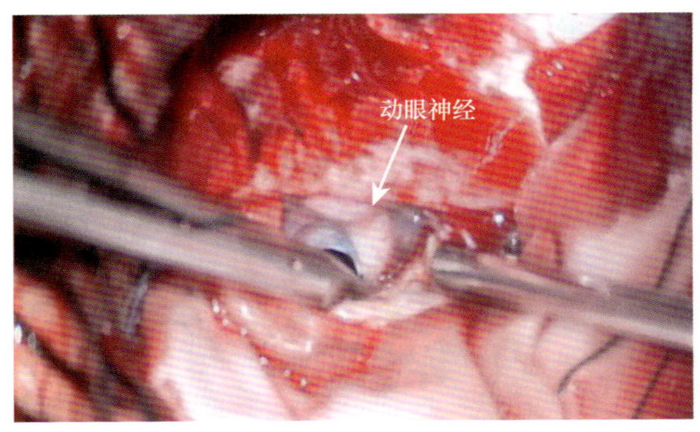

图6-9　肿瘤与动眼神经粘连紧密，给予小心游离

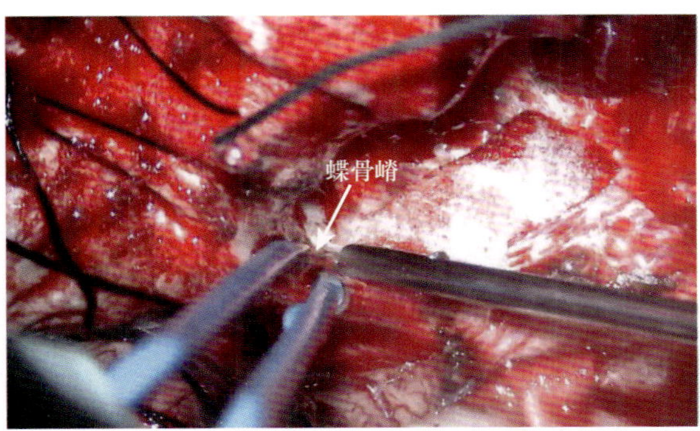

图6-10　电灼蝶骨嵴处肿瘤基底

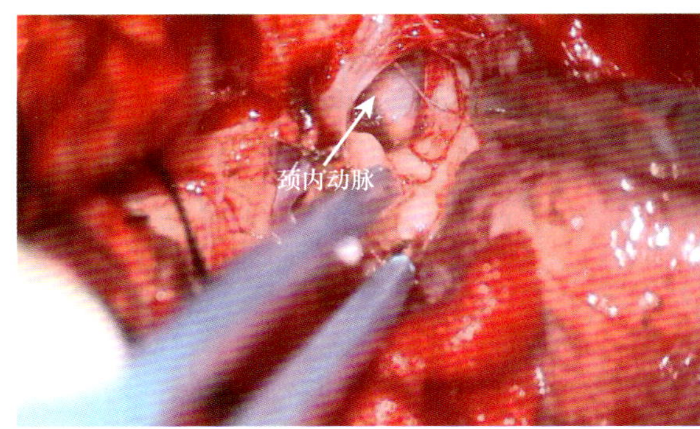

图6-11 小心分离肿瘤与颈内动脉粘连处

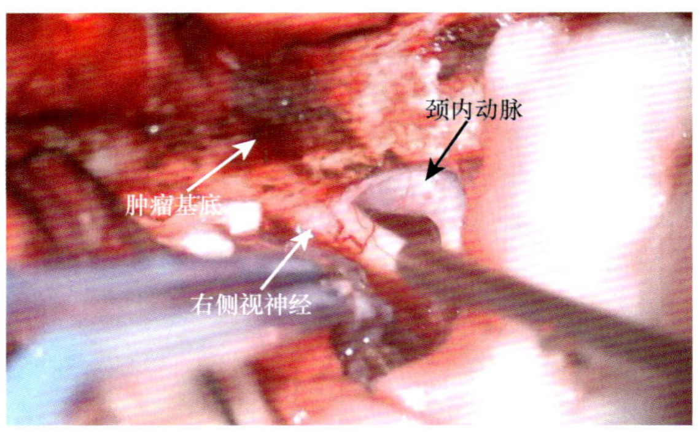

图6-12 电灼肿瘤基底，锐性分离保护视神经、颈内动脉

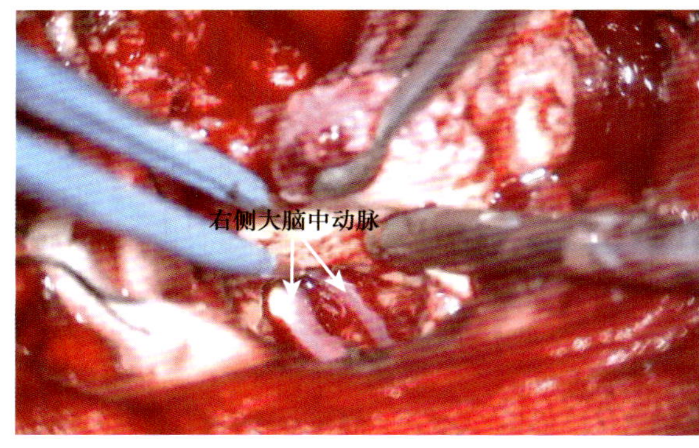

图6-13 肿瘤顶壁与大脑中动脉粘连紧密，给予小心分离

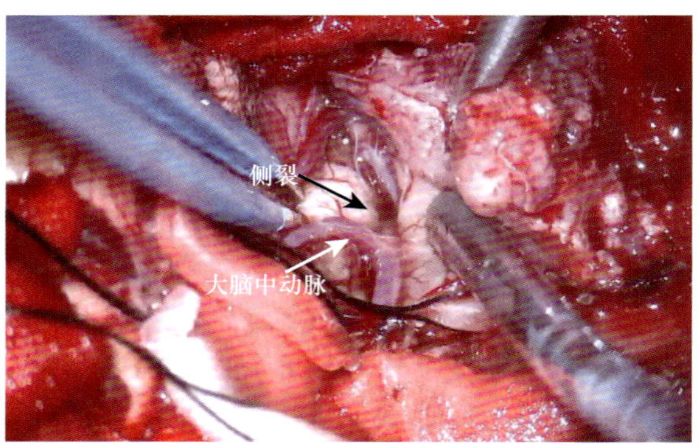

图6-14 锐性分离大脑中动脉周围粘连处

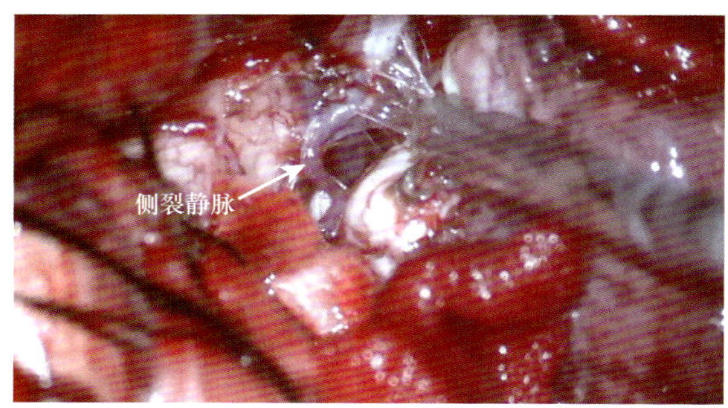

图6-15 保护侧裂深部引流静脉

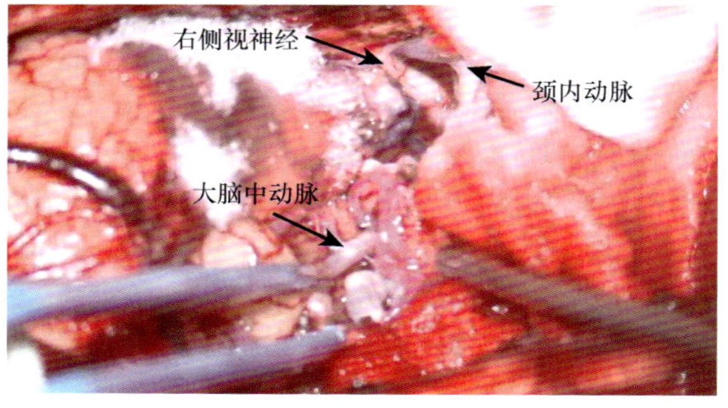

图6-16 肿瘤全切，周围结构保护完好

【病理检查】

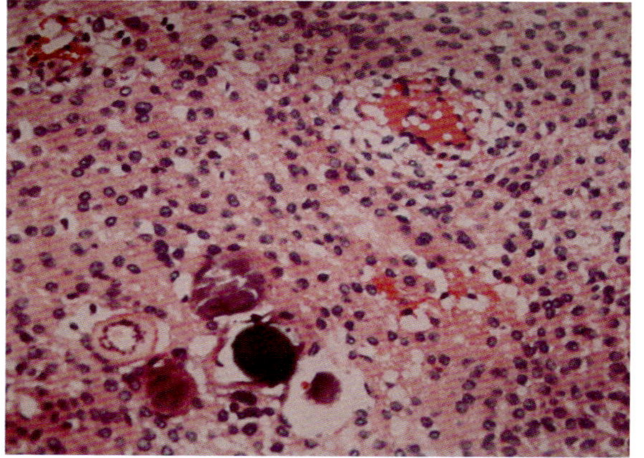

图6-17 病理：非典型脑膜瘤，WHO Ⅰ～Ⅱ级

【预后】

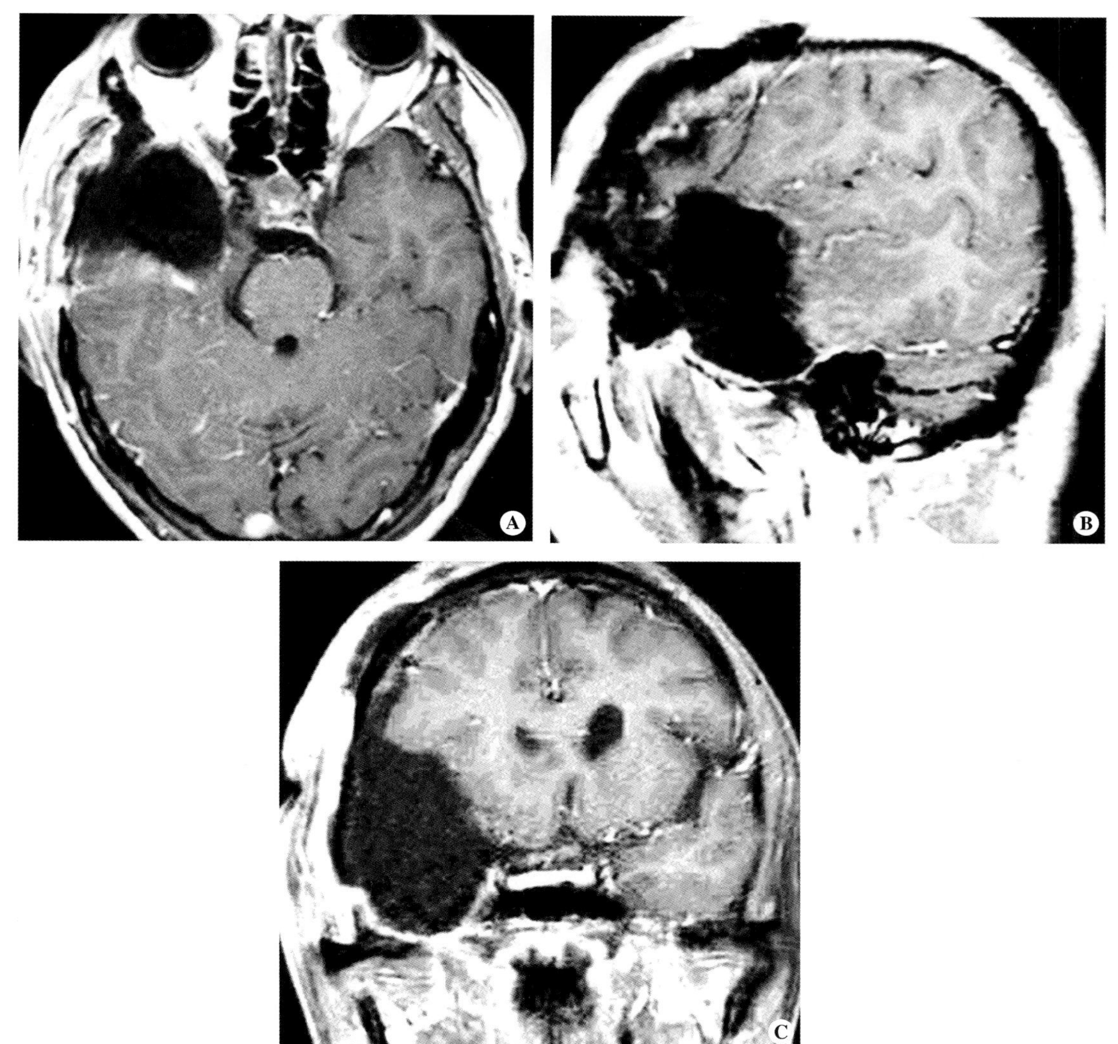

图6-18　术后患者恢复顺利，MRI增强扫描显示肿瘤全切

A. 轴位T_1加权像强化；B. 矢状位T_1加权像强化；C. 冠状位T_1加权像强化

五、专家点评

颅中窝脑膜瘤占颅内脑膜瘤的2%～3.2%。男性与女性发病比为1∶16，平均发病年龄为44岁。1/3的患者发病1年后就诊，病史最长的一位患者为20年。肿瘤绝大多数呈球形，而呈扁平形生长者不及1/10。

颅中窝脑膜瘤的特点：该肿瘤生长缓慢，临床表现较为隐蔽，病程较长，直到影响某一脑神经或邻近结构时才使得患者和医师有所察觉。在诊断过程中，除了详细询问病史、体格检查和CT扫描外，MRI是最有价值的术前检查，可清楚地显示肿瘤的大小、肿瘤侵犯的方向、颅底侵犯的范围、有无颅内动脉及分支受累，更为重要的是在T_2加权像上可观察肿瘤周围的蛛网膜是否存在、有无脑组织侵犯和脑水肿等。这对判断是否可以全切除肿瘤及预测手术的危险性有十分重要的参考价值。

外科手术目的是尽可能全部切除肿瘤，阻止或减轻肿瘤对周围组织的进行性压迫和破坏。脑膜瘤手术预后由多种因素决定，如术前患者全身状况、肿瘤位置和大小及肿瘤切除程度，均可影响术后患者病死率、病残率和复发率，颅底脑膜瘤因常累及重要组织结构，给手术全切除带来困难，因此，控制术中出血、肿瘤分块切除及保护脑组织功能是完成肿瘤全切必须遵循的3个基本原则，巨大脑膜瘤常有丰富的供血血管，若条件允许，术前可对供血行选择性颈外动脉分支栓塞术，术中实施控制性降压以减少出血；肿瘤体积巨大，刚开始切除时难以全部显露肿瘤基底，应遵循“瘤内减压，离断基底，控制出血”的原则切除肿瘤。

过度换气及快速静脉滴注20%甘露醇可降低颅内压。肿瘤显露后，先行瘤内分块切除，边切除边电凝。切勿急于求成而强行剥离或牵拉。巨大肿瘤的基底附着于颅底海绵窦硬脑膜，强行牵拉剥离会引起海绵窦外侧壁的脑神经损伤。部分肿瘤当中，大脑中动脉分支参与肿瘤供血，如果过度牵拉会引起这些供血血管断裂或将大脑中动脉撕裂，造成难以控制的大出血，给手术带来极大的困难。操作过程中注意保护正常的动脉和静脉，减少牵拉，充分保护肿瘤周围的脑组织。

脑膜瘤的完整切除包括受累颅骨和硬脑膜的全部切除，是预防肿瘤复发的关键，切除受累颅底骨和硬脑膜后如何进行颅底重建，防止脑脊液漏是手术的重点，也是手术成功与否的关键步骤。理想的颅底重建应达到：①在颅底与颅外之间建立永久性屏障；②能防止颅内容物疝出；③能防止脑脊液漏，避免颅内感染，降低术后并发症；④修补材料不影响术后复查。颅底重建的方法有很多，材料主要有阔肌筋膜、人工硬脑膜补片、肌肉、脂肪组织、骨膜、金属钛及骨水泥等。

术中注意事项：①肿瘤底面与动眼神经粘连处尽量减少电灼损伤；②近前床突处电灼肿瘤基底硬脑膜时，小心颈内动脉；③大脑中动脉通常位于肿瘤顶壁，沿蛛网膜层面锐性解剖游离是关键；④肿瘤侵蚀颅中窝骨质时，为避免脑脊液漏，必要时需行颅底重建。

（韩明阳　刘　宁　闫长祥）

第七章 海绵窦海绵状血管瘤

海绵窦海绵状血管瘤（cavernous sinus hemangiomas，CSH）是一种颅内较少见、生长缓慢的血管性肿瘤，占所有海绵窦肿瘤的2%～3%。好发于亚洲人，女性多见，性别构成比（男/女）约为1∶5。与颅内海绵状血管畸形不同，海绵窦海绵状血管瘤是真正的血管性肿瘤，具有明显的肿瘤特性，较少发生自发出血及瘤内血栓形成。多因其进行性生长和占位效应而引发临床症状，起病隐匿、缓慢进展，因其累及颅底硬脑膜及海绵窦内脑神经，早期主要表现为头痛、一侧视力下降、视野缩小、复视，随着瘤体增大，出现双侧视力下降、眼球活动障碍及面部麻木等症状。海绵窦海绵状血管瘤一直是神经外科手术治疗的难点。理想的手术效果是既能全切肿瘤，又能减少出血，同时避免损伤颈内动脉和海绵窦区的脑神经。

一、临床表现

1. 头痛 多数患者以头部胀痛为首发症状就诊，由于肿瘤位于颅中窝脑实质外，生长缓慢，进展隐匿，随着肿瘤体积增大，颅内压力增高，累及颅底硬脑膜，患者多有渐进性头痛症状，多数为患侧头痛或患侧眶部疼痛，早期多不会引起重视，后期头痛症状明显，肿瘤体积已较大，少数患者甚至出现颞叶沟回疝情况。

2. 脑神经功能障碍 肿瘤累及一侧视神经，可引起单侧视物模糊或视力下降，随着肿瘤增大，累及视交叉及双侧视神经，可以出现双侧视力减退及视野缺损。肿瘤累及海绵窦区多对脑神经，主要为动眼神经、滑车神经、三叉神经，导致患者眼球活动障碍、眼球固定、视物重影及面部麻木。

3. 内分泌功能障碍 多数患者无明显内分泌功能障碍，但随着肿瘤生长，肿瘤突入鞍区，压迫并刺激垂体，可引起闭经、泌乳等内分泌失调症状。

二、影像学检查

1. 头颅CT检查 CT图像常缺乏特异性。肿瘤在海绵窦区表现为高密度、等密度或低密度肿块影，密度多数较均匀，极少数伴有钙化而混杂有斑块状高密度影，肿块边缘较清晰，与正常组织界线清楚。肿瘤可延伸到蝶鞍、眶上裂和Meckel腔，颈内动脉海绵窦段拉直并被肿瘤完全包围，颈内动脉分支和大脑中动脉移位到肿瘤顶部。增强扫描后多呈显著均匀或不均匀强化，无瘤周水肿。肿瘤缓慢增长和搏动性压迫可使周围骨质受到破坏，CT骨窗相上可出现颅中窝底、前床突、鞍底、岩尖等部位骨质吸收和破坏，一般不伴有骨质增生。

2. 头颅MRI检查 MRI检查具有特异性。海绵窦海绵状血管瘤MRI特征与脑实质内海绵状血管瘤明显不同，脑实质内海绵状血管瘤病灶内常合并出血，故病灶信号不均匀，且病灶周围常有含铁血黄素沉积，形成特异性低信号环。而海绵窦海绵状血管瘤MRI平扫表现为T_1加权像等信号或略低信号、T_2加权像高信号，增强扫描时显著均匀强化，病灶边缘清晰。由于前岩床皱襞阻碍，病变向上扩展形成分叶状，影像表现为类圆形或不对称的哑铃形，无含铁血黄素带，病灶周边脑组织无明显水肿表现。

3. 常规X线及血管造影 头颅X线平片、CTA或DSA检查作用有限。血管造影肿瘤常无典型的动脉和静脉，基本上为无血管区。DSA可显示颈内动脉虹吸部张大，C_3段向前内侧移位。在毛细血管期或静脉期可以发现局部轻微染色。

三、治　　疗

目前治疗方式包括显微手术切除和立体定向放射外科治疗。由于海绵窦海绵状血管瘤起病隐匿，患者就诊时肿瘤体积已较大，手术切除肿瘤应为首选方法。如肿瘤局限于海绵窦内，可采用改良翼点开颅或额颞联合耳前颞下入路手术；如肿瘤从海绵窦生长至鞍内、鞍上或颅中窝，则可加行眶、颧弓切断。术前应做好应对术中大出血的准备，充分备血。术中尽量保证肿瘤整块切除，切开薄层的海绵窦外侧壁硬脑膜后，在肿瘤包膜与硬脑膜之间分离，最后将肿瘤整块切除，可减少出血。对于肿瘤体积巨大者只能分块切除。手术显微镜和术中神经电生理监测在分离和切除肿瘤过程中起到重要作用，能减少术后神经功能障碍的发生。立体定向放射外科治疗可使部分肿瘤缩小，缓解临床症状，是一种安全有效的治疗方法，也可作为手术的辅助治疗，但其远期效果尚需进一步临床验证。

四、典型病例

【简要病史】 患者，女性，48岁，汉族，已婚，自由职业。主诉：间断头晕1年，左眼视物模糊4个月。现病史：患者1年前出现间断头晕，发作时间不规律，尤以劳累后显著，每次持续数十分钟，不伴恶心及呕吐，症状自行缓解，且未予特殊治疗。近4个月患者出现左眼视物模糊，症状持续存在且进行性加重，不伴视物旋转及视物重影。既往史：高血压3年，规律服药。入院查体：左眼视力0.5，左侧眼底视盘水肿；左侧颜面部V_1 ～ V_3分布区浅感觉减退；共济运动差。入院后常规术前筛查未见异常。

【影像学表现】

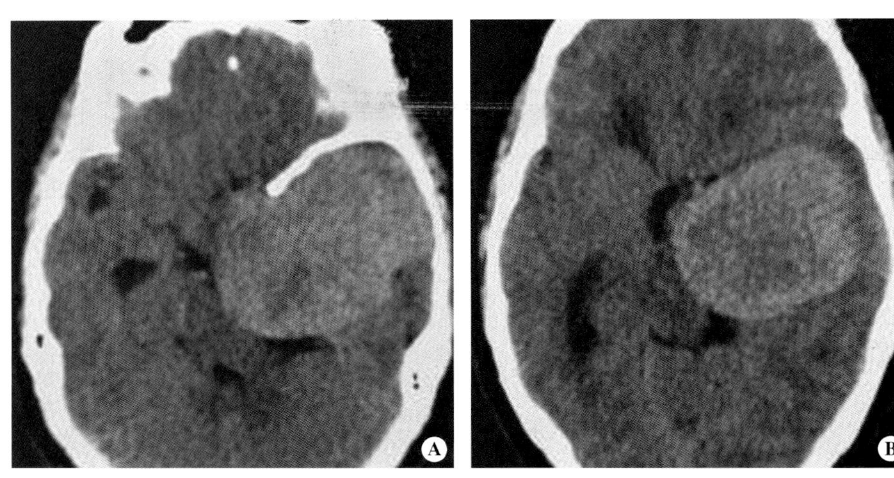

图7-1　术前CT显示，左侧鞍旁、颅中窝巨大占位，病灶呈等密度

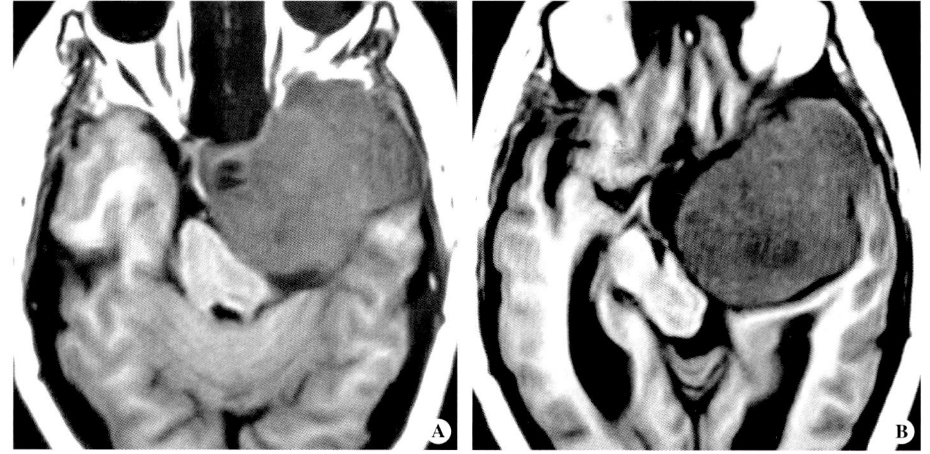

图7-2　术前MRI轴位T_1加权像显示，病灶位于左侧颅中窝、海绵窦及鞍区，稍低信号

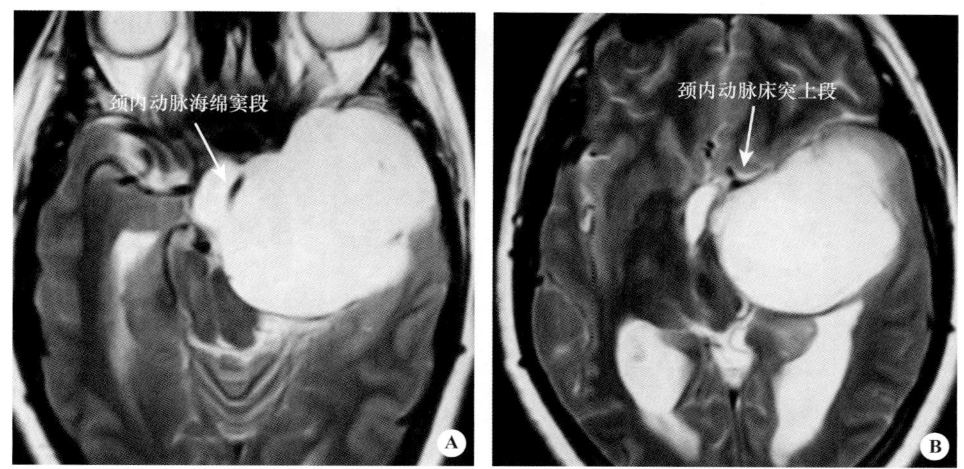

图7-3　术前MRI轴位T_2加权像显示，病灶呈长T_2，信号均匀，边缘锐利。肿瘤包裹颈内动脉海绵窦段

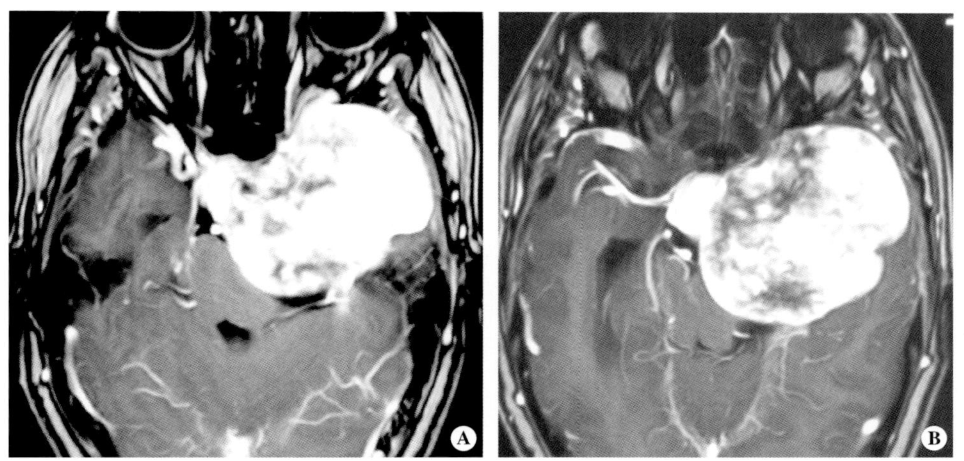

图7-4　术前MRI轴位增强扫描显示，病灶显著均匀强化，病灶主体位于海绵窦，部分突入鞍内生长。肿瘤显著压迫脑干及基底动脉

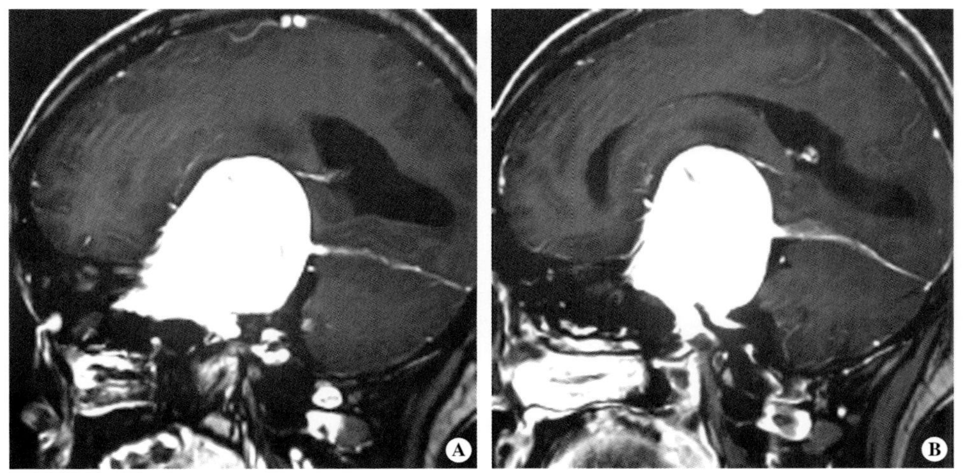

图7-5　术前MRI矢状位增强扫描显示，肿瘤体积巨大，显著强化

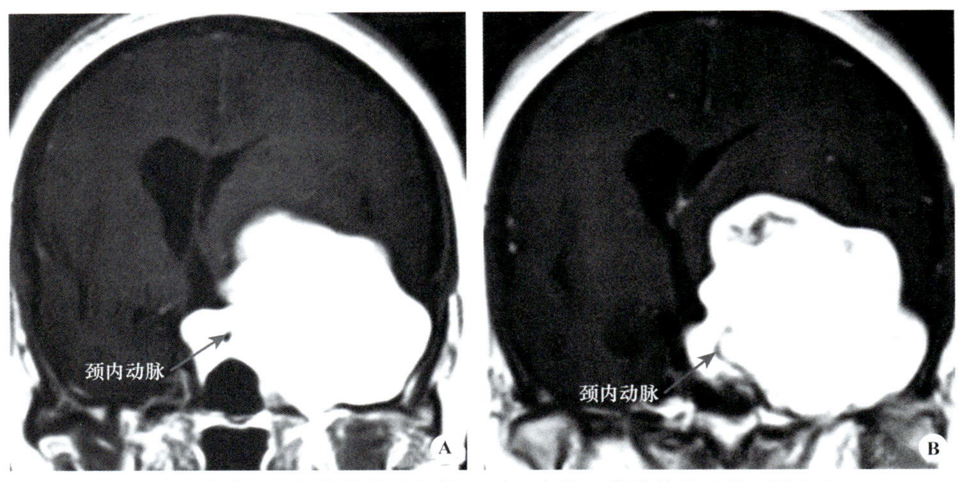

图7-6 术前MRI冠状位增强扫描显示，病灶显著推挤基底核区脑组织

【术前诊断】 巨大海绵状血管瘤（左侧海绵窦，鞍区）。

【手术入路】 左额颞开颅肿瘤切除术。

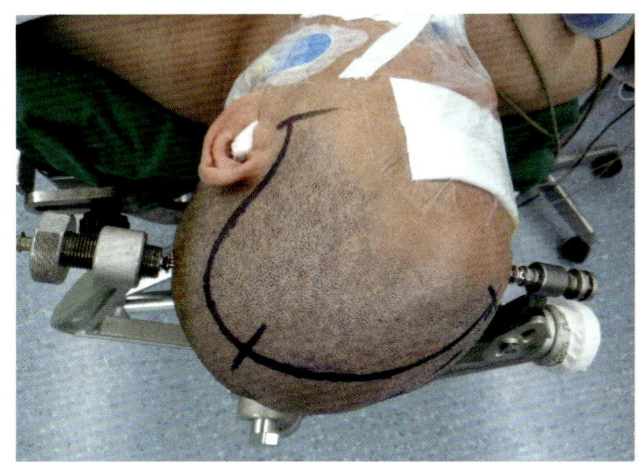

图7-7 手术切口及体位

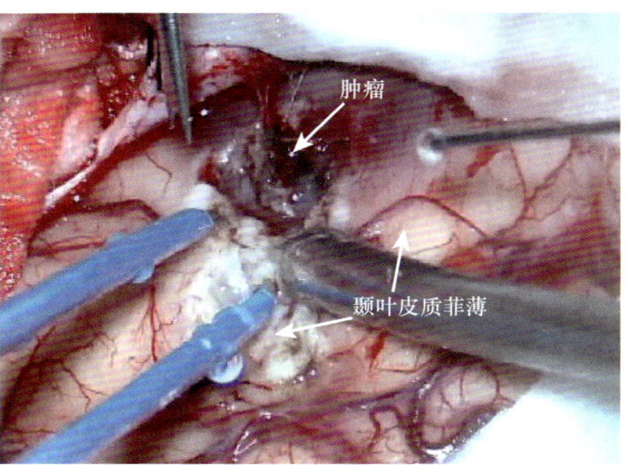

图7-8 硬脑膜下即见少部分肿瘤组织。颞叶脑组织受肿瘤严重推挤压迫，形态菲薄。保护侧裂血管，切除失活薄层颞叶组织

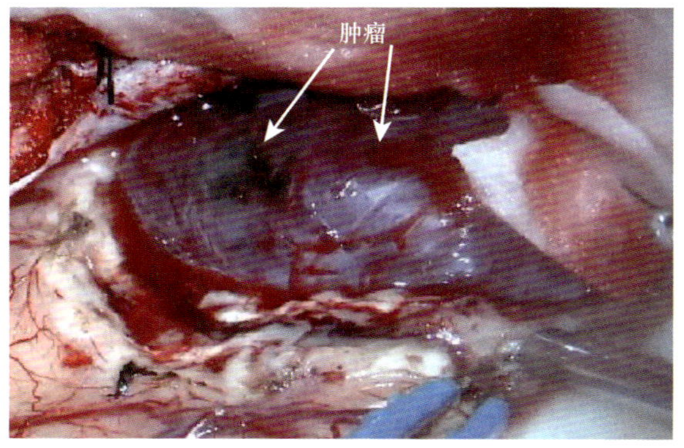

图7-9 肿瘤紫红色；颅中窝底硬脑膜受肿瘤推挤，其极度扩张，表面张力极高

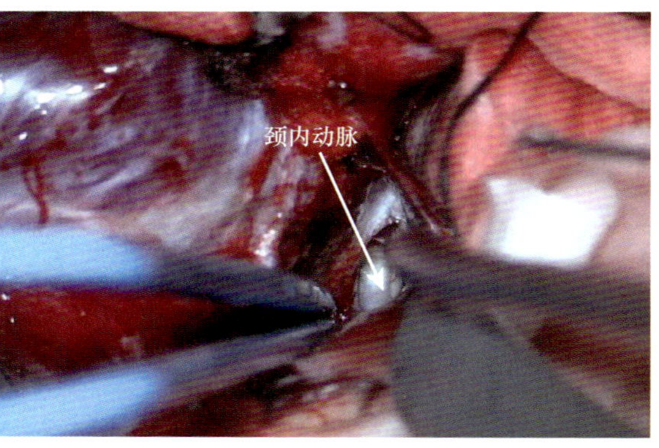

图7-10 左侧颈内动脉床突上段受肿瘤严重推挤压迫，向内侧上方移位。小心游离保护

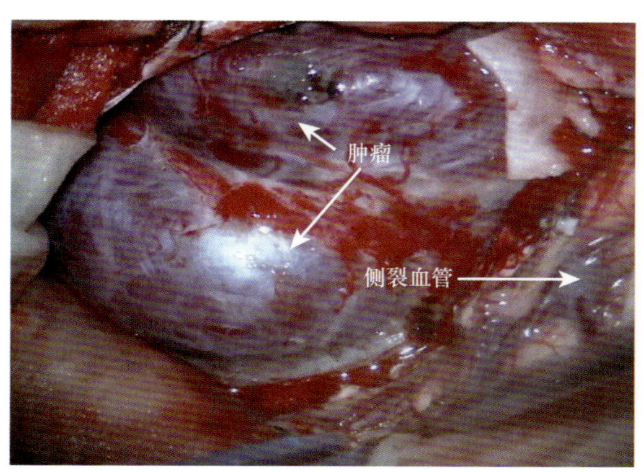

图7-11　游离肿瘤四周，充分显露肿瘤组织。其主体位于左侧颅中窝海绵窦内。海绵窦外侧壁、上壁、后壁硬脑膜极度膨胀，形态变薄

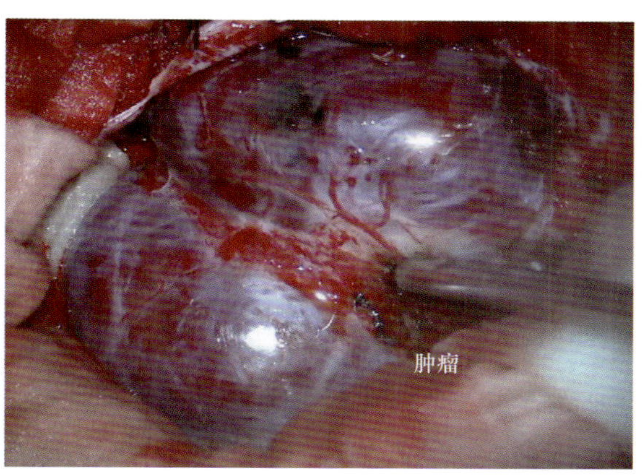

图7-12　肿瘤体积巨大，完全位于硬脑膜外生长，紫茄状，血供极其丰富

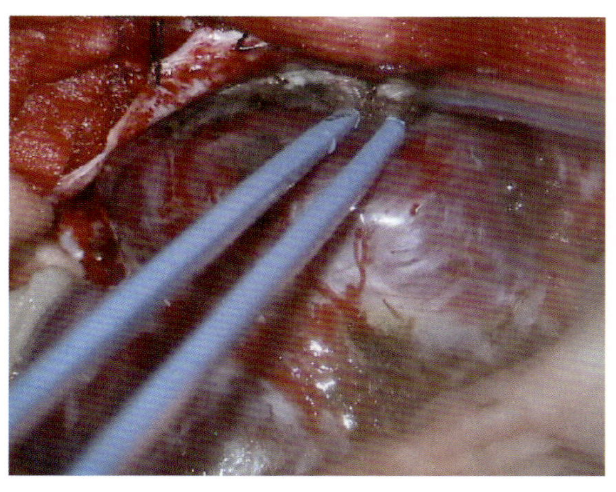

图7-13　从颅中窝底方向开始沿肿瘤外壁薄层硬脑膜小心仔细电灼，避免进入瘤内

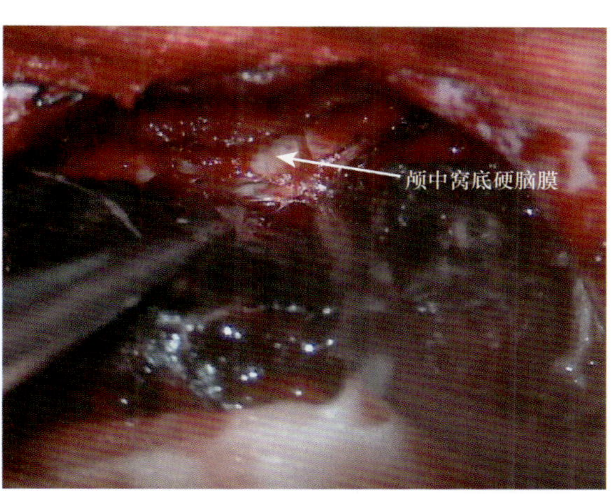

图7-14　继续电灼肿瘤周围硬脑膜，显露颅中窝底

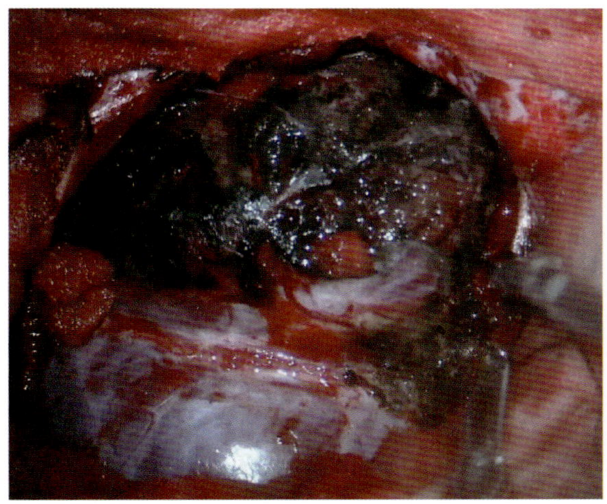

图7-15　继续电灼薄层硬脑膜及肿瘤。肿瘤体积略缩小。出血汹涌处用明胶海绵焊接，避免进入瘤内导致大出血

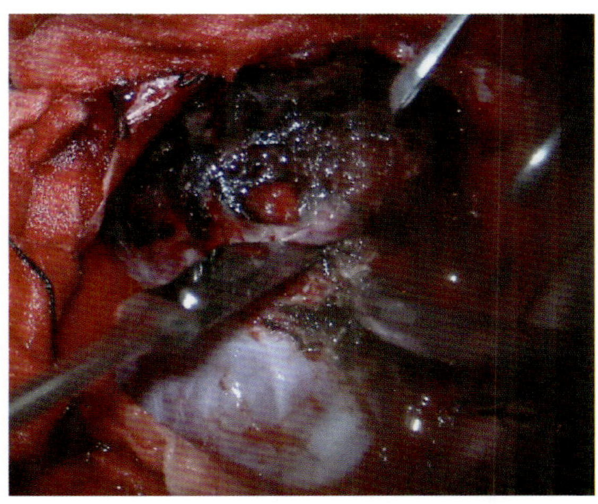

图7-16　充分电灼颅中窝及肿瘤外侧方向硬脑膜；由于肿瘤体积巨大，无法完整切除，遂将肿瘤拦腰切断，分块切除

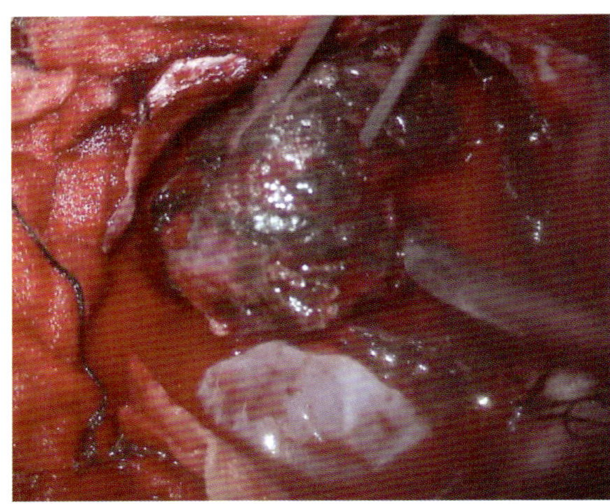
图7-17 严密控制出血，切除部分肿瘤以缩小其体积，扩大操作空间

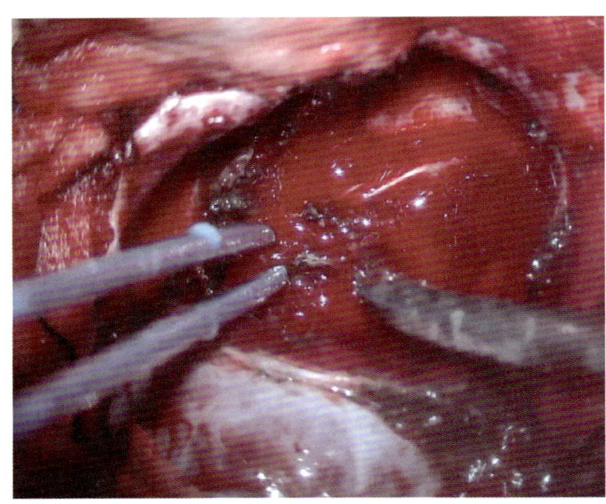
图7-18 电灼肿瘤，控制出血

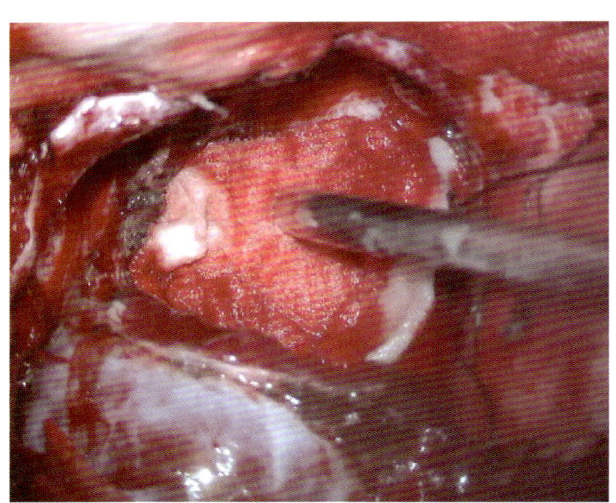
图7-19 明胶海绵及棉条压迫控制出血

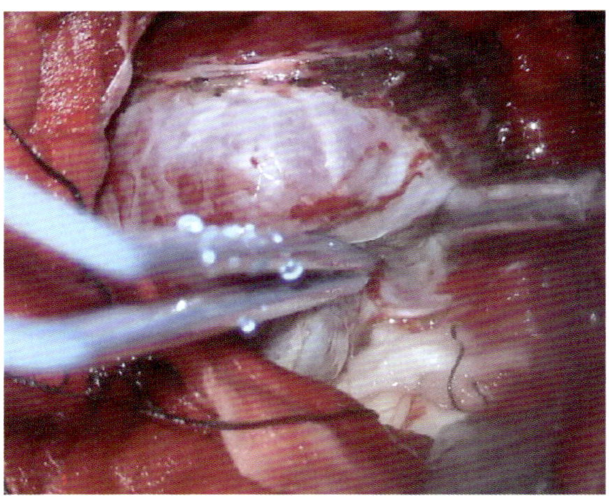
图7-20 游离肿瘤上壁，其显著向上方推挤压迫基底核区，给予小心保护

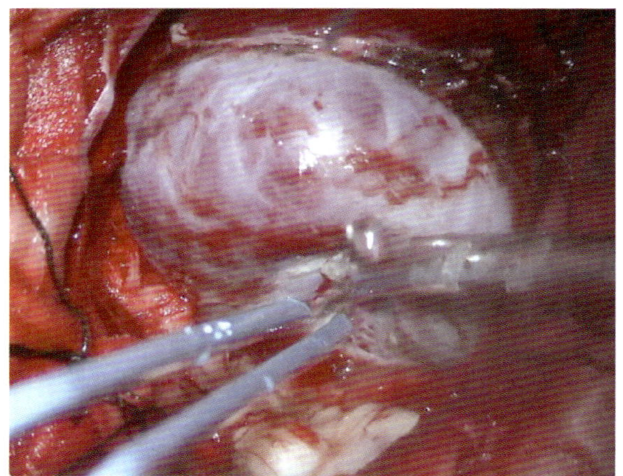
图7-21 电灼肿瘤上壁

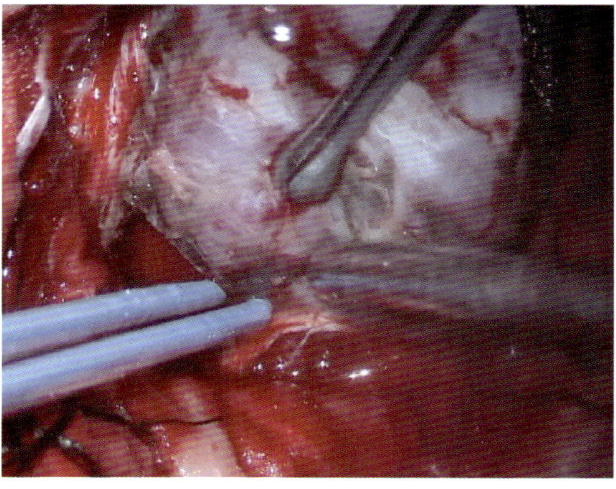
图7-22 电灼肿瘤上壁与后壁交界处硬脑膜，锐性剪开

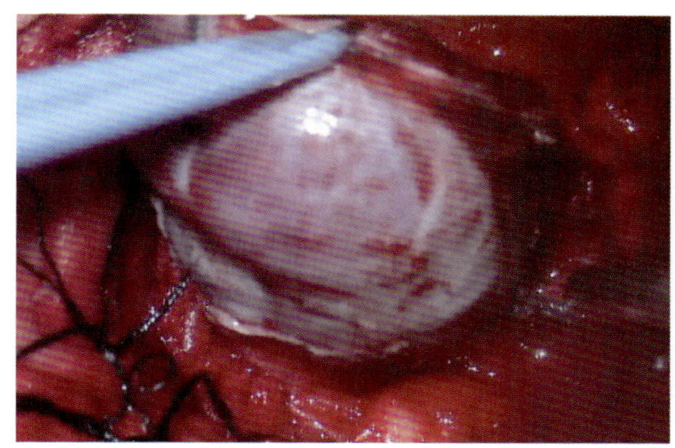

图7-23　游离后切除该处肿瘤。至此，肿瘤主体已被切除

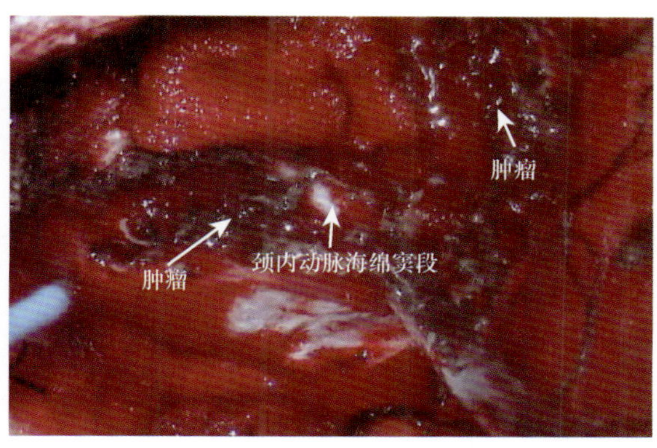

图7-24　显露颅中窝底残留部分肿瘤，其包裹颈内动脉海绵窦段，部分肿瘤跨过血管向鞍内方向生长。仔细止血，小心保护颈内动脉，分块切除该处肿瘤

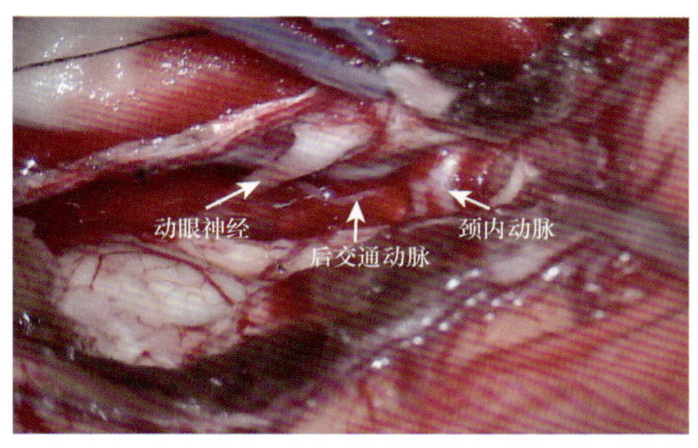

图7-25　肿瘤向上方显著推挤压迫动眼神经，该神经与肿瘤薄层上壁硬脑膜粘连紧密，给予小心锐性分离保护

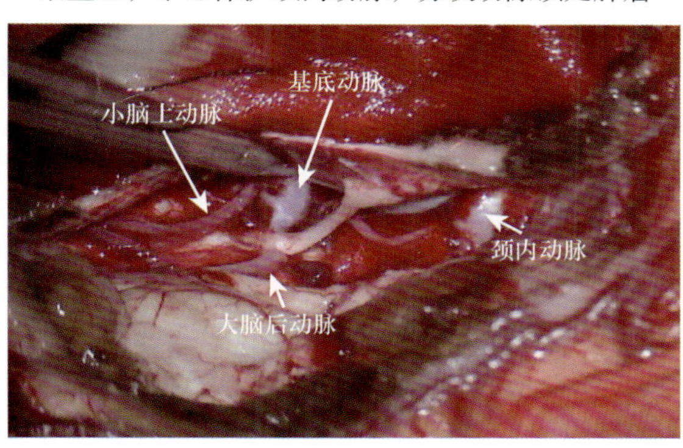

图7-26　脑干及基底动脉也被肿瘤推挤压迫，镜下小心保护，肿瘤全切

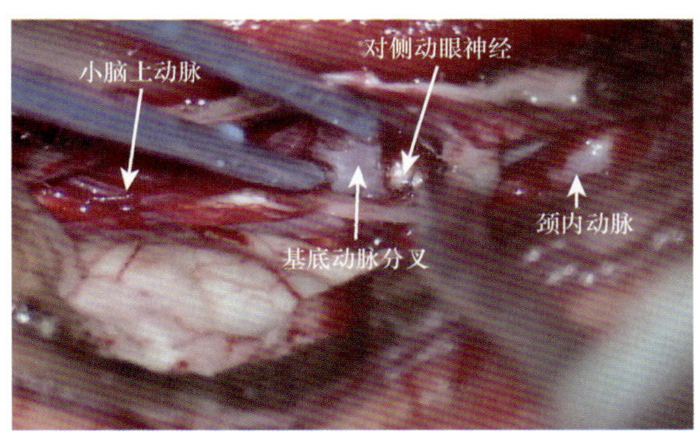

图7-27　显露基底动脉分叉及对侧动眼神经。术腔止血满意。手术全程共出血1000ml

【病理检查】

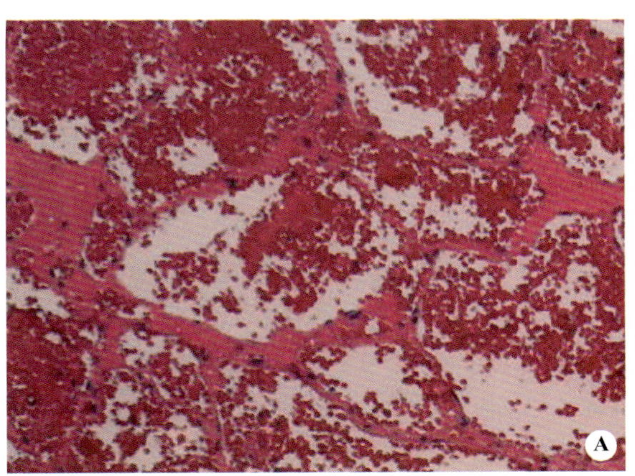

B

图7-28　病理：海绵状血管瘤

【预后】

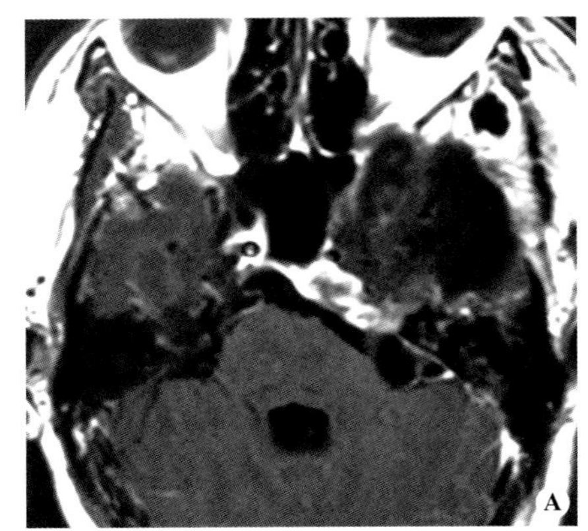
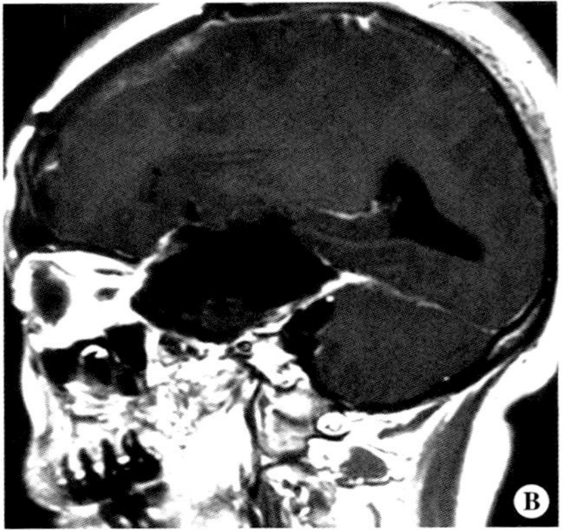
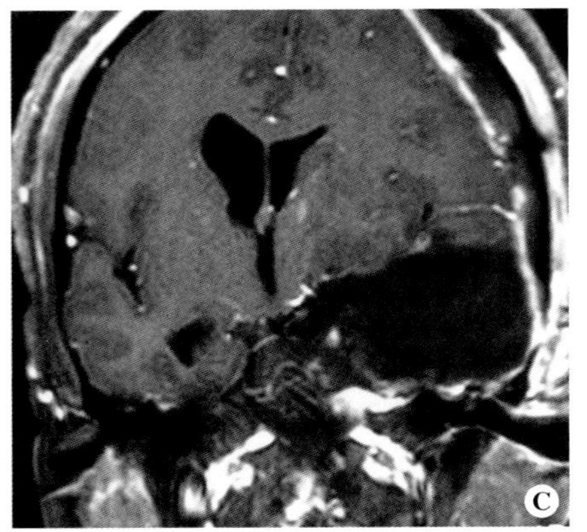

图7-29 术后MRI增强显示，肿瘤切除满意。术后患者出现左侧轻度动眼神经功能障碍，其余未见异常，恢复顺利。术后 9 天出院

五、专家点评

海绵窦海绵状血管瘤是一种特殊的疾病，该病临床发病率低，患者常以头痛、视力下降等占位压迫症状就诊，以动眼神经障碍、颜面部感觉障碍及闭经、泌乳等内分泌失调症状就诊者较少。海绵窦海绵状血管瘤与脑内海绵状血管畸形（cerebral cavernous malformations，CCM）在组织学特征上有相似之处，但实为两种不同的疾病，前者起源于海绵窦壁硬脑膜，向海绵窦及其周边生长，大体观多有完整包膜，其内部结构除了增生的内皮细胞和密布的海绵状血管网外，还可见血管壁肌层，一般无血栓形成，而后者则由单层血管内皮细胞构成海绵状结构，缺乏正常的血管组织成分，常伴有血栓形成。脑内海绵状血管畸形多因畸形血管团反复出血而引起临床症状，而海绵窦海绵状血管瘤则罕见出血。临床上该病大多起病隐匿、进展缓慢，临床发现时肿瘤体积已较大。本病临床症状缺乏特异性，应同该部位其他良性肿瘤如神经鞘瘤、脑膜瘤及垂体瘤相鉴别。头颅MRI检查可提供海绵窦海绵状血管瘤特异性的影像学表现，从而使越来越多的患者得以在手术前明确诊断，同时为后续治疗提供指导。由于肿瘤实质为扩张的静脉窦样结构，故切除过程中常需“浴血奋战”。肿瘤常包裹颈内动脉海绵窦段、动眼神经、眼神经、外展神经等重要结构，手术难度极大，致残率及致死率高，历来是神经外科的治疗难点。有报道立体定向放射治疗对减小肿瘤体积、缓解临床症状有一定的疗效，但我们观察其效果仍有限，且部分患者放射治疗后出现海绵窦脑神经功能障碍加重，甚至肿瘤继续生长而再次就诊，术中见放射治疗虽可使部分肿瘤内血栓形成、血流量减少，但肿瘤质地变韧，肿瘤同神经、血管粘连更加明显，分离难度增加，放射外科治疗适用于不适合手术或术后肿瘤残余患者。目前手术仍是治疗该病行之有效的方法，但其风险很高，对手术技巧及辅助设备要求较高。额颞入路是治疗该病的常用手术方法，如肿瘤局限于海绵窦内，可采用改良翼点开颅或额颞联合耳前颞下入路手术，肿瘤从海绵窦生长至鞍内、鞍上或颅中窝，则可加行眶、颧弓切断。控制出血和保护颈内动脉及重要神经是贯穿整个手术的核心。

术中注意事项：①沿肿瘤外周逐步小心电灼，避免贸然突破肿瘤包膜进入瘤内，这会导致难以控制的致命大出血。②小心游离和保护位于肿瘤表面的第Ⅲ、Ⅳ和Ⅴ对脑神经，然后充分电灼肿瘤，使肿瘤体积缩小，完整切除肿瘤；如果肿瘤体积巨大，不得已分块切除，则要严密控制出血量及出血速度，必要时给予全身降压。③首先分离肿瘤后内侧或前内侧间隙，找到肿瘤的供血动脉，大多为脑膜垂体干，电凝后切断，可显著减少肿瘤的张力和出血。④肿瘤包绕颈内动脉海绵窦段时，要格外注意保护该血管，避免热损伤和暴露牵拉损伤；必要时在该血管周围可适当残留少部分肿瘤，以避免灾难性后果。⑤动眼神经通常位于肿瘤上壁，尽量避免热灼损伤。⑥视神经及颈内动脉床突上段通常位于肿瘤上壁内侧，且

伴有不同程度的移位，需预判断这些重要结构，提前小心保护。⑦瘤腔或海绵窦内静脉性出血不可盲目电凝或填塞大块明胶海绵，这不仅不利于肿瘤游离，更易损伤脑神经及重要血管，导致不可挽回的灾难性后果；可采用小块明胶海绵填塞，电凝填塞海绵，必要时抬高患者头部加以控制。⑧当肿瘤长入鞍内和鞍上时，切忌盲目牵拉游离肿瘤，如遇阻力较大，更应小心谨慎，避免损伤垂体及血管。⑨血管弹性差、动脉硬化斑块显著者要格外警惕血管痉挛，术中尽量减少干扰，术后严密观察，必要时给予预防血管痉挛的药物。⑩肿瘤推挤压迫前穿质、基底核区，要注意小心保护穿支血管。

（丁金铎 刘 宁 闫长祥）

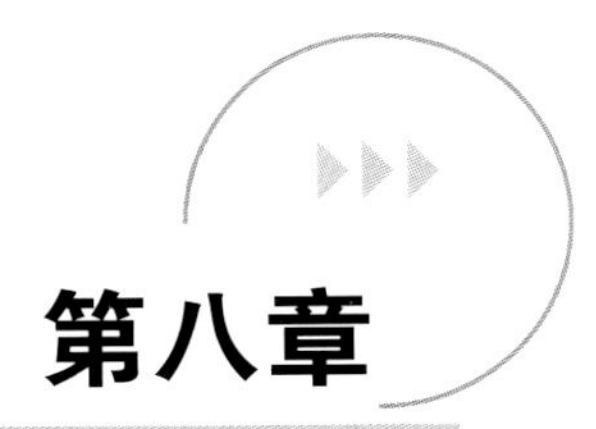

第八章 海绵窦软骨瘤

颅内软骨瘤是由胚胎组织错构或成纤维细胞转化而来，好发于蝶骨，多见于鞍区、鞍背或鞍旁，海绵窦可有不同程度的受累，当肿瘤主要限制在海绵窦时，称为海绵窦软骨瘤。

颅内软骨瘤是中枢神经系统罕见的良性肿瘤，其发生率约占颅内原发肿瘤的0.2%，主要发生在颅底软骨的结合处，多见于中颅凹，大脑凸面少见。好发于颅底的蝶枕骨结合处，也可发生在鼻或鼻旁窦。本病好发于20～40岁人群，无性别差异。瘤组织多由软骨组织构成，呈分叶状，质地较硬，可继发囊性变，也可为多房性。镜下可见软骨瘤似正常软骨，但结构紊乱，瘤细胞大小不均。若短期内肿瘤生长增快，并向邻近结构侵袭，则常提示有恶变的可能，1%～2%的良性软骨瘤可恶变为软骨肉瘤，镜下可见瘤组织内细胞密集，核分裂增多。

一、临床表现

软骨瘤的临床表现与其发生的部位和体积大小有关，早期可无症状，随着肿瘤体积增大，出现相应的临床症状和体征。蝶枕交界区的肿瘤向前可侵犯蝶鞍和鞍旁区，向后可侵犯小脑和脑桥小脑角区，向两侧可累及岩骨和颞叶，肿瘤也可发生于颅底骨孔处，因此脑神经瘫是本病最常见的体征。体积大的肿瘤也可造成颅内压增高。

1. 脑神经受累表现 海绵窦区软骨瘤位于颅底中线，故多出现脑神经受压症状，经常受累的脑神经有视神经，经海绵窦的第Ⅲ、Ⅵ对脑神经和脑桥小脑角的第Ⅶ、Ⅷ对脑神经及后组脑神经。

2. 颅内压增高症状 当肿瘤体积增大，尤其是直径达5cm以上时，患者常主诉头痛、恶心、呕吐等颅内压增高症状。

3. 小脑受压症状 累及小脑可出现共济失调及平衡障碍等改变。

4. 性格改变、轻偏瘫及癫痫发作等表现 这可能与软骨瘤增大，累及额叶或皮质受累有关。

二、影像学检查

颅内软骨瘤的诊断基于临床症状和神经影像学检查。

1. 颅骨平片 平片可见到软骨瘤内有一定容积的钙化区和低密度区，半数以上的病例可见骨破坏，同样也可见到颅骨内板增厚。

2. 颅脑CT 可见到薄的、形状不整的纤维囊和棉絮状钙化区；颅底区高而不均匀密度影，肿瘤呈分叶状，边界清楚，多可见钙化与骨化，囊性变区为低密度，增强后无钙化和囊性变区可发生强化。根据CT征象将颅内软骨瘤分为两型：①第1型称为经典型，增强CT可呈现混杂密度，对比剂出现的很少或轻度出现；②第2型，肿痛周围为高密度，说明沿着致密的软骨基质周围有正常的软骨细胞；而在肿瘤中心为低密度，说明具有囊性变或很稀疏的非坏死的结缔组织。

3. MRI检查 T_1加权像可表现为不均匀的低信号区，T_2加权像则为高至中信号区，而钙化和骨化部分则表现为低信号区；特点同样取决于肿瘤类型：①第1型，T_1加权像伴有低信号的混杂信号，T_2加权像则伴有等信号或高信号；注入对比剂Gd-DTPA后肿瘤含有的对比剂很少或呈轻度增强；②第2型，T_2加权像沿肿瘤周边为高信号并有混杂信号，而在肿瘤中心可出现明显的高信号；注射对比剂后，T_1加权像沿肿瘤周围出现对比剂，说明具有很稀疏的水肿性结缔组织。

4. 全脑血管造影　行脑血管造影时，颅内软骨瘤常见不到血管网。

颅底软骨瘤在诊断上常与软骨肉瘤、脊索瘤和脑膜瘤相混淆，其主要鉴别点是软骨瘤边界清楚、病变中有散在的骨化与钙化。

（1）软骨肉瘤：常出现变化多样的临床症状，术后常复发，但转移者很少。MRI的T_1加权像肿瘤通常为低信号，而T_2加权像为高信号。MRI增强时，可见到较强和不均等的增强，从而可与软骨瘤加以区别。

（2）脊索瘤：CT显示为低密度并有结节状钙化。MRI征象与软骨肉瘤相似，T_1加权像显示为等、低信号区，T_2加权像为中度至明显的高信号，增强时对比剂在瘤中充盈较弱或不均等。肿瘤大体所见为多结节状、半透明、呈浅灰色。典型的肿瘤是在透明的黏多糖基质中具有空泡样的细胞。肿瘤内可有坏死、出血和骨小梁。瘤细胞核分裂少见。在脊索瘤的基质中尚可见到软骨细胞和上皮细胞。

（3）脑膜瘤：与软骨瘤的区别是90%的脑膜瘤在增强CT和MRI时均可见到均等的对比剂增强；60%的脑膜瘤周围有水肿。脑血管造影，绝大多数脑膜瘤可见到明显的血管网。在软骨瘤的组织中具有脑膜瘤的组织细胞时可诊断为软骨样变异脑膜瘤或称为骨软骨型脑膜瘤。

三、治　　疗

最好的治疗方法是将肿瘤完全切除。但由于肿瘤多位于颅底中线，靠近脑神经、血管和脑干等重要结构，因此全切非常困难。手术入路取决于肿瘤大小和部位。如软骨瘤切除后迅速复发，向邻近组织侵袭或转移，则必须对原来的组织标本进行重新检查，以确定是否诊断错误。因为只有恶性软骨瘤时才可能发生向邻近组织侵袭、转移和术后再发。放射治疗有增加软骨瘤恶性化的可能，因此在软骨瘤不能全切而存在残留时，或肿瘤位于不能切除的部位时，均不主张放射治疗。软骨瘤同样不适于化学治疗。

四、典型病例

【简要病史】　患者，女性，26岁，汉族，职员。主诉：头晕、视物重影伴左侧上眼睑下垂2个月。现病史：患者2个月前出现间断头晕，发作时间不规律，每次持续数十分钟，自行缓解；同时伴有视物重影及左侧上眼睑轻度下垂，患者未予重视及特殊治疗。2个月来上述症状进行性加重，遂就诊于当地医院并查头部CT及MRI发现颅内占位。既往史无特殊。入院查体阳性体征：左侧眼球内收受限；左侧上眼睑轻度下垂。常规术前筛查未见异常。

【影像学表现】

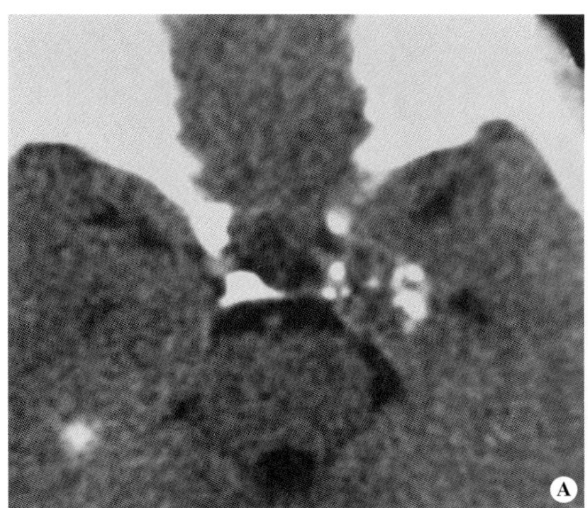

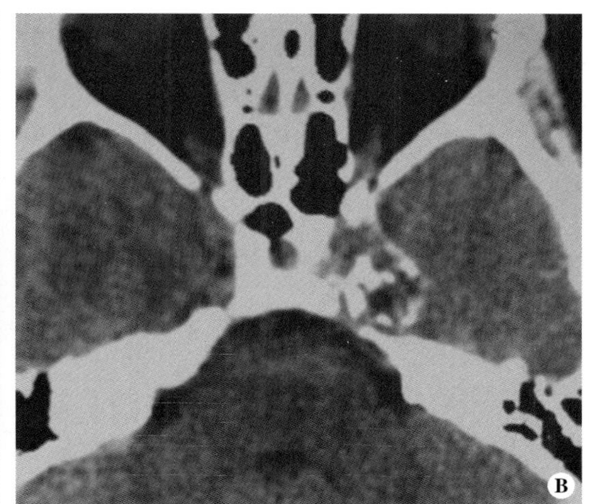

图8-1　术前头部CT示左侧鞍旁类圆形混杂信号肿块影；鞍背及左侧后床突骨质有破坏

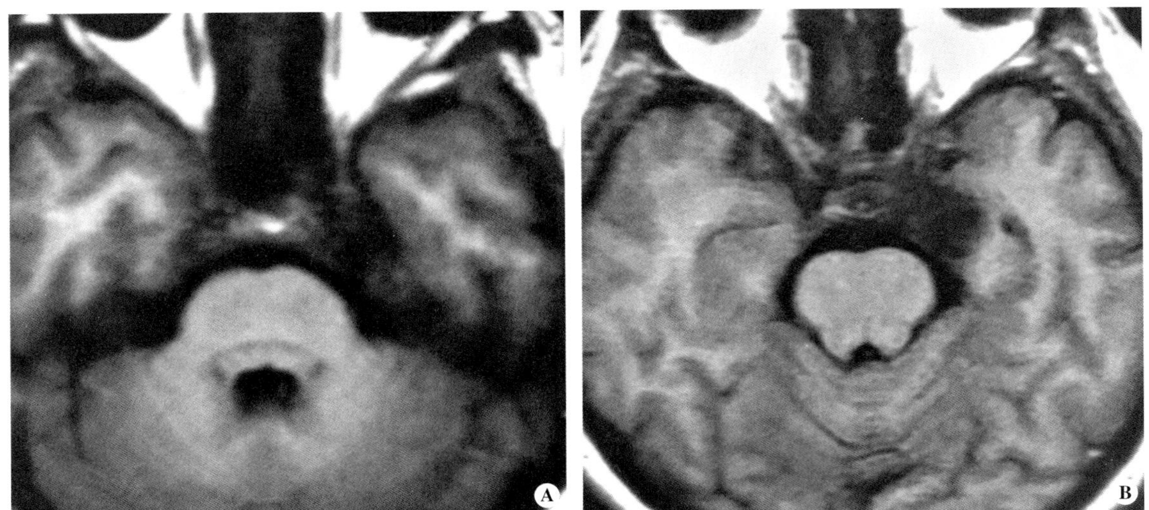

图8-2 术前MRI轴位T_1加权像平扫显示，病灶呈长T_1信号，边界清晰

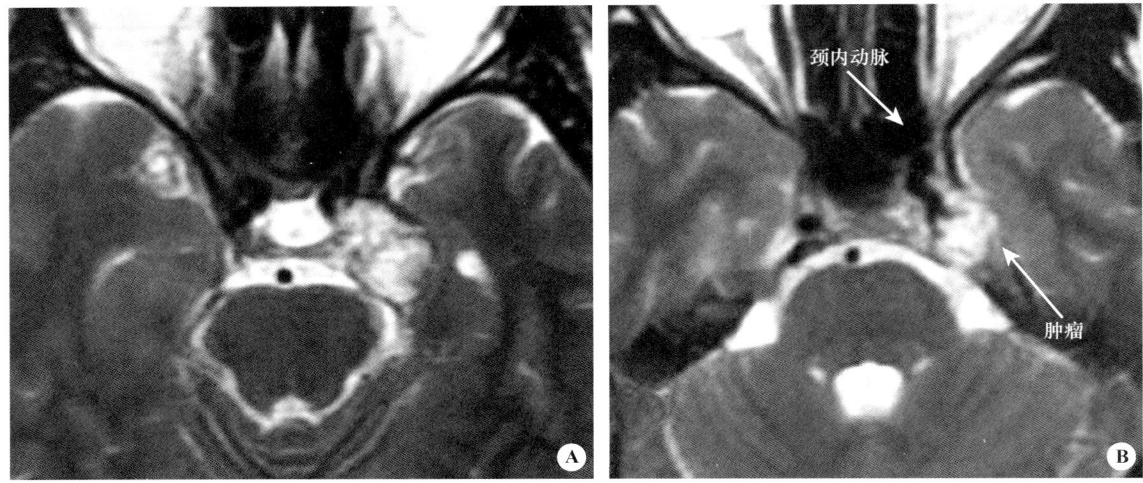

图8-3 术前MRI轴位T_2平扫显示，病灶呈长T_2信号，位于海绵窦内，与海绵窦段颈内动脉关系密切

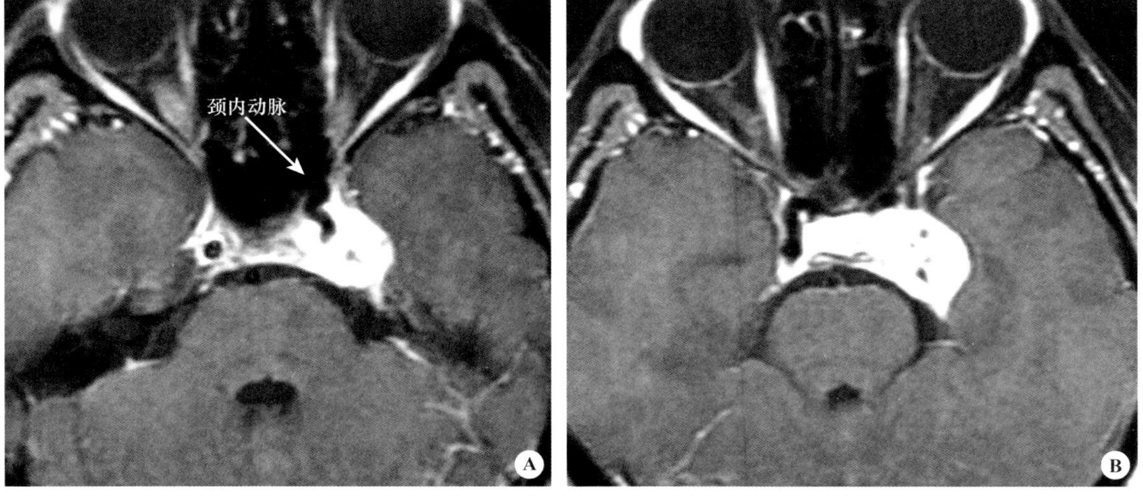

图8-4 术前MRI轴位T_1增强扫描显示，注射药物后病灶显著强化，其包裹颈内动脉海绵窦段

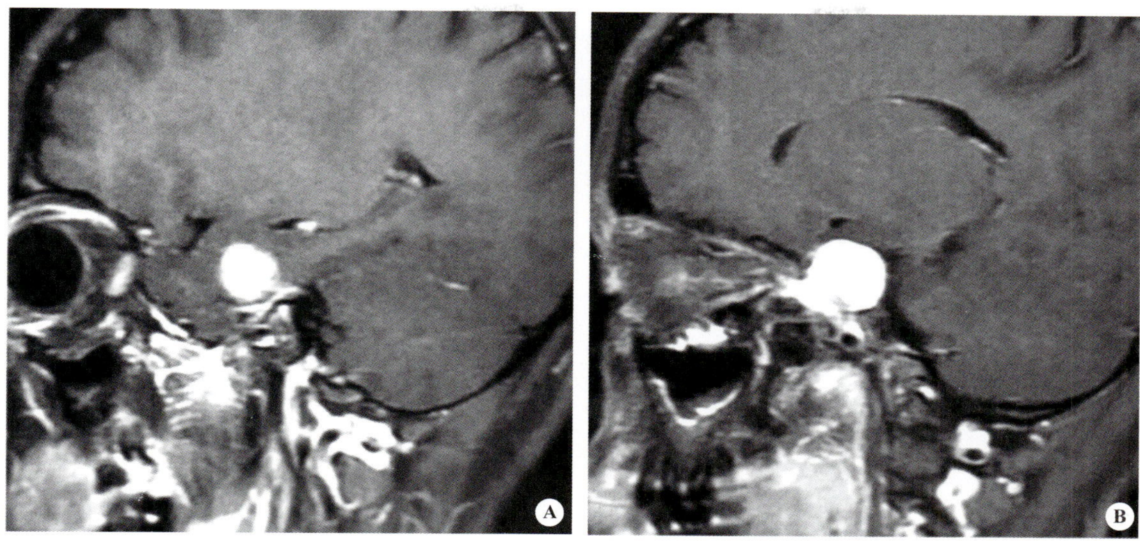

图8-5　术前MRI矢状位T_1增强扫描

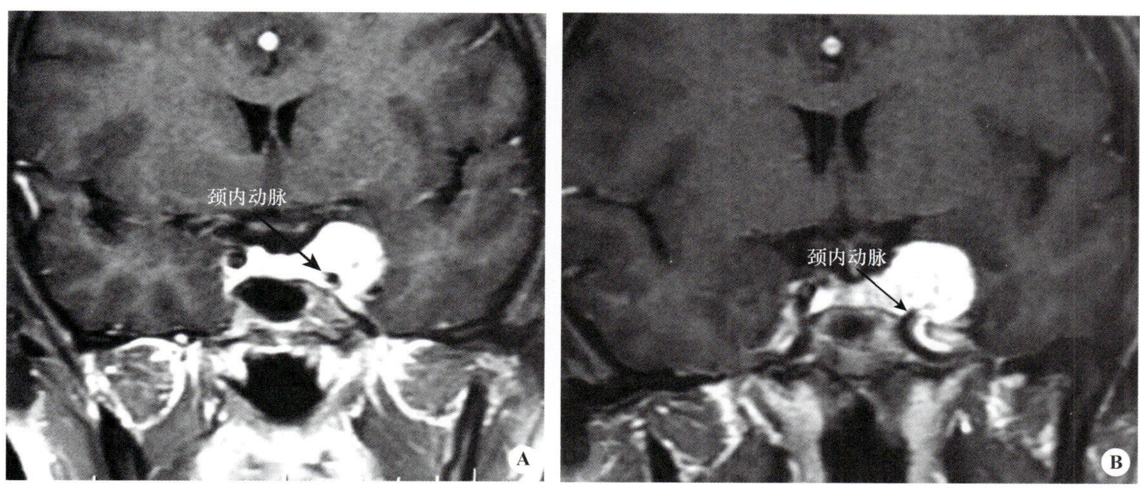

图8-6　术前MRI冠状位T_1增强扫描显示，左侧颈内动脉海绵窦段受肿瘤压迫变细，轻度移位

【术前诊断】 左侧海绵窦占位，疑似骨源性肿瘤或神经鞘瘤。

【手术入路】 左额颞开颅翼点入路。

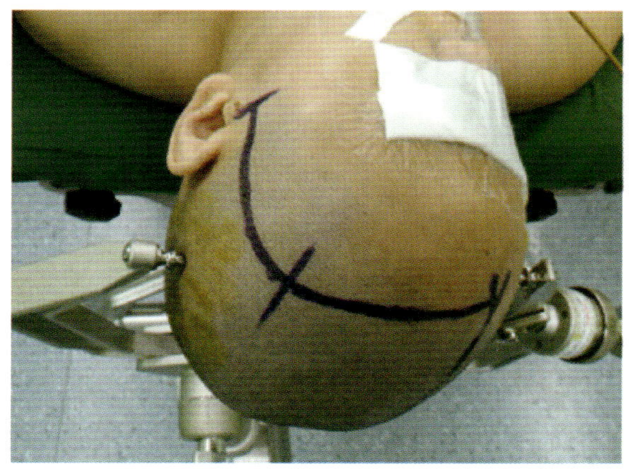

图8-7　手术切口及体位

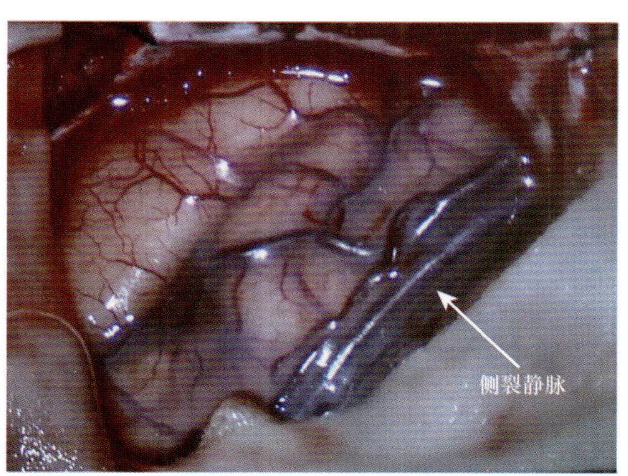

图8-8　术中显露侧裂及左侧颞极

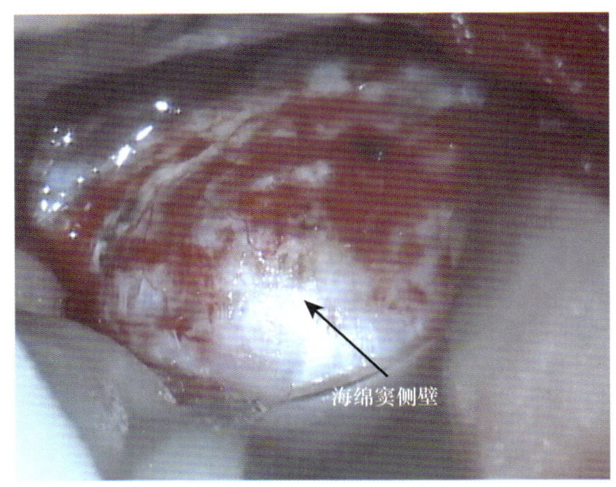

图8-9 牵开左侧颞极，显露左侧海绵窦外侧壁，其外形膨隆，硬脑膜张力高

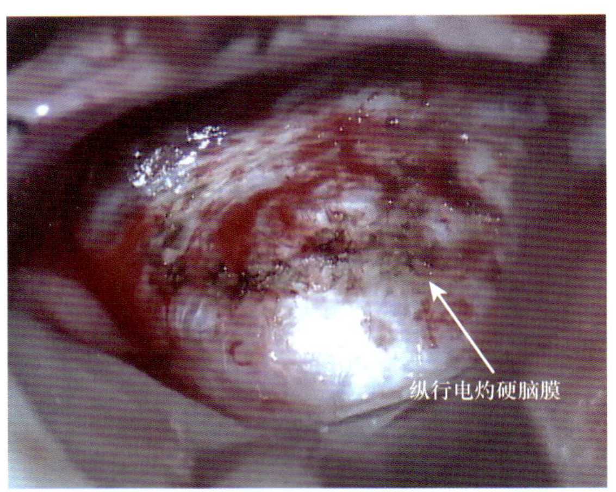

图8-10 纵行电灼硬脑膜

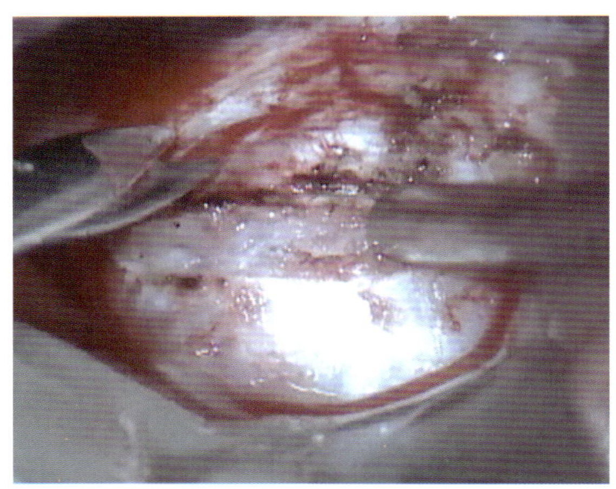

图8-11 纵行剪开海绵窦外侧壁硬脑膜，避免损伤沿侧壁走行的神经

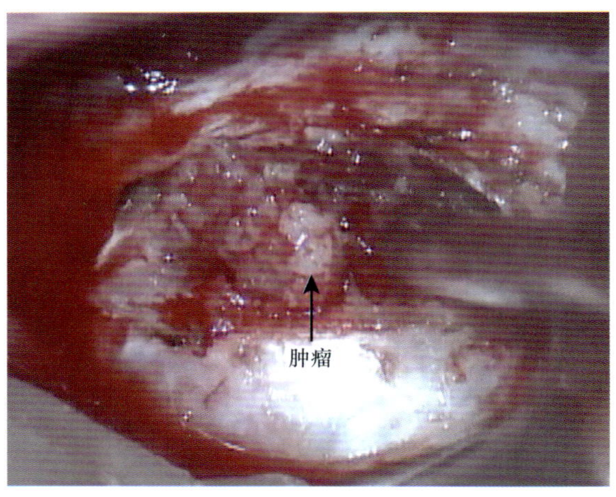

图8-12 显露肿瘤，其呈黄白色，质地韧，血供丰富，边界欠清晰

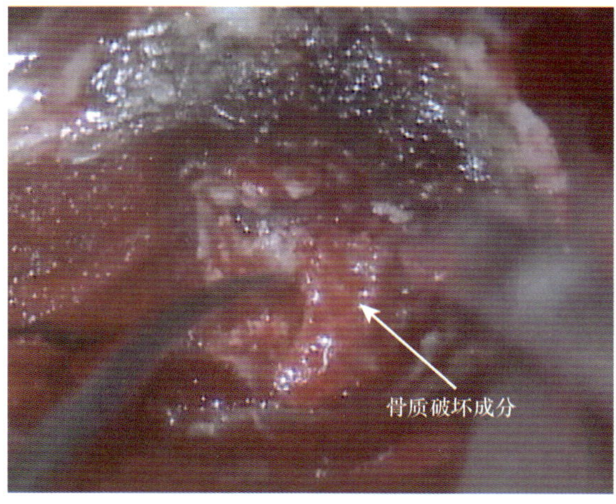

图8-13 分块切除肿瘤，瘤内有骨质破坏成分

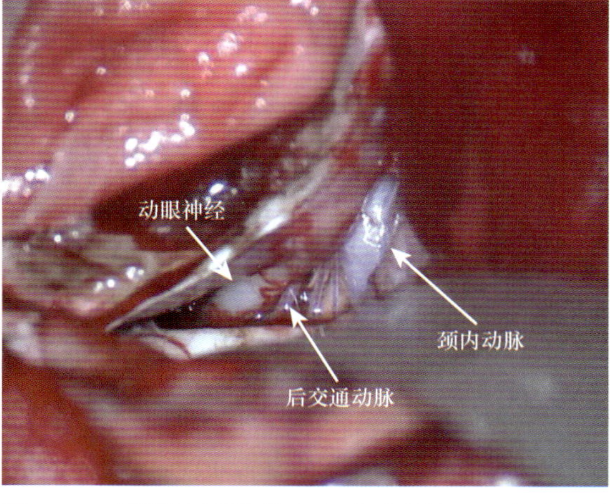

图8-14 动眼神经进海绵窦上壁动眼神经三角处，局部形态肿胀、血运差

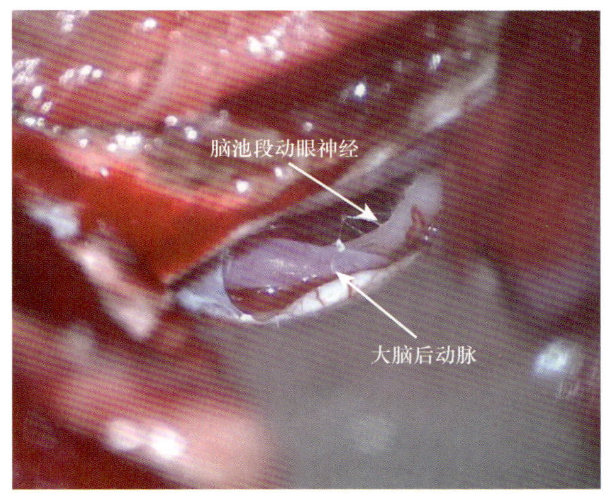

图8-15　分块切除肿瘤，瘤周神经、血管保护完好

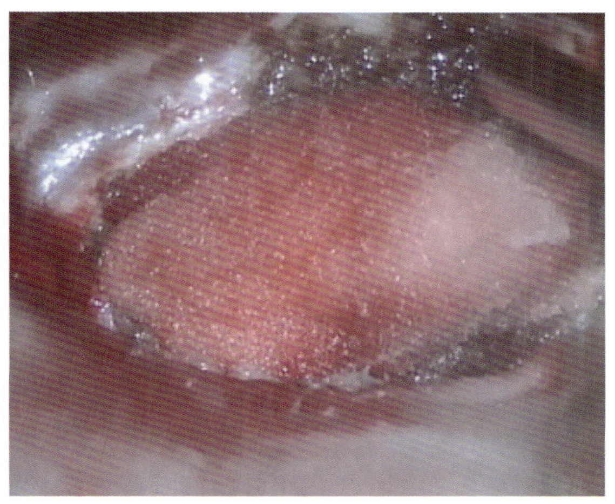

图8-16　瘤腔止血彻底

【病理检查】

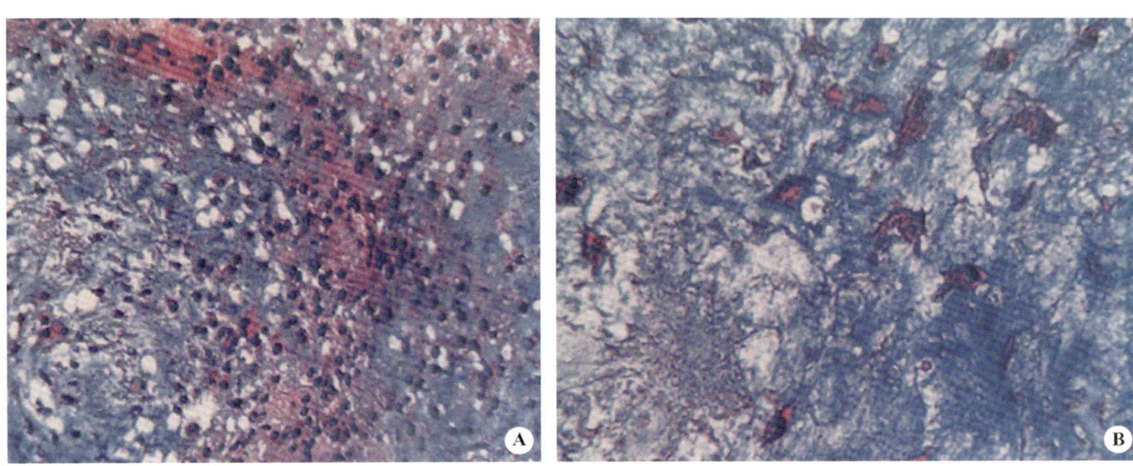

图8-17　病理：软骨瘤，WHO Ⅰ级

【预后】

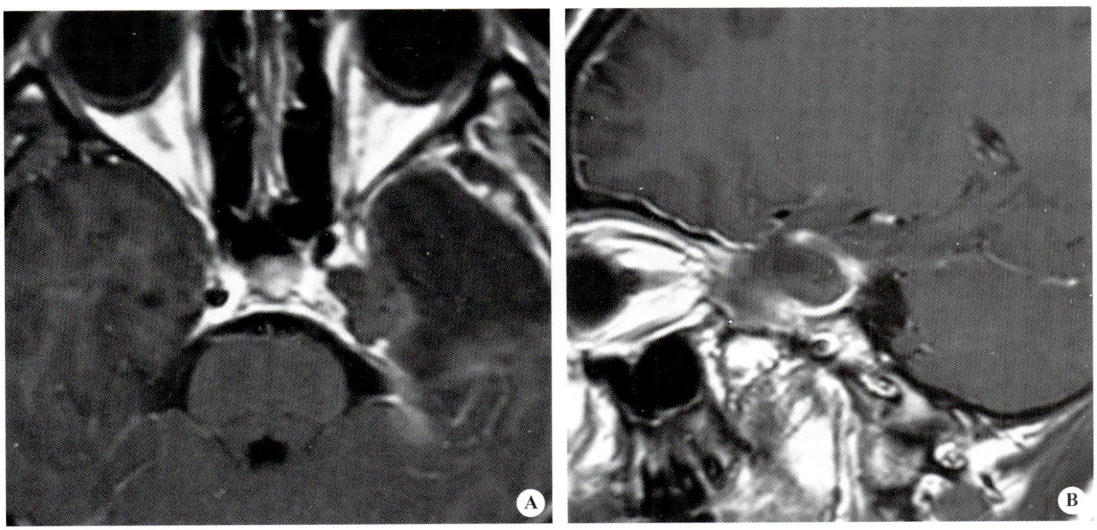

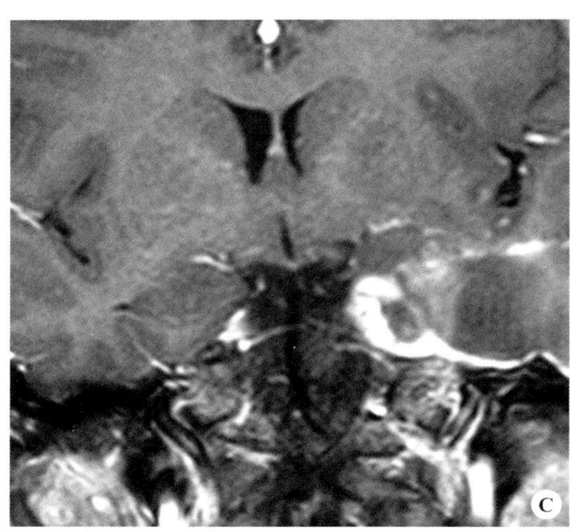

图8-18 术后患者恢复顺利，术前头晕症状消失，视物重影及上眼睑下垂显著改善

五、专家点评

颅内软骨瘤的治疗以手术切除为主要手段，但由于肿瘤多位于颅底中线区，且呈膨胀性生长，一般要长到相当大的体积才出现相应的临床症状和体征；又由于肿瘤生长部位常与脑干及颅底的神经、血管等重要结构相毗邻，肿瘤全切除有较大的困难和风险。因此，手术可做到将肿瘤大部分或部分切除，以解除肿瘤对脑干等重要结构的压迫为目的。

海绵窦软骨瘤的生长方式不同于海绵窦神经鞘瘤及脑膜瘤，其来源于软骨细胞，肿瘤生长过程中通常会侵蚀破坏鞍背、后床突、上斜坡、岩尖等骨质。海绵窦软骨瘤术前MRI缺乏特异性，但术前三维CT通常会有蝶鞍区、岩斜区等骨质破坏。

手术入路的选择取决于肿瘤的大小和生长部位，根据上述特点选择开颅的方式。肿瘤多位于颅底硬脑膜外，向颅内隆起，穿刺后可用尖刀十字形切开硬脑膜，开始时切口不易过大，以利于止血。切开后可见半透明、胶冻状灰白色肿瘤自行溢出，可用标本钳配合吸引器切除肿瘤。如肿瘤不易出血，可剪除囊壁（颅内部分实为硬脑膜）；如瘤腔渗血，不易止血，可用双极电凝电灼囊壁，使其皱缩，瘤腔可用止血纱布填塞压迫止血；硬脑膜切开处需用丝线缝合，使瘤床封闭，以防止术后血肿的发生。因肿瘤骨破坏明显且侵袭范围较广泛，易出血，不宜过多切除位于骨质破坏区的深部肿瘤，以免损伤血管或造成广泛性渗血。对于骑跨颅中窝和颅后窝的哑铃形肿瘤，在切除脑桥小脑角部位肿瘤时，更应注意保护脑干和脑底动脉环的血管。

术中操作要点：①动眼神经、外展神经会有不同程度的病理移位，注意锐性解剖游离并保护；②肿瘤包裹颈内动脉时，操作要格外轻柔，避免穿支血管破裂出血及痉挛；③肿瘤侵及蝶窦外侧壁时，切除肿瘤过程中要警惕脑脊液漏，必要时术中用自体筋肉和筋膜修补术腔；④术中尽量避免损伤侧裂血管，侧裂分离较为困难时，必要时可考虑切除部分颞极，以增加肿瘤显露。

颅内软骨瘤预后较差，因切除不能彻底，故术后易复发；小部分可恶变，而手术即使不能全切除也可明显延长患者生存期，术后如肿瘤复发可再次手术。而放射治疗效果不明显，放射治疗有增加软骨瘤恶化的可能，因此在软骨瘤不能全切除而存在残留时，或肿瘤位于不能切除的部位时，均不主张放射治疗。如软骨瘤切除后迅速复发，向邻近组织侵袭或转移，必须对原来的组织标本进行重新检查，以确定是否诊断错误。因为只有罹患恶性软骨瘤时才可能发生向邻近组织侵袭、转移和术后再发；软骨瘤同样不适于化学治疗。

（宋光荣　刘　宁　闫长祥）

第九章 海绵窦神经鞘瘤

海绵窦神经鞘瘤主要指三叉神经鞘瘤，占颅内神经鞘瘤的0.8% ~ 8%；它多起源于硬脑膜外的三叉神经分支或半月神经节，肿瘤向鞍旁生长或挤过岩骨尖长入颅后窝，呈圆形或哑铃形；大部分患者因患侧面部感觉异常来就诊，海绵窦神经鞘瘤属于良性肿瘤，肿瘤与周边组织边界较清楚，所以手术切除是治疗海绵窦神经鞘瘤的首选方法。海绵窦区神经鞘瘤临床较少见，位置深在，毗邻重要结构，手术难度较大，全切除困难。

一、临床表现

海绵窦神经鞘瘤首发症状主要为患者自觉面部麻木、感觉错位或三叉神经痛。

1. 面部感觉减退 面部感觉障碍常为三叉神经鞘瘤患者的早期症状，而面部疼痛一般只持续较短时间后消失。随着肿瘤增大，神经被压迫变形，患者除表现为面部感觉减退外，还常伴有其他脑神经症状。

2. 头痛、头晕 海绵窦神经鞘瘤患者可出现头痛、头晕，这可能与累及三叉神经有关，也可以是颅内压增高所致，但神经鞘瘤生长缓慢，较少引起颅内压急剧增高。

3. 外展神经麻痹 为外展神经功能障碍所致，常见于肿瘤早期，动眼神经麻痹较少见，部分有突眼。

4. 肢体活动障碍 主要是肿瘤向后突破海绵窦后壁，影响大脑脚所致。

二、影像学检查

1. CT 神经鞘瘤CT检查显示为低或混杂密度，边界清楚；增强CT可表现为不均匀强化，CT骨窗常可见骨质受压变薄，甚至骨质破坏。

2. MRI 被认为是本病确诊的首选检查。MRI检查表现为混杂信号，长T_1、T_2信号；增强扫描呈不均匀强化，多有囊变。由于MRI可以清晰显示肿瘤的大小、位置及与周围邻界组织的解剖关系，故MRI为最有价值的检查手段。

神经鞘瘤需主要与脊索瘤、脑膜瘤及表皮样囊肿相鉴别。

（1）脊索瘤：脊索瘤与神经鞘瘤均有钙化，但脊索瘤的钙化主要是脊索瘤破坏骨质后出现的死骨，故在肿瘤内MRI也为混杂信号，增强也呈现不均匀强化；而神经鞘瘤主要是长期压迫骨质而使骨质变薄及骨质破坏，钙化常在肿瘤周边。

（2）脑膜瘤：CT 检查表现为等或偏高密度的圆形、类圆形及扁平状占位，边界清晰，少数病例可见瘤内钙化，当瘤内存在囊变或坏死时，病灶内可有低密度改变，半数患者瘤周存在低密度水肿带。MRI检查可见肿瘤以宽基底与硬脑膜相连，T_1加权像上肿瘤多数呈等高信号，T_2加权像上呈低至高信号，周围水肿带常较明显，增强扫描时均匀强化，肿瘤附着的硬脑膜和邻近的硬脑膜可增强，即“脑膜尾征”。

（3）表皮样囊肿：MRI典型表现为T_1加权像呈低或略高信号、T_2加权像呈等或高信号，周围无水肿，DWI为高信号，注射造影剂后无强化。

三、治疗

手术治疗、显微外科彻底切除是目前治疗海绵窦神经鞘瘤的理想方法。以手术切除为主，原则是在避免损伤重要神经、血管的前提下尽量全切病灶。但需综合考虑患者的年龄及全身情况、病灶的质地、血供及范围等，需要特别注意病灶与周围血管、神经的粘连程度。由于神经鞘瘤有完整的包膜，特别是早期病例，彻底切除困难不大，肿瘤边缘切除以防止肿瘤复发，并尽可能保留神经功能；神经鞘瘤为良性肿瘤，单纯彻底切除的预后良好，复发的概率较低，很少有恶变。

四、典型病例

【简要病史】 患者，男性，48岁，汉族，已婚，工人。主诉：间断头痛、头晕1个月。现病史：患者1个月前出现间断头痛及头晕，持续数分钟，发作时间不规律，自行缓解，未予特殊治疗。近1个月来患者上述症状进行性加重，遂查头部CT及MRI发现颅内占位。既往史无特殊。入院查体阳性体征：右侧颜面部V_1～V_2区浅感觉减退。其他常规术前检查未见异常。

【影像学表现】

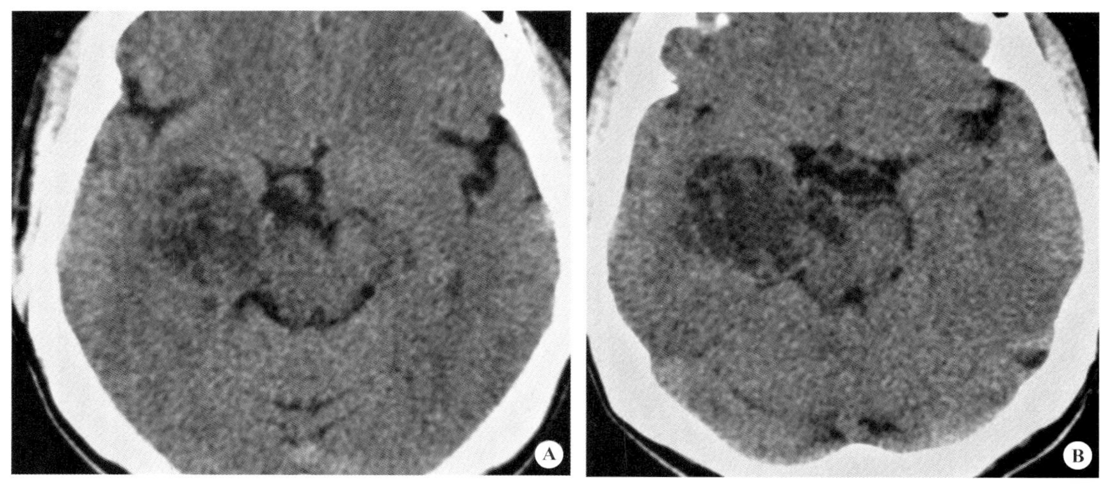

图9-1 术前头部CT显示，病灶类圆形、低密度，位于右侧鞍旁

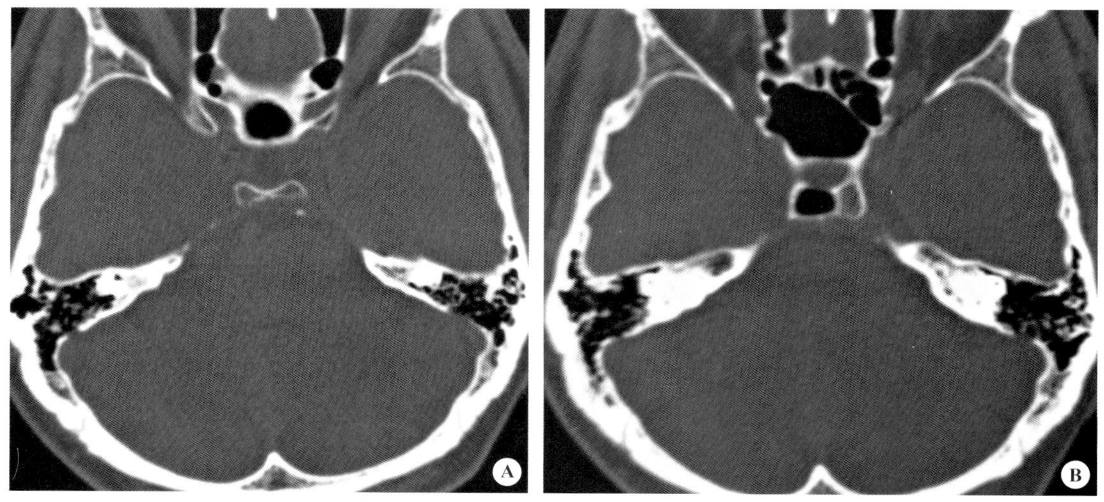

图9-2 术前头部CT骨窗薄扫显示，右侧岩尖骨质破坏吸收

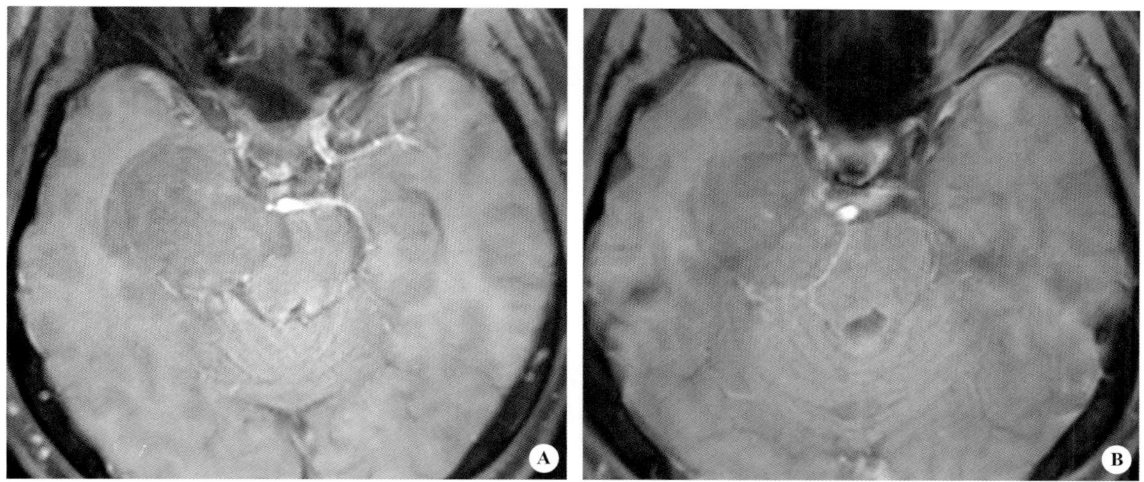

图9-3 术前MRI轴位T_1平扫显示，肿瘤呈等信号，边界清晰

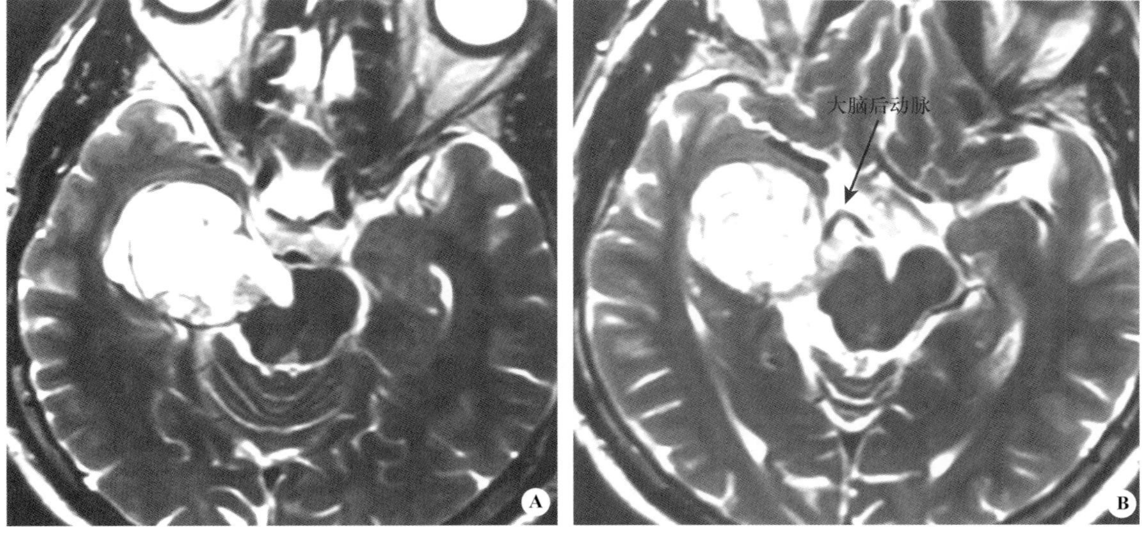

图9-4 术前MRI轴位T_2平扫显示，肿瘤呈高信号，位于海绵窦内，压迫脑干且与大脑后动脉关系密切

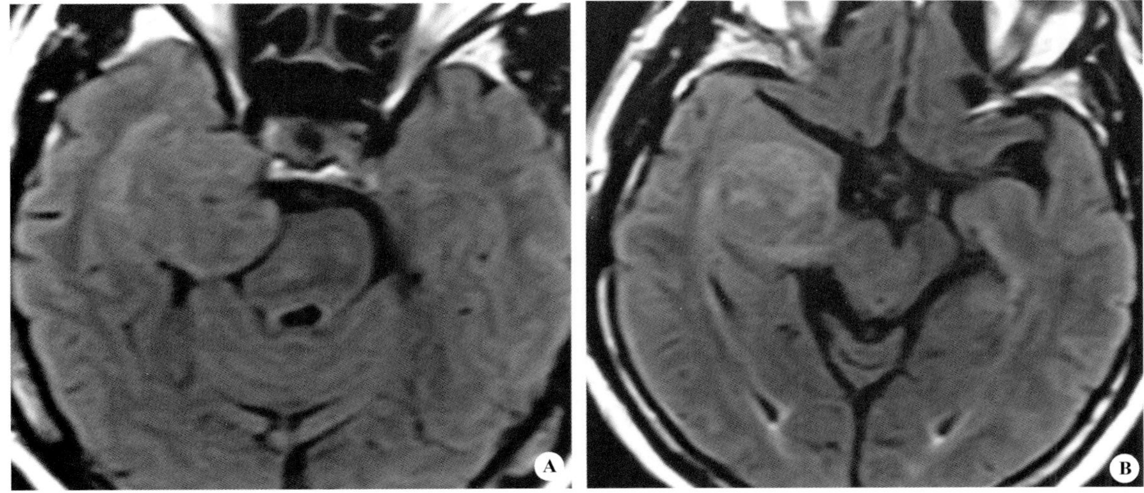

图9-5 MRI轴位FLAIR平扫显示，肿瘤显著压迫脑干

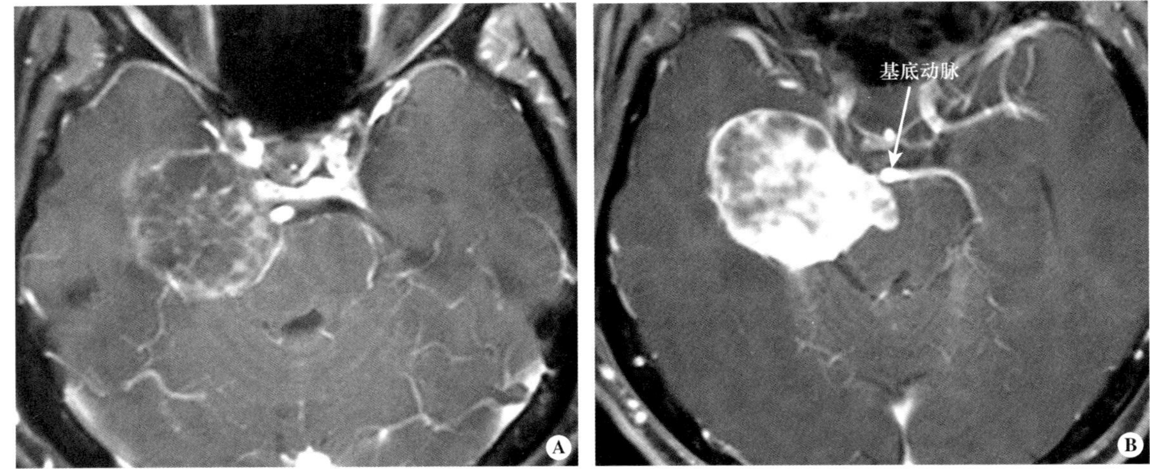

图9-6 MRI 轴位T_1加权像增强扫描显示，肿瘤显著不均匀强化，且与基底动脉关系密切

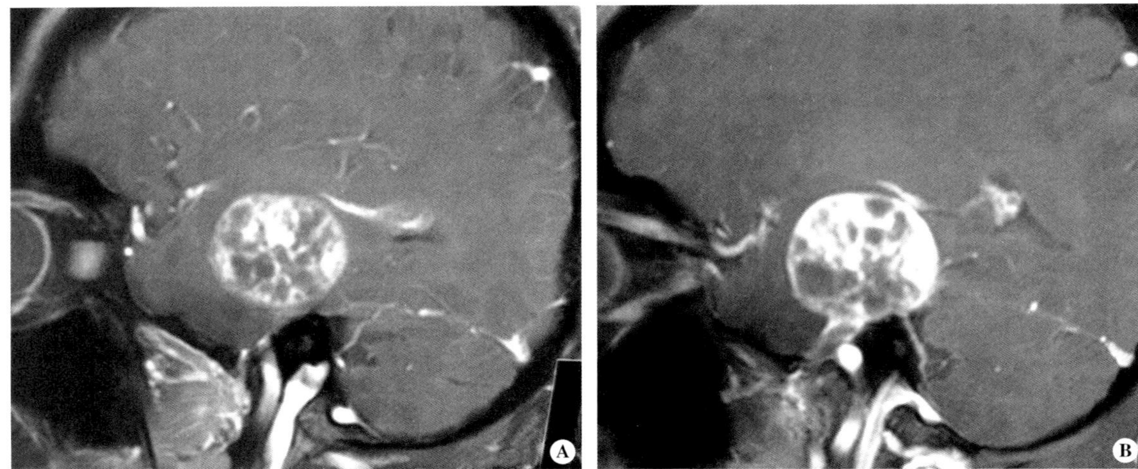

图9-7 MRI 矢状位T_1加权像增强扫描

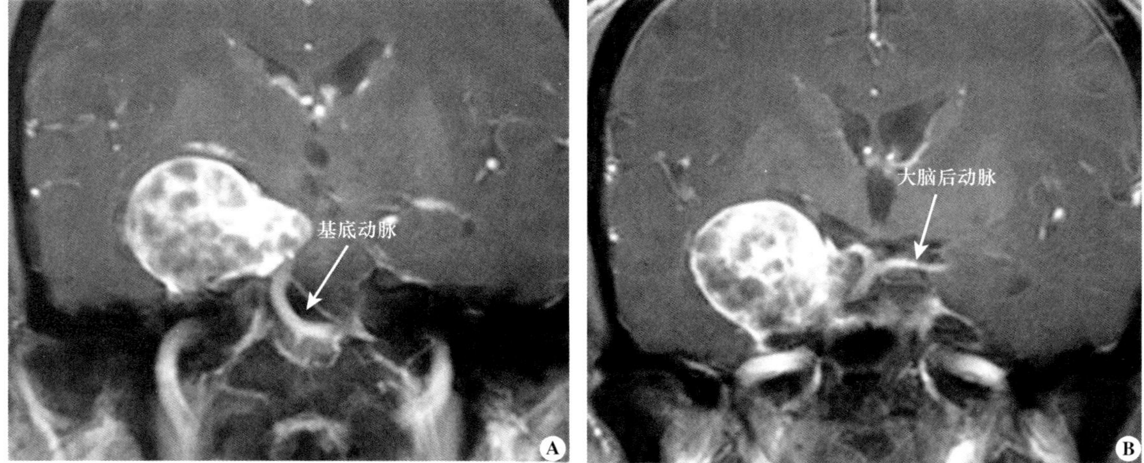

图9-8 MRI冠状位T_1加权像增强扫描

【术前诊断】 右侧海绵窦占位，疑似神经鞘瘤。

【手术入路】 右侧额颞开颅肿瘤切除术。

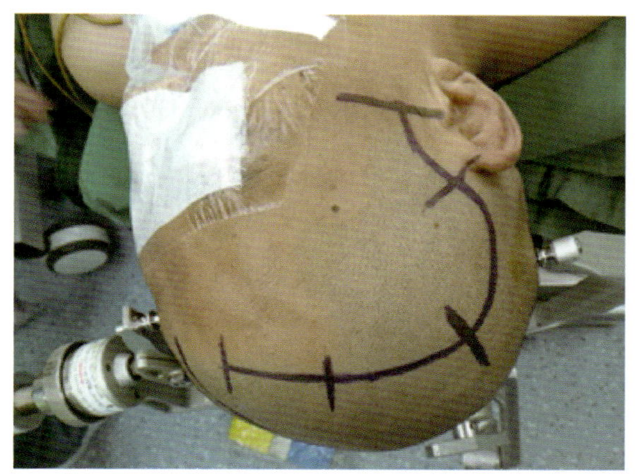
图9-9　手术切口及体位

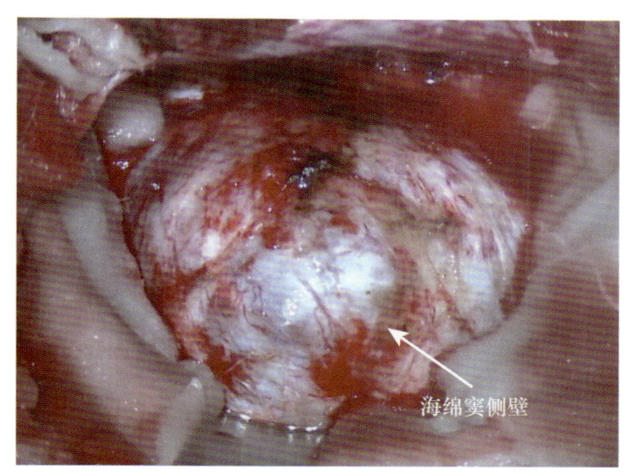

图9-10　牵开右侧颞极，显露右侧海绵窦外侧壁，其显著膨隆，表面张力高

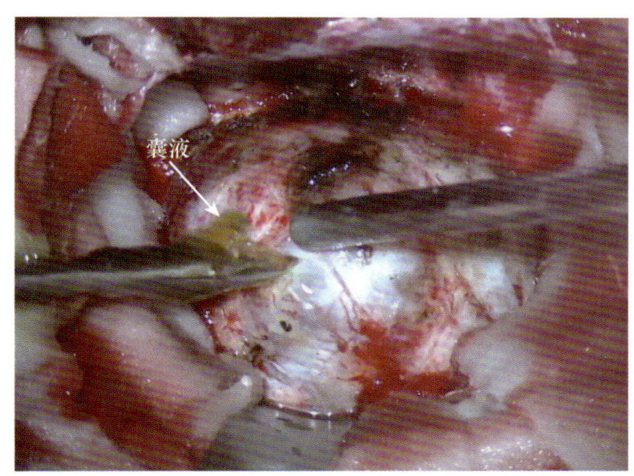

图9-11　硬脑膜切开一小口，缓慢释放肿瘤囊液

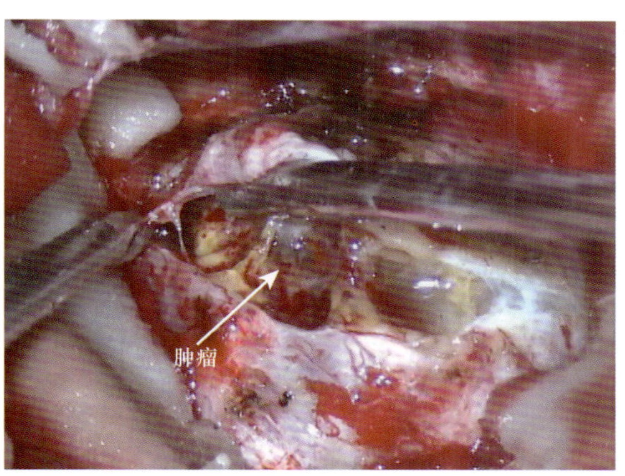

图9-12　纵行切开海绵窦外侧壁硬脑膜，显露其内肿瘤，呈灰黄色，质地韧，血供丰富，边界清晰

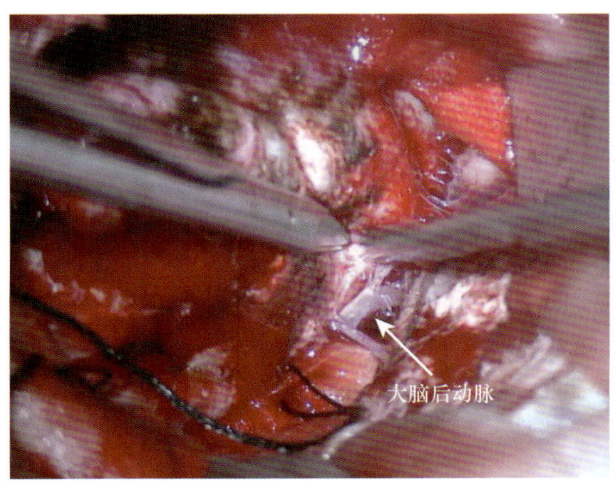

图9-13　肿瘤与大脑后动脉粘连紧密，给予仔细锐性分离

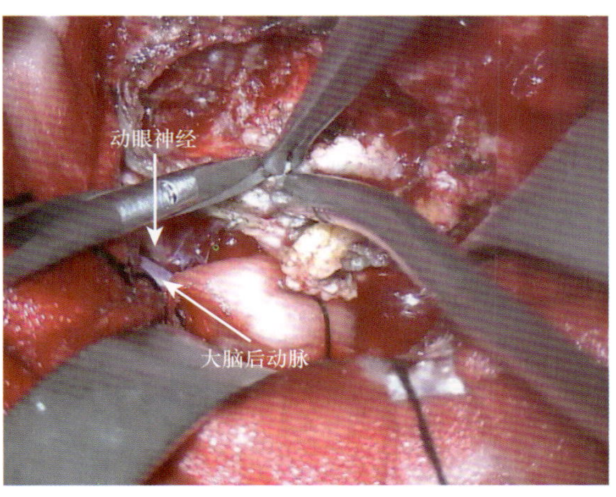

图9-14　继续瘤内减压，肿瘤与动眼神经粘连紧密，给予小心分离

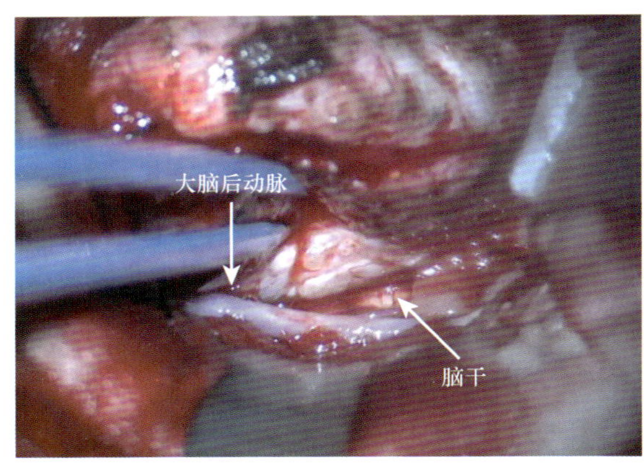

图9-15　肿瘤与脑干粘连紧密，镜下小心锐性分离

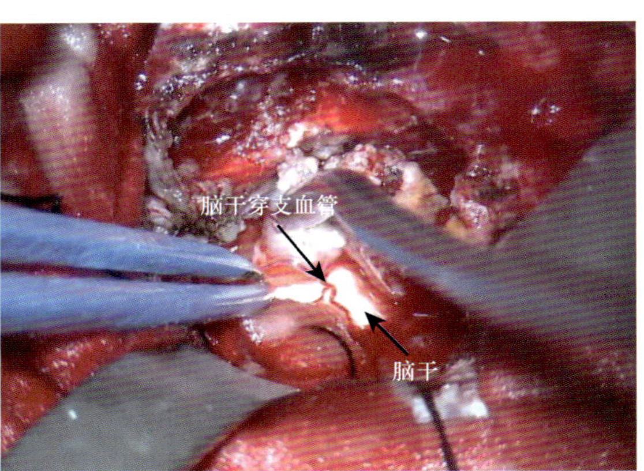

图9-16　小心保护脑干表面穿支血管

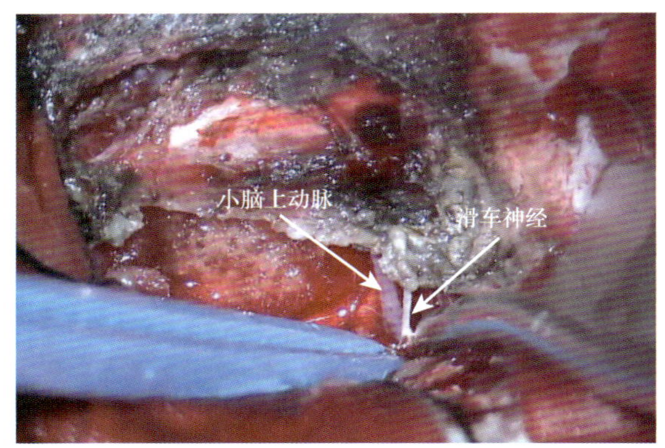

图9-17　游离保护滑车神经及小脑上动脉

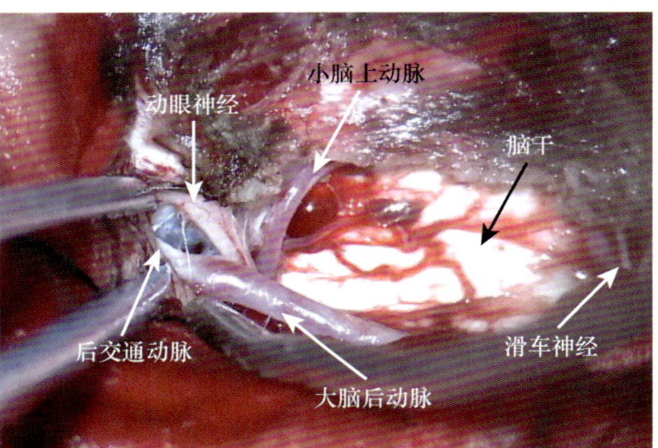

图9-18　肿瘤全切，瘤周结构保护完好

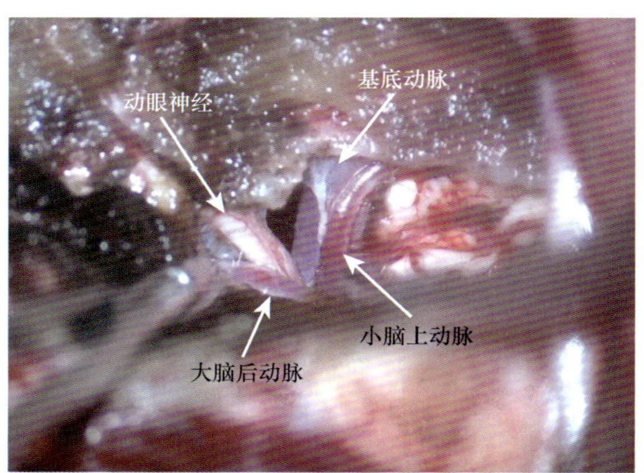

图9-19　基底动脉显露良好，术腔止血满意

【病理检查】

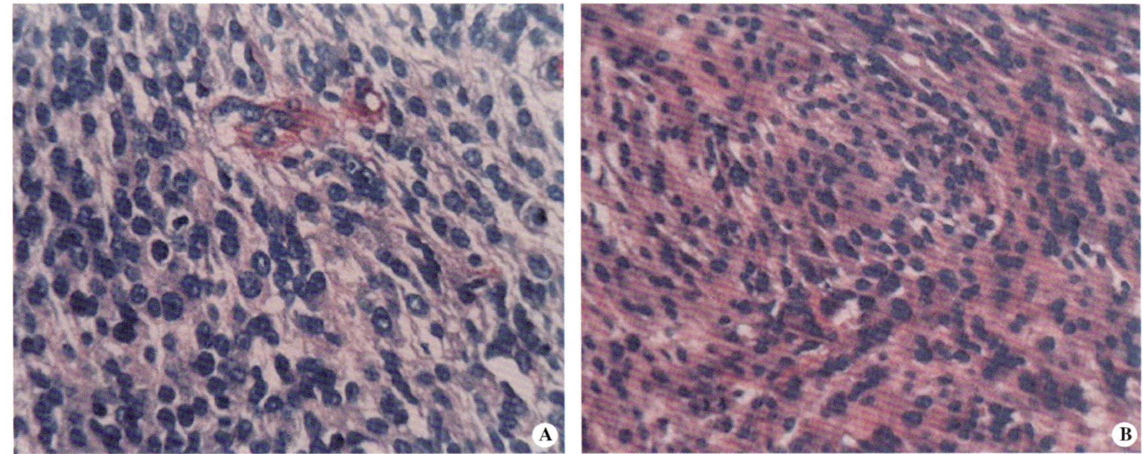

图9-20　病理：神经鞘瘤

【预后】

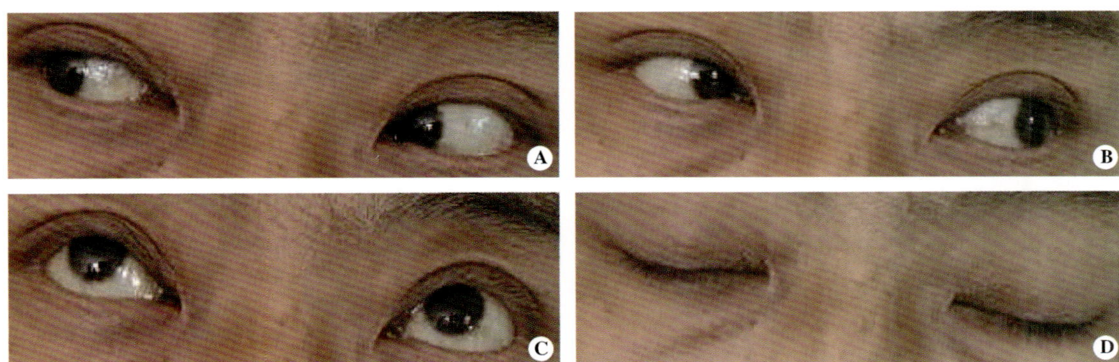

图9-21　术后恢复顺利，无神经功能障碍。术后8天出院

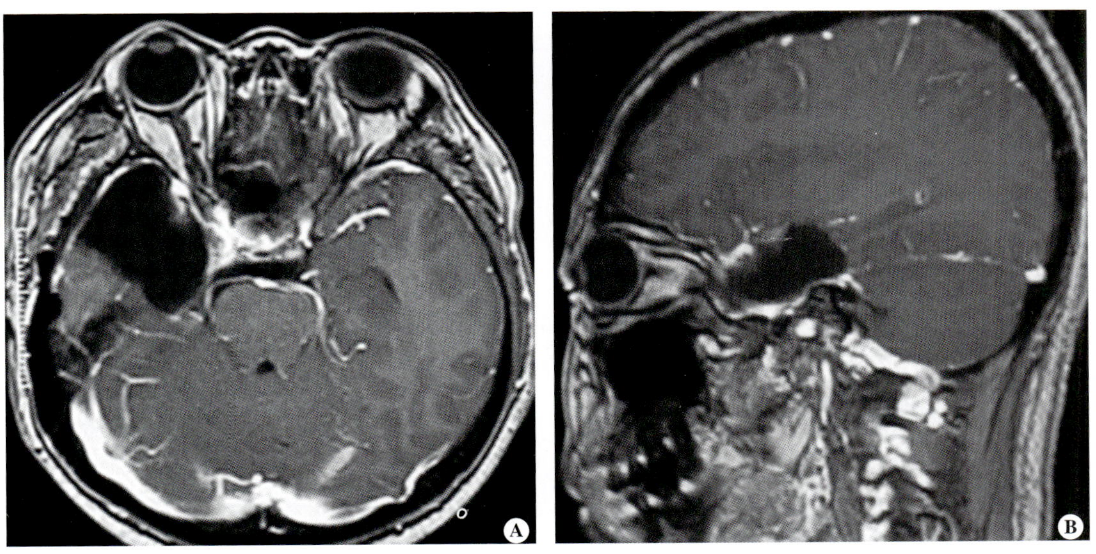

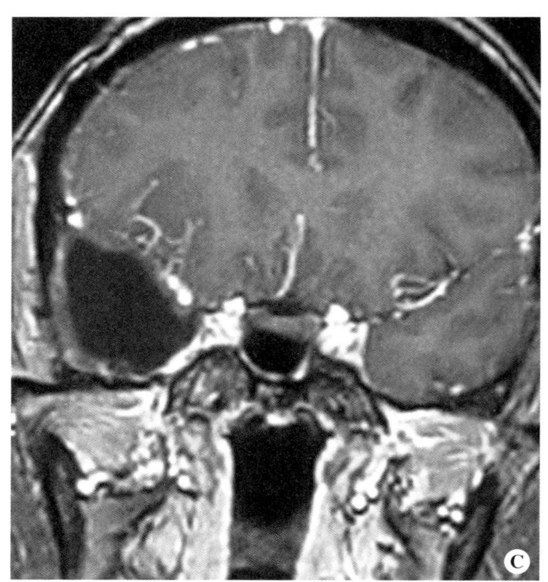

图9-22 术后增强磁共振显示，肿瘤切除满意

五、专家点评

海绵窦神经鞘瘤边界清楚、质软，手术全切率可高达75%～100%，且术后并发症少，因此手术为首选治疗方法。但由于海绵窦内结构复杂，血管、神经丰富，临床上可根据肿瘤的生长方向而采取相应的手术入路，以期达到最佳治疗效果。若肿瘤位于海绵窦内并向颞下生长（海绵窦内型和部分颞下型），则手术入路需经前内侧三角或前外侧三角，常采用硬脑膜内、外入路，可采用额-颞入路、额-颞-颧入路、眶-颧入路。若肿瘤位于海绵窦后内侧或后外侧（海绵窦内型和部分岩斜型），则手术需经内侧、上方和外侧三角，常为硬脑膜下入路，可采用额-颞入路和颞-颧入路。若肿瘤位于海绵窦后部侵及颅后窝，即岩斜型，可采用前侧方扩大颅中窝入路或颞枕经小脑幕入路。

术中监测是必要的，包括麻醉药物、神经生理（体感、脑干诱发电位、脑电图、脑神经监测）和颈内动脉血流监测。神经监测对于保护脑神经具有一定帮助，术中要注意保护脑神经，特别是动眼神经。切除肿瘤前应先注意辨别动眼神经的走行方向，注意对海绵窦侧壁的保护。术中还应注意保护颈内动脉，防止其出血和血管痉挛。

术中操作要点：①肿瘤体积较大时，为了更好地显露肿瘤，必要时可以切除少量颞极，以避免脑组织挫伤；②纵行切开海绵窦外侧壁，以避免损伤沿海绵窦外侧壁走行的神经；③瘤内减容要慢且小心，避免损伤颈内动脉海绵窦段的穿支血管；④动眼神经、后交通动脉通常位于肿瘤的顶壁，且被肿瘤推挤会有移位，要小心保护；⑤海绵窦内操作止血时，尽量减少双极电凝热灼。

术中、术后并发症：①术中出血，与肿瘤的性质、质地及是否开放海绵窦内腔相关。一般出血时以止血纱布填塞压迫即可，大的出血则需要明胶海绵压迫止血，海绵窦开放，出血较凶猛，可以先填塞大的止血纱布，然后填塞明胶海绵。必要时术中可采取亚低温、控制性降压、自体血回输等措施。②血管损伤，在切除和分离包绕颈内动脉的肿瘤时，因粘连紧密，容易损伤颈内动脉壁，必要时可残留薄片肿瘤组织，以防止颈内动脉破裂或痉挛。同时术前应仔细研究影像学资料，了解颈内动脉与肿瘤的关系，定位海绵窦段颈内动脉的位置。③术中脑神经损伤，显露和切除海绵窦内肿瘤时，不可避免地要分离肿瘤与神经的粘连，因而术后脑神经损伤或麻痹症状比较常见，尤以滑车神经和外展神经常见。术中应仔细锐性分离脑神经与肿瘤的粘连，同时可予脑神经监护。④术后脑水肿，多因术中牵拉颞叶或静脉回流受阻造成。术前可留置腰大池引流管，以便术中释放脑脊液，同时术中需充分松解蛛网膜袖套，显露仍不理想时，可扩大骨瓣范围或切除部分颞叶，或者采用神经内镜获得侧方视角。⑤脑脊液漏，多由于颅底骨质破坏所致，可发生在蝶窦、咽鼓管或外耳道等处。术中在处理开放的蝶窦时，首先应尽量将蝶窦黏膜切除，然后填塞浸有碘伏的明胶海绵，再依次填塞脂肪、带蒂肌肉片等，最后可予人工硬脑膜黏合修补。如术后存在脑脊液漏，视漏液情况可先予绝对卧床、腰大池引流，必要时需二次手术修补。

对于不适合行海绵窦手术及肿瘤全切除困难的患者，特别是一些老年患者和有全身疾患的患者，可采用伽马刀治疗。因为神经鞘瘤为良性肿瘤，一般放射治疗效果不显著，而伽马刀治疗可抑制肿瘤的生长，有一定疗效。

（宋光荣　刘　宁　闫长祥）

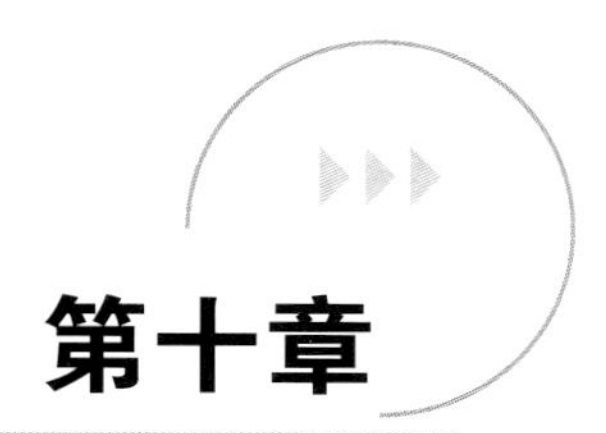

第十章 骑跨岩尖哑铃形三叉神经鞘瘤

哑铃形三叉神经鞘瘤主要起源于三叉神经出Meckel囊附近三叉神经节的施万细胞，由于肿瘤在岩骨尖处受硬脑膜和骨质的限制，因此形成的肿瘤为在颅中窝、颅后窝的瘤体较大，中间较小的哑铃形肿瘤。此类肿瘤生长缓慢，患者就诊时瘤体常较大。

哑铃形三叉神经鞘瘤同时侵犯颅中窝、颅后窝，属于较少见的颅底肿瘤。哑铃形肿瘤多属于大型及巨型肿瘤。大型最长径大于3cm，巨型最长径大于5cm。肿瘤质地可分为软脆、中等、坚韧型，可存在囊变或钙化。哑铃形三叉神经鞘瘤约占三叉神经鞘瘤的25%，在临床上较为少见，其分型在KAWASE分型中为MP型，巨大哑铃形三叉神经鞘瘤发病率更低。

一、临床表现

此类患者首先出现的症状为同侧面部阵发性疼痛或麻木，以后逐渐出现咀嚼肌无力及萎缩。最常见的是同侧面部感觉障碍，感觉障碍通常为麻木、疼痛、感觉异常。其他症状：头痛，单侧面部痉挛，听觉障碍，局部性癫痫发作，偏瘫，步态异常，颅内压升高，耳咽管堵塞，耳痛，突眼，第Ⅲ、Ⅳ、Ⅵ对脑神经麻痹及小脑受累表现。颅中窝的肿瘤压迫及破坏耳咽管可导致传导性耳聋，面部神经管内神经受压或岩浅大神经受牵拉而继发面部麻痹，神经根部起源的肿瘤常可以产生脑桥小脑角综合征，包括听力缺损，面肌无力及继发小脑、脑干受压的共济失调和强直状态。大的颅后窝肿瘤可以向下扩展，后组脑神经功能障碍，导致饮水呛咳、吞咽困难等。哑铃形可兼有颅中窝型和颅后窝型的症状，但多以肿瘤首发或主体部位的症状为主。晚期瘤体可影响第三脑室及中脑导水管、第四脑室等中线结构而产生脑积水症状，出现恶心、呕吐及视盘水肿表现。肿瘤向下发展可损害后组脑神经。

二、影像学检查

影像学特征性表现为骑跨在岩骨的哑铃形肿瘤，囊实性，边界清晰。小的肿瘤密度、信号均匀；大的肿瘤密度、信号不均匀，易发生坏死、囊变。

1. 颅底CT 岩骨尖区域骨质破坏，边缘平滑，边界清晰，CT呈不均匀等低密度。

2. 颅底MRI T_1加权像呈不均匀等低信号，T_2加权像呈不均匀等高信号，增强不均匀强化。跨颅中窝、颅后窝生长者同侧岩尖脂肪信号消失为其特征，或同侧Michel腔扩大、变形。

三、治　　疗

由于哑铃形三叉神经鞘瘤体积巨大，外科手术治疗是唯一可供选择的方法。哑铃形三叉神经鞘瘤因其独特的解剖特点容易骑跨于颅中窝，颅后窝及小脑幕上、下，后方邻近脑干、基底动脉及其分支，前方邻近海绵窦及其内神经、血管，下方邻近颈内动脉及第Ⅲ～Ⅷ对脑神经等颅底重要结构。其显露和切除仍是颅底外科极具挑战的课题。全切肿瘤仍是神经外科医师面临的巨大挑战。清楚的解剖知识、娴熟的显微手术技巧、恰当的手术入路和手术后并发症的预防是成功切除肿瘤和降低致残率的关键。肿瘤全切除后可以获得长期治愈，个别不能全切除的病例，伽马刀等综合治疗也可使病情长期稳定。

四、典型病例

【简要病史】 患者，女性，56岁，蒙古族，已婚，自由职业者。主诉：间断头痛伴右侧面部麻木10个月余。现病史：患者10个月前无明显诱因出现头痛及右侧面部麻木；头痛间断发作，时间不规律，以双额顶钝痛为著，持续数十分钟自行缓解。7个月前于当地医院查头部MRI发现右侧鞍旁、岩尖、颅后窝占位，考虑三叉神经鞘瘤，行伽马刀治疗。之后头痛症状进行性加重，并出现右侧听力下降。3个月前患者频发头痛、恶心及呕吐，复查头部MRI示肿瘤体积无明显变化，但出现交通性脑积水，遂行左侧脑室腹腔分流术。分流术后3个月，患者脑积水症状显著改善，复查MRI示肿瘤体积增大，患者为手术切除颅内肿瘤而入院。

入院查体阳性体征：右侧颜面部V_1～V_3浅感觉减退；右耳听力下降20%；左额可见分流手术瘢痕，皮下可触及分流泵；左侧肢体肌力4级；共济运动差。入院常规筛查未见异常。

【影像学表现】

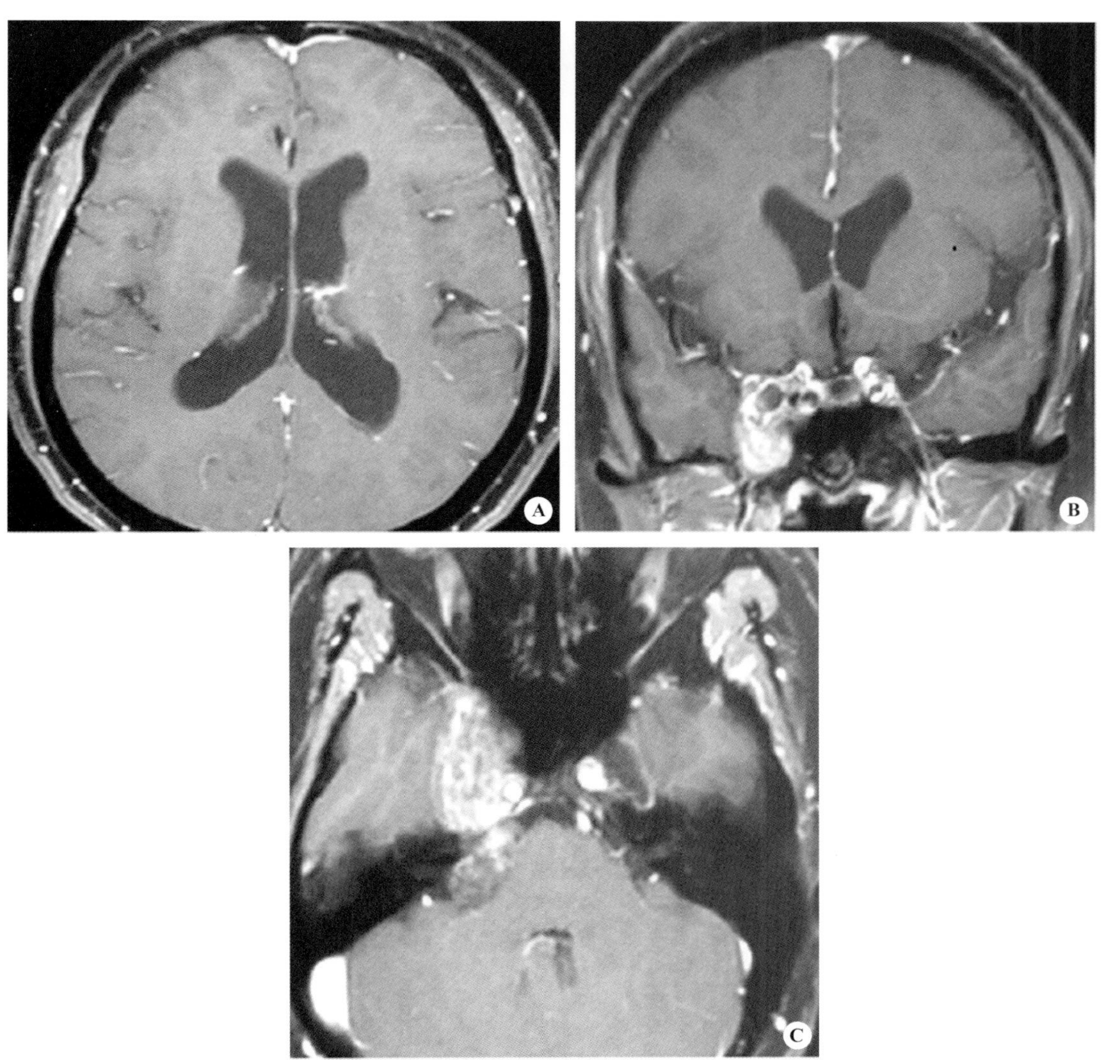

图10-1　伽马刀治疗后4个月MRI显示，右侧鞍旁、岩尖、颅后窝占位，交通性脑积水，遂行左侧脑室腹腔分流术。术后头痛症状改善

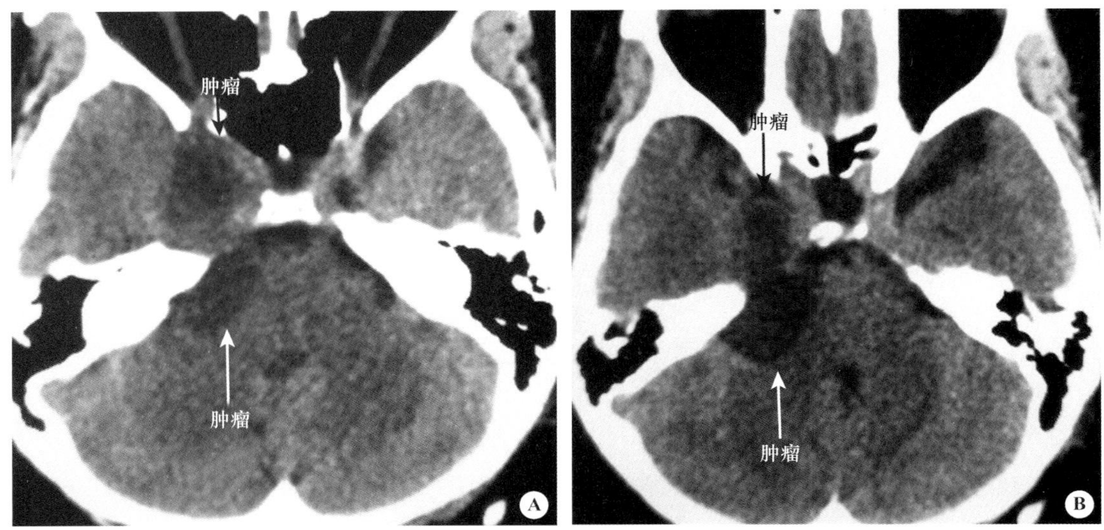

图10-2 分流后3个月CT显示，右侧鞍旁、岩尖、颅后窝稍低密度影，岩尖骨质破坏吸收

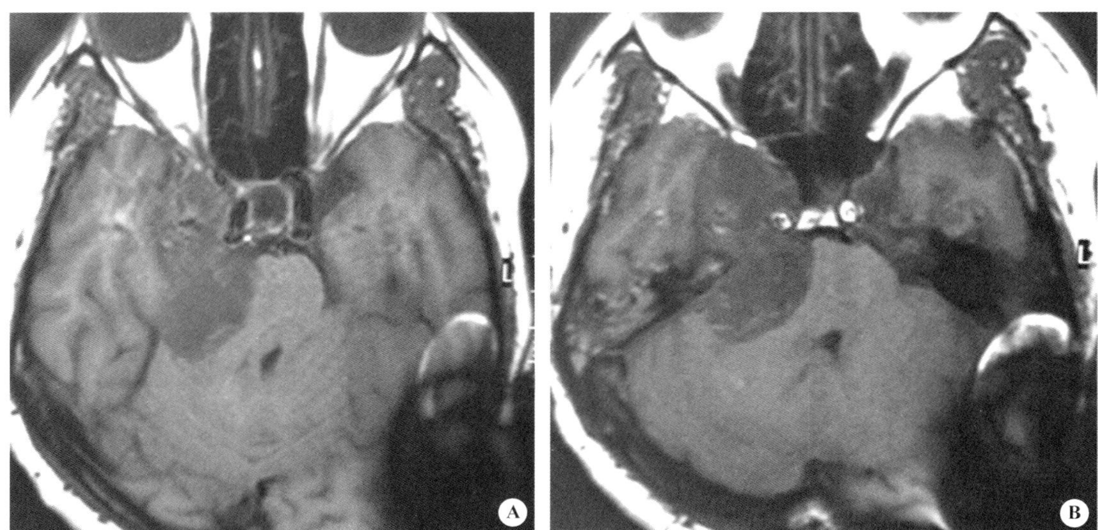

图10-3 分流后3个月MRI轴位T_1加权像平扫显示，肿瘤骑跨岩尖生长，呈稍低信号

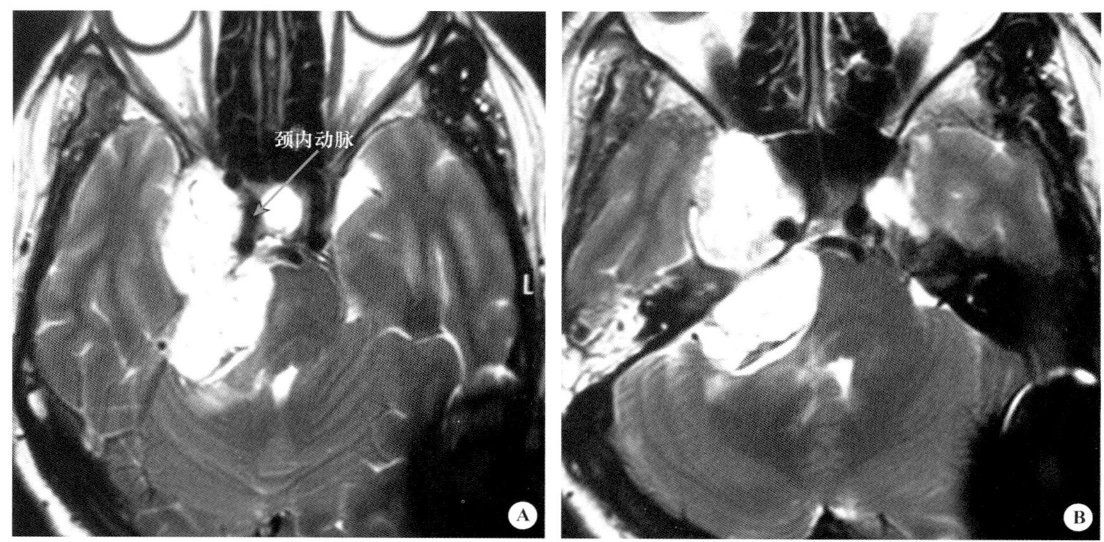

图10-4 分流后3个月MRI轴位T_2加权像平扫显示，肿瘤呈哑铃形，瘤内有囊变，肿瘤与颈内动脉海绵窦段关系密切

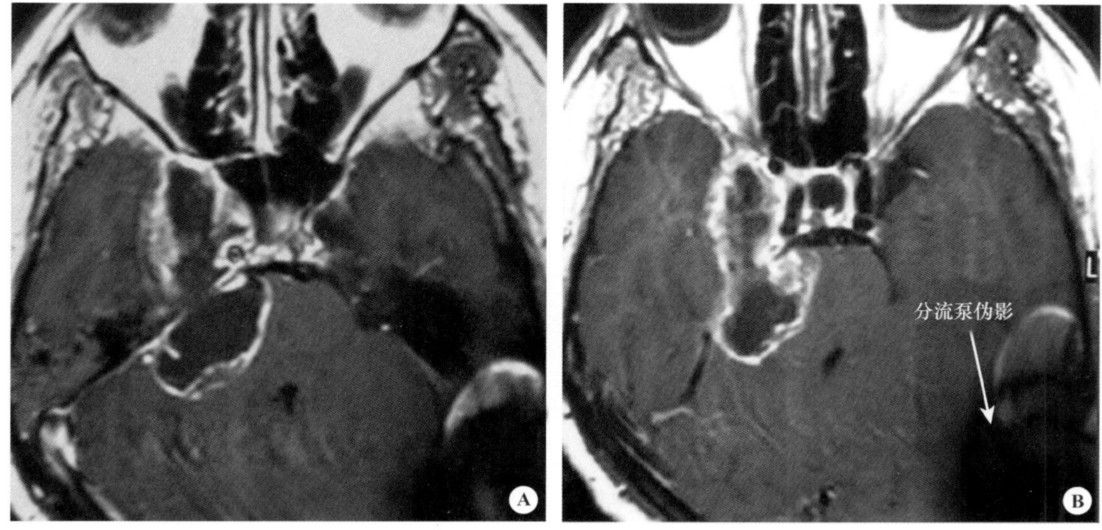

图10-5 分流后3个月MRI轴位T_1加权像增强扫描显示，肿瘤显著不均匀强化。肿瘤显著推挤压迫脑干。肿瘤体积较3个月前有所增大

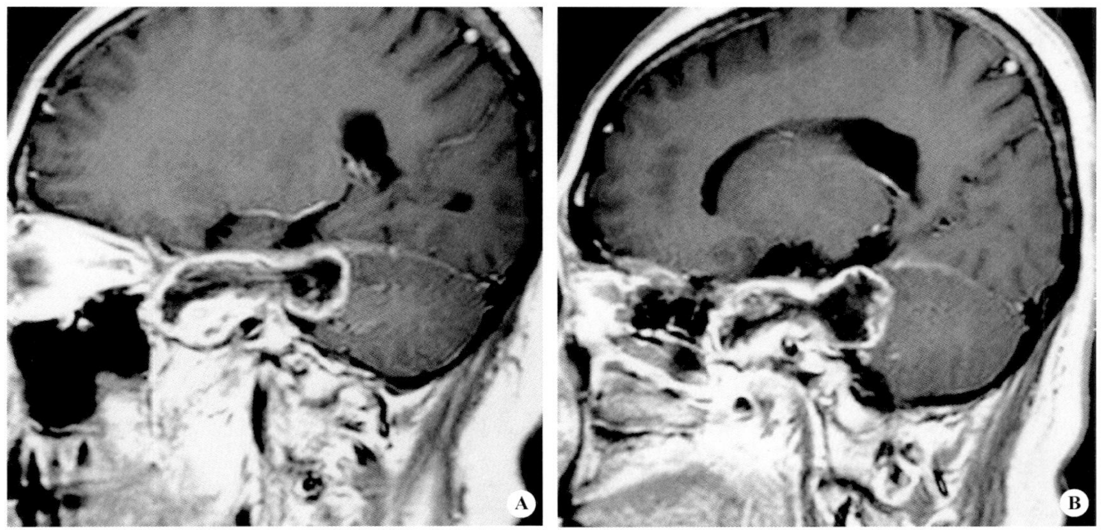

图10-6 分流后3个月MRI矢状位T_1加权像增强扫描显示，肿瘤体积巨大，呈哑铃形

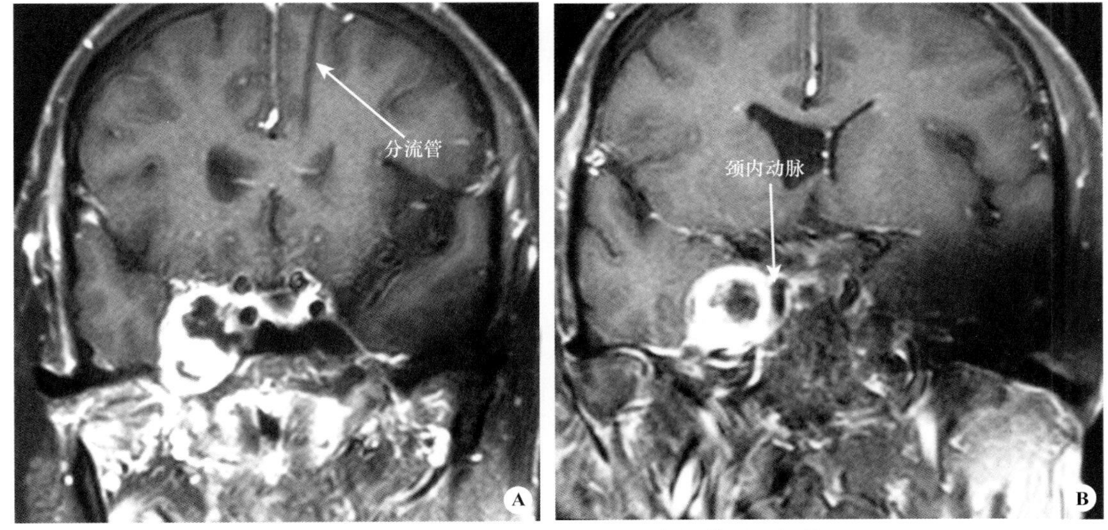

图10-7 分流后3个月MRI冠状位T_1加权像增强扫描

【术前诊断】 三叉神经鞘瘤（右侧骑跨岩尖型）。

【手术入路】 右侧颞枕开颅颞下入路肿瘤切除术。

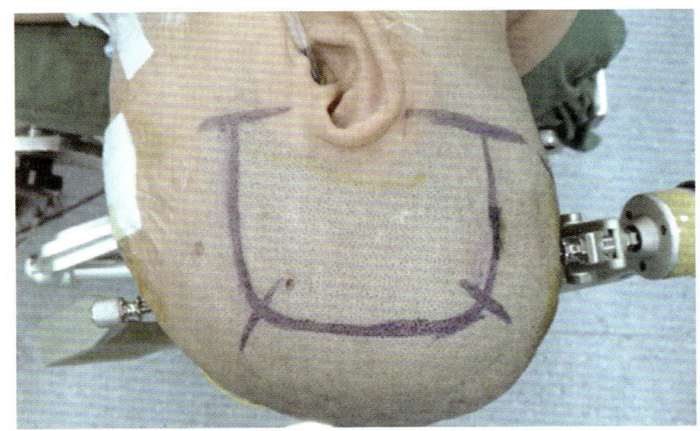

图10-8 手术切口及体位

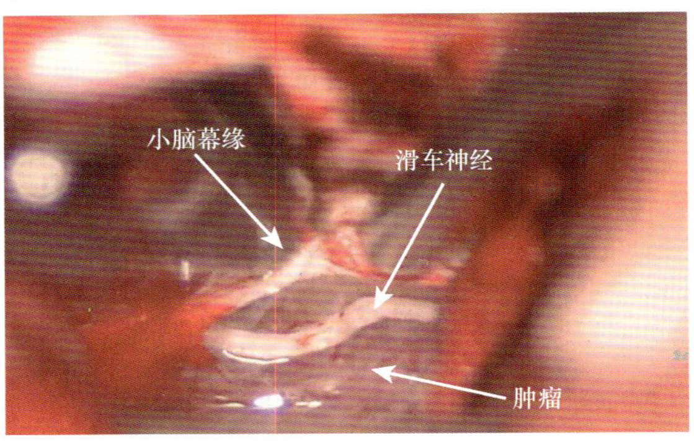

图10-9 释放环池脑脊液，电灼切开小脑幕，显露肿瘤

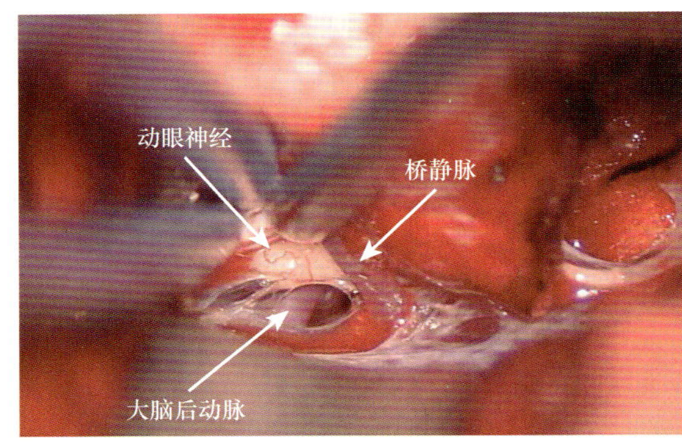

图10-10 先分块切除颅后窝处肿瘤，游离保护动眼神经

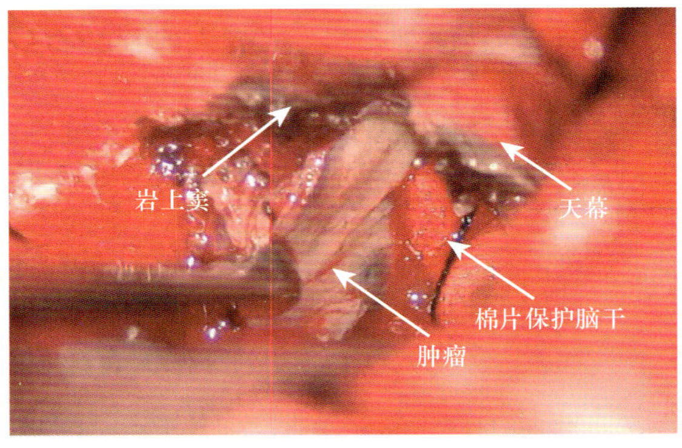

图10-11 肿瘤灰黄色，质地硬韧，血供丰富，与脑干粘连紧密

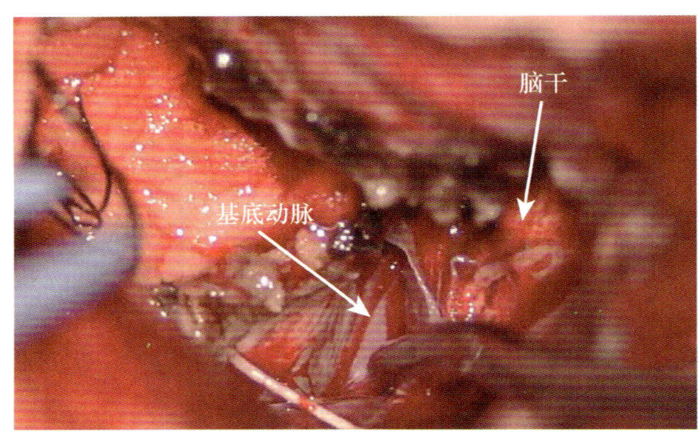

图10-12 显露基底动脉、脑干及其穿支血管，给予小心保护

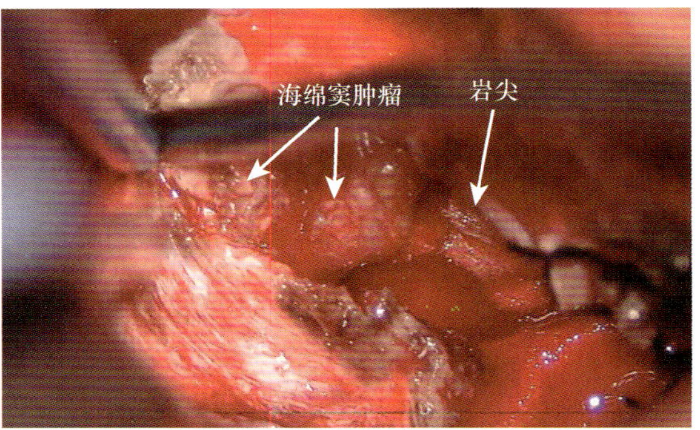

图10-13 进一步显露并切除岩尖及海绵窦处肿瘤

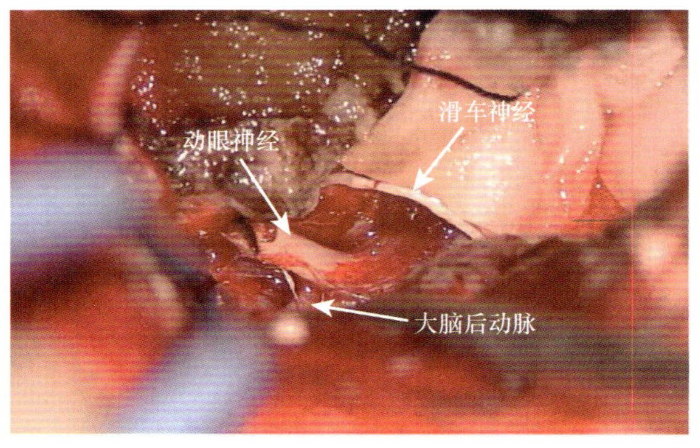

图10-14 肿瘤全切，瘤周结构保护完好

【病理检查】

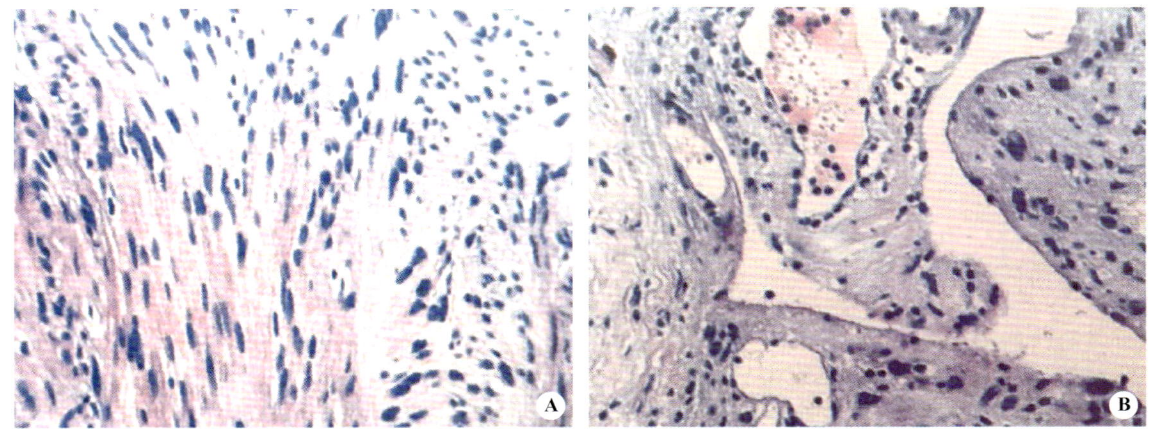

图10-15　病理：神经鞘瘤

【预后】

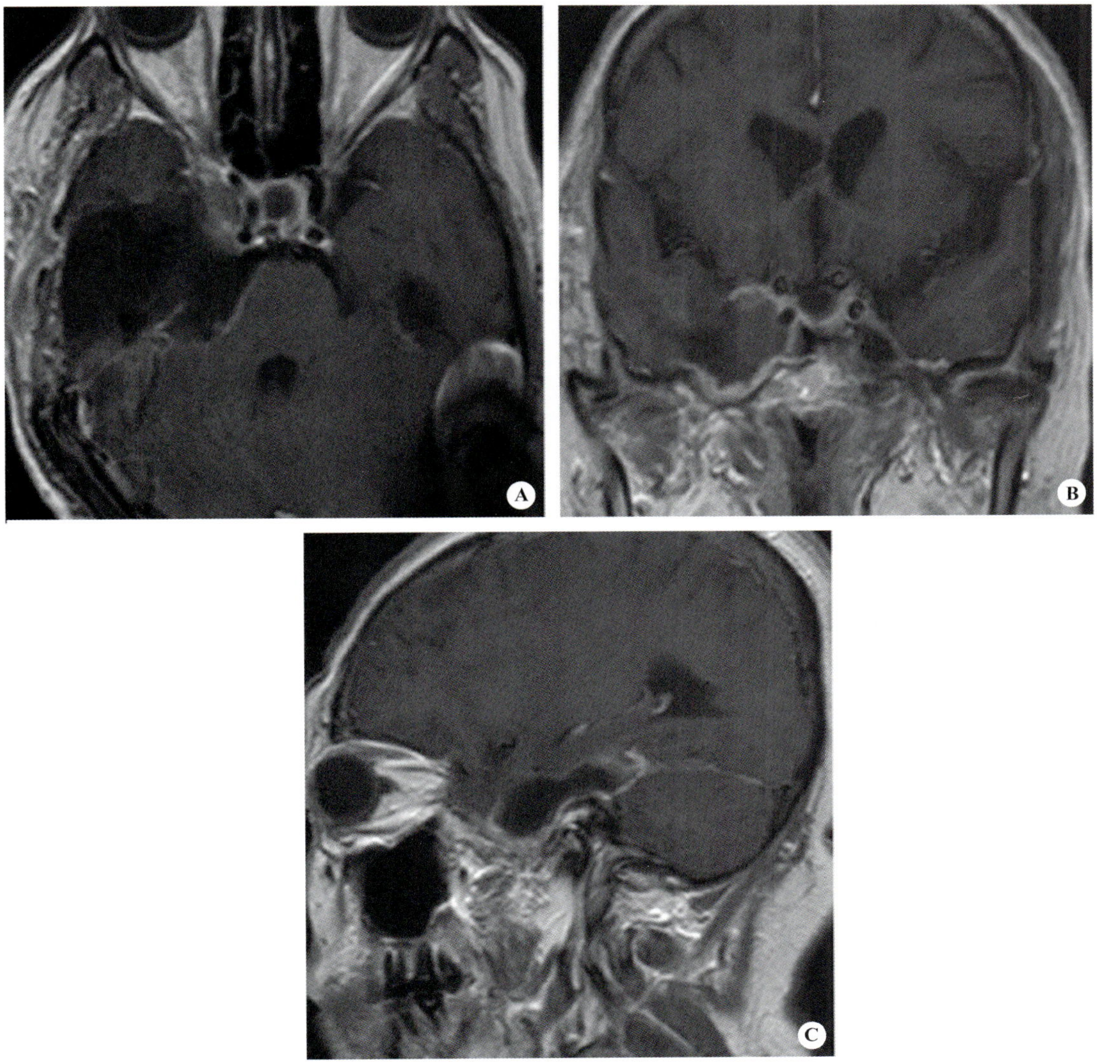

图10-16　术后患者无神经功能障碍。术后10天复查MRI显示，肿瘤切除满意。患者顺利出院

五、专家点评

三叉神经鞘瘤是一类生长缓慢的良性肿瘤，占所有颅内良性肿瘤的0.5%，占颅内神经鞘瘤的10%。跨越颅中窝与颅后窝之间呈哑铃形生长者占三叉神经鞘瘤的25%，因其解剖毗邻结构均为重要组织，故手术全切除颇为困难。但手术完整切除肿瘤仍是治愈及防止复发的唯一办法，此例患者虽经伽马刀治疗，但效果不佳，反而症状进行性加重，所以必须手术治疗。

哑铃形三叉神经鞘瘤多起源于三叉神经半月节或后根，由于肿瘤在岩尖处受硬脑膜和骨质的限制，因此肿瘤在颅中窝、颅后窝瘤体较大，而中间较小的呈“哑铃”形，这是三叉神经鞘瘤的重要形态学特征。三叉神经鞘瘤虽为良性肿瘤，但症状隐匿，进展缓慢，有些患者就诊时肿瘤体积可能已非常巨大，且部分患者在治疗上会走一些歪路，从而延误手术治疗时机。骑跨岩尖呈哑铃形生长的三叉神经鞘瘤是最为经典的此类肿瘤，颞下入路是常用的手术方式。

术中操作要点：

（1）由于患者就诊时已出现交通性脑积水，并行左侧脑室腹腔分流治疗，为充分显露术野，需释放环池脑脊液，电灼切开天幕。由于经滑车神经平行于天幕游离缘，在切开天幕时应注意保护，避免损伤。先行颅后窝处肿瘤瘤内分块大部切除以缩减其体积，达到瘤内减压的目的，瘤内减压时要注意控制出血量，以确保术野干净，尽量避免在血泊中操作。颅后窝部分切除后经颅中窝瘤床将岩上窦下方 Meckel囊开口处肿瘤切除。

（2）动眼神经通常位于肿瘤顶壁，在剥离肿瘤的脑干侧时，应注意肿瘤的内上方，锐性分离时加以保护；在纵行切开海绵窦外侧壁时，尽量避免热灼海绵窦上壁，以减少动眼神经的热损伤。

（3）此患者肿瘤体积巨大，挤压脑干，与脑干粘连紧密。虽然神经鞘瘤不同于脑膜瘤，多数与脑干粘连不紧密，分离时比较容易，但是本病例肿瘤显著推挤压迫脑干，分离时应仔细辨认，锐性分离，尽可能避免损伤，分离嵌入脑干的小块瘤组织时，需注意患者的自主呼吸，避免不必要的并发症。若分离困难，宜残留小片瘤组织不予切除，否则后果严重，影响患者预后。

（4）当手术进行基底动脉操作时，需预判断基底动脉位置，要警惕脑干穿支血管的热灼损伤及痉挛，脑干穿支动脉的损伤易严重致残；外展神经穿Dorello管入口处容易受到热损伤，尽量减少电凝操作，以免带来不可逆转的损伤。

（5）在处理颈内动脉海绵窦段肿瘤时，术者在该处操作要格外小心谨慎。因肿瘤具有呈膨胀性生长的特点，压迫常致使海绵窦间隔消失，出血方式以渗血为主，切除海绵窦内的瘤体后出血会增多，此时多为静脉血，应尽量减少双极电凝，电凝海绵窦壁易导致邻近神经热损伤，以及出入神经管孔的硬脑膜皱缩挤压神经。以明胶海绵压迫止血为主，注意填塞时不应向颈内动脉方向过分压迫，以免引起灾难性的动脉闭塞。对于海绵窦内肿瘤的分离提倡锐性分离，减少电灼止血，以防止神经、血管不可逆损伤。若两者粘连紧密，较难分离，可考虑少量残留并电灼，同时要警惕颈内动脉因电灼造成的痉挛，年龄大的患者更要警惕血管痉挛。

由于本病例肿瘤巨大，质地硬韧，血供丰富并骑跨颅中窝、颅后窝压迫脑干，毗邻重要的血管和神经，手术难度大、风险大，这对术者颅底肿瘤的生理解剖及病理解剖熟悉程度有着很大的考验。总之，巨大哑铃形三叉神经鞘瘤起病隐匿，显微外科全切肿瘤是主要的治疗方式；根据肿瘤的位置及发展方向，个体化选择手术入路，尽量减少对脑组织牵拉，充分显露肿瘤有助于提高肿瘤的全切率，降低病残率。

（刘亚伯　刘　宁　闫长祥）

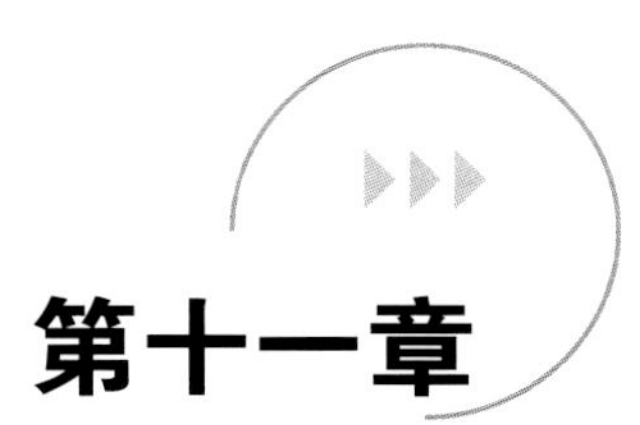

第十一章

颅中窝、颅后窝巨大三叉神经鞘瘤

三叉神经鞘瘤在颅内肿瘤中少见，仅占颅内神经鞘瘤的10%，占所有颅内肿瘤的0.1%～0.5%，发病年龄多在30～40岁，女性多见，但任何年龄均可发病，甚至是幼儿。

三叉神经鞘瘤是颅内最常见的非前庭神经起源的神经鞘瘤，多属于良性肿瘤，并可以全切治愈，其发病率仅次于听神经瘤，临床发现大约有50%的肿瘤位于颅中窝，30%位于颅后窝，而有25%的肿瘤为哑铃形，向颅中窝、颅后窝均有显著的扩展。颅中窝、颅后窝三叉神经鞘瘤是一类生长缓慢的良性肿瘤，患者就诊时通常瘤体较大，常侵及鞍旁、海绵窦及岩尖，包绕颈内动脉海绵窦段，并压迫脑干，但临床上颅中窝、颅后窝巨大三叉神经鞘瘤仍少见。

一、临床表现

由于巨大三叉神经鞘瘤与海绵窦、颈内动脉、脑神经、脑干等颅内重要血管、神经毗邻，其临床表现主要为：首先出现三叉神经感觉支麻痹即面部麻木，角膜反射消失，随后是运动麻痹和三叉神经痛，当肿瘤较大时三叉神经痛的概率远低于面部麻木，可能与缓慢压迫神经发生退行性改变有关。巨大的三叉神经鞘瘤可累及海绵窦，外展神经（Ⅵ）、滑车神经（Ⅳ）或动眼神经（Ⅲ）常受累，从而造成眼球运动障碍和复视；肿瘤累及脑桥小脑角区时，可出现共济运动障碍，锥体束征及面听神经、后组脑神经损害等脑桥小脑角综合征表现。晚期肿瘤压迫导水管，第四脑室产生梗阻性脑积水，可出现颅内高压症状。

二、影像学检查

影像学检查显示，小的肿瘤密度、信号均匀；大的肿瘤密度、信号不均匀，易发生坏死、囊变。

1. 颅底CT　岩骨尖区域骨质破坏，边缘平滑，边界清楚，CT呈不均匀等低密度。

2. 颅底MRI　T_1加权像呈不均匀等低信号，T_2加权像呈不均匀等高信号，增强不均匀强化。跨颅中窝、颅后窝生长者同侧岩尖脂肪信号消失为其特征，或同侧Michel腔扩大、变形。

颅底MRI还可以提示肿瘤与周边重要结构的关系、重要血管是否被肿瘤包裹、与脑干是否粘连等，当肿瘤与脑干间蛛网膜间隙消失，特别是脑干出现水肿改变时，常提示肿瘤与脑干粘连。

三、治　　疗

巨大三叉神经鞘瘤的治疗以手术为主，随着颅底显微解剖和显微外科技术的发展，手术入路越来越多，肿瘤全切率不断提高，手术并发症也越来越少。但是该类肿瘤巨大且位于颅底，常累及海绵窦，与周围重要血管毗邻，侵犯多对脑神经，肿瘤常压迫脑干或与脑干粘连，因此手术难度相应地增大。手术入路主要取决于肿瘤的部位，也和术者对某些入路的理解与熟悉程度有关。若患者术前无脑神经受累症状，不应强求全切除肿瘤，而要以保护功能为主，术后可辅助放射治疗以控制或消除肿瘤。目前伽马刀治疗主要适用于中小型肿瘤且临床症状较轻或术后残留、复发的患者。

四、典型病例

【简要病史】 患者，男性，31岁，汉族，已婚，工人，籍贯：山东。主诉：间断头痛3年；右侧颜面部麻木1年；癫痫大发作1次。现病史：患者3年前开始出现间断头痛，以右侧额颞顶为主，胀痛，发作时间不规律，每次持续数分钟自行缓解，近半年来发作频繁，未予特殊治疗。1年来患者出现右侧颜面部麻木，进行性加重。1周前患者晚饭后突发癫痫大发作1次，表现为意识丧失、四肢抽搐，持续约2分钟，就诊于当地医院并给予对症处理。遂查头部CT及MRI发现颅内占位。为进一步手术治疗，患者来笔者所在医院就诊。既往史及个人史无特殊。

入院查体阳性体征：右侧颜面部V_1～V_3区感觉减退；右侧咀嚼肌无力；双侧水平眼震弱阳性。共济运动差。术前常规筛查未见异常。

【影像学表现】

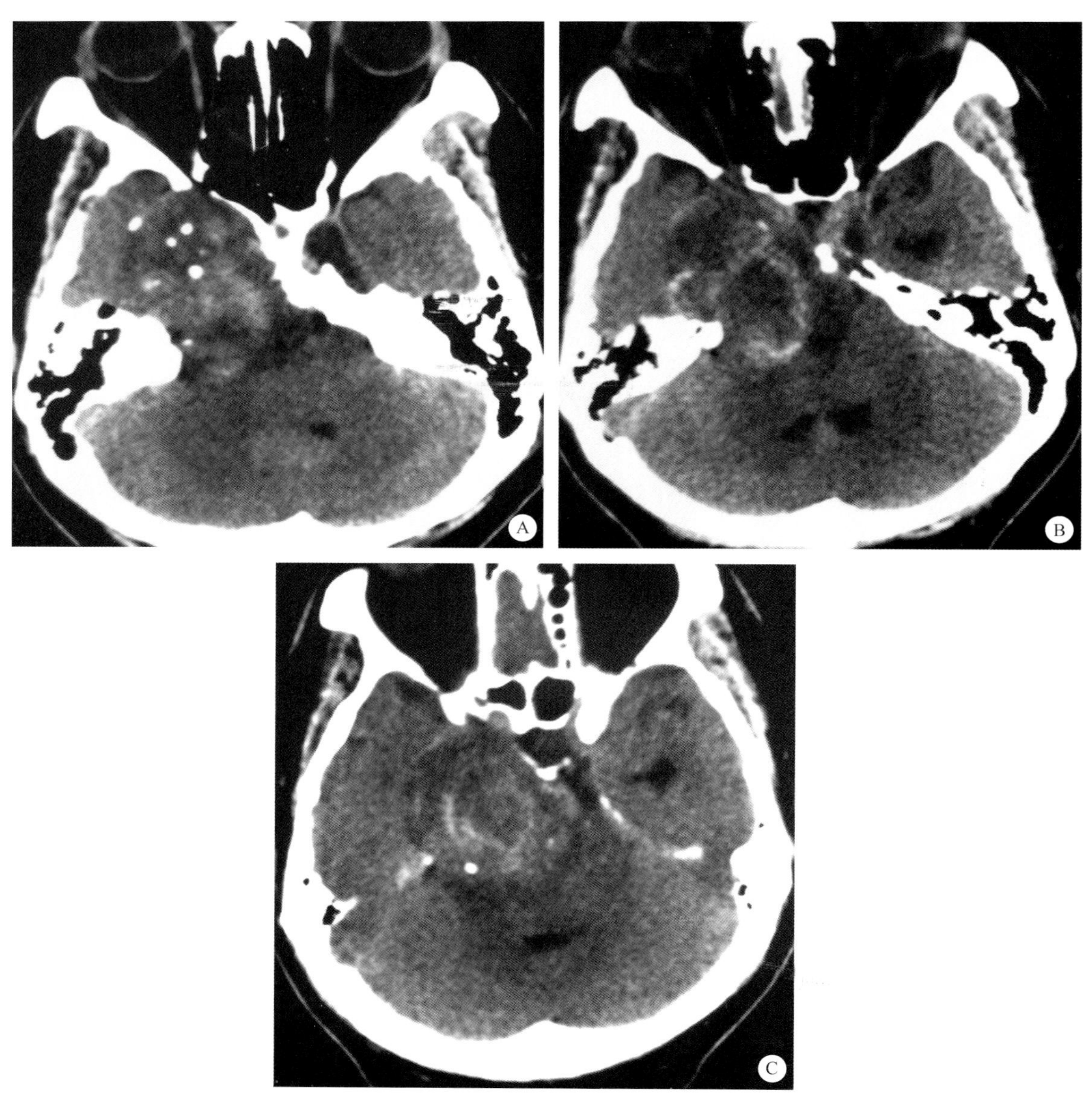

图11-1 术前轴位CT显示，肿瘤呈混杂密度，体积巨大，位于颅中窝及颅后窝

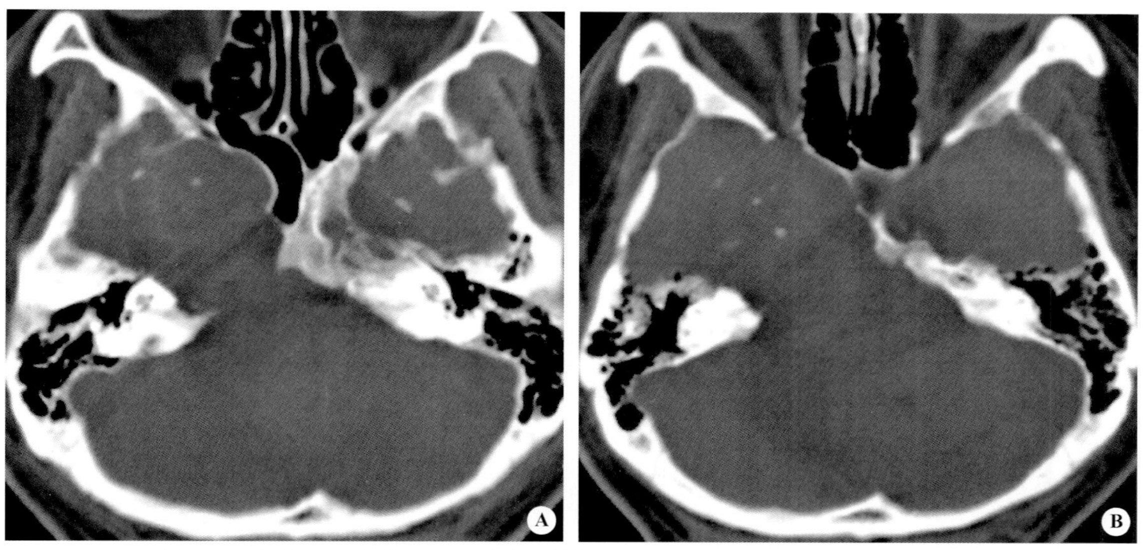

图11-2　术前CT骨窗像显示，肿瘤显著侵蚀破坏岩骨嵴、岩尖、鞍背等处骨质

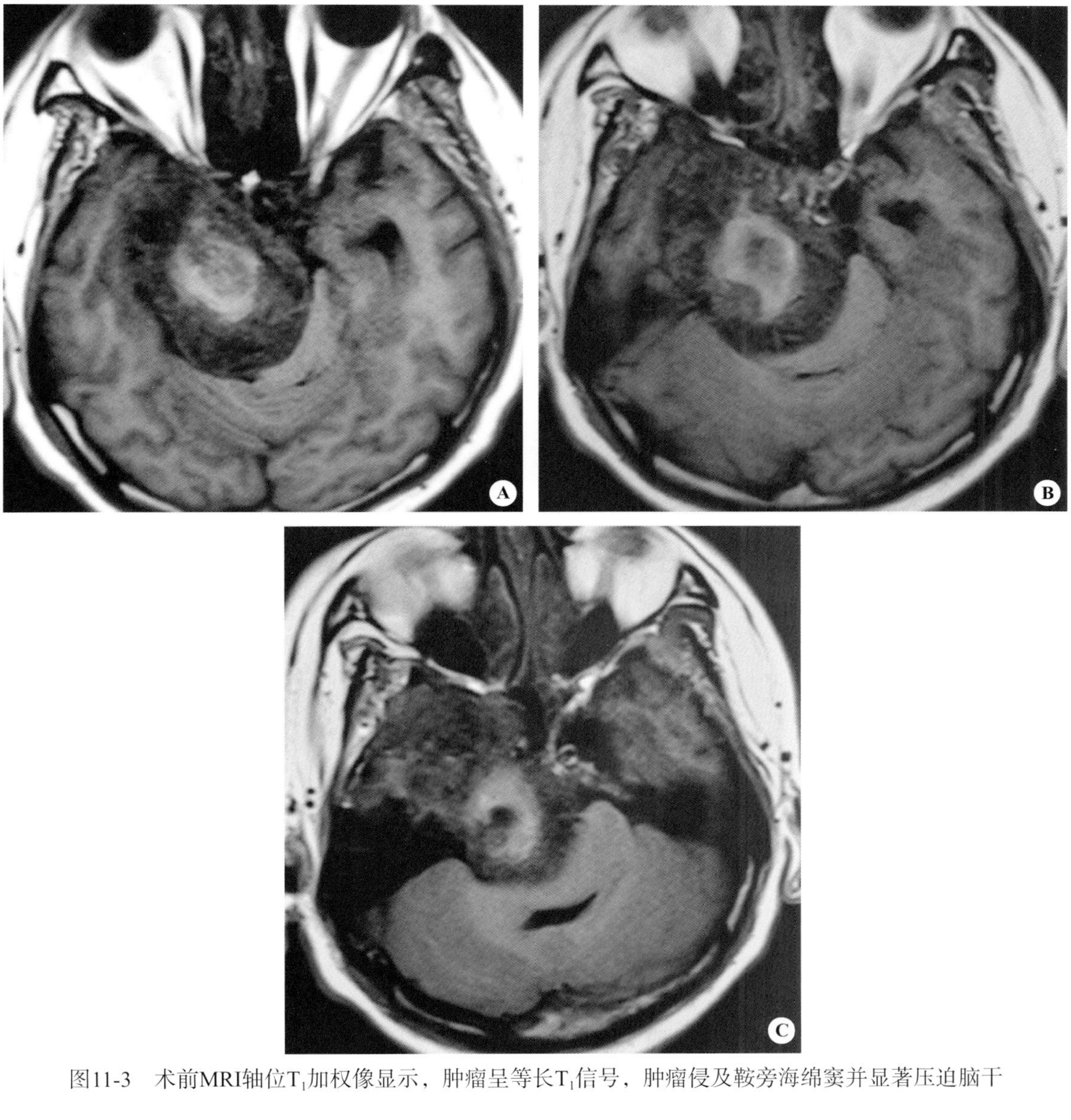

图11-3　术前MRI轴位T_1加权像显示，肿瘤呈等长T_1信号，肿瘤侵及鞍旁海绵窦并显著压迫脑干

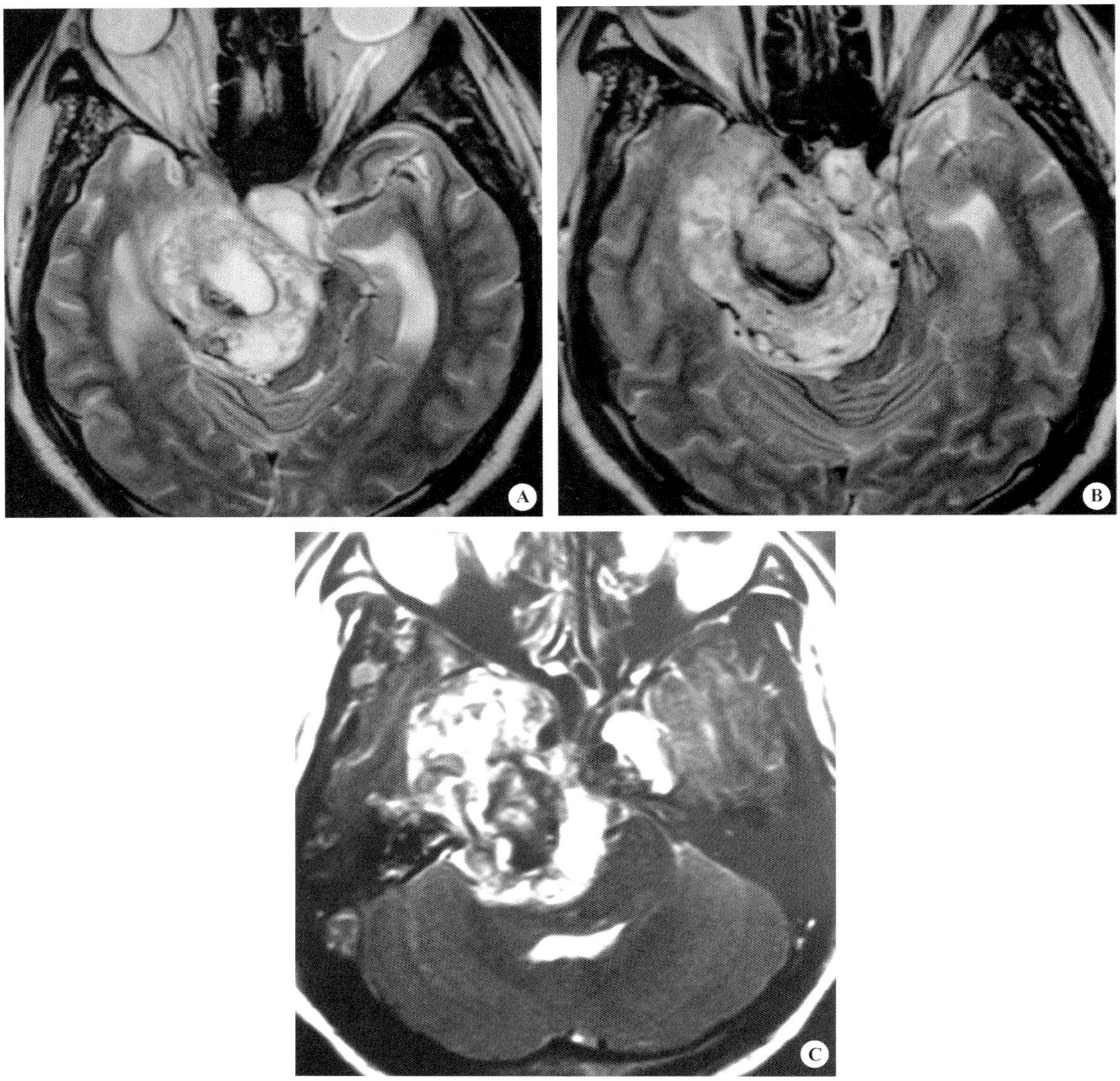

图11-4 术前MRI轴位T_2加权像显示，肿瘤呈混杂信号，肿瘤内有少量囊变。肿瘤包裹颈内动脉海绵窦段

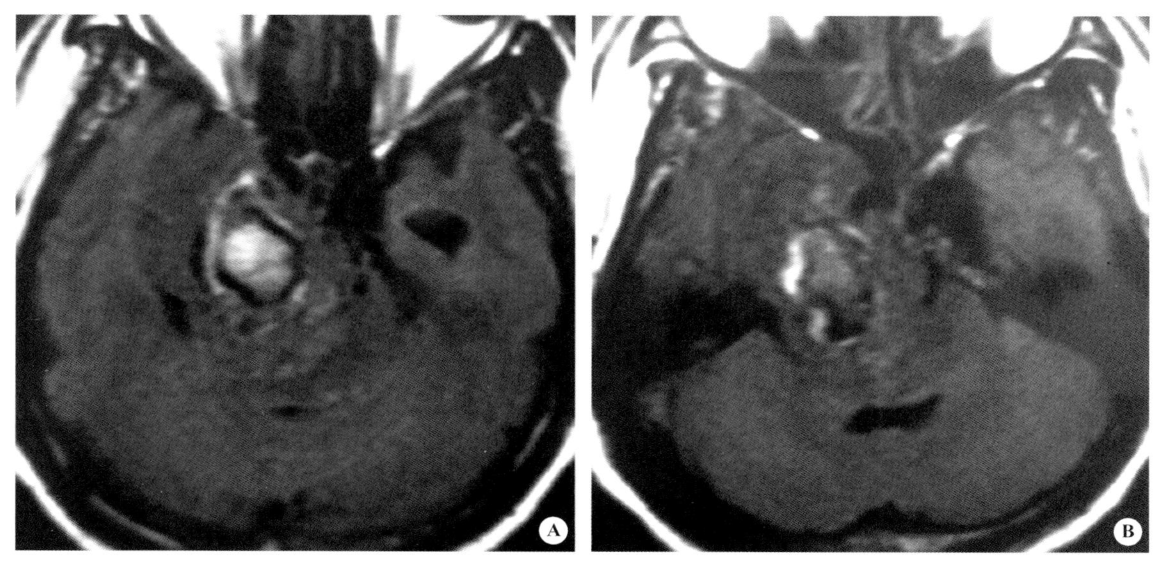

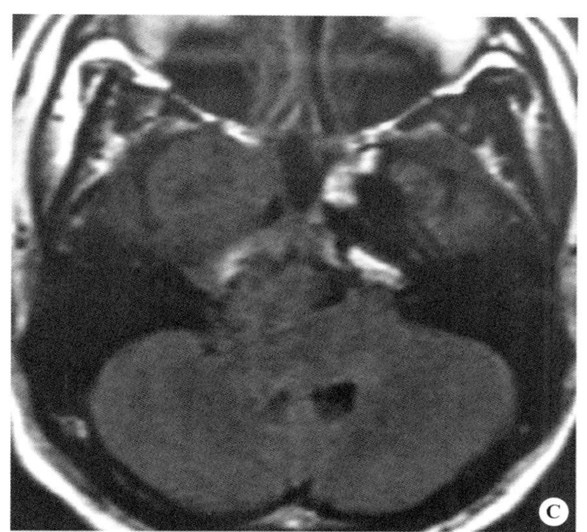

图11-5　术前MRI轴位FLAIR

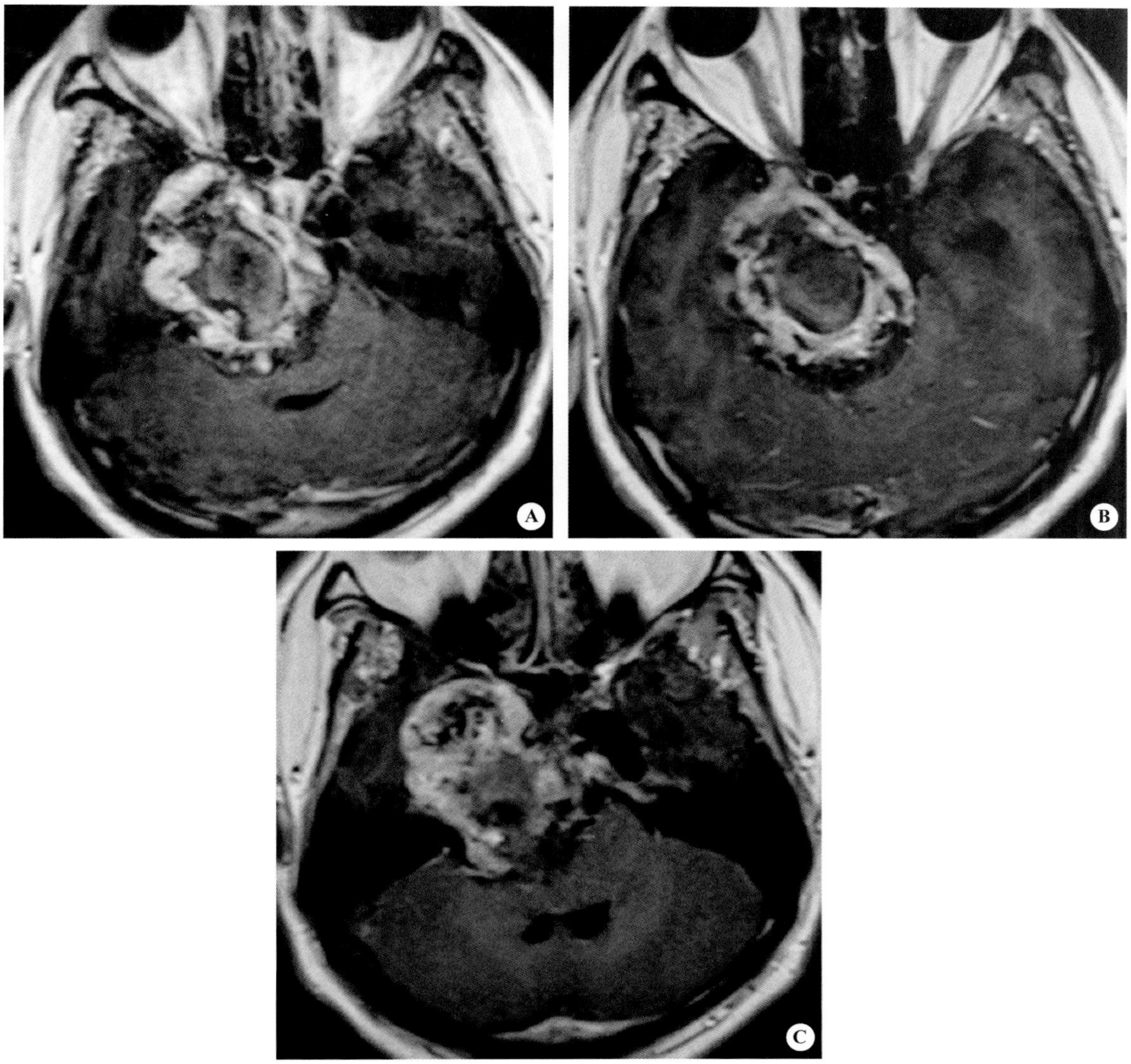

图11-6　术前MRI轴位T_1加权像增强扫描显示，肿瘤显著不均匀强化

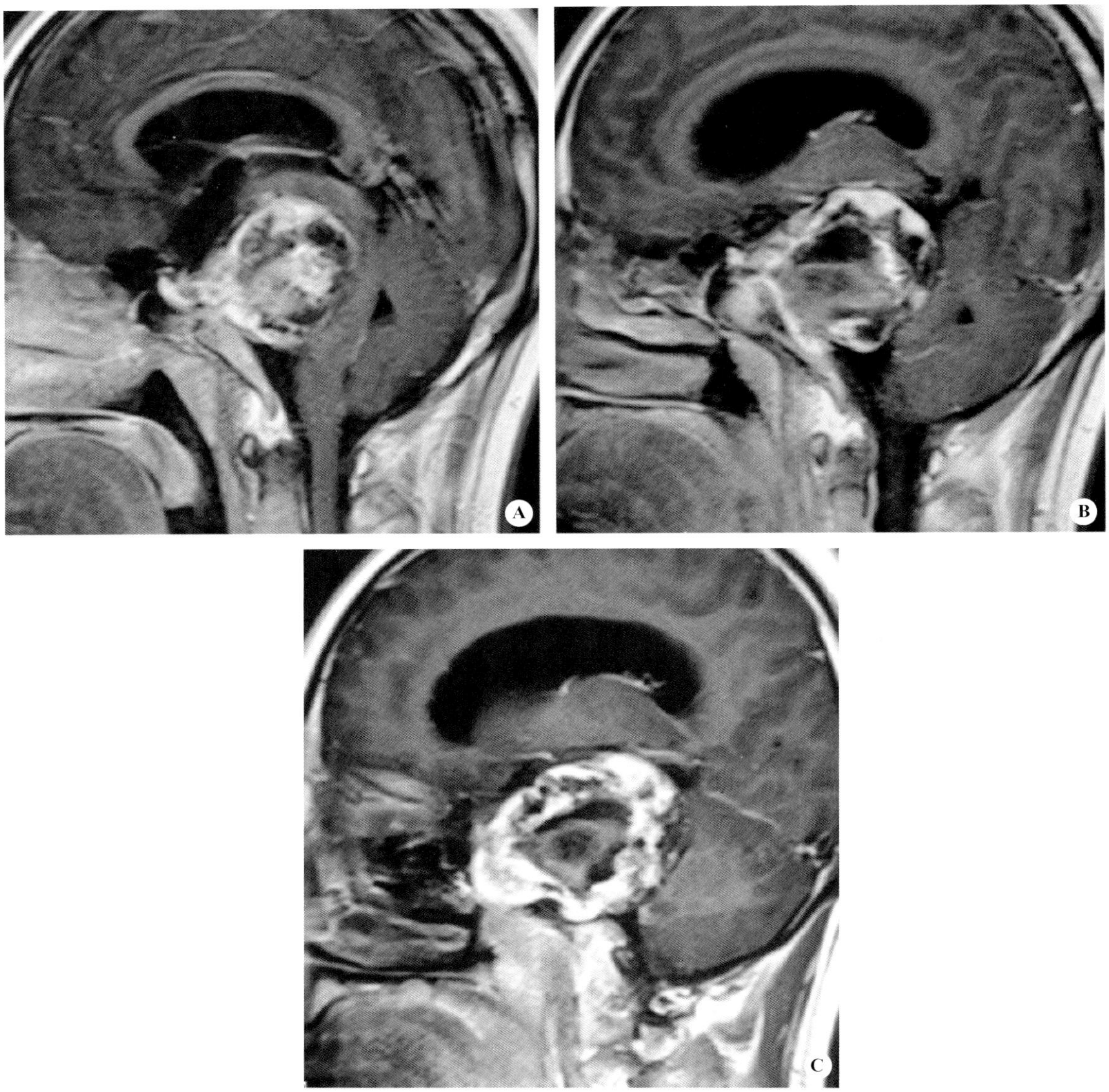

图11-7 术前MRI矢状位T_1加权像增强扫描

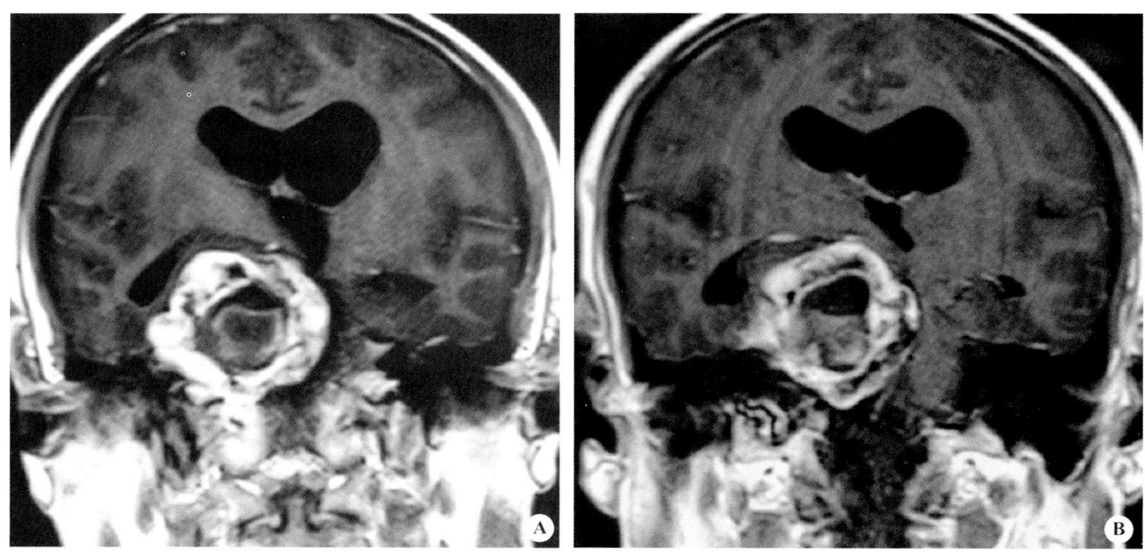

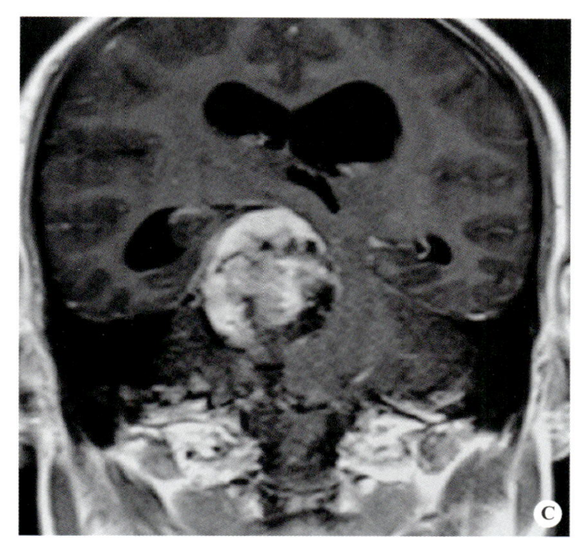

图11-8　术前MRI冠状位T_1加权像增强扫描

【术前诊断】 巨大三叉神经鞘瘤（右侧鞍旁海绵窦、岩尖、脑桥小脑角）和幕上梗阻性脑积水。
【手术入路】 右侧颞枕开颅颞下入路肿瘤切除术。

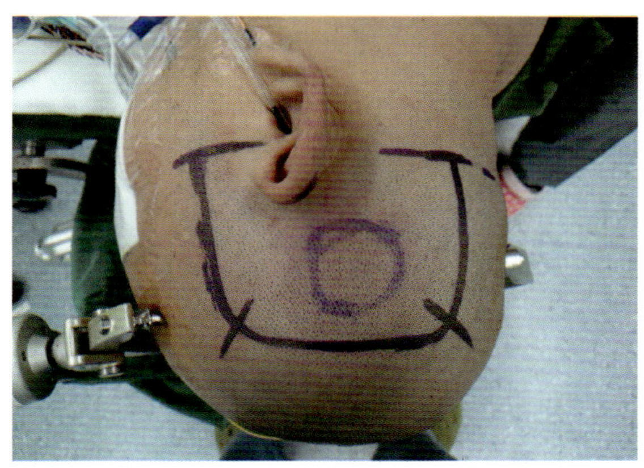

图11-9　手术切口及体位

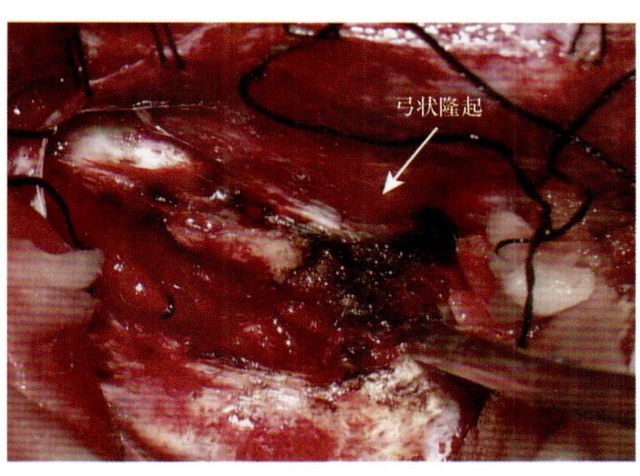

图11-10　显露肿瘤，颅中窝及岩尖硬膜、天幕显著膨隆，局部被肿瘤侵蚀

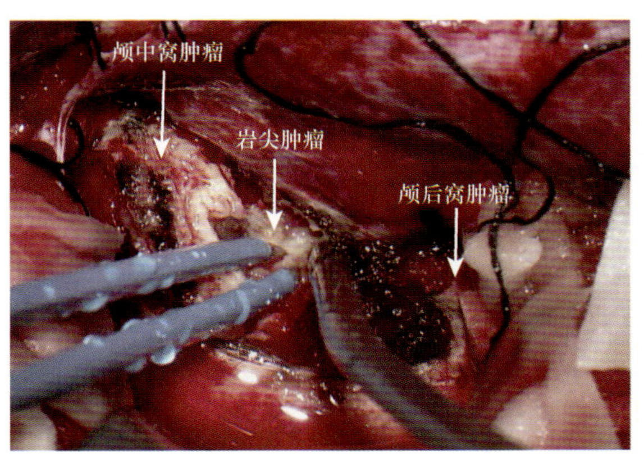

图11-11　肿瘤灰黄色，质地硬韧，血供丰富，边界清晰。岩尖骨质被肿瘤侵蚀

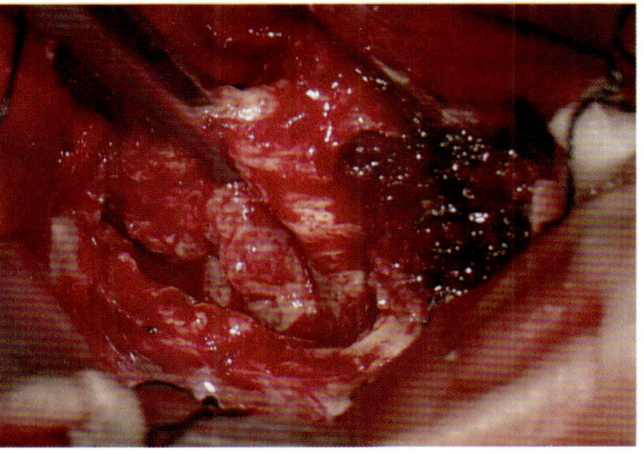

图11-12　瘤内减容

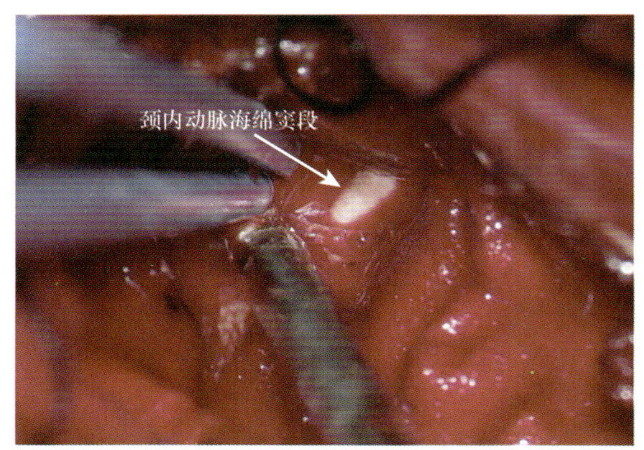

图11-13 肿瘤包裹颈内动脉海绵窦段。由于岩尖骨质被破坏吸收，部分颈内动脉岩骨段裸露，术中要小心保护

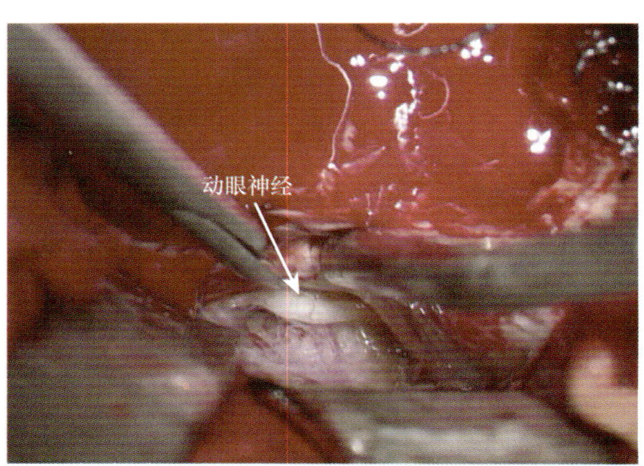

图11-14 肿瘤顶壁显著推挤动眼神经、后交通动脉，小心锐性分离并保护

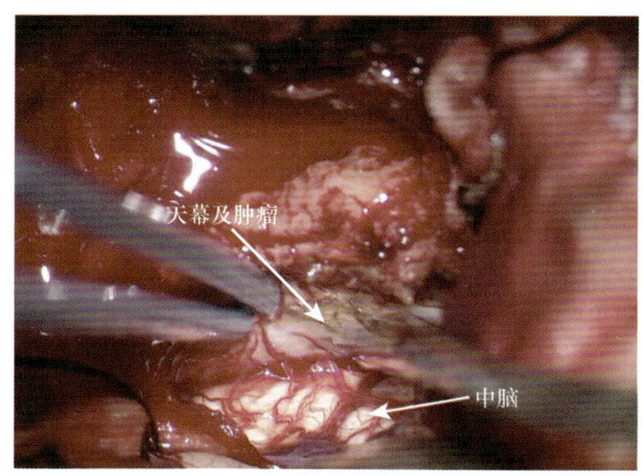

图11-15 肿瘤大量侵蚀天幕，幕缘处肿瘤显著压迫中脑并与之粘连紧密，给予小心游离

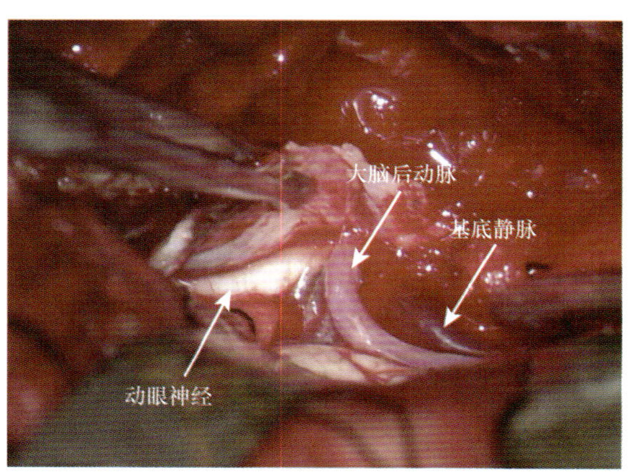

图11-16 肿瘤与大脑后动脉、基底静脉粘连紧密，仔细辨别瘤周重要结构，小心保护

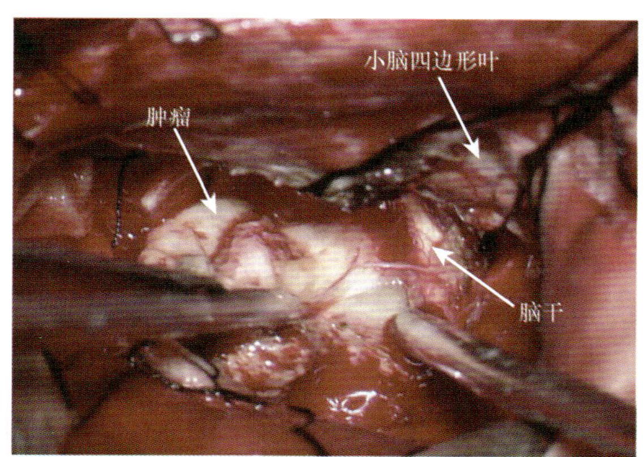

图11-17 肿瘤严重推挤压迫脑干并与之粘连紧密，小心保护脑干及其表面穿支血管

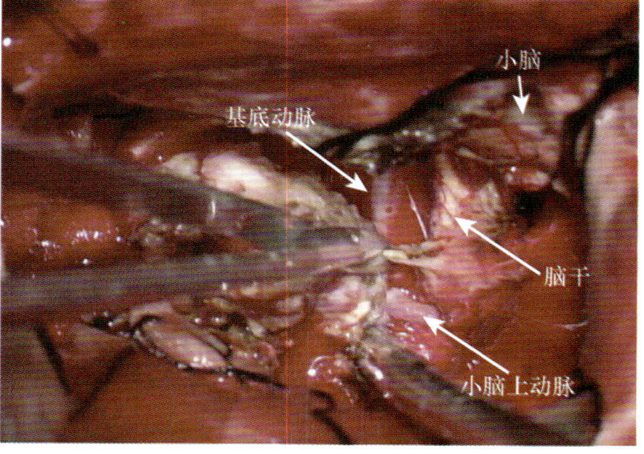

图11-18 肿瘤与基底动脉、小脑上动脉粘连紧密，锐性分离并保护

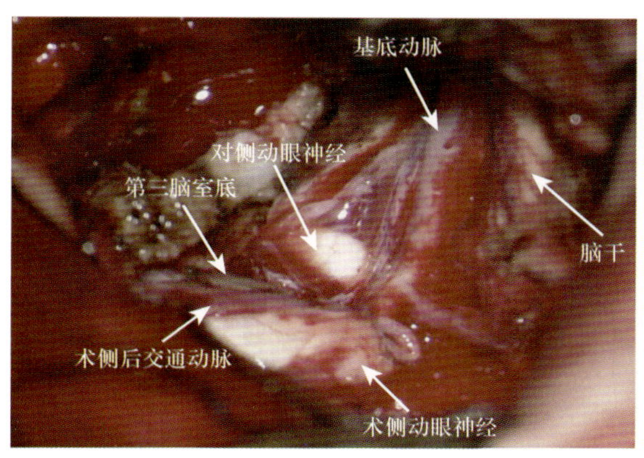

图11-19　显露对侧动眼神经、第三脑室底、漏斗、鞍背等结构

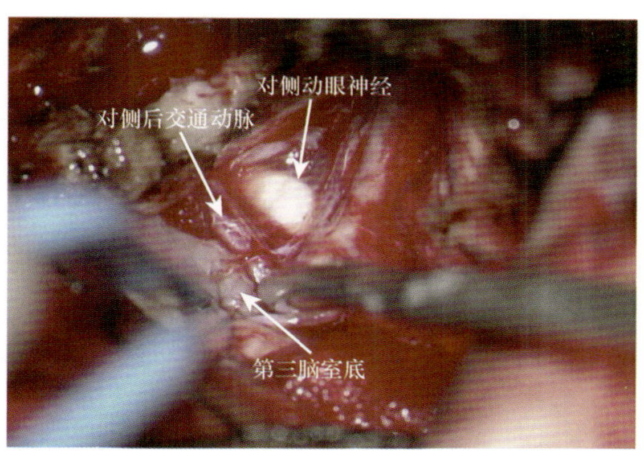

图11-20　肿瘤全切。显露对侧后交通动脉、基底动脉分叉

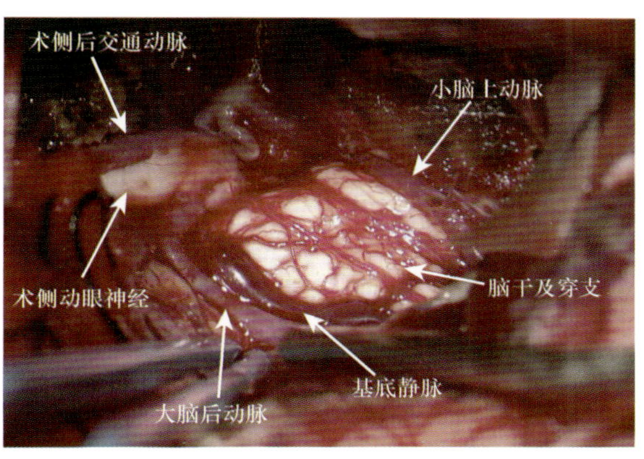

图11-21　显露术侧后交通动脉、术侧大脑后动脉P1及P2段、基底静脉、脑干及其穿支血管

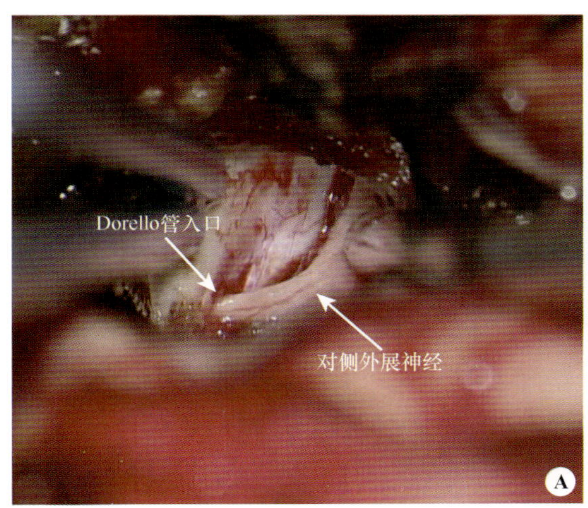

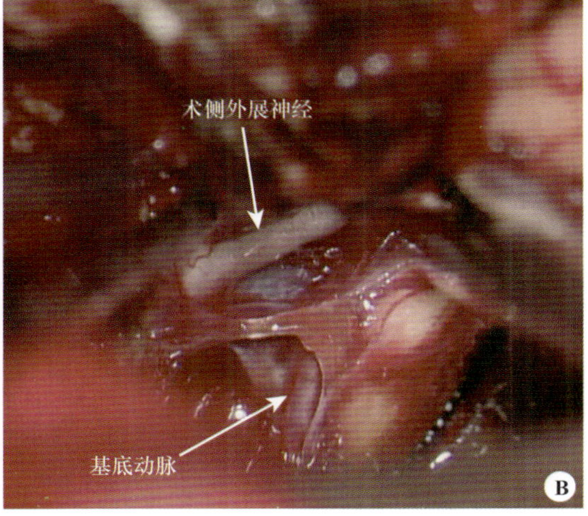

图11-22　显露双侧外展神经，术腔止血满意

【病理检查】

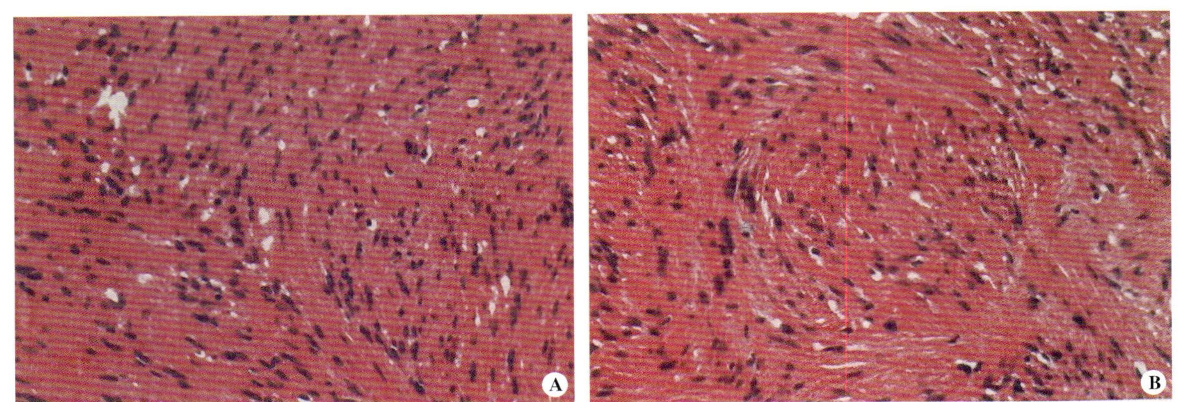

图11-23 病理：神经鞘瘤

【预后】 患者术后恢复顺利，右侧颜面部麻木症状较术前改善，余无异常。

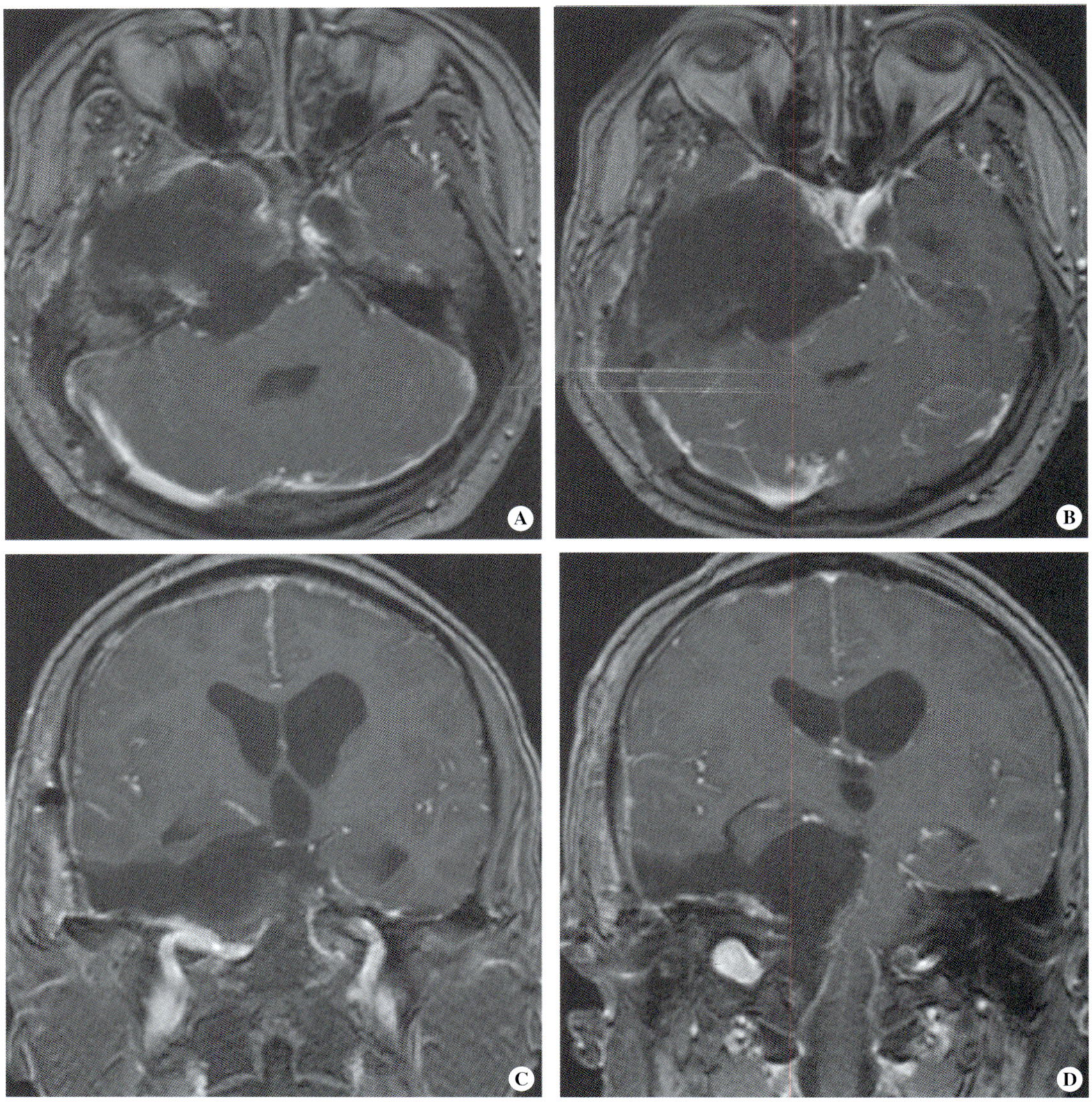

图11-24 术后复查MRI显示肿瘤切除满意

五、专家点评

三叉神经鞘瘤根据起源的部位、发展方向和肿瘤大小不同，其临床表现有着较大的差异，诊断时应注意首发症状，并结合影像学资料，其诊断并不困难。但因该病进展缓慢，确诊时肿瘤体积一般已比较巨大。因此，在20世纪90年代以前该肿瘤手术全切除率仅在50%左右。近年来，随着影像学和颅底显微外科技术的发展与进步，该肿瘤的全切除或近全切除率上升至70%左右，影响肿瘤全切除的最主要因素是显露不充分，因此，根据肿瘤的位置及与附近结构的关系选择理想的手术入路对全切除肿瘤至关重要。巨大三叉神经鞘瘤是一种良性肿瘤，经手术治疗彻底切除是治愈及防止复发的唯一办法。

由于该例三叉神经鞘瘤体积巨大，侵及鞍旁、海绵窦、岩尖及颅后窝，肿瘤包绕颈内动脉海绵窦段，并极度推挤压迫脑干，故手术风险极大。

术中注意事项：

（1）由于肿瘤体积巨大，环池脑脊液稀少，并且幕上出现梗阻性脑积水，手术开始时显露肿瘤较为困难，若损伤Labbé静脉可出现失语、失写及脑水肿等严重并发症，造成不必要的损害，所以应少量切除颞底脑组织，同时避免强行牵拉脑组织及Labbé静脉。

（2）由于肿瘤体积巨大、质地硬韧且血供非常丰富，瘤内减压时要注意控制出血量，以确保术野干净，尽量避免在血泊中操作，进而避免误伤重要结构，从而减少术后并发症，提高患者生活质量。

（3）对于位于海绵窦处的三叉神经鞘瘤，其特点是常包裹颈内动脉海绵窦段，术者在该处操作时要格外小心谨慎。若两者粘连紧密、较难分离，可考虑将肿瘤少量残留并电灼，同时要警惕颈内动脉因电灼造成的痉挛。

（4）由于肿瘤向四周呈膨胀式生长的特点，常挤压动眼神经、脑干、外展神经、基底动脉、大脑后动脉等颅底重要的神经、血管组织结构，若肿瘤与周围神经、血管等重要组织结构粘连紧密，应尽量给予锐性分离，减少对周围组织不必要的损伤。此患者瘤体严重推挤压迫脑干并与之粘连紧密，分离时较易引起邻近血管损伤甚至脑干梗死，所以对术者的颅底解剖知识及显微手术技巧的娴熟度都是一个巨大的考验。

（5）由于该例肿瘤囊性变成分很少，而肿瘤大部分为实性变，实性部分的特点是质地极为硬韧，所以需要充分瘤内减容分块切除，对术者的毅力和耐力也是很大的考验。

（6）当进行基底动脉操作时，要警惕脑干穿支血管的热灼损伤及痉挛，脑干穿支动脉的损伤易导致严重致残；外展神经穿Dorello管入口处容易受到热损伤，应尽量减少电凝操作，从而减少并发症的发生。

良好的肿瘤显露是切除颅底肿瘤和保护重要神经、血管的前提，术者需要提前预判断瘤周重要结构，并且要熟悉颅底肿瘤的生理解剖及病理解剖，以求最大限度地保留神经功能及邻近结构的完整性，这对提高患者术后生存质量有着至关重要的作用。

（刘亚伯　刘　宁　闫长祥）

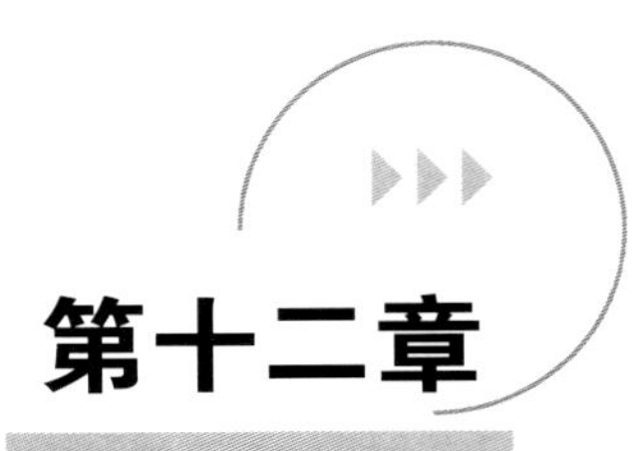

第十二章 骑跨岩尖脑膜瘤

岩尖区是指从内听道到岩骨尖的这一狭小区域，毗邻海绵窦后壁，有岩上窦、岩下窦与之交通，后方为脑干，邻近有第Ⅲ、Ⅳ、Ⅴ、Ⅵ、Ⅶ、Ⅷ等对脑神经走行，此区域脑膜瘤与上述结构关系密切。随着显微神经外科技术的发展和对岩斜区显微结构认识的不断深入，岩尖脑膜瘤的手术病死率已明显下降，但大宗病例报道的平均手术病死率仍在4.5%左右，术后各种并发症发生率为31%～70%，目前其仍被认为是神经外科高难度手术之一。

一、临床表现

岩斜区脑膜瘤患者的起病通常比较隐匿且临床表现缺乏特异性，临床症状的进展较为缓慢，这也延误了患者的诊断与治疗。岩斜区脑膜瘤患者从出现临床症状到确诊一般需要2.5～4.5年的时间。

1. 头痛　是患者最常见的主诉，但缺乏特异性。

2. 脑神经损害　是由于肿瘤侵犯脑神经造成的，以三叉神经和前庭蜗神经受累最为常见，表现为面部麻木和听力下降，也有患者表现为三叉神经痛，有近1/2的患者有面神经受累，表现为不同程度的面瘫，1/3的患者会出现后组脑神经受累，表现为吞咽困难及饮水呛咳，虽然动眼神经、滑车神经和外展神经也容易受累，但较少出现临床症状。

3. 小脑征　是由于肿瘤直接或间接压迫小脑造成的，大约有70%的患者会出现小脑征，其是最常见的定位体征，表现为步态不稳及共济失调。

4. 脑干损害症状　是由于肿瘤压迫脑干造成的，表现为不同程度的锥体束征及躯体感觉障碍，症状的严重程度与脑干受压的程度有关，但也因人而异，报道称有15%～57%的患者出现不同程度的瘫痪，15%～20%的患者有躯体感觉障碍。

5. 颅内压增高症状　是由于肿瘤占位效应及梗阻性脑积水造成的，通常发生在疾病晚期。

二、影像学检查

1. 头颅CT检查　可显示岩斜区脑膜瘤呈分叶状或卵圆形均匀等密度或高密度团块影，边界清晰，部分肿瘤可见散在高密度钙化灶，少数伴有瘤内囊变或坏死，呈低密度，增强后肿瘤呈均匀明显强化，肿瘤周围可有不增强的低密度水肿带。头颅CT还可用于评估颅底骨质的改变，多数颅底骨质表现为反应性增生，少数表现为侵蚀性破坏。

2. 头颅MRI检查　对于岩斜区脑膜瘤的诊断和治疗具有重要意义，它不仅能准确显示肿瘤的位置、大小及侵犯范围，还能显示肿瘤与周围血管、神经及脑干等重要结构之间的关系。大部分肿瘤在T_1加权像呈等信号或稍低信号，在T_2加权像呈稍高信号，增强后肿瘤呈均匀的明显强化，肿瘤基底附着的硬脑膜也常有明显强化，呈典型的“脑膜尾征”。在T_1加权像上还能判断肿瘤与基底动脉之间的关系，在T_2加权像上可评估肿瘤的质地、肿瘤与脑干间蛛网膜界面的情况及瘤周水肿的程度等。

3. 脑血管造影　可显示基底动脉及颈内动脉的移位和受累，肿瘤通常由颈外动脉及其分支供血，并可见增粗的脑膜垂体干。

三、治　　疗

对于大多数岩斜区脑膜瘤患者来说，手术是首选的治疗方案，而且多数手术治疗效果令人满意。目前人们对大型岩斜区脑膜瘤的治疗方案少有争议，但对于小型岩斜区脑膜瘤的治疗方案仍存在不同观点，有学者认为对于肿瘤较小且无临床症状的患者，可以采用定期影像学随访来动态地观察肿瘤变化，而不需要进行手术治疗。也有学者认为较小（直径<3cm）的肿瘤更易完全切除，术后并发症发生率较低，应积极手术治疗，并且随着肿瘤的生长，肿瘤侵犯周围的血管、神经，给手术全切除造成困难。根据以往报道及笔者的经验，肿瘤较小并没有明显提高肿瘤的全切率，考虑到岩斜区脑膜瘤手术难度大、术后并发症多，肿瘤直径<3cm且无临床症状的患者可行定期影像学随访，一旦发现肿瘤直径超过3cm或患者出现临床症状，应行手术治疗。

关于手术入路：岩尖部脑膜瘤位置较深，这一区域的解剖关系复杂，因而选择理想的手术入路，保持宽阔的术野和良好的显露是手术成功的关键。

如肿瘤较小且局限在岩尖和海绵窦后部，可采用额颞开颅颞下入路；如肿瘤较大，特别是累及蝶骨、海绵窦但未累及脑桥小脑角者，应选择额颞开颅断颧弓颞下入路。后者的优点是充分显露蝶骨、海绵窦区，足以显露岩尖和上斜坡；最大缺点是入路长，显露脑桥小脑角和中斜坡困难。手术时，先切除蝶海绵窦区肿瘤，后沿岩骨嵴切开小脑幕内侧缘，切除岩尖和上斜坡肿瘤。该类型肿瘤手术后并发动眼神经和三叉神经眼支的损伤较多，术中须注意保护。

颞下-小脑幕入路的特点是对岩尖、上斜坡显露充分，对海绵窦和脑桥小脑角内侧显露也满意；但由于岩骨嵴的阻挡，中斜坡显露受限，而且不能完全切除累及硬脑膜外和岩尖的肿瘤；岩尖-小脑幕入路的特点是在颞下小脑幕入路的基础上，磨去岩骨尖，扩大对中斜坡区和脑桥小脑角的显露，可以切除同时累及海绵窦、岩尖、中上斜坡和颅后窝的肿瘤。这两种入路的最大缺点是对Labbé静脉影响较大。

如肿瘤巨大，累及脑桥小脑角外侧和中下斜坡，则采用乙状窦后入路。乙状窦后入路不能切除岩尖和累及硬脑膜外的肿瘤。如肿瘤主要向后方生长，较多地侵及岩骨后表面和斜坡，肿瘤主体位于脑桥小脑角，乙状窦前入路是最佳手术入路。其优点是充分利用骨性空间，明显减少对脑组织的牵拉；缩短到达岩尖的距离；对Labbé静脉影响较小；磨去部分岩骨，可完整保留面神经和听神经功能；前方可足够显露海绵窦，后方能充分显露脑桥小脑角、中上斜坡，甚至可显露中下斜坡。特点是手术创伤大，磨去岩骨嵴时容易损伤面神经管、骨性半规管，导致面神经损伤和听力损失。

四、典型病例

【简要病史】　患者，男性，43岁，汉族，已婚，公务员，籍贯：山西。主诉：间断头痛3年，右侧面部麻木1年。现病史：患者3年前无明显诱因出现头痛，发作不规律，曾口服镇痛片等药物，头痛可稍缓解。近1年出现右侧面部麻木，曾行针灸治疗，效果不佳。既往史无特殊。入院查体阳性体征：右侧颜面部V_1～V_3浅感觉减退；共济运动稍差。

【影像学表现】

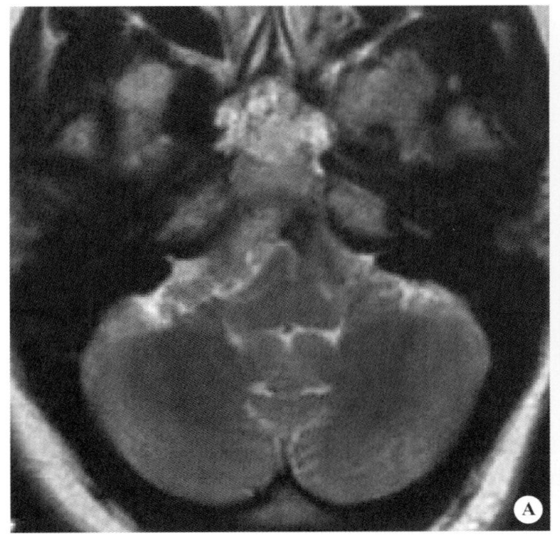

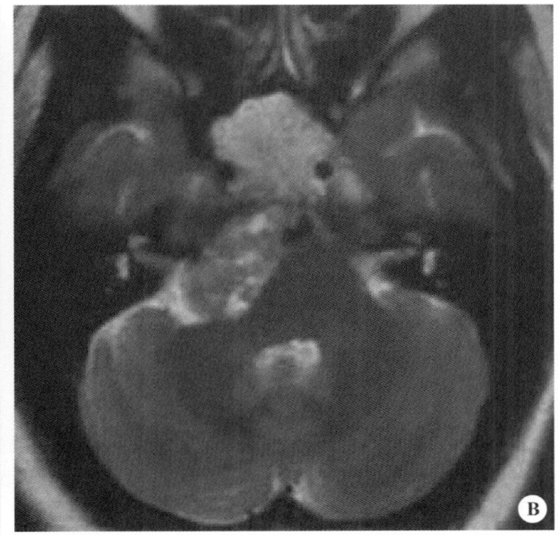

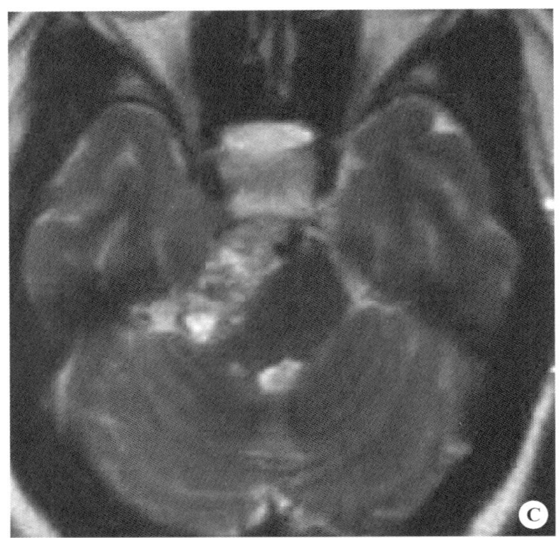

图12-1 术前MRI轴位T_2加权像平扫显示，肿瘤呈等长T_2信号，边界清晰，与面神经、听神经、三叉神经、基底动脉关系密切

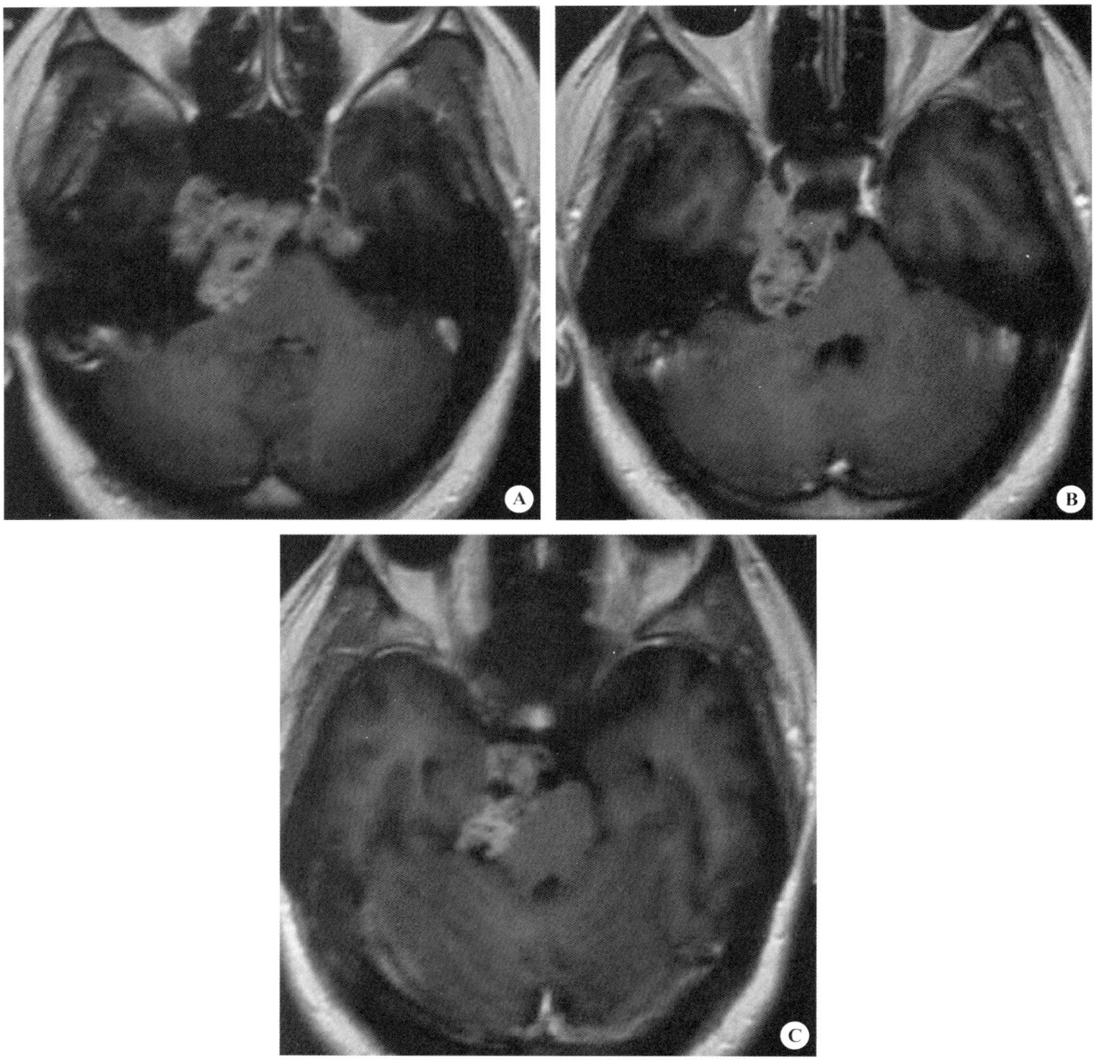

A

B

C

图12-2 术前MRI轴位T_1加权像增强扫描显示，肿瘤骑跨岩尖生长，边界清晰，显著挤压脑干，部分肿瘤位于海绵窦内生长且与颈内动脉关系密切，注射药物后肿瘤显著不均匀强化

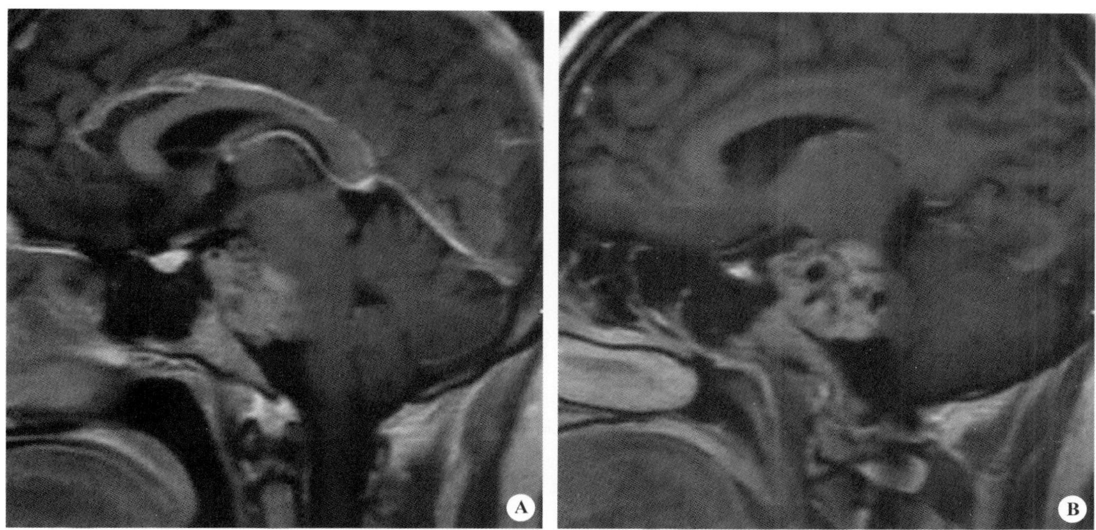

图12-3　术前MRI矢状位T_1加权像增强扫描显示，肿瘤基底主要位于岩尖和上斜坡硬脑膜

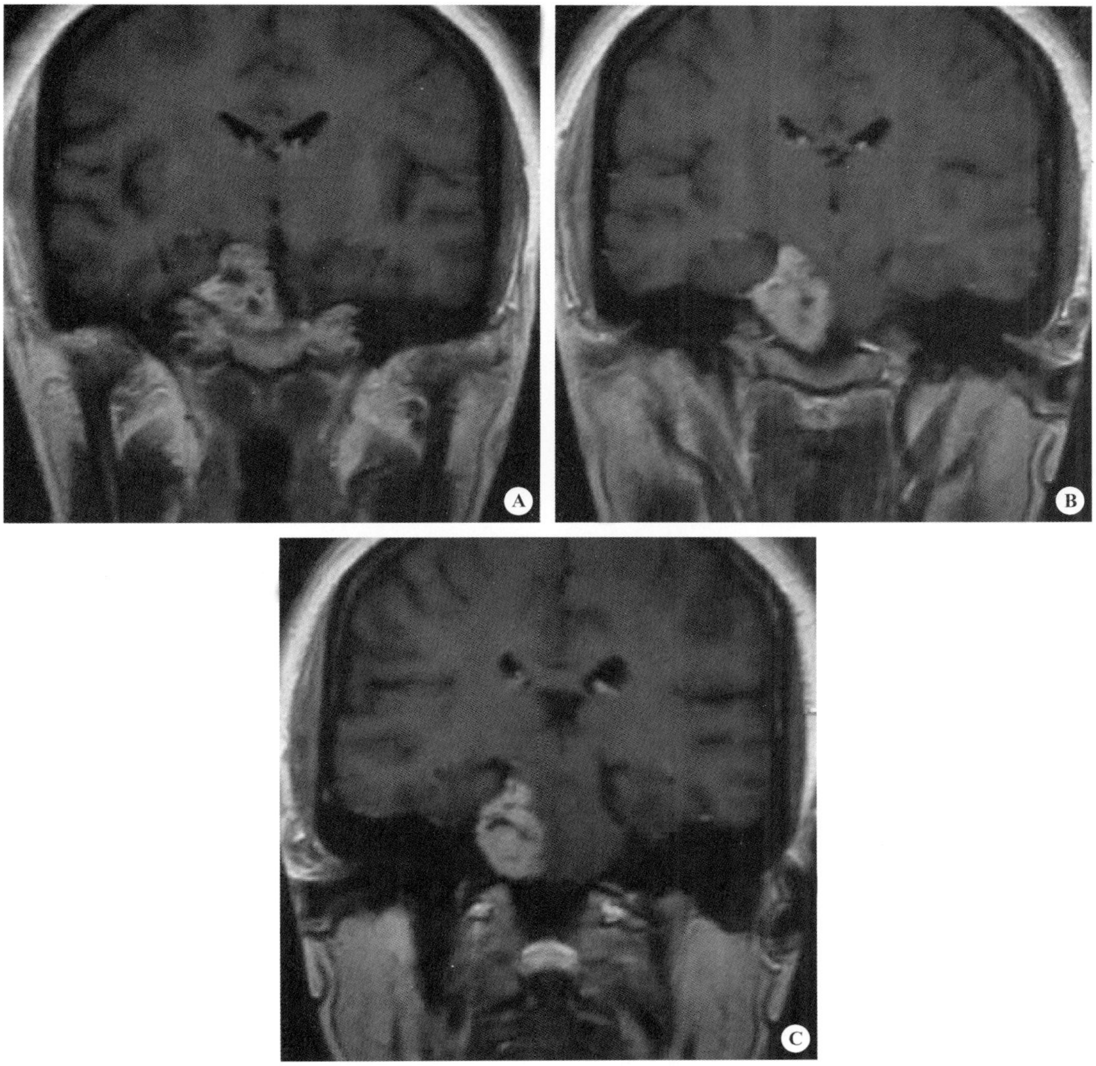

图12-4　术前MRI冠状位T_1加权像增强扫描显示，肿瘤不均匀强化，与岩尖、天幕等处硬脑膜关系密切

【术前诊断】 脑膜瘤（右侧海绵窦、岩尖、岩斜区）。
【手术入路】 右侧颞枕开颅颞下入路肿瘤切除术。

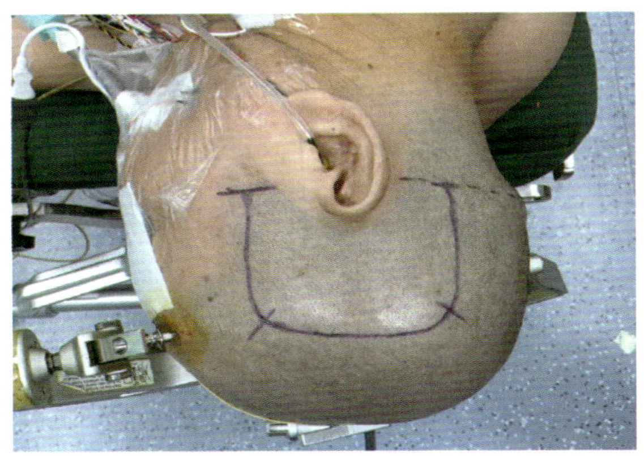
图12-5 手术切口及体位

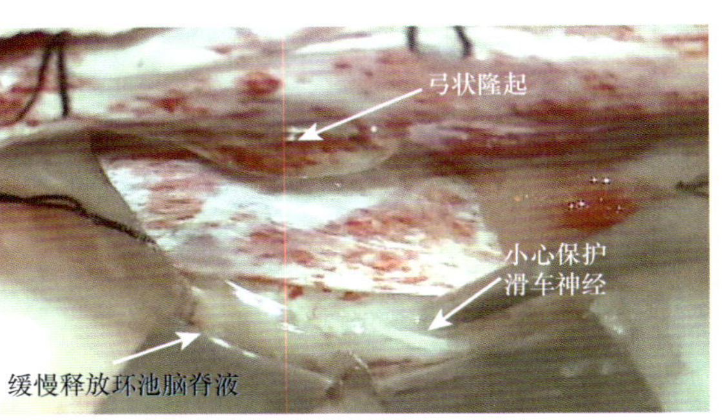

图12-6 缓慢释放环池脑脊液

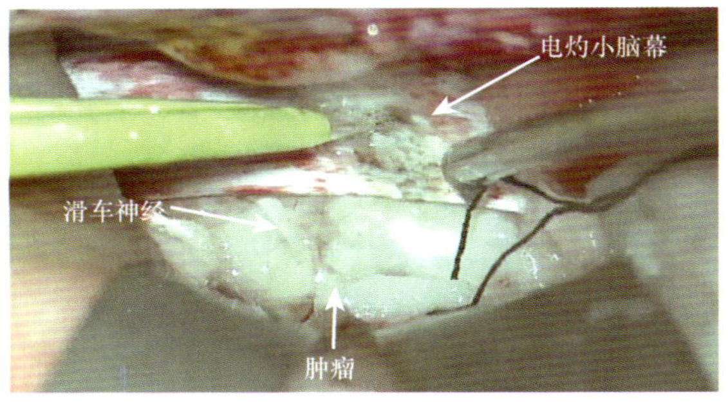

图12-7 锐性游离滑车神经，电灼小脑幕以便切开

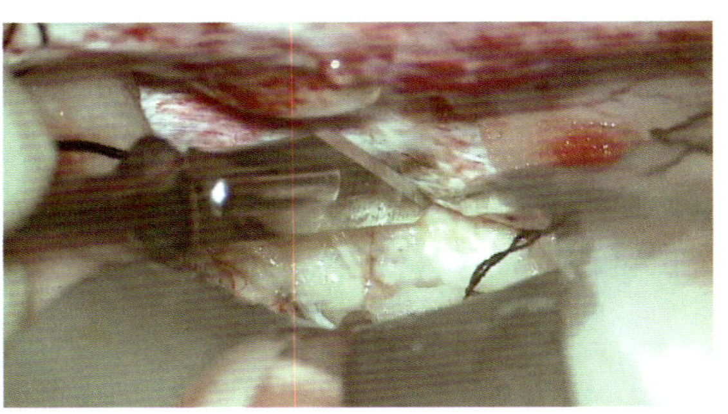
图12-8 切开小脑幕

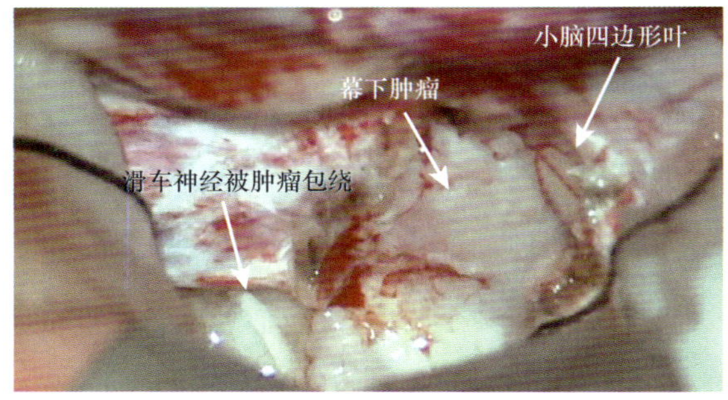

图12-9 切开小脑幕后，显露幕下肿瘤及小脑组织

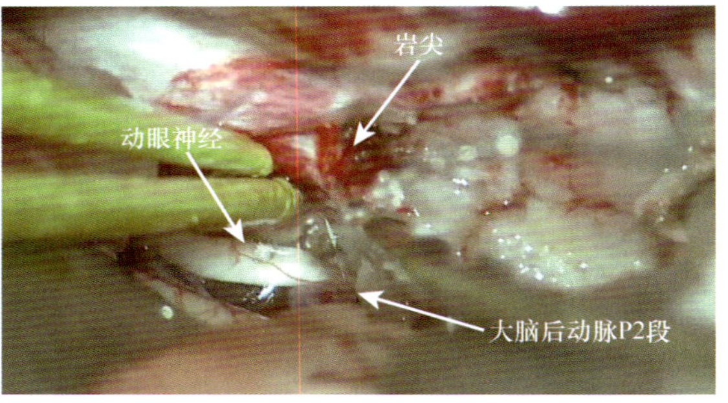

图12-10 电灼岩尖及上斜坡处肿瘤基底，游离保护动眼神经，分块切除部分肿瘤

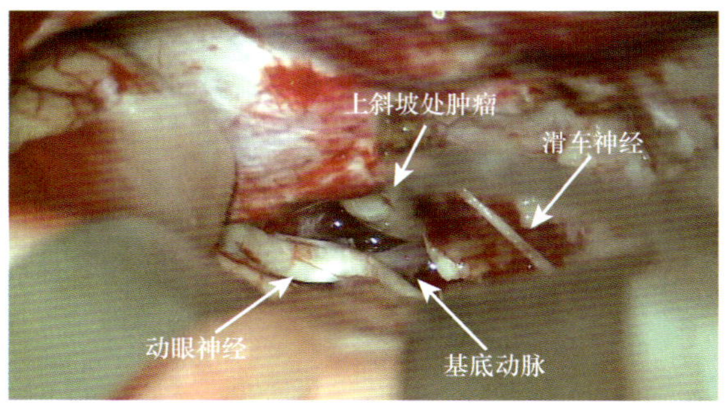

图12-11 小心游离肿瘤与基底动脉、动眼神经粘连处

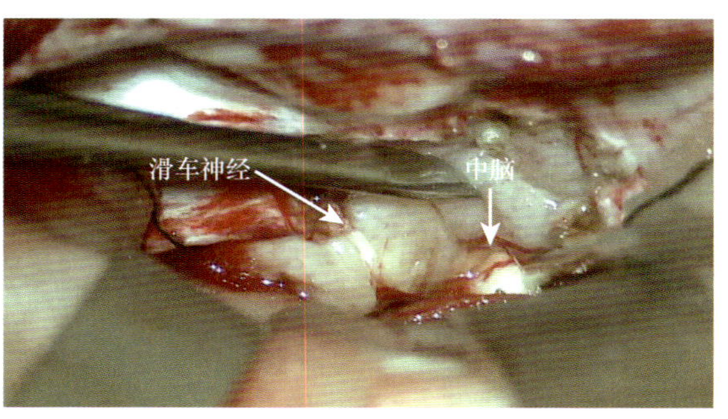

图12-12 肿瘤与脑干粘连紧密，给予小心锐性分离

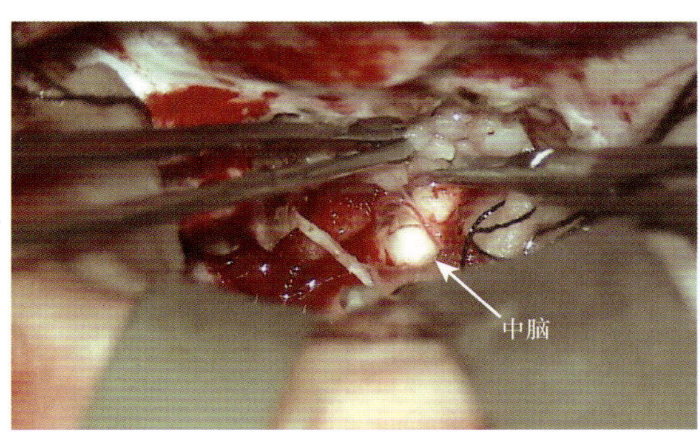

图12-13　分块切除肿瘤，小心保护脑干及其表面穿支血管

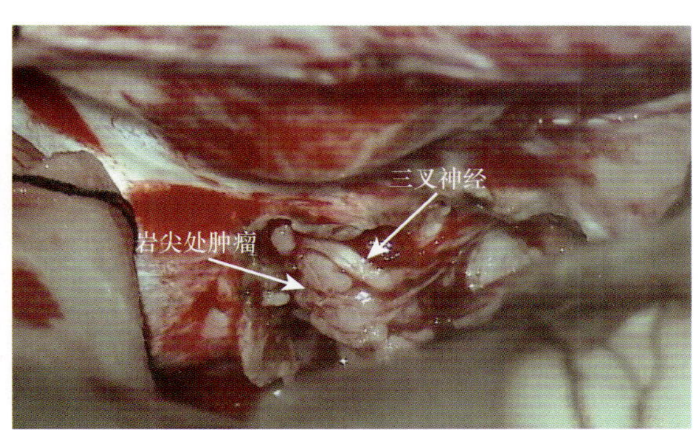

图12-14　岩尖处肿瘤与脑池段三叉神经粘连紧密，三叉神经向侧方显著移位

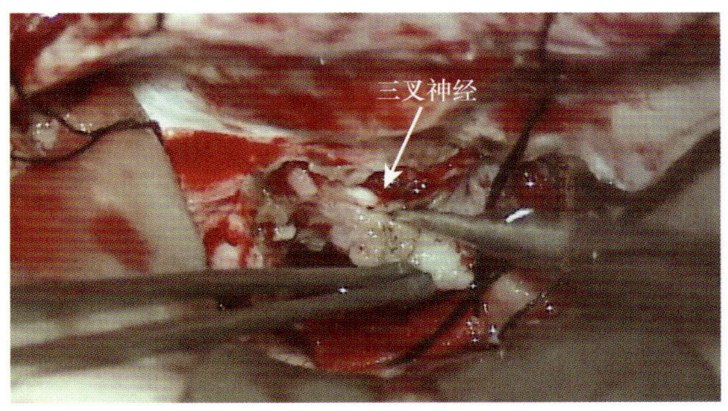

图12-15　锐性分离三叉神经与肿瘤粘连处，切除该处肿瘤

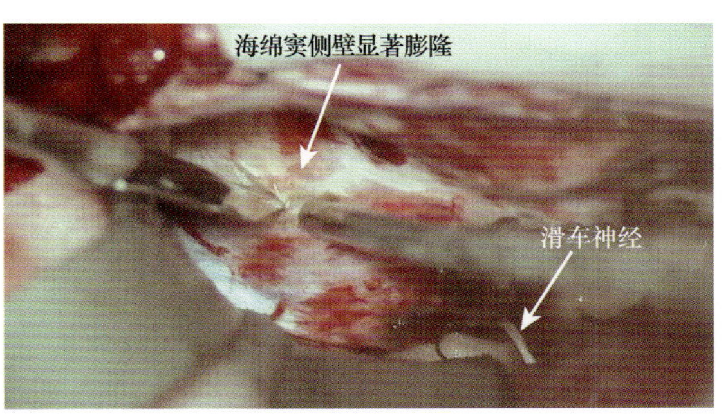

图12-16　电灼并切开海绵窦外侧壁，显露海绵窦处肿瘤

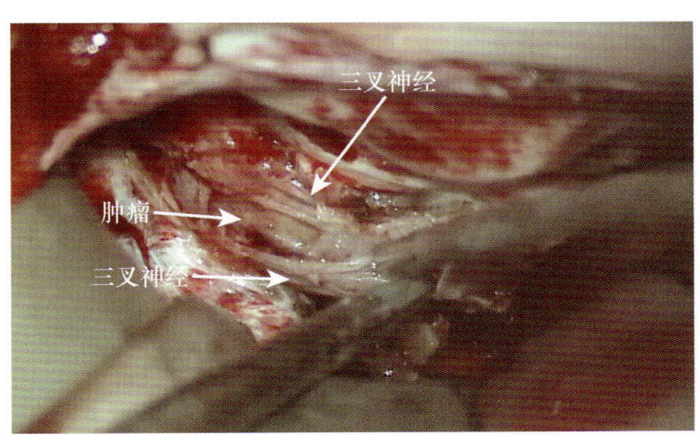

图12-17　海绵窦内肿瘤位于三叉神经的内侧，并且两者粘连紧密

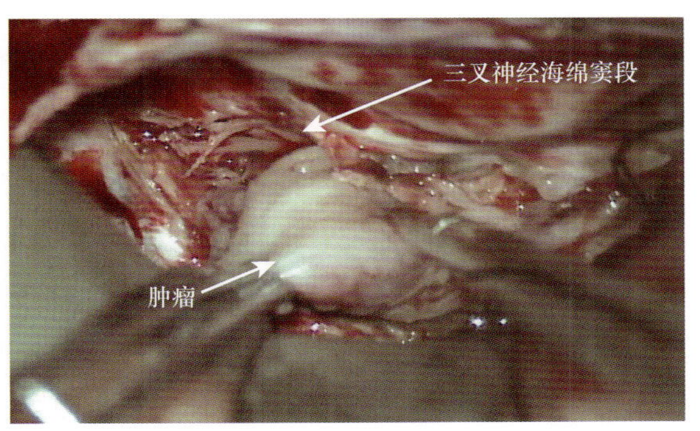

图12-18　完整游离该处肿瘤，分块切除

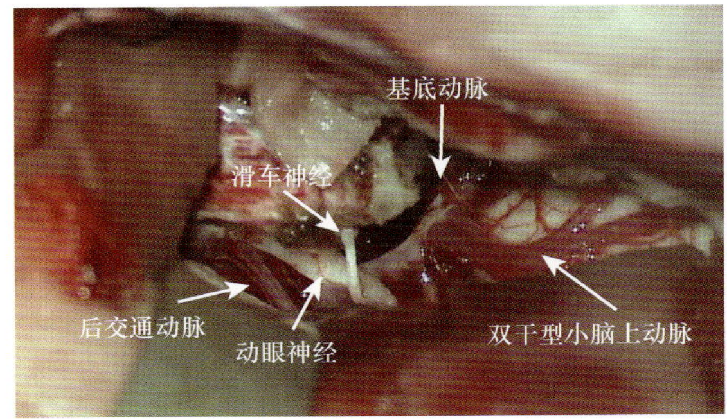

图12-19　肿瘤全切，瘤周结构保护完好

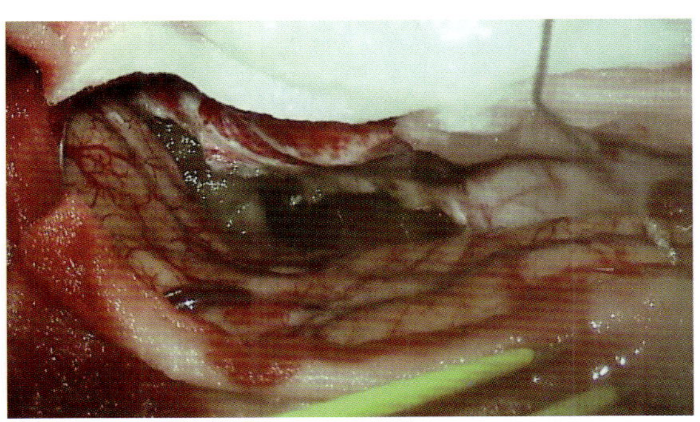
图12-20　术毕术腔冲水清亮

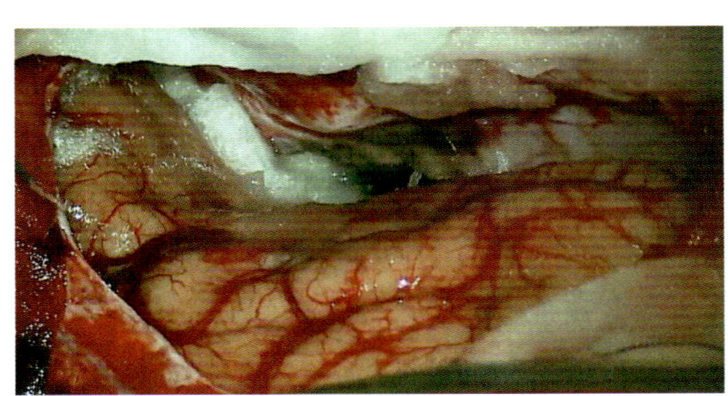

图12-21 颞叶脑组织保护完好

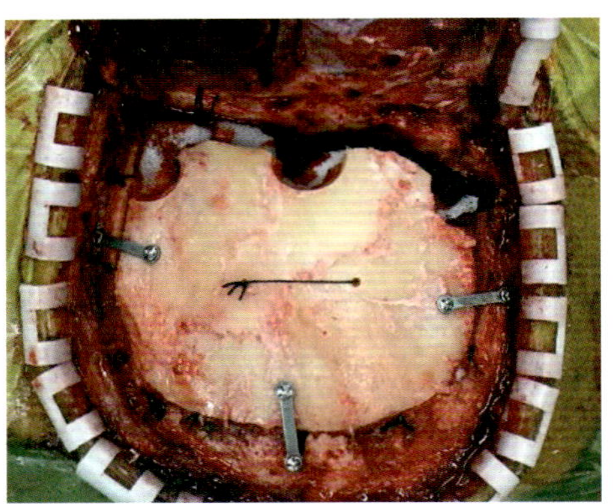

图12-22 骨瓣复位

【病理检查】

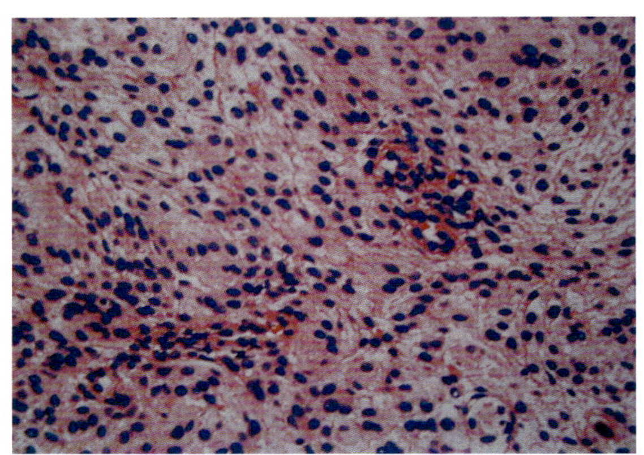

图12-23 病理：透明细胞型脑膜瘤

【预后】 术后恢复顺利，无神经功能障碍。

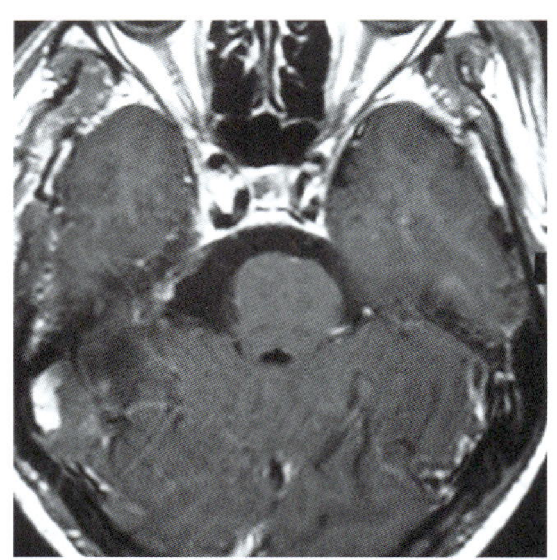

图12-24 术后轴位MRI增强扫描

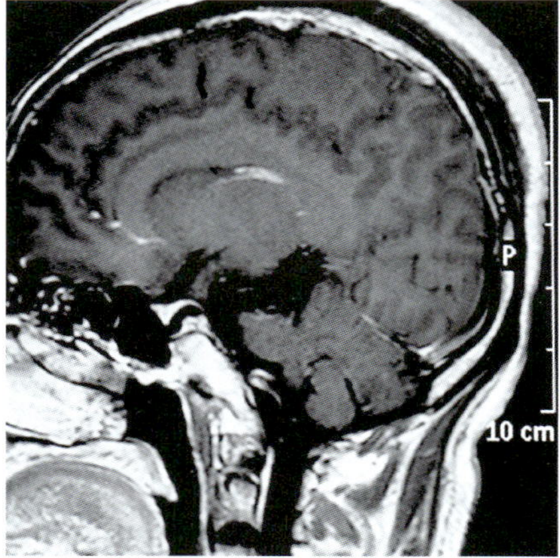

图12-25 术后矢状位MRI增强扫描显示，肿瘤全切

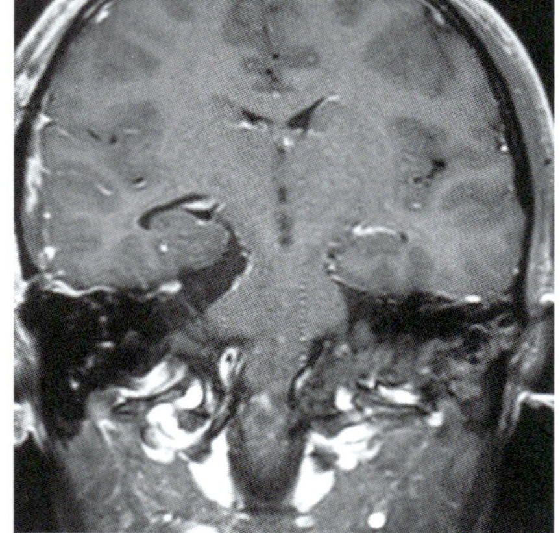

图12-26 术后冠状位MRI增强扫描显示，肿瘤切除满意

五、专家点评

岩斜脑膜瘤，尤其是骑跨岩尖的岩斜脑膜瘤，手术难度较大，对神经外科专业医师要求极高。颞下入路是该区域肿瘤手术最为常见，也最为神经外科医师熟悉的入路。术中注意要点：①骨窗下缘一定要平颅中窝底，磨钻是术中必备器械；②良好、充分且缓慢的环池脑脊液释放，能够最大限度地减少颞叶脑组织的牵拉损伤；③Labbé静脉、颞叶底面粗大引流静脉术中要小心保护；④肿瘤与动眼神经、滑车神经、三叉神经粘连处尽可能锐性分离；⑤分离脑干界面时，要格外注意保护脑干表面穿支血管；⑥刚开始操作时，空间狭小，瘤内减压和离断基底要交替进行。

颞下经小脑幕入路在切除骑跨颅中窝、颅后窝肿瘤方面有以下优点：

（1）颞下经小脑幕入路手术操作简单、省时，常无须钻磨岩骨，节约了开颅时间。术后少见由于岩骨气房开放造成脑脊液耳漏，或岩骨内耳结构及面神经损伤而造成听力下降、面瘫等并发症。同时由于颅中窝底骨质缺损小，故术后无须进行特别的颅底重建。

（2）颞下经小脑幕入路对颅中窝、颅后窝均有较为满意的显露和较大的操作空间。手术时先牵开颅中窝底的颞叶，可直视下切除颅中窝和海绵窦内肿瘤。在颅中窝肿瘤切除完以后，牵开位于小脑幕上的颞叶底部，切开小脑幕，便可以顺利地进入颅后窝处理该部分肿瘤，对于脑膜瘤可早期在直视下铲除肿瘤来自于岩斜部硬脑膜和小脑幕的血供而减少术中出血。除可显露动眼神经、滑车神经、大脑后动脉、后交通动脉、小脑上动脉等小脑幕裂孔游离缘的结构外，还可观察到中脑侧方及腹侧的结构，这是单纯额颞翼点入路或枕下乙状窦后入路所不能完全做到的。

就骑跨颅中窝、颅后窝脑膜瘤而言，影响全切除的常见原因主要包括：①肿瘤侵犯海绵窦；②肿瘤包绕颈内动脉、基底动脉；肿瘤与脑干之间的界线不清，难于分离；③肿瘤侵犯硬脑膜和颅底骨质；④老年体弱者；⑤肿瘤质地。在上述情况下，不应片面追求肿瘤全切除，以免术后出现严重的神经功能缺损，甚至危及生命。另外，当肿瘤基底偏向脑桥小脑角方向时，由于岩骨嵴阻挡，肿瘤全切除困难，此时可磨除适当范围的岩尖、岩嵴，移位三叉神经半月节来改善显露，消除死角。应用经颞下小脑幕入路切除跨岩尖颅中窝、颅后窝肿瘤具有手术操作简便、省时、显露好、疗效佳、并发症少的优点。由于Labbé静脉距静脉窦角的距离决定是否适宜应用这一入路，故术前对Labbé静脉的位置进行判断十分重要。

应用颞下经小脑幕入路切除颅中窝、颅后窝肿瘤时还应注意以下几点：

（1）术前应用CT血管造影三维重建检查对Labbé静脉汇入静脉窦的位置进行评估十分重要。若Labbé静脉汇入点接近静脉窦角则不适宜应用这一入路：一方面会妨碍颞叶的牵拉显露；另一方面在勉强牵拉颞叶过程中容易造成Labbé静脉损伤，导致术后颞叶静脉性梗死甚至失语。

（2）颞下经小脑幕入路开颅时，要求骨窗前方尽量接近颅中窝底，后方显露出横窦上缘3～4cm，从而有利于牵拉颞叶，改善显露，增大观察脑桥小脑角的视角。此外，术前预置腰椎穿刺也十分重要。术中腰椎穿刺放出脑脊液可降低颅内压，进而通过增加颞叶抬起的高度改善显露，保护Labbé静脉。

（3）对于骑跨颅中、后窝脑膜瘤手术，注意顺着由颅中窝肿瘤切除时所形成的理想界面向后分离切除颅后窝肿瘤。若开始就从颅后窝肿瘤表面向前分离，则有可能将颅中窝部分肿瘤内上方受压变薄的硬脑膜误认为肿瘤包膜，损伤动眼神经或滑车神经。

（张建斌　刘　宁　闫长祥）

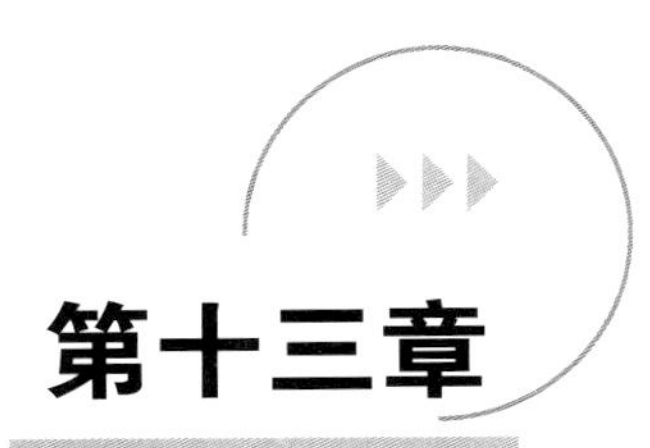

第十三章 斜坡脑膜瘤

斜坡是颅底的一个特殊区域，位于颅底深部中央区，与脑桥、延髓的腹侧、第Ⅴ～Ⅻ对脑神经、颈内动脉和基底动脉、颈静脉球等重要组织的解剖位置关系密切。目前，国内专家共识认为岩斜区脑膜瘤（petroclival meningiomas，PCMs）是指位于上2/3斜坡和内耳道的内侧或位于上2/3斜坡和三叉神经内侧，以岩骨斜坡裂为中心的脑膜瘤，而不包括起源于下斜坡和内听道外侧的脑膜瘤。岩斜区脑膜瘤占颅内原发肿瘤的0.4%。女性的发病率高于男性，为(1.3～5.7)：1。发病的平均年龄为47.8～54.4岁。

一、临床表现

岩斜区脑膜瘤的临床表现与肿瘤的位置、大小、生长速度和生长方向密切相关，但缺乏一定的特异性。因岩斜区脑膜瘤在解剖结构上紧邻脑干、小脑、后组脑神经、海绵窦、椎动脉和基底动脉等重要结构，因而可根据上述组织受累情况将临床表现大致分为以下几类。

1. 头痛 岩斜区脑膜瘤生长速度较慢，岩斜区存在一定的代偿间隙，因而当出现头痛症状时肿瘤通常已长得比较大。

2. 小脑受损症状 肿瘤累及小脑和脑干时常表现为步态不稳、眼球水平震颤、头晕等症状。

3. 海绵窦及面神经和听神经受损症状 肿瘤累及海绵窦时，可出现外展神经和动眼神经受损症状。临床表现为眼球运动障碍、复视、上睑下垂、听力下降、面瘫或面肌痉挛等。

4. 偏瘫及脑积水 肿瘤累及脑干时，因肿瘤挤压脑干，可出现偏瘫症状。肿瘤巨大时，可压迫第四脑室或枕骨大孔区而导致梗阻性脑积水。

5. 短暂性脑缺血发作 肿瘤压迫椎动脉或基底动脉时，因供血不足可出现短暂性脑缺血发作。

6. 岩尖综合征 因三叉神经和外展神经受损而出现典型的岩尖综合征，即受累侧眼球内斜视及眼支和面部疼痛或麻木，并有感觉减退、肿瘤所在侧的眼球内斜视及面部疼痛或麻木。

7. 后组脑神经受损症状 可表现为吞咽困难、声音嘶哑、饮水呛咳等症状。

二、影像学检查

1. 颅脑CT CT平扫显示，岩斜区脑膜瘤与绝大多数脑膜瘤有共同的影像学特点，即肿瘤组织呈高密度或等密度，以较广的基底与颅底紧密相连，周围偶可见环绕肿瘤的水肿带。因平扫CT肿瘤密度可与脑组织的密度相等，因而容易漏诊。增强CT可见肿瘤呈现均匀强化状态，矢状位可见“脑膜尾征”。此外头颅CT可显示乳突气房的气化程度，指导术中尽量避免显露乳突气房，以免术后出现脑脊液漏。

2. 颅脑MRI 大部分脑膜瘤的影像信号与脑灰质相接近，在T_1加权像上为等信号，少数表现为低信号；在T_2加权像上可出现低或等信号，增强后绝大部分肿瘤出现均匀强化，大部分肿瘤与相邻脑组织特别是脑干有包膜相隔开。MRI以三维立体的方式清楚地显示肿瘤与延髓、颈髓、椎动脉及基底动脉的关系。当椎动脉、基底动脉被肿瘤包绕或挤压时，其内部血管快速流动的血液产生流空现象，在T_1及T_2加权像上均为低信号。当肿瘤侵及脑干时，主要观察MRI的T_2加权像上肿瘤周围是否有蛛网膜存在、有无脑干软脑膜侵犯、有无脑干水肿。这不仅可以明确术前脑干受累及的情况，有利于术前评估手术风险，而且可以指导术者在术中切除与脑干紧密相连的肿瘤切除程度。盲目地全切会引起术后脑干水肿，产生严重的并发症，甚者呼吸、心搏骤停而死亡。

3. 脑血管造影 参与岩斜区脑膜瘤的动脉主要

分为椎基底动脉、大脑后动脉、颈内动脉及其分支、咽升动脉和脑膜垂体干等。由此可知，岩斜区脑膜瘤供血动脉牵扯甚广，术前如果不能明确了解供血血管及供血位置，术中很有可能出现大出血。因而术前行DSA检查十分重要。也有报道指出，术前可以应用DSA进行靶向血管栓塞，以减少术中大出血发生的可能。

三、治　　疗

岩斜区脑膜瘤的治疗应首选手术治疗，一旦术中将肿瘤全部切除，患者即可获得终生治愈。多项研究表明，对于肿瘤直径小于3cm的小型岩斜区脑膜瘤，可以达到肿瘤全切除且术后致死致残率低，预后良好。对于有症状的岩斜区脑膜瘤和大型岩斜区脑膜瘤均应积极手术治疗。术前准确评估患者自身条件，继而选择合适的手术入路及术者熟练的手术技巧是治疗岩斜区脑膜瘤的关键。

四、典型病例

【简要病史】 患者，女性，48岁，汉族，已婚，公务员，籍贯：河南。主诉：右侧枕部疼痛半年余。现病史：患者半年前无明显诱因出现右侧枕部疼痛，钝痛，发作时间不规律，以劳累后受凉后显著，每次持续数十分钟，自行缓解。曾按颈椎病给予针灸、理疗等治疗，效果无改善，疼痛频率逐渐增加。遂查头部CT及MRI发现颅内占位。既往史：高血压2年余，服用药物控制良好。既往健康状况：良好。入院术前常规筛查未见明显异常。

【影像学表现】

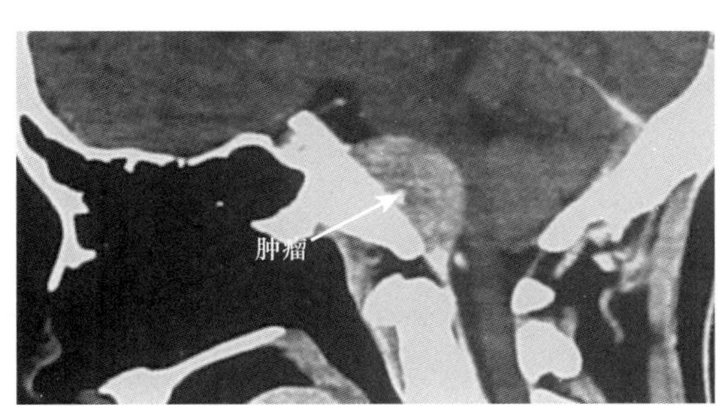

图13-1　术前CT矢状位重建显示，肿瘤位于斜坡上，呈稍高密度

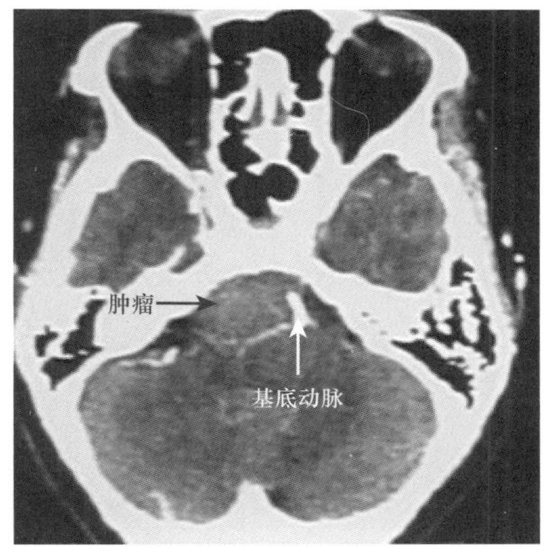

图13-2　术前CT平扫显示，肿瘤呈稍高密度

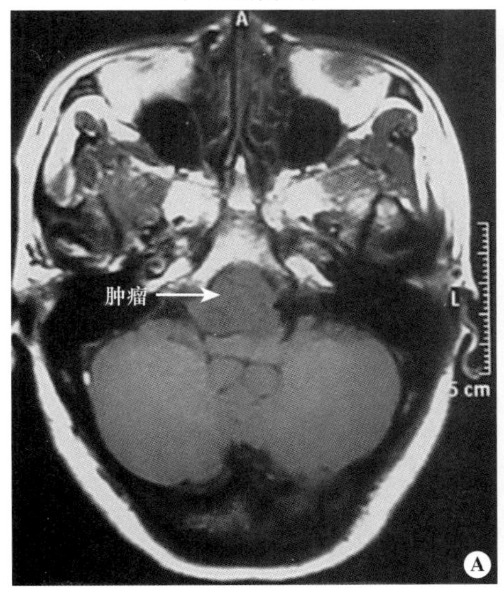

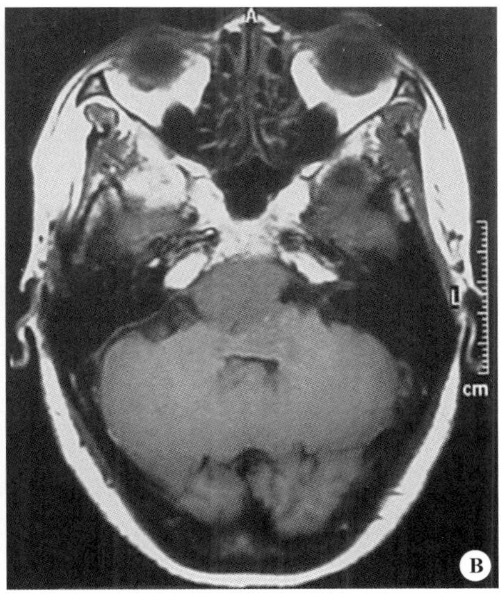

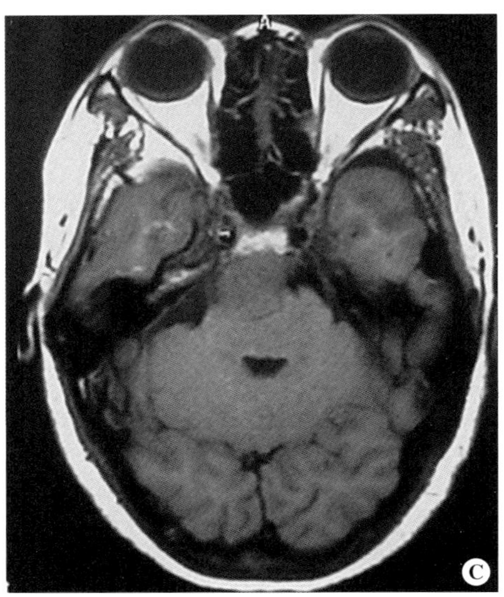

图13-3　术前MRI轴位T_1加权像平扫显示，肿瘤呈等T_1信号，边界清晰

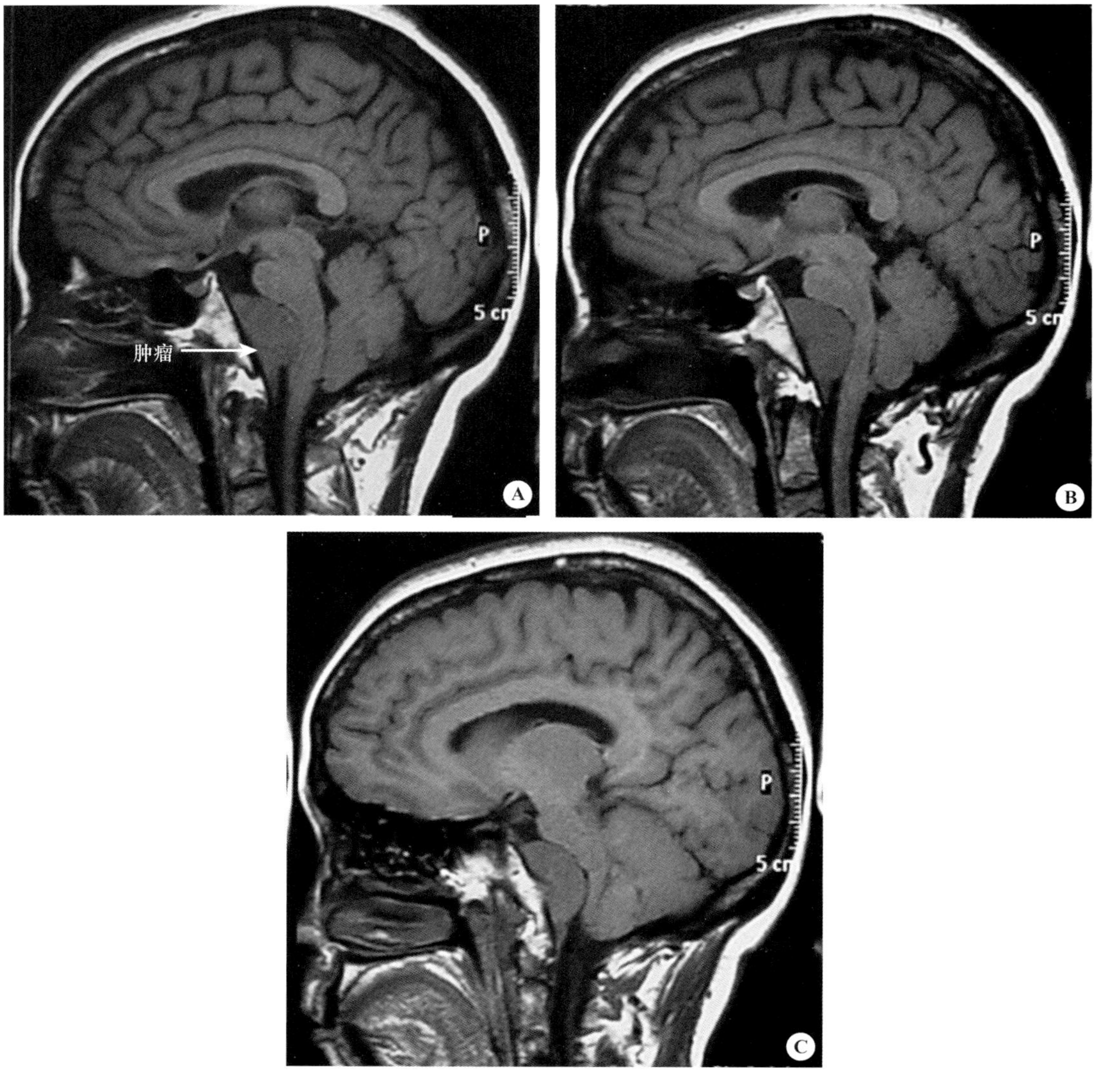

肿瘤

图13-4　术前MRI矢状位T_1加权像平扫显示，肿瘤位于脑干腹侧，向背侧显著推挤压迫脑干

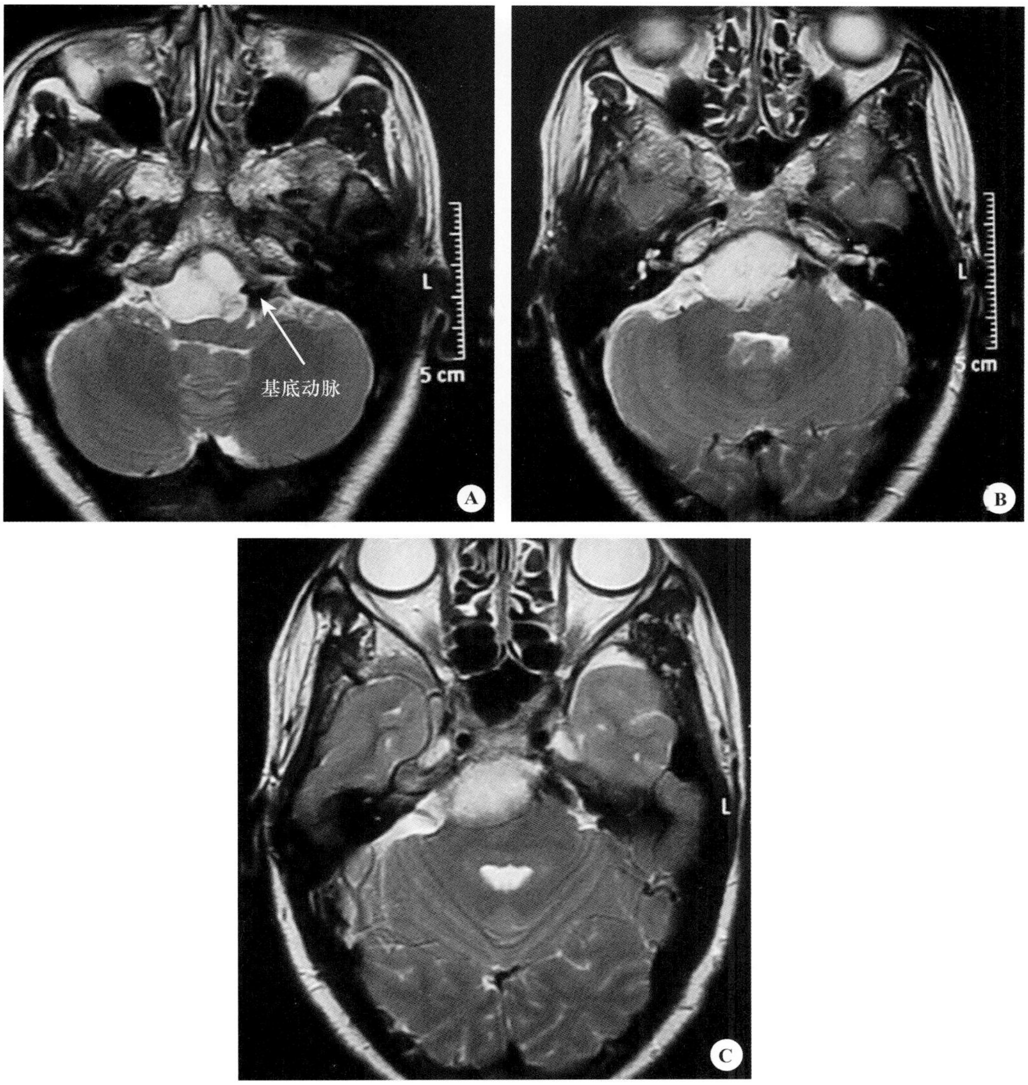

图13-5　术前MRI轴位T_2加权像平扫显示，肿瘤显著向左侧后方推挤压迫基底动脉，两者关系密切

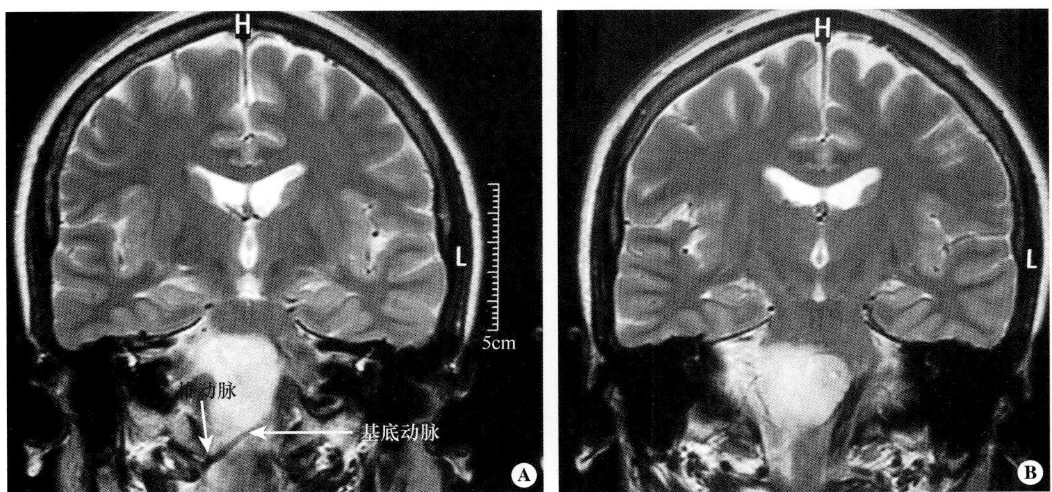

图13-6　术前MRI冠状位T_2加权像平扫显示，右侧椎动脉及基底动脉被肿瘤压迫显著，向对侧移位

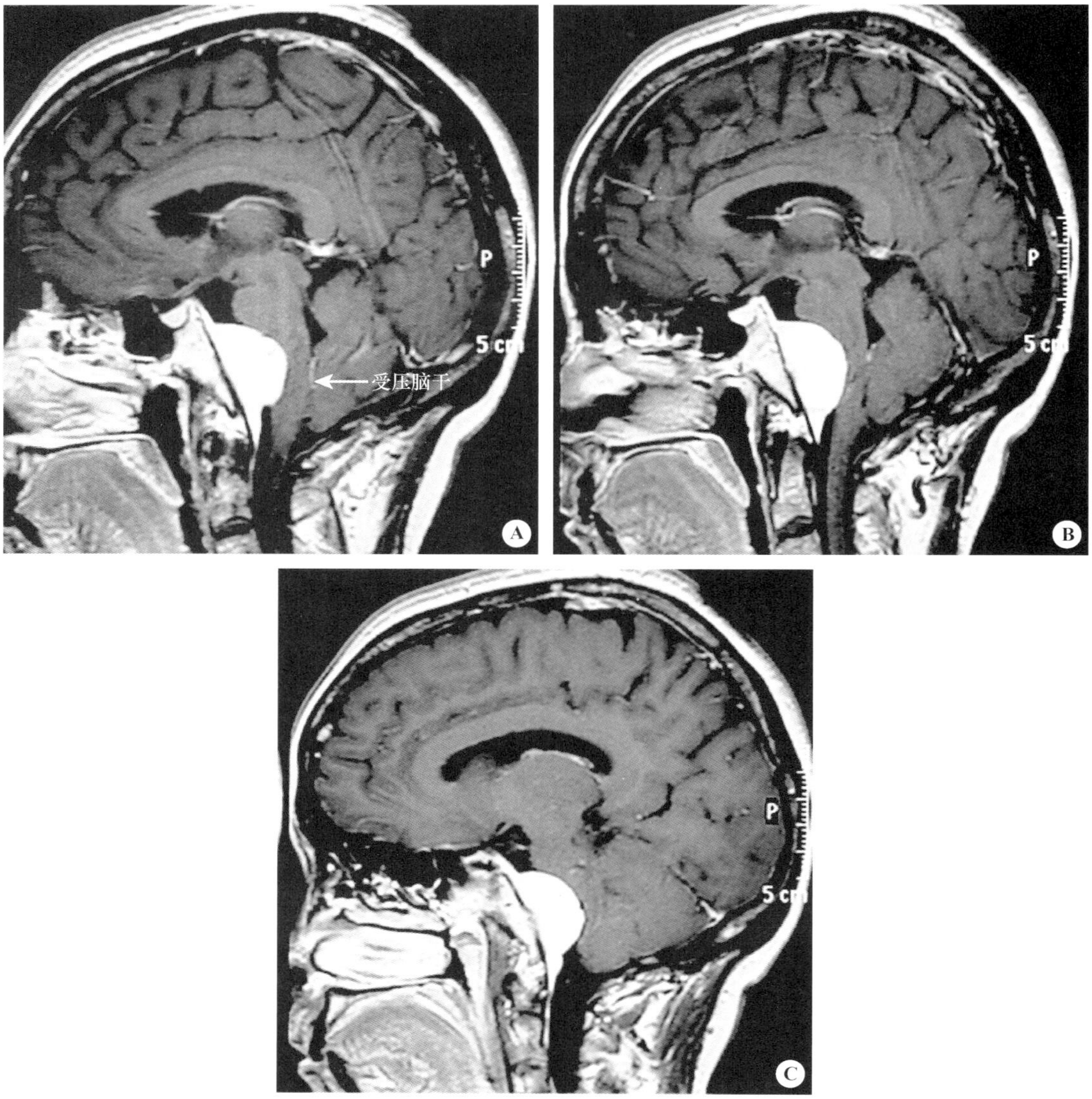

图13-7 术前MRI矢状位T_1加权像增强扫描显示，肿瘤显著均匀强化。肿瘤基底较长，主体位于中下斜坡硬脑膜。肿瘤朝背侧严重压迫脑干

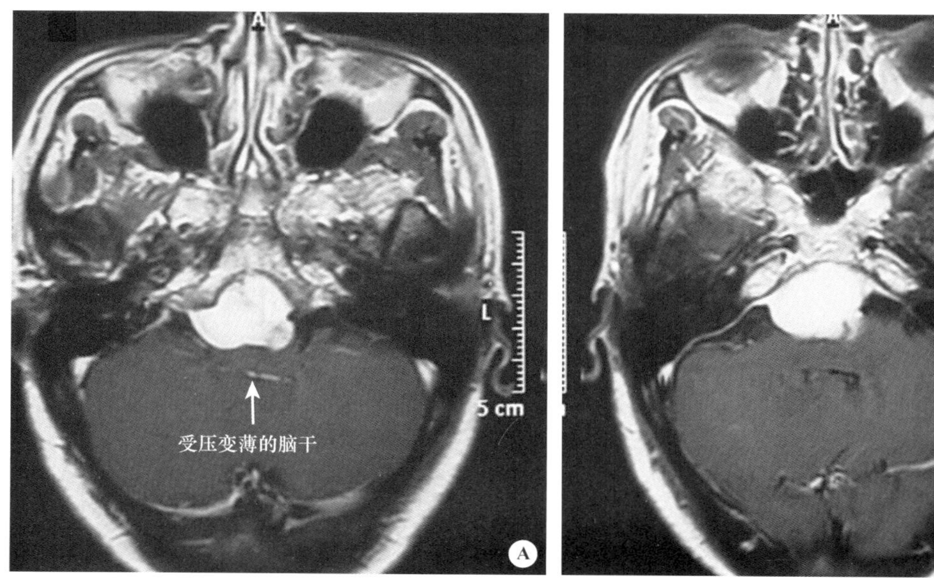

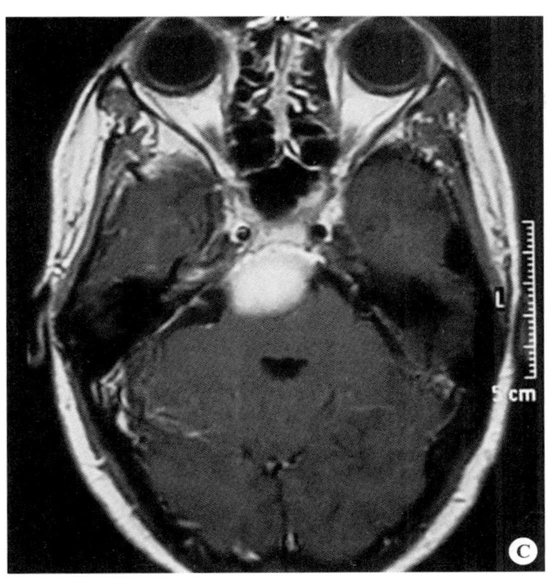

图13-8　术前MRI轴位T_1加权像增强扫描显示，肿瘤基底横跨斜坡

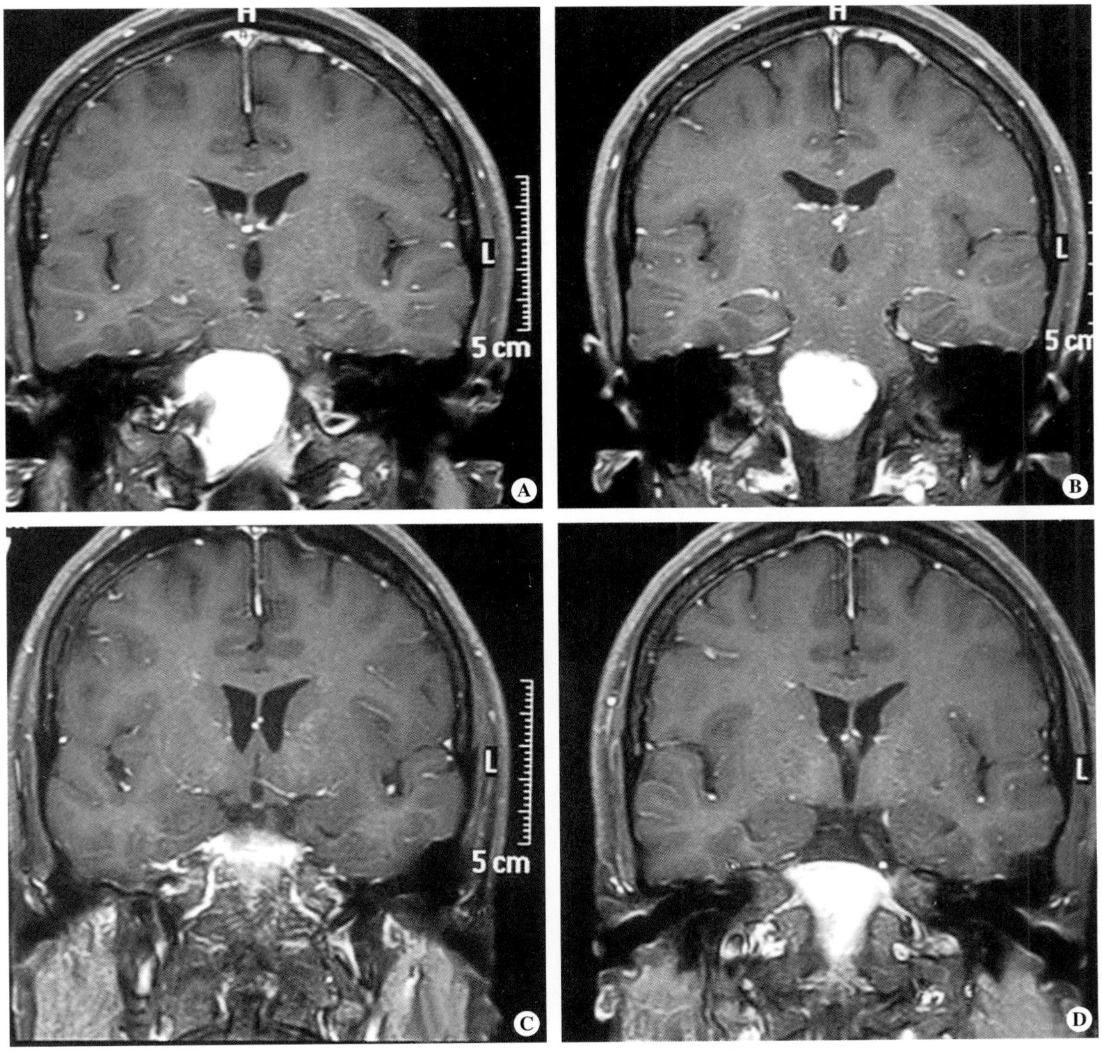

图13-9　术前MRI冠状位T_1增强扫描

【术前诊断】　斜坡脑膜瘤（中下斜坡）。

【手术入路】 右侧枕下乙状窦后入路。

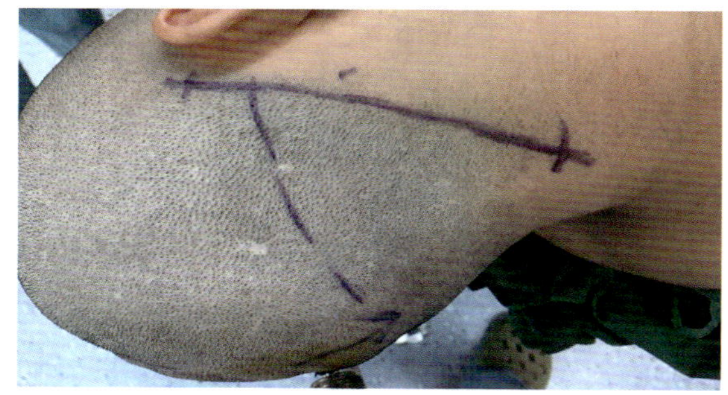

图13-10 手术切口及体位

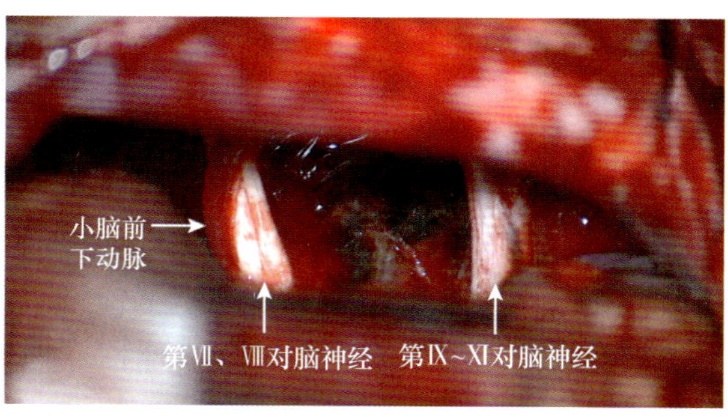

图13-11 游离面神经、听神经、后组脑神经，显露肿瘤组织

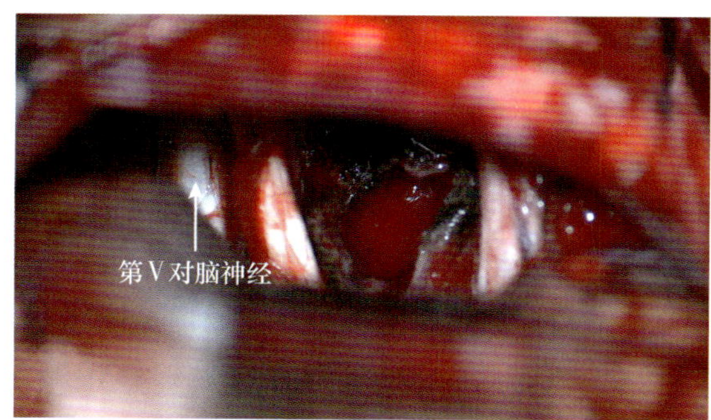

图13-12 于神经间隙分块切除肿瘤组织，进一步显露三叉神经

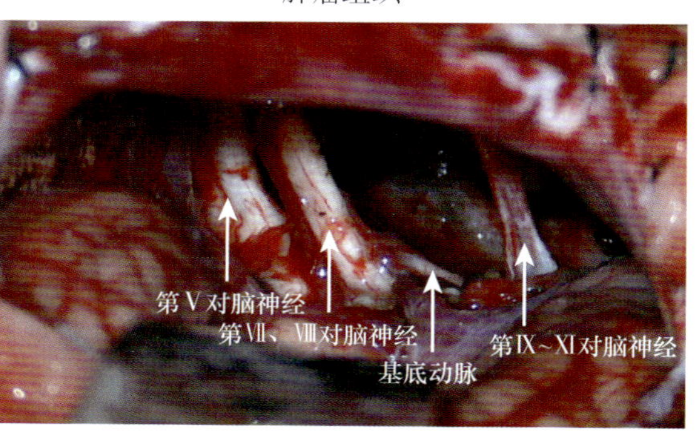

图13-13 肿瘤全部切除，三叉神经、面神经、听神经、后组脑神经、基底动脉保护完好

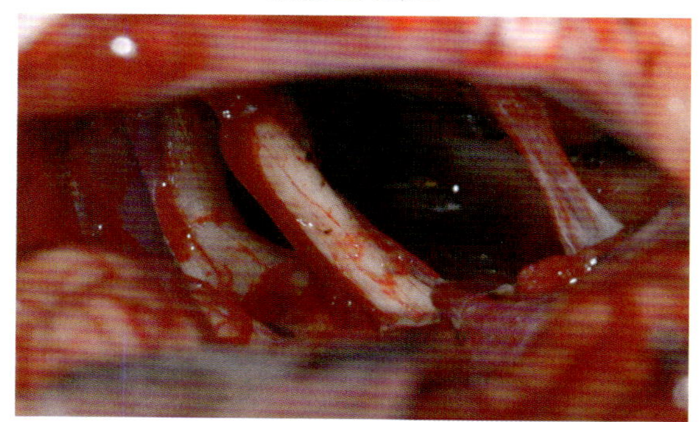

图13-14 术后血管、神经保护完好

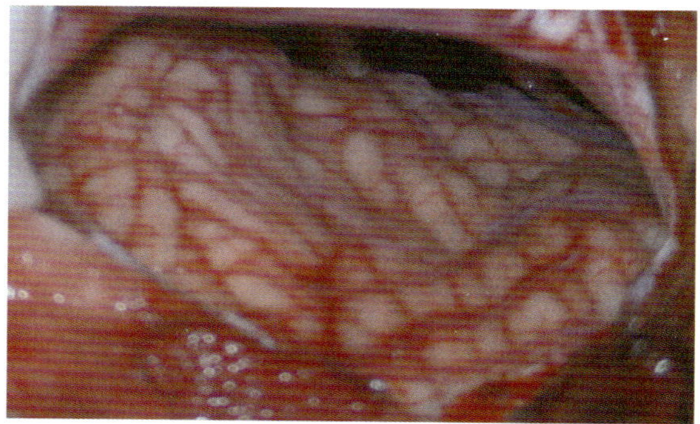

图13-15 术后小脑组织保护完好

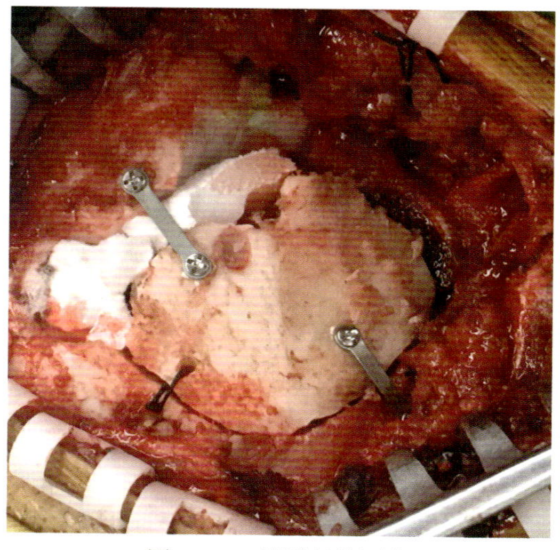

图13-16 骨瓣复位固定

【病理检查】

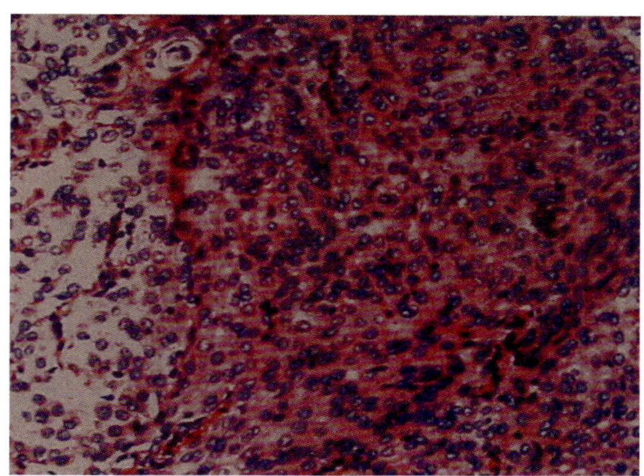

图13-17　病理：内皮型脑膜瘤

【预后】

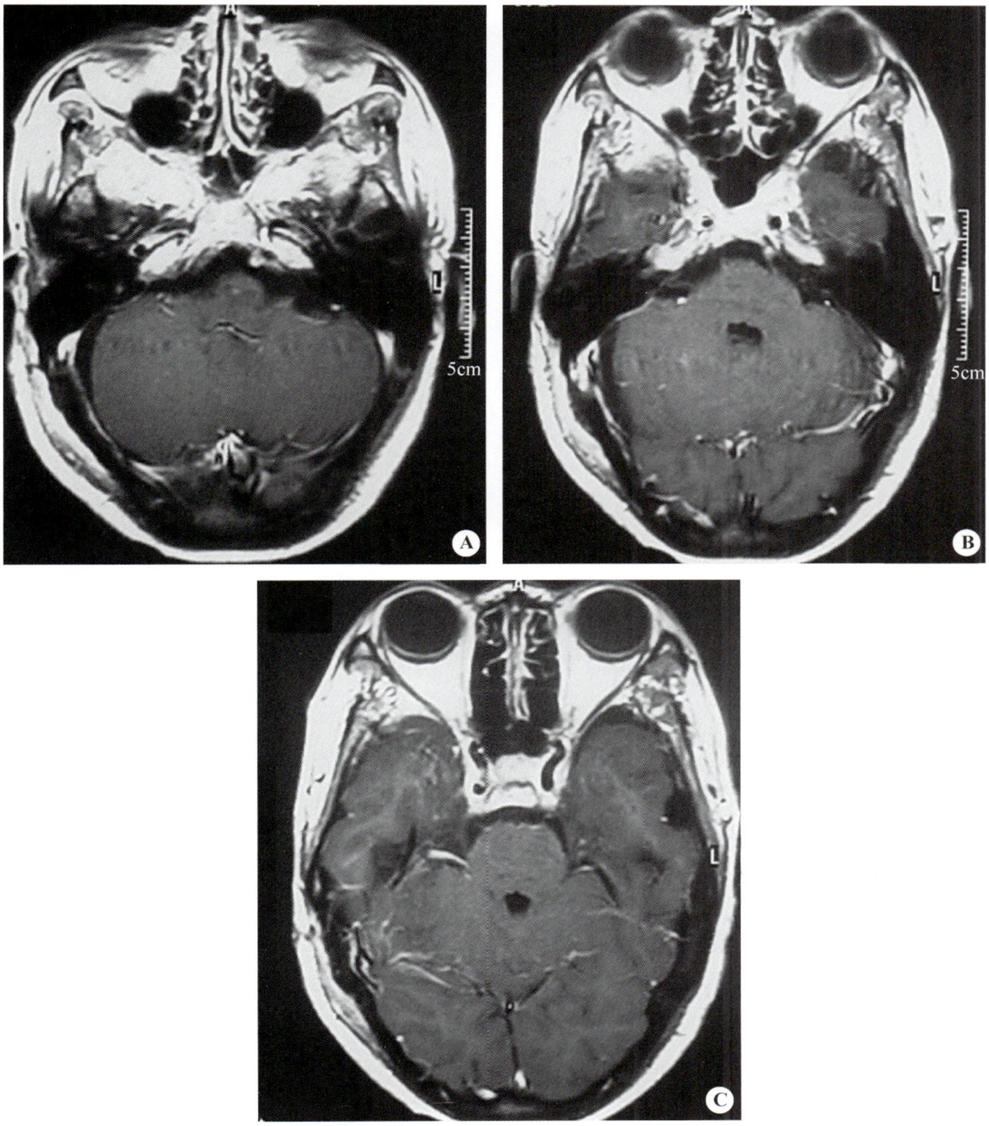

图13-18　术后轴位MRI增强扫描显示，肿瘤全部切除

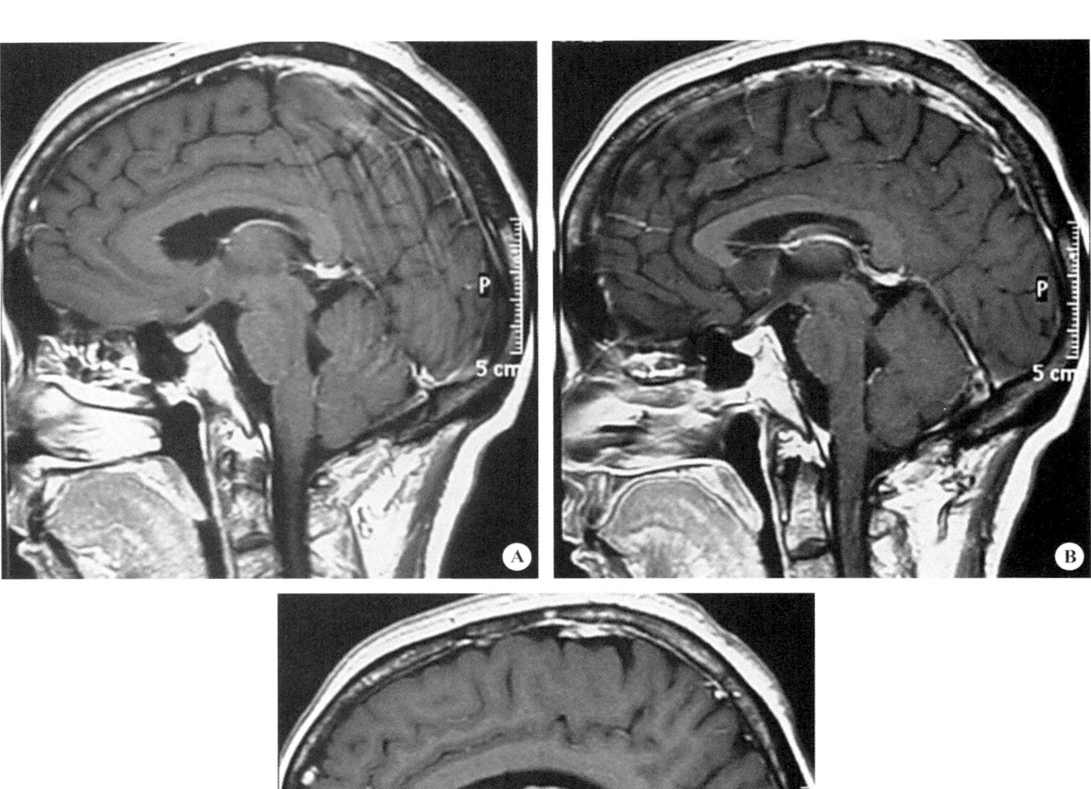

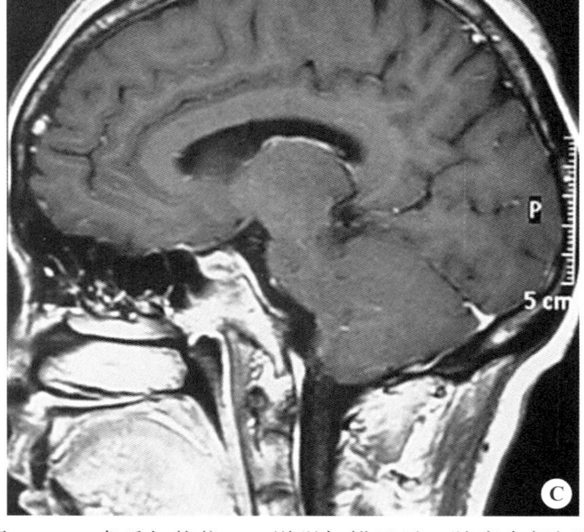

图13-19　术后矢状位MRI增强扫描显示，肿瘤全部切除

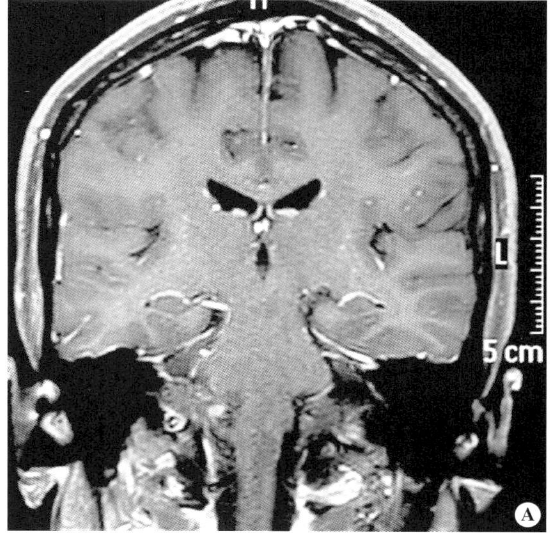

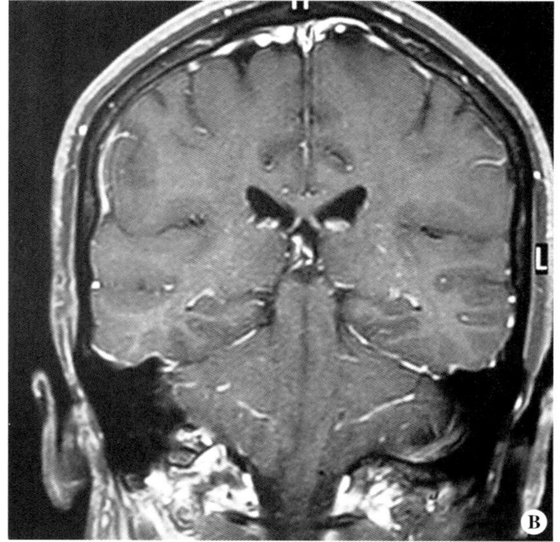

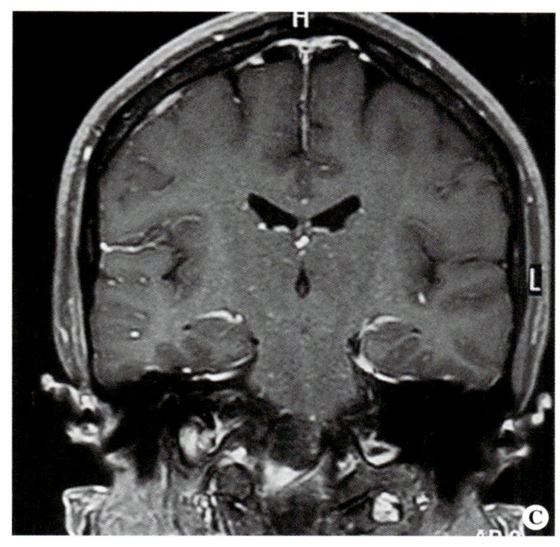

图13-20　术后冠状位MRI增强扫描显示，肿瘤全部切除

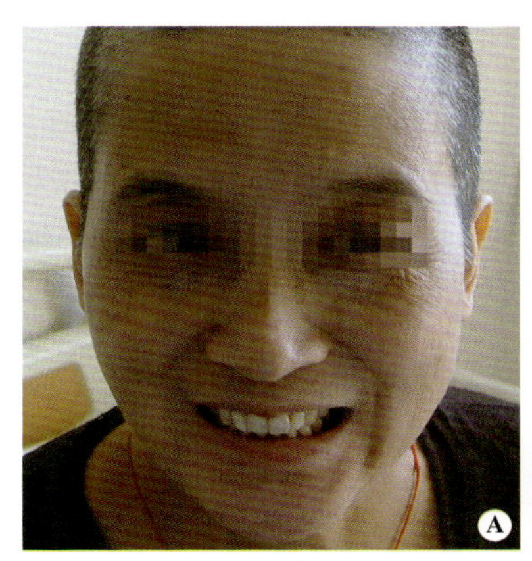

图13-21　患者面部静息状态下基本对称；术后恢复良好，示齿基本对称，无其他神经功能障碍（A）；患者面部双侧眼睑闭合完全（B）

五、专家点评

随着技术的发展和人们生活水平的提高，体检时查CT或MRI使岩斜区脑膜瘤的发现率明显增加，对于没有任何症状的脑膜瘤是否治疗尚存争议，有的临床医师倾向于观察，待有症状时再进行处理；而有的临床医师则主张早期治疗。患者和家属有时也担心手术的风险，不愿手术。其实，对于无症状脑膜瘤，手术还是应该早做，肿瘤越小，手术的风险越小。

该类肿瘤位于中下斜坡，与面神经、听神经、外展神经、舌下神经、后组脑神经和脑干关系密切，患者的早期症状可以是相关结构受损引起的表现，如耳鸣、听力下降、面肌抽搐、咳嗽无力、声音嘶哑，也可以出现肢体活动障碍或头颈部疼痛。

手术切除是斜坡脑膜瘤治疗的主要手段，全切除可达到治愈。选择手术入路的原则是既要充分显露肿瘤，又要方便处理肿瘤基底。保功能始终是最重要的，“边断基底边切除肿瘤”是手术的主线。当然合适的体位、完美地释放脑脊液、保持整个手术过程的“无创”牵拉也是需要强调的。

手术入路的选择应根据肿瘤形态、侵及方向、术者经验和设备条件等慎重考虑，不可强求一致。最佳手术入路的选择应由病变的位置、大小、扩展程度及性质决定。在以下情况下选择乙状窦后入路更具临床意义：

（1）岩斜区肿瘤的主体位于颅后窝，向颅中窝底生长，小部分经Meckel腔累及颅中窝底。轴位、冠状位薄层CT、MRI扫描显示颅中窝底的肿瘤位于面神经和听神经内听道段所在水平的上方，但肿瘤并未累及海绵窦。这类肿瘤均能通过乙状窦后内听道上入路，术中磨除内听道上结节和切开天幕，该部分肿瘤一般可以完全显露而给予完整切除，避免了乙状窦前经岩骨入路的手术创伤及可能的并发症。

（2）如术中肿瘤向海绵窦“侵犯”，但是肿瘤有完整的包膜，且颅中窝底的瘤体大部分在面神经、听神经的上方。通常可在充分囊内切除后，连同包膜自瘤床取出。如果包膜破损或与Meckel腔内结构粘连紧密，该部分瘤体在非直视下恐难以全切。

（3）大型岩斜区肿瘤的主体位于脑桥小脑角，延伸生长进入颅中窝并浸润海绵窦。这种情况下，由于不追求切除浸润至海绵窦内的肿瘤，可以选择枕下乙状窦后入路，而乙状窦前经岩骨入路并没有必要。

（4）高龄或一般状况差的患者，手术的目的仅限于切除颅后窝部分的肿瘤，以获得脑干减压。手术的主要目标是切除大部分颅后窝的侵袭性肿瘤，达到“脑干减压”。需要强调的是，若肿瘤巨大，幕上部分与第三脑室底部、中脑粘连紧密，或者颅中窝部分呈浸润性生长，侵入海绵窦时，切忌盲目从幕下牵拉、切除肿瘤，一旦造成脑干损伤或术中大出血，后果严重。

斜坡脑膜瘤手术中肿瘤的切除原则：尽可能早期离断血供，并做充分的包膜内减压，再分离肿瘤包膜与脑组织、脑干、血管和神经的粘连。一般从肿瘤的上极开始切除，以早期离断来自脑膜垂体干的主要血供，再电凝、离断来自斜坡硬脑膜的血供。一边处理基底，一边切除肿瘤，并吸除脑脊液。分离切除肿瘤的周边部分、离断来自岩斜区的血供时，宜在肿瘤与内层硬脑膜之间进行，避免进入两层硬脑膜之间分离，以减少出血，充分利用肿瘤形成的自然通道。岩斜区脑膜瘤的术中病理解剖表明，肿瘤常造成脑干挤压变形，肿瘤的生长从横向上扩大了脑干和岩骨背侧之间的狭窄间隙，从纵向上扩大了脑干和天幕之间的间隙。肿瘤越大，肿瘤自身创造的这种空间越大，术中随着肿瘤由外向内逐步切除，肿瘤的体积逐步缩减，一般无须过重地牵拉小脑和脑干就能够到达斜坡。同样，肿瘤向上生长顶起天幕，产生的空间也利于手术到达天幕裂孔。

沿正确的蛛网膜平面进行分离与肿瘤切除。在肿瘤切除过程中，应高度注意保护肿瘤与脑神经、脑干和血管之间的蛛网膜界面，少用电凝，以避免破坏蛛网膜界面，不断冲洗，以保持手术野清晰。只要界面正确，肿瘤包膜内切除充分，便能将肿瘤自周围正常结构上顺利分离下来并切除。在基底动脉和（或）脑神经被肿瘤包裹的情况下，应把肿瘤基底从斜坡硬脑膜和天幕上离断后，再做肿瘤包膜内减压；对脑神经的保护是相当困难的，在神经电生理的监测下切除岩斜区脑膜瘤是明智的选择。通常情况下，肿瘤与脑干软脑膜之间存在一层蛛网膜界面，而少数瘤体巨大、伴有瘤周水肿或有手术史的岩斜区脑膜瘤则可无此界面，这可以在术前MRI反映出来。如果岩斜区脑膜瘤与脑干之间没有蛛网膜界面，肿瘤难以分离，必要时可以残留小片肿瘤于脑干一侧。

防止术后脑脊液漏和中枢神经系统感染的关键是严密缝合硬脑膜，用带血管蒂的组织瓣填补较大的颅底缺损，术后腰椎穿刺持续引流脑脊液，切口区加压包扎。脑脊液漏主要来自咽鼓管、蝶窦、外耳道。颅底重建时，必须注意这些结构严密封闭。枕下乙状窦后入路中，如果对岩骨乳突气房的封闭不彻底，术后有可能发生脑脊液耳漏。如果患者术后发生交通性脑积水，颅内高压也会并发继发性脑脊液漏，腰椎穿刺脑脊液持续引流、脑室穿刺外引流或脑室-腹腔分流术都可以使漏口封闭。对术后存在梗阻性脑积水的患者，肿瘤切除后考虑做分流手术。

（张建斌　刘　宁　闫长祥）

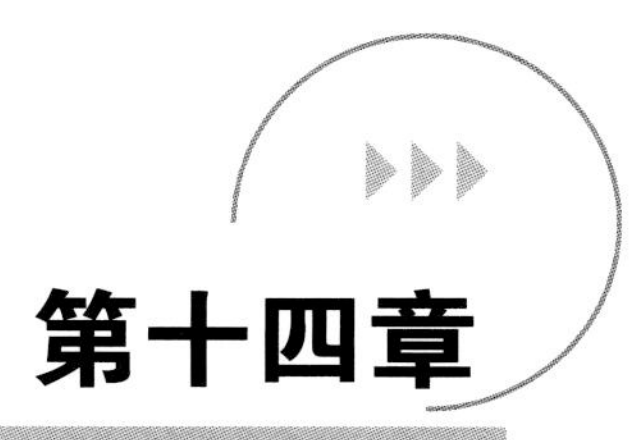

第十四章 岩斜区脑膜瘤（颞下入路）

脑膜瘤起源于颅内蛛网膜细胞，是最常见的原发性颅内肿瘤，约占所有原发性颅内肿瘤的20%，其患病率约为0.9%。脑膜瘤的发病率随着年龄增加而增加，发病高峰在50岁左右，女性的发病率约是男性的2倍。岩斜区脑膜瘤主要是指肿瘤基底位于颅后窝上2/3斜坡和内听道以内岩斜裂的脑膜瘤，约占所有颅内脑膜瘤的2%。岩斜区脑膜瘤具有以下特点：①肿瘤基底位于第Ⅴ、Ⅶ、Ⅷ对脑神经的内侧，肿瘤可以包裹基底动脉及其分支；②除斜坡之外，肿瘤基底还可累及岩尖、小脑幕内侧、Meckel腔、岩窦、鞍旁和海绵窦；③肿瘤可经硬脑膜侵犯颅骨，于脑神经出颅处浸润神经根；④临床症状多轻微且进展缓慢，确诊时常体积较大或广泛生长。

岩斜区脑膜瘤位置深在，且肿瘤生长缓慢，患者早期多无症状。随着肿瘤体积的增大，岩斜区脑膜瘤通常粘连、包绕重要神经、血管，压迫小脑、脑干等重要结构。该类肿瘤手术操作空间狭小，切除肿瘤过程中还需小心保护在瘤内、瘤周穿行的正常神经、血管，故其手术难度大，临床致残率、致死率高。

一、临床表现

约有90%的患者以头痛、步态障碍及脑神经受累症状起病，其中头痛症状多与岩斜区、海绵窦及小脑幕的硬脑膜受到刺激有关。其主要症状可分为脑干受累症状、脑神经损害症状、小脑受累症状及颅内压增高症状。

1. 脑干受累症状 肿瘤向后生长压迫脑干可引起脑干受累症状，因脑干受累的部位及受压迫的程度不同可表现出不同的症状，最常见的症状为肢体活动及感觉障碍。

2. 脑神经损害症状 肿瘤可向上发展侵及鞍背、岩尖、蝶鞍旁及颅中窝而引起第Ⅲ、Ⅳ、Ⅴ、Ⅵ对脑神经损害，导致类似海绵窦综合征症状；向外侧发展可引起第Ⅶ、Ⅷ对脑神经受累而出现不同程度的面瘫和听力损害症状；向下发展可侵及第Ⅸ、Ⅹ、Ⅺ、Ⅻ对脑神经而引起吞咽困难、舌肌活动障碍等后组脑神经症状。

3. 小脑受累症状 当肿瘤向一侧生长压迫小脑时，可引起共济失调等小脑损害症状。

4. 颅内压增高症状 颅内压增高多不明显，一般直到晚期才会出现轻度或中度的颅内压增高症状。

二、影像学检查

1. CT和MRI CT和MRI平扫斜坡脑膜瘤多表现为基底较宽的、边界清晰的、与斜坡颅底紧密相连的分叶状或卵圆形病变。CT平扫表现为等密度或稍高密度病变，病变内可见钙化。MRI平扫多表现为稍低或等T_1、等或稍长T_2信号。在CT和MRI的增强扫描上，病变多呈均一强化，约80%的患者可见明显的“脑膜尾”征。此外，CT还可以显示乳突气化的程度及骨迷路的位置，有利于指导手术。

2. 脑血管造影 能够明确肿瘤的供血动脉及基底动脉与肿瘤的位置关系。目前CTA和MRA已经基本代替了DSA，但是对于部分血供极其丰富、考虑术前栓塞的患者仍需经DSA完成肿瘤供血动脉的栓塞。

三、治　　疗

脑膜瘤的治疗主要以手术切除为主。脑膜瘤对放射治疗（放疗）和化学治疗（化疗）均不敏感，放疗（包括伽马刀）仅能作为手术切除不彻底的一种补救措施。正确的手术入路选择对提高岩斜区脑膜瘤的切除程度至关重要。常见的手术入路包括颞下入路，枕下乙状窦后入路，眶颧额颞下入路和幕上、幕下经岩骨乙状窦前入路等。

四、典型病例

【简要病史】 患者，男性，33岁，汉族，已婚，自由职业。主诉：间断头痛2年，右侧颜面部麻木1个月。现病史：患者2年前出现间断头痛，发作时间不规律，以右额颞顶显著，钝痛，每次持续数十分钟，未予特殊治疗，自行缓解。近1个月来患者出现右侧颜面部麻木。遂查头部CT及MRI发现颅内占位。既往史无特殊。入院查体阳性体征：右侧眼球外展稍受限。右侧颜面部V_1～V_2区浅感觉减退。入院术前常规筛查未见异常。

【影像学表现】

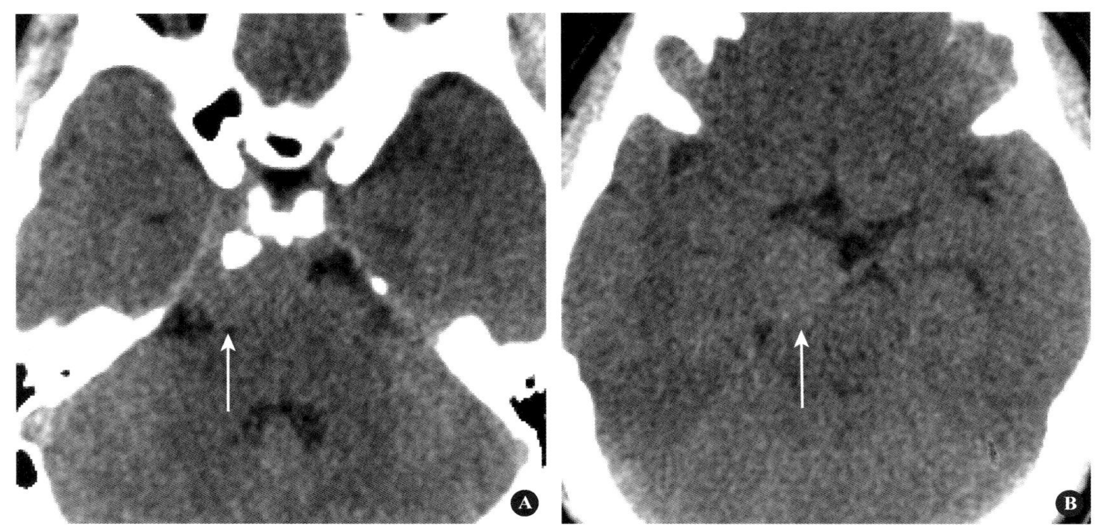

图14-1　术前CT平扫显示，右侧岩斜区占位（箭头所指部位），呈等密度，边界清晰，有骨质增生

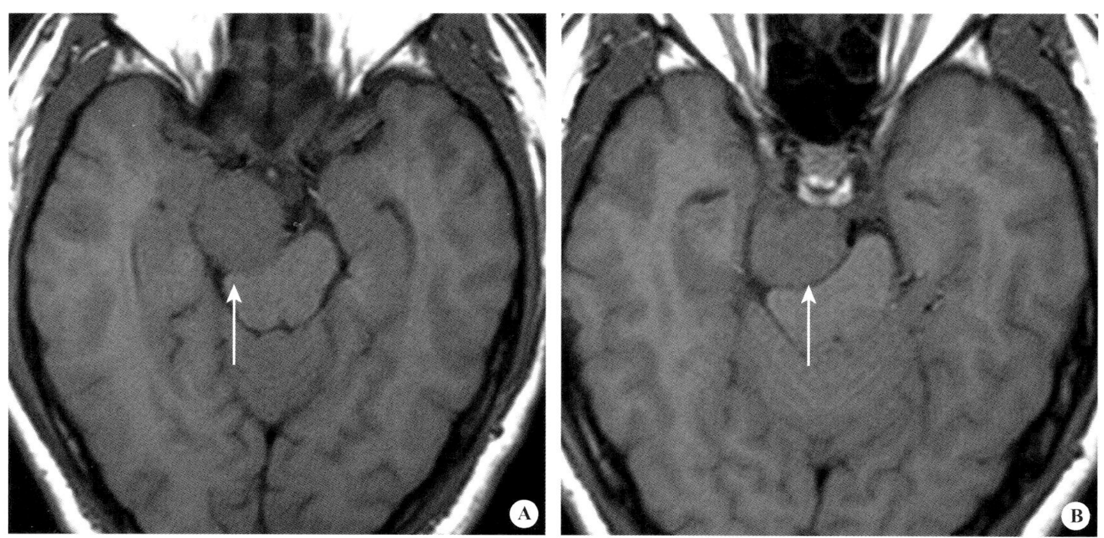

图14-2　术前MRI T_1加权像显示，右侧岩斜区占位（箭头所指部位），呈等T_1信号，边界清晰

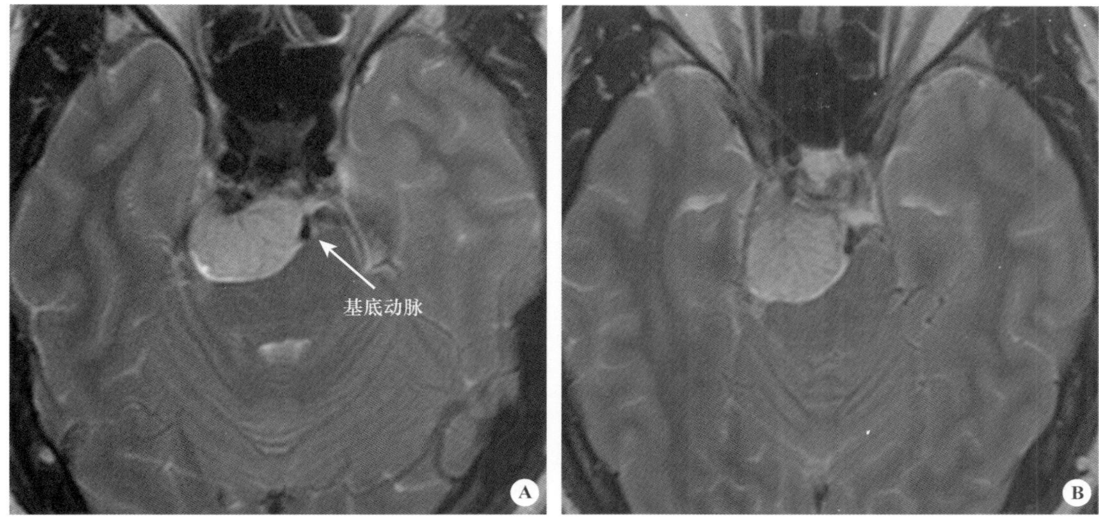

图14-3　术前MRI轴位T_2加权像显示，右侧岩斜区占位，呈长T_2信号，边界清晰，病灶与脑干之间可以观察脑脊液信号

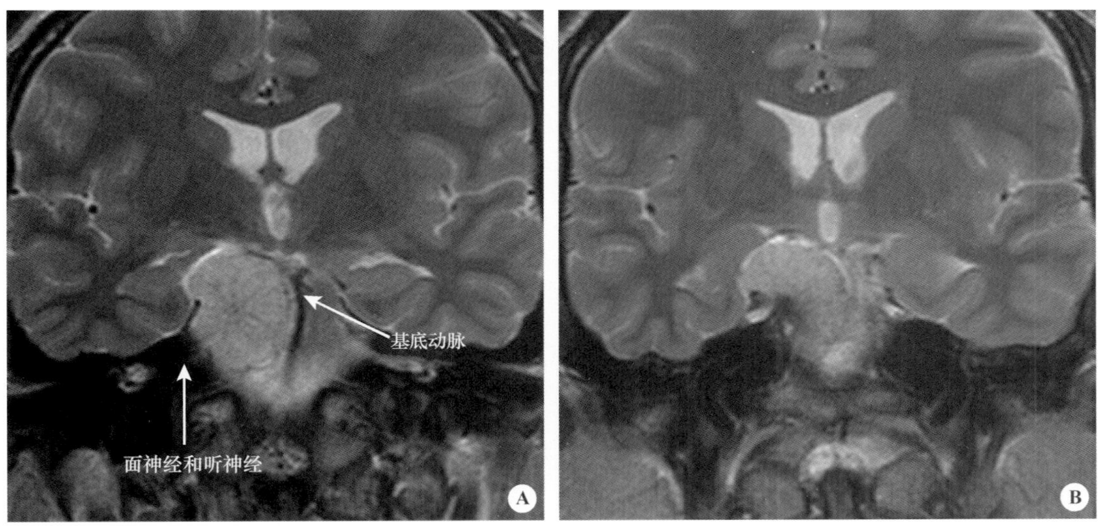

图14-4　术前MRI冠状位T_2加权像显示，右侧岩斜区占位，呈长T_2信号，边界清晰，病灶与脑干之间可以观察脑脊液信号

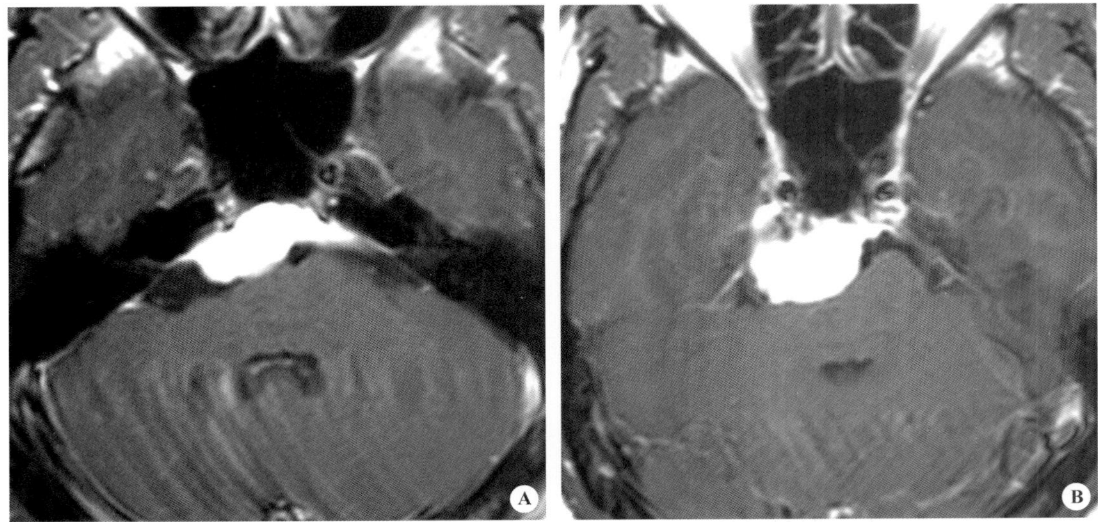

图14-5　术前MRI轴位增强扫描显示，右侧岩斜区占位，病变显著均匀强化，病变呈宽基底、横跨全斜坡，可见“脑膜尾”征

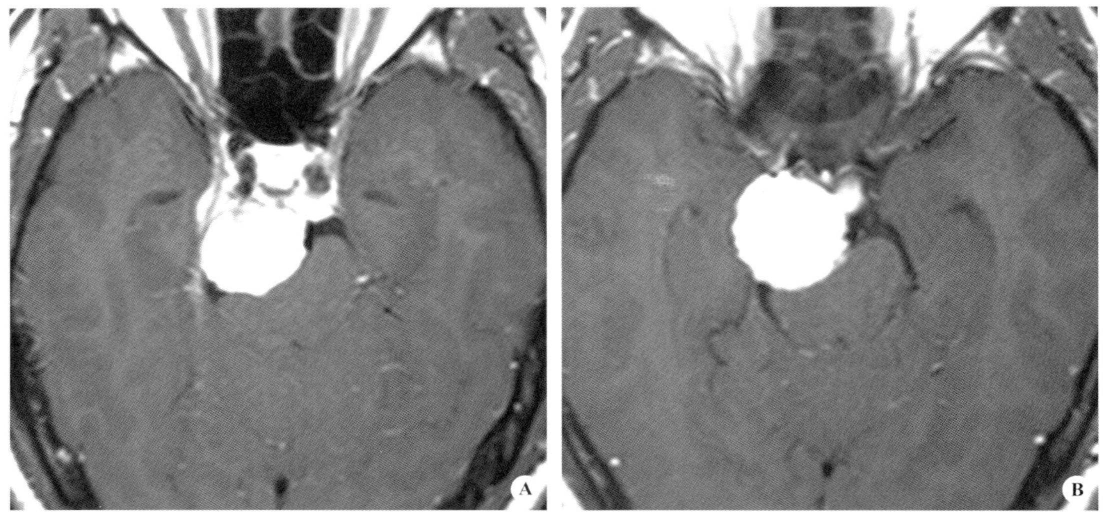

图14-6 术前MRI轴位增强扫描显示，右侧岩斜区占位，病变基底局部位于鞍背，病变显著均匀强化，病变呈宽基底，横跨全斜坡，可见“脑膜尾”征

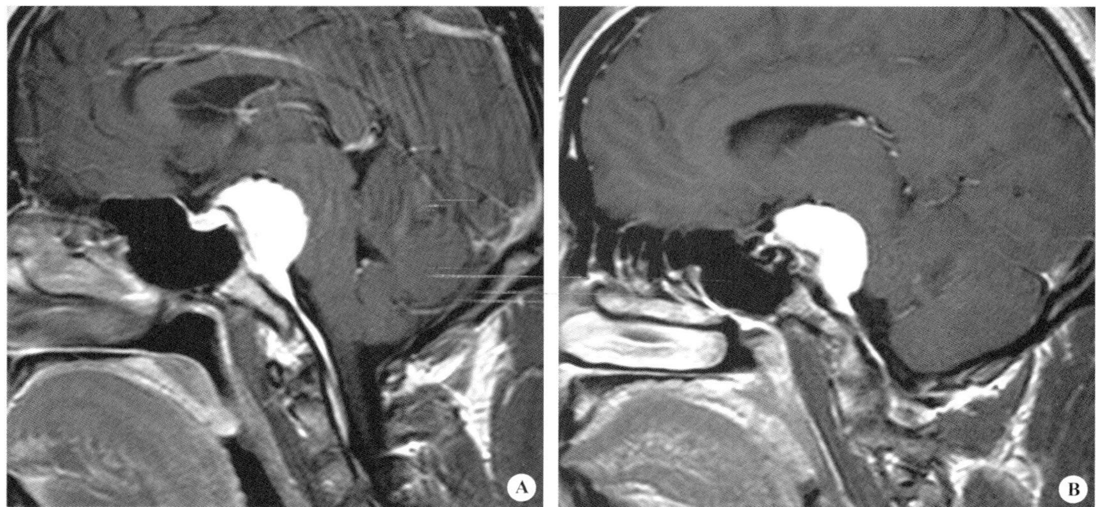

图14-7 术前MRI矢状位增强扫描显示，病变基底主要位于中上斜坡，病变显著均匀强化，呈宽基底，可见“脑膜尾”征。垂体柄局部与肿瘤粘连

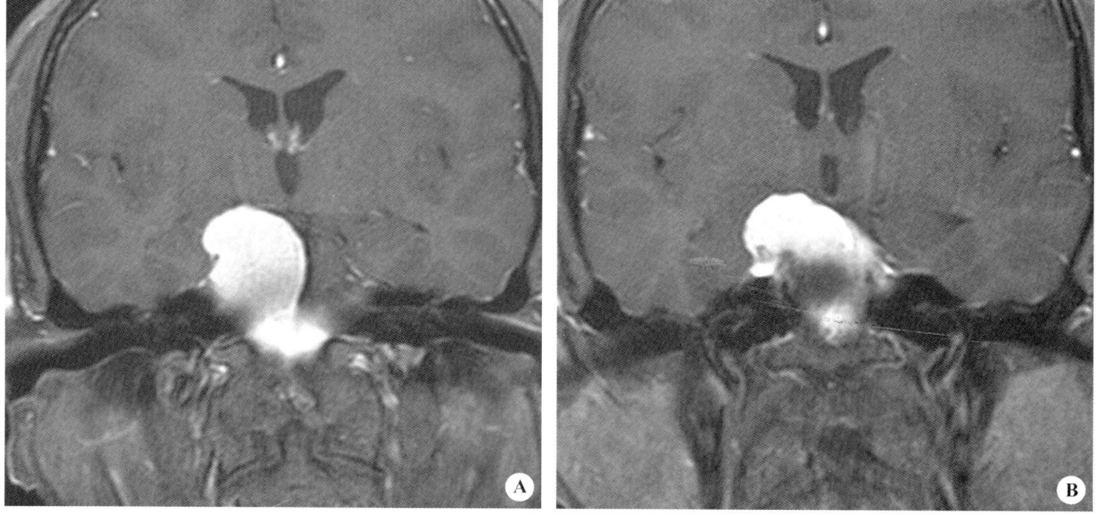

图14-8 术前MRI冠状位增强扫描显示，病变显著均匀强化，呈宽基底，可见“脑膜尾”征，与天幕关系密切，局部肿瘤跨过天幕裂孔朝幕上生长

【术前诊断】 右侧岩斜区脑膜瘤。
【手术入路】 右侧颞下入路肿瘤切除术。

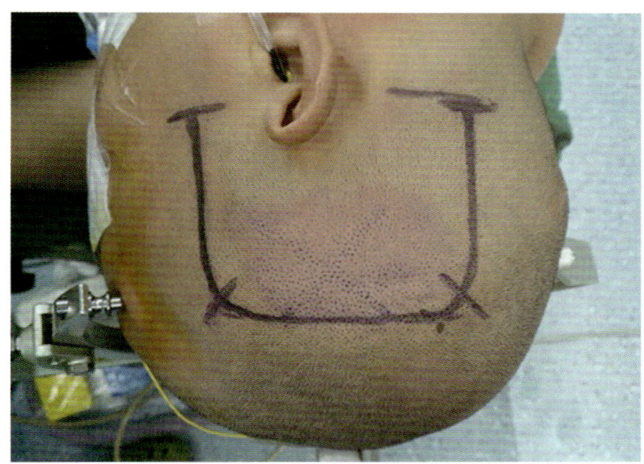

图14-9　手术切口及体位

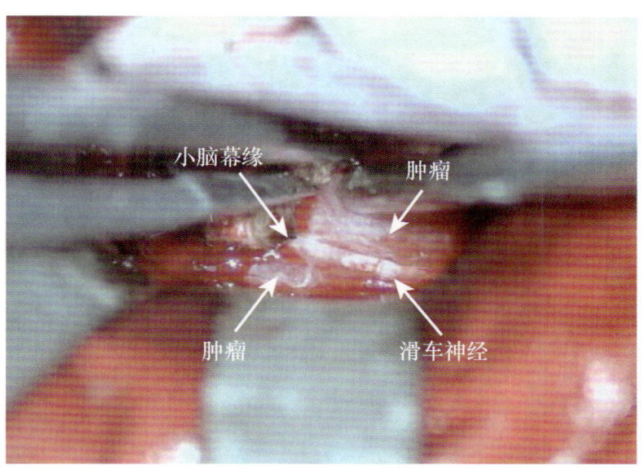

图14-10　释放环池脑脊液，电灼切开小脑幕，保护滑车神经，显露肿瘤

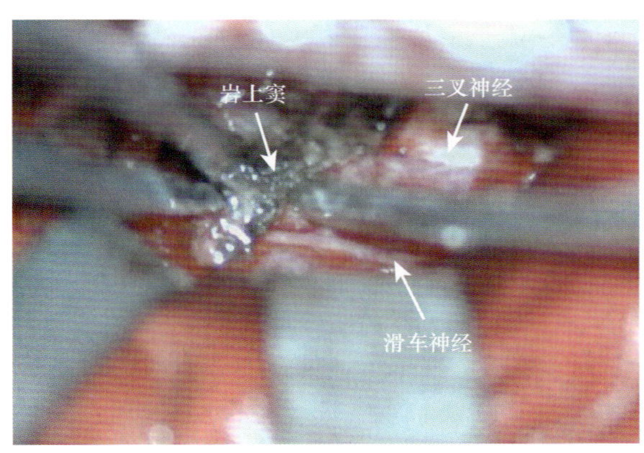

图14-11　三叉神经被肿瘤显著朝外侧推挤，受压呈薄片状，两者粘连紧密

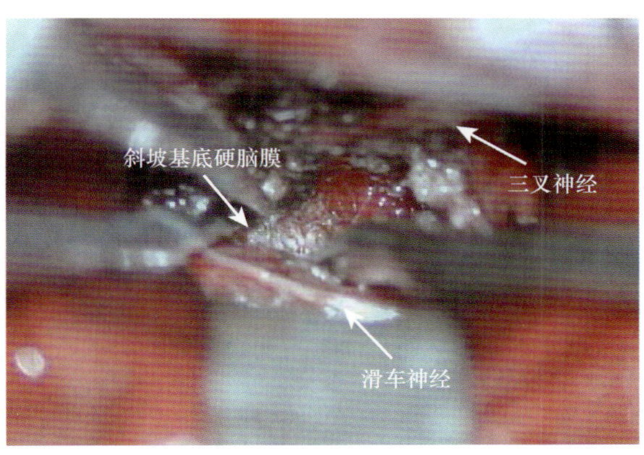

图14-12　肿瘤基底位于海绵窦后壁，上、中斜坡及岩尖背侧硬脑膜。离断肿瘤基底与瘤内减压交替进行

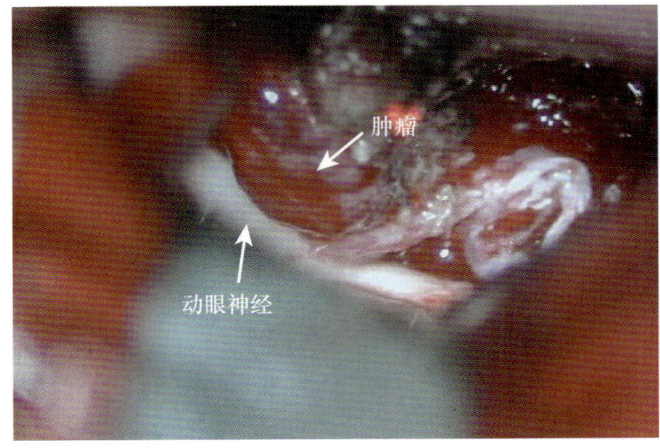

图14-13　动眼神经位于肿瘤上壁，受压上抬，两者粘连紧密

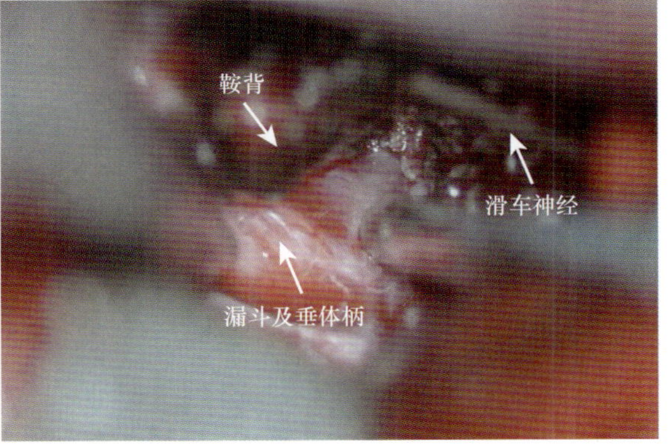

图14-14　肿瘤上极与漏斗及垂体柄粘连紧密，给予小心锐性分离

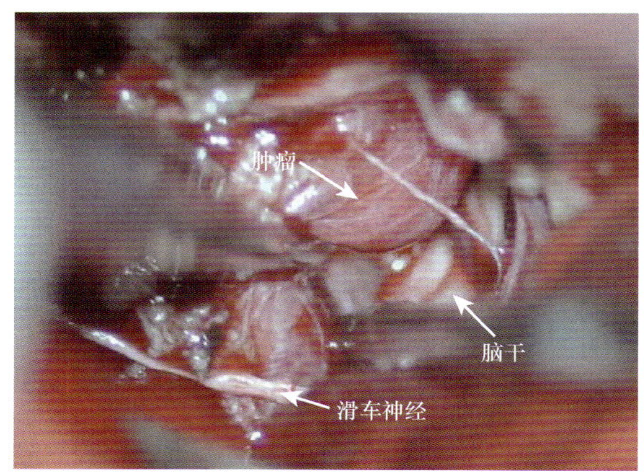

图14-15 肿瘤呈灰红色，质地硬韧，血供丰富，边界清晰，且与脑干粘连。小心保护脑干组织

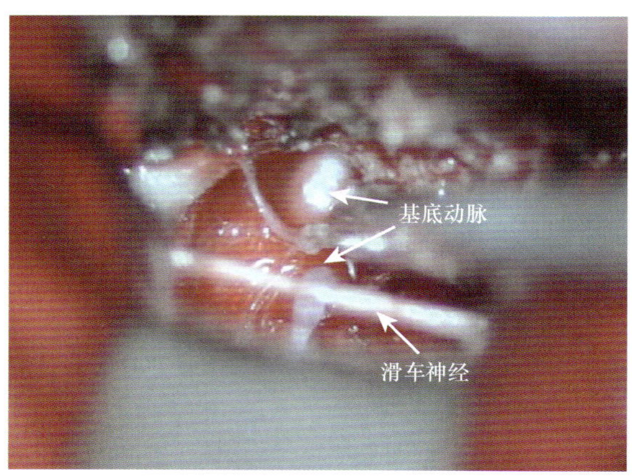

图14-16 肿瘤与基底动脉粘连，锐性分离保护基底动脉

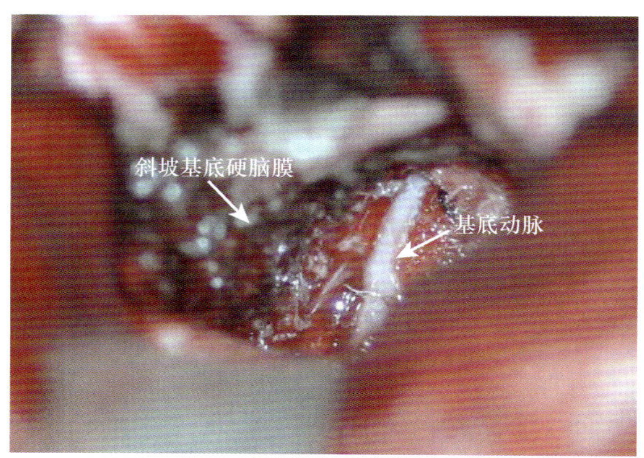

图14-17 基底动脉保护完好，充分电灼肿瘤基底硬脑膜

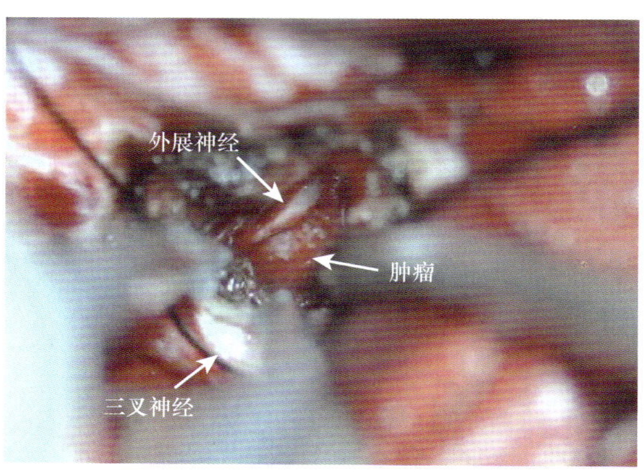

图14-18 肿瘤下极与外展神经粘连紧密。接近Dorello管入口时，避免热损伤外展神经

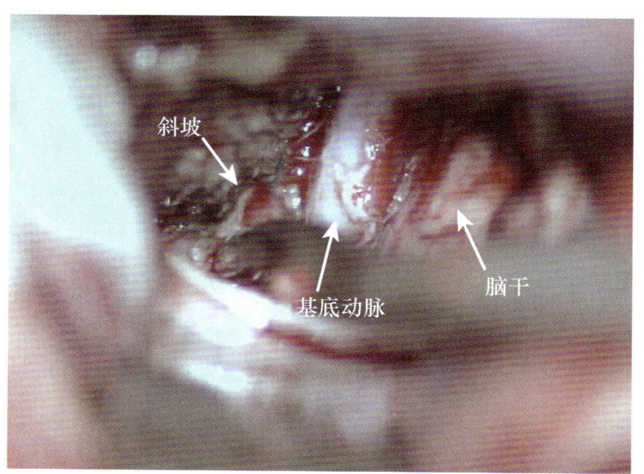

图14-19 分块切除肿瘤，基底动脉及脑干组织保护完好

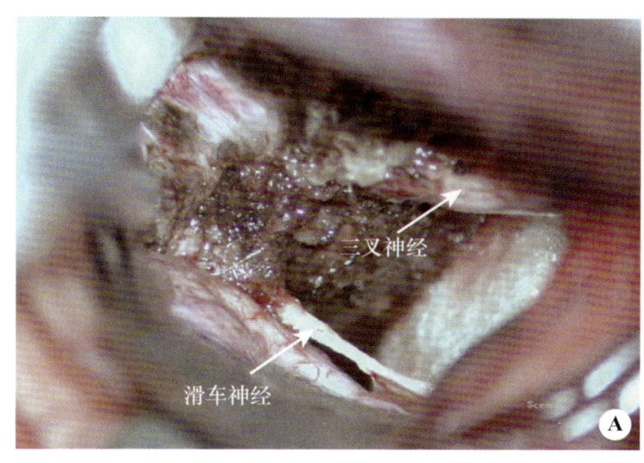

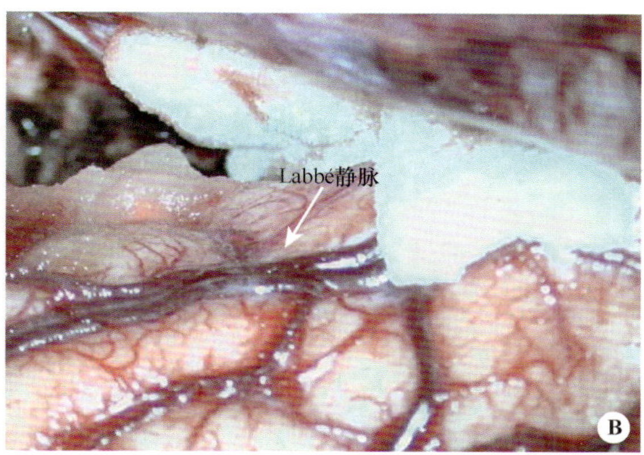

图14-20　肿瘤全切，瘤周结构及颞叶脑组织保护完好

【病理检查】

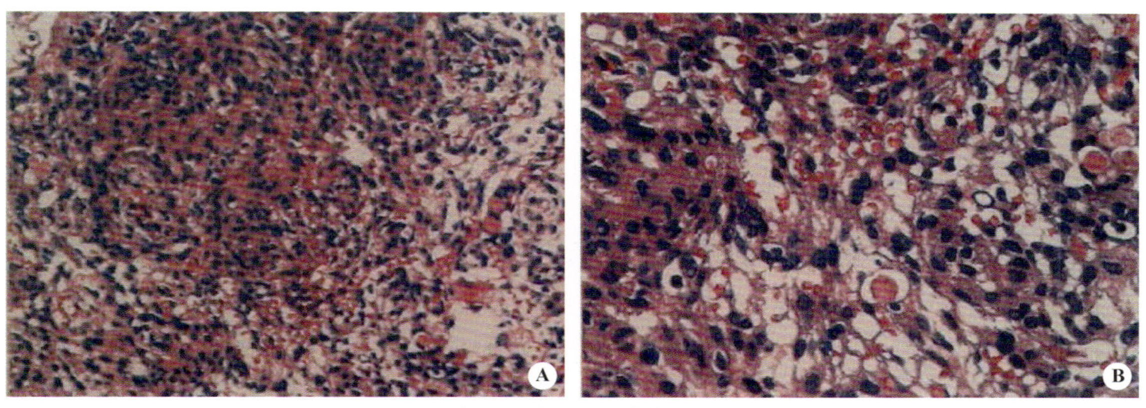

图14-21　病理：分泌型脑膜瘤，WHO Ⅰ级

【预后】

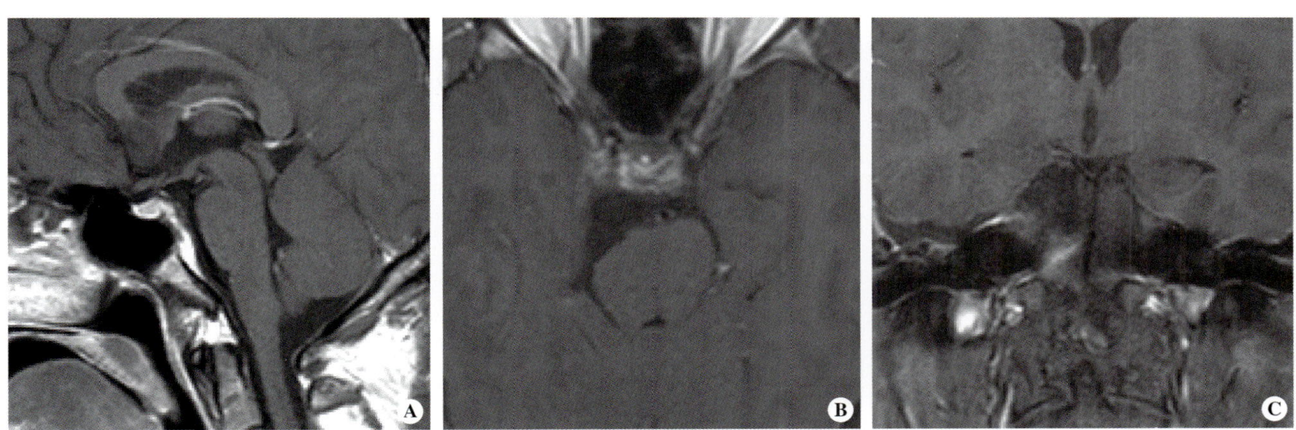

图14-22　术后MRI矢状位（A）、轴位（B）及冠状位（C）增强显示，肿瘤切除满意

五、专家点评

岩斜区脑膜瘤位于颅底中央、脑干腹侧，周围与脑神经及颈内动脉、椎-基底动脉、海绵窦、颈静脉孔等重要结构毗邻。肿瘤常向对侧及后方挤压脑干和基底动脉，可以仅累及颅后窝，也可以骑跨岩骨尖向颅中窝发展，并侵及和包绕周围重要的神经、血管。岩斜区脑膜瘤的外科治疗对神经外科医师、手术室条件要求均很高。颞下入路是手术切除岩斜区脑膜瘤的经典手术入路。良好的肿瘤显露、熟悉瘤周病理解剖、熟练的显微操作技术是该类肿瘤对神经外科颅底亚专业手术

医师的基本要求。

颞下入路的优点：①可在不损伤听力的情况下，获得一个到达上岩斜区和海绵窦的通道；②若离断颧弓，将颞肌翻向颞窝使骨窗更接近颅底，对于上斜坡至后床突，下至Dorello管，外达内听道的岩斜区脑膜瘤有良好的显露；③术中可通过磨除岩骨嵴表面的骨性隆起来增加暴露，磨除这些骨性隆起后可以显露岩上窦以下的岩斜区，同时可以显露同侧脑桥前方及第Ⅵ、Ⅶ、Ⅷ对脑神经脑桥的起始部位，此外，还可以减少对颞叶的牵拉并更好地保护Labbé静脉；④当在安全范围内磨除岩骨嵴时，由于不会开放中耳鼓室及咽鼓管，也不用打开内听道，因此术后不会出现脑脊液漏的情况，术中无须进行颅底重建。此手术入路可同时对颅中窝和颅后窝提供较满意的显露和操作空间。

颞下入路的缺点：①此入路对颞叶仍有一定的牵拉，易造成颞叶皮质和Labbé静脉的损伤；对颞叶的过度牵拉或损伤Labbé静脉可导致术后癫痫、失语、颞叶水肿及梗死；②岩骨内部结构定位困难，因而磨除岩骨嵴的过程中可能会损伤耳蜗及半规管，从而造成听力损害；③对于岩斜区中下部、颅后窝、脑桥小脑角外侧的显露有限，因而对于肿瘤下极达中斜坡、内听道水平者难以全切。

颞下入路在临床应用中应注意的问题：①Labbé静脉的处理及颞叶的保护。切开硬脑膜后可以首先通过释放环池的脑脊液来增加显露，减少颞叶牵拉，同时判断Labbé静脉的引流情况，必要情况下可切断一些小分支以增加对手术区域的显露。②由外向内紧贴岩骨嵴电灼切开小脑幕，在接近幕缘时注意保护滑车神经。③磨除岩骨嵴。岩骨嵴的磨除一定要有扎实的解剖基础，同时需要根据手术需要选择需要进行磨除的部位。④肿瘤的切除。由于手术操作空间有限，因而离断基底和瘤内减容需交替进行，出血汹涌时避免误伤重要的神经、血管。动眼神经、后交通动脉通常位于肿瘤顶壁，三叉神经受压常向外侧移位，外展神经位于肿瘤腹侧底面深部，基底动脉及脑干通常向肿瘤对侧显著移位；操作空间扩大后，尽可能锐性分离肿瘤与上述结构的粘连处；当肿瘤包绕重要神经、血管或与脑干粘连极其紧密而难以分离时，可适当残余薄层肿瘤，以避免灾难性后果。⑤电灼鞍背处肿瘤基底硬脑膜时，要警惕勿伤及垂体上动脉、垂体柄及漏斗；电灼斜坡肿瘤基底时，接近Dorello管入口操作时，降低双极电凝功率并不断滴水，以减少外展神经的热灼损伤；岩上窦等静脉窦出血汹涌时，可用明胶海绵电凝止血。

（汪挺舰　刘　宁　闫长祥）

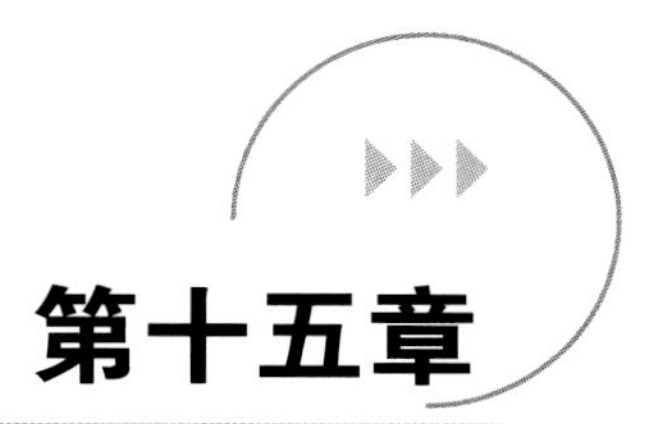

第十五章 岩斜区脑膜瘤（乙状窦后入路）

岩斜区脑膜瘤主要是指肿瘤基底位于颅后窝上2/3斜坡和内听道以内岩斜裂的脑膜瘤，约占所有颅内脑膜瘤的2%。岩斜区脑膜瘤位置深在，周围有重要的解剖结构，肿瘤向上可以侵及岩尖、小脑幕切迹、Meckel囊、鞍旁及海绵窦；向下外可累及内听道甚至颈静脉孔；向中线可累及脑干及椎-基底动脉，肿瘤体积巨大时可累及一侧的第Ⅲ～Ⅺ对脑神经等重要结构。岩斜区脑膜瘤自然病程通常预后较差，由于手术治疗困难，因此岩斜区脑膜瘤仍然是所有脑膜瘤治疗中预后最差的一种。

岩斜区脑膜瘤的分型标准有很多。这些分型不仅可以指导手术入路的选择，还可以对预后进行预测。目前最为常用的简易分型方式将岩斜区脑膜瘤分为以下三型：①斜坡型，肿瘤起源于岩斜裂，肿瘤向中线生长并扩展至对侧，肿瘤主体位于中上斜坡，向后压迫中脑和脑桥，其主要临床症状为外展神经、滑车神经麻痹及锥体束征；②岩斜型，肿瘤由岩斜裂向同侧扩展，肿瘤大部分位于脑桥小脑角区及中斜坡区，其主要临床表现为多对脑神经受损和小脑体征；③蝶岩斜型，肿瘤起源于蝶骨斜坡裂，扩展至颅中窝经小脑幕裂孔向鞍背侵袭，其主要临床表现为三叉神经和眼球活动相关神经的损害症状及对侧锥体束征。

一、临床表现

约有90%的患者以头痛、步态障碍及脑神经受累症状起病。其中头痛症状多与岩斜区、海绵窦及小脑幕的硬脑膜受到刺激有关。其主要症状可分为脑干受累症状、脑神经损害症状、小脑受累症状及颅内压增高症状。

1. 脑干受累症状　肿瘤向后生长压迫脑干可引起脑干受累症状，症状因脑干受累的部位及受压迫的程度而出现不同的症状，最常见的症状为肢体活动及感觉障碍。

2. 脑神经损害症状　肿瘤可向上发展侵及鞍背、岩尖、蝶鞍旁及颅中窝而引起第Ⅲ～Ⅵ对脑神经损害，导致类似海绵窦综合征症状；向外侧发展可引起第Ⅶ、Ⅷ对脑神经受累而出现不同程度的面瘫和听力损害症状；向下发展可侵及第Ⅸ～Ⅻ对脑神经而引起吞咽困难、舌肌活动障碍等后组脑神经症状。

3. 小脑受累症状　当肿瘤向一侧生长压迫小脑时可引起共济失调等小脑损害症状。

4. 颅内压增高症状　颅内压增高多不明显，一般直到晚期才会出现轻度或中度颅内压增高症状。

二、影像学检查

1. CT和MRI　CT和MRI平扫上斜坡脑膜瘤多表现为基底较宽的、边界清晰的、与斜坡颅底紧密相连的分叶状或卵圆形病变。CT平扫表现为等密度或稍高密度病变，病变内可见钙化。MRI平扫多表现为稍低或等T_1、等或稍长T_2信号。在CT和MRI的增强扫描上，病变多呈均一强化，约80%的患者可见明显的“脑膜尾”征。此外，CT还可以显示乳突气化的程度及骨迷路的位置，有利于指导手术。

2. 脑血管造影　能够明确肿瘤的供血动脉及基底动脉与肿瘤的位置关系。目前CTA和MRA已经基本代替DSA，但是对于部分血供极其丰富、考虑术前栓塞的患者仍需经DSA完成肿瘤供血动脉的栓塞。

三、治　　疗

脑膜瘤的治疗主要以手术切除为主。脑膜瘤对放疗和化疗均不敏感，放疗（包括伽马刀）仅能作为手术切除不彻底的一种补救措施。正确的手术入路选择对提高岩斜区脑膜瘤的切除程度至关重要。常见的手术入路包括：颞下入路，枕下乙状窦后入路，眶颧额颞下入路和幕上、幕下经岩骨乙状窦前入路等。

四、典型病例

【简要病史】 患者，女性，56岁，汉族，已婚，公务员，籍贯：山东。主诉：间断头痛5年，左侧面部麻木1年。现病史：患者5年前无明显诱因出现头痛，以全头胀痛为著，劳累后明显，每次发作持续数分钟，近1年来头痛发作频繁，曾口服止痛片等对症治疗。1年来患者出现左侧面部麻木，并进行性加重。遂查头部MRI发现颅内占位。既往史：高血压5年，口服药物血压控制良好。入院查体阳性体征：左侧颜面部V_1～V_2区浅感觉减退。术前常规筛查未见异常。

【影像学表现】

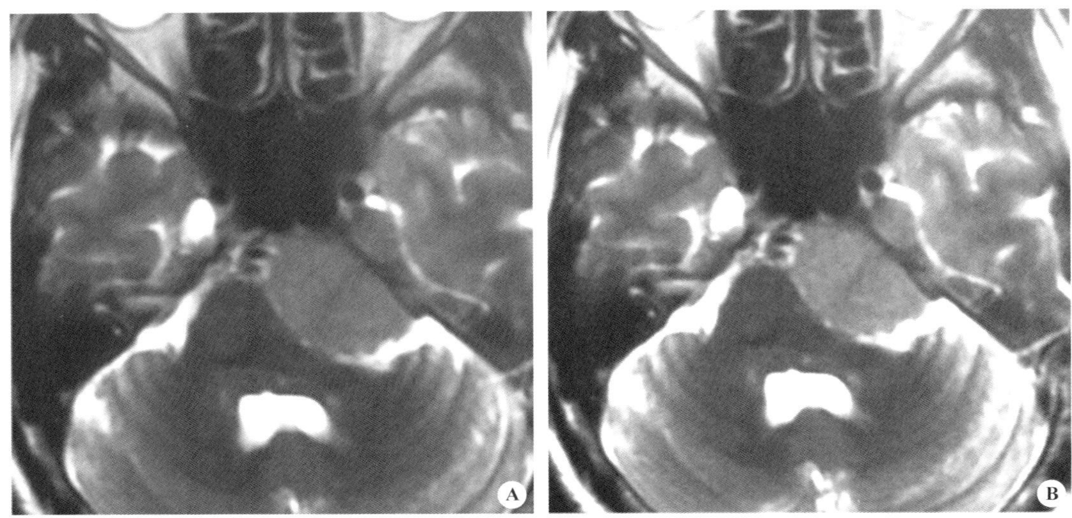

图15-1　术前MRI轴位T_2加权像显示，病灶呈等信号，与三叉神经、面神经和听神经关系密切

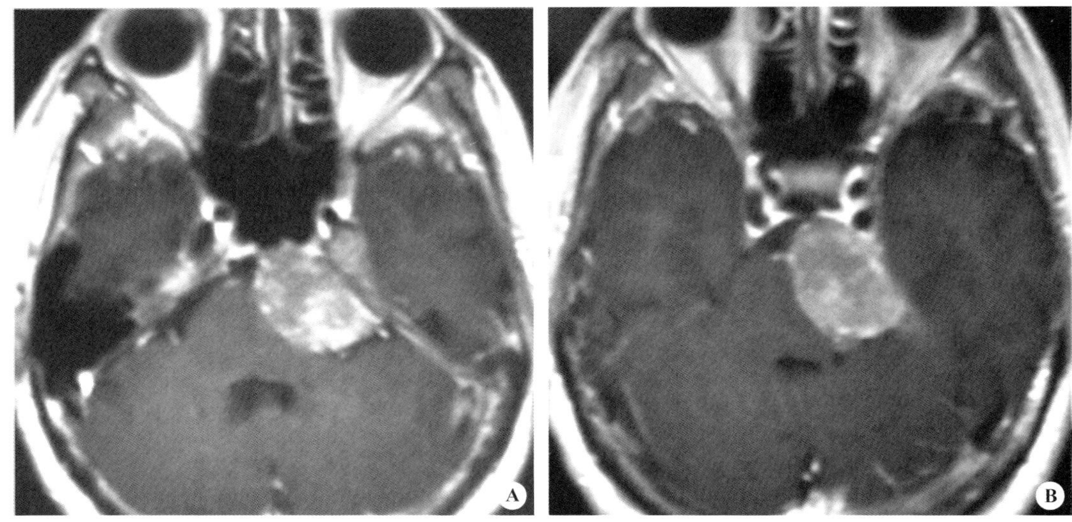

图15-2　术前MRI轴位T_1加权像增强扫描显示，病变显著均匀强化，肿瘤基底位于左侧上斜坡、岩尖及鞍背硬脑膜。脑干显著被肿瘤推挤压迫

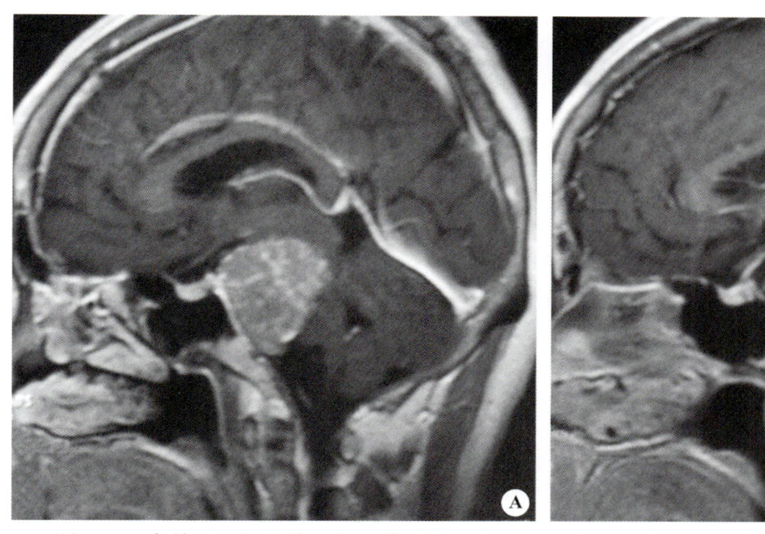
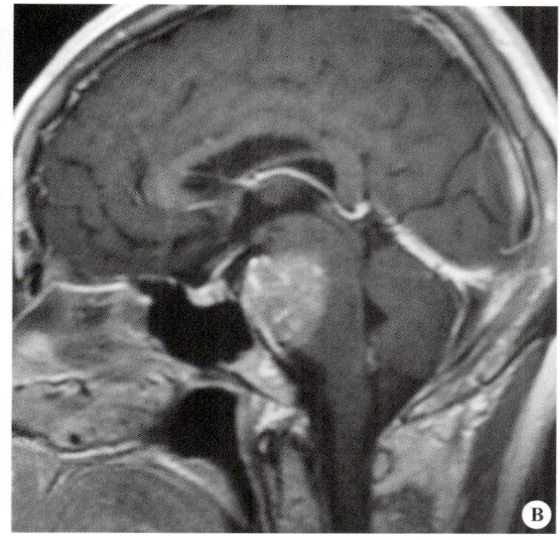

图15-3 术前MRI矢状位T_1加权像增强扫描显示，肿瘤基底较长，累及中上斜坡。肿瘤上极与垂体柄、鞍背关系密切

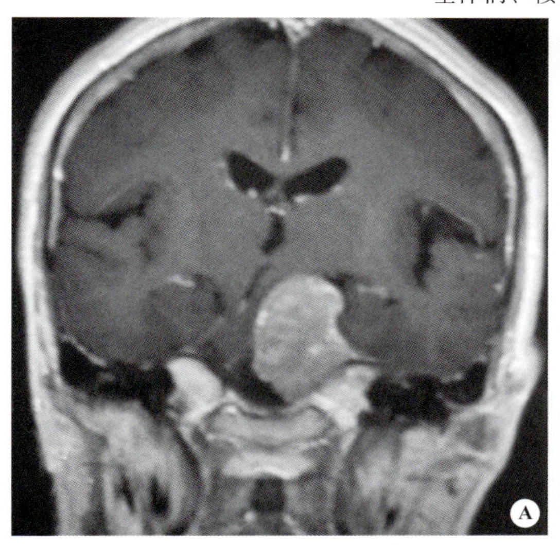
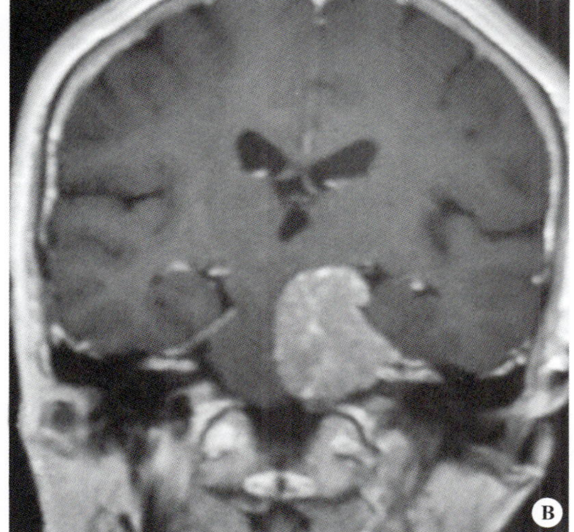

图15-4 术前MRI冠状位T_1加权像增强扫描显示，肿瘤基底部分位于天幕，小部分肿瘤突入左侧环池内生长并压迫中脑

【术前诊断】 左侧岩斜区脑膜瘤。

【手术入路】 左侧枕下乙状窦后入路肿瘤切除术。

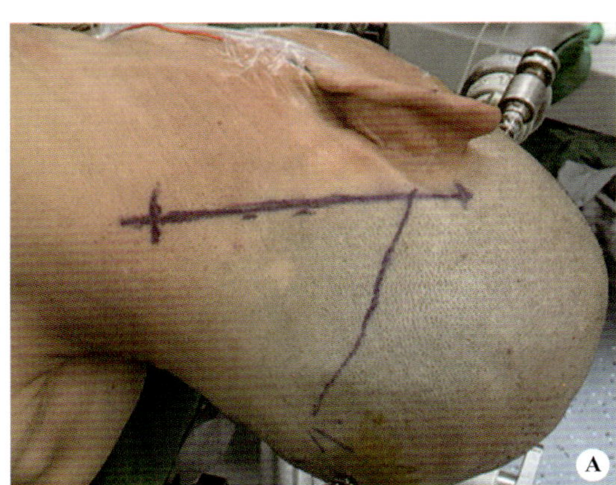
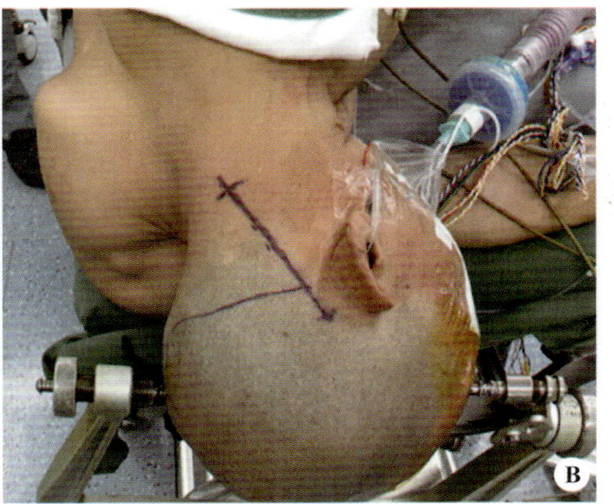

图15-5 手术切口及体位

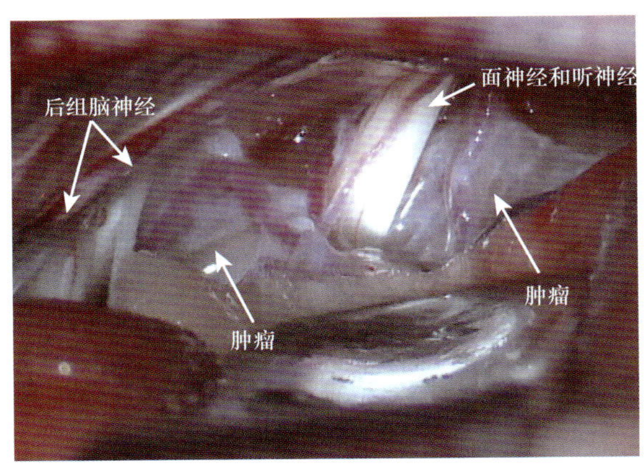

图15-6 缓慢释放枕大池、延髓外侧池脑脊液，锐性游离蛛网膜，显露面神经、听神经、后组脑神经，进一步显露肿瘤

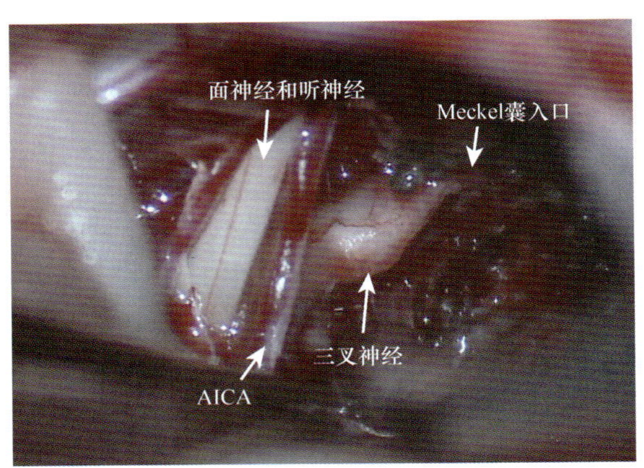

图15-7 小心保护面神经、听神经及小脑前下动脉（AICA），操作空间狭小，先瘤内切除部分肿瘤以减压

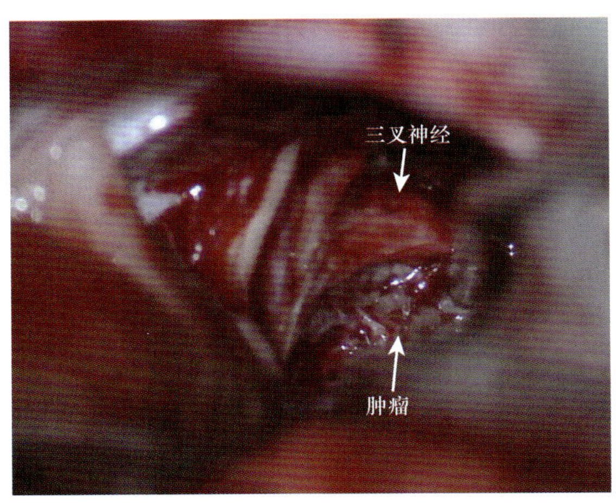

图15-8 三叉神经被肿瘤显著朝尾侧推挤，被挤压呈薄片状，两者粘连紧密

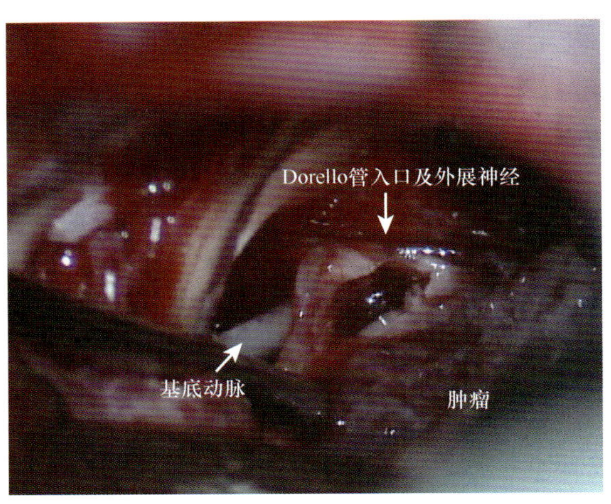

图15-9 肿瘤基底主体位于上斜坡及岩骨尖，离断基底与瘤内减容交替进行。肿瘤与外展神经、基底动脉粘连紧密，给予小心锐性分离

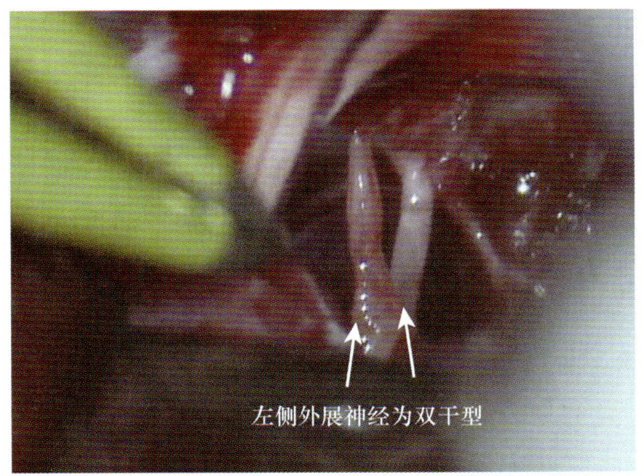

图15-10 左侧外展神经呈双干型，较为少见。锐性分离保护该神经

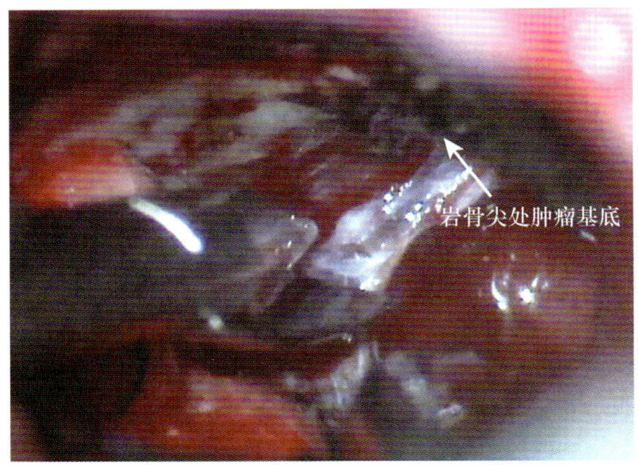

图15-11 处理岩骨尖处肿瘤及基底硬脑膜

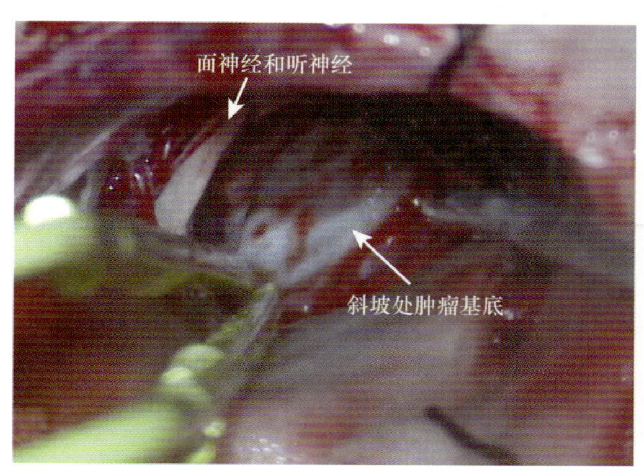

图15-12　电灼斜坡处肿瘤基底硬脑膜

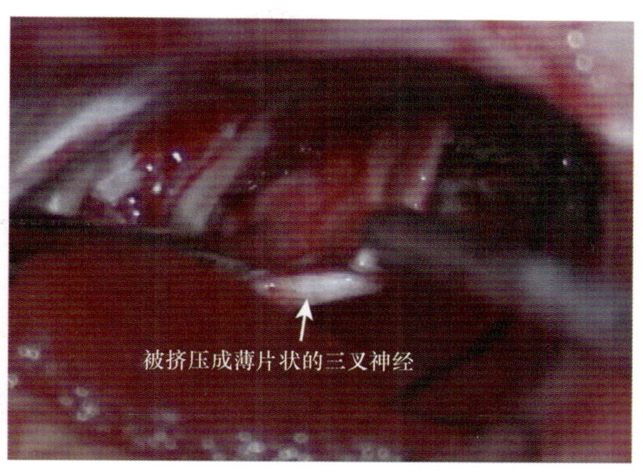

图15-13　三叉神经与肿瘤粘连紧密，小心锐性分离

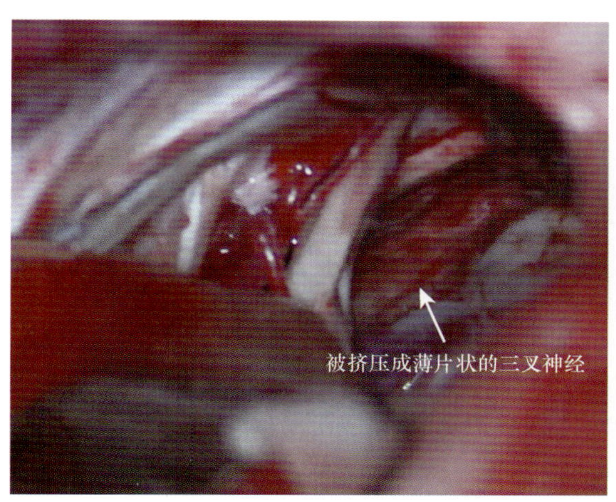

图15-14　分块切除岩骨尖处肿瘤，三叉神经保护完好

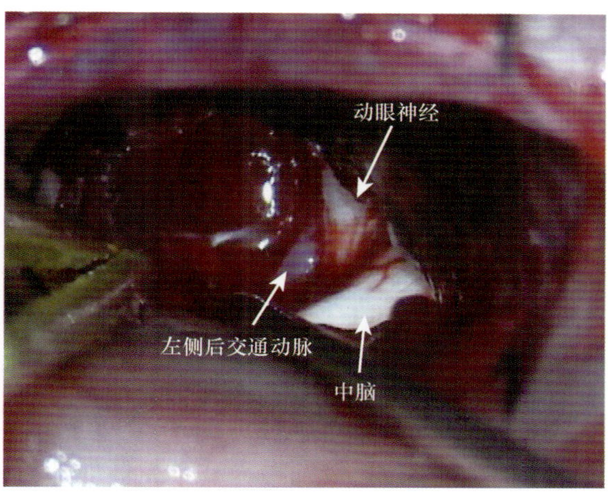

图15-15　左侧环池处肿瘤与中脑粘连紧密，小心分离。完好显露并保护左侧动眼神经及左侧后交通动脉

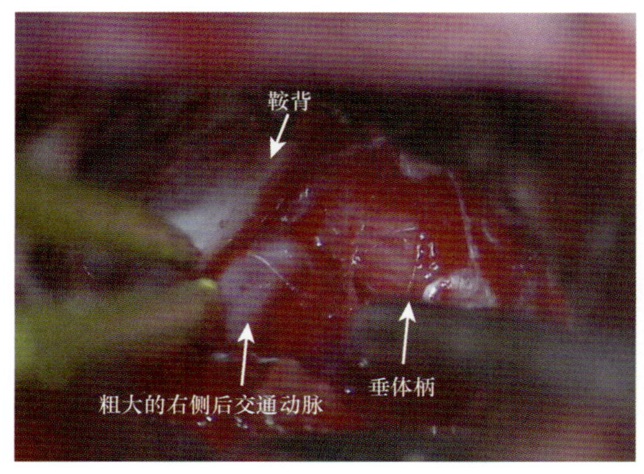

图15-16　全切肿瘤，处理鞍背处硬脑膜，进一步显露垂体柄及对侧后交通动脉

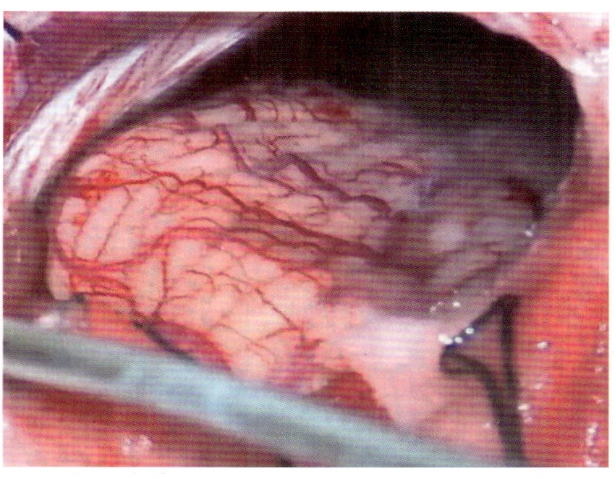

图15-17　术毕小脑无损伤

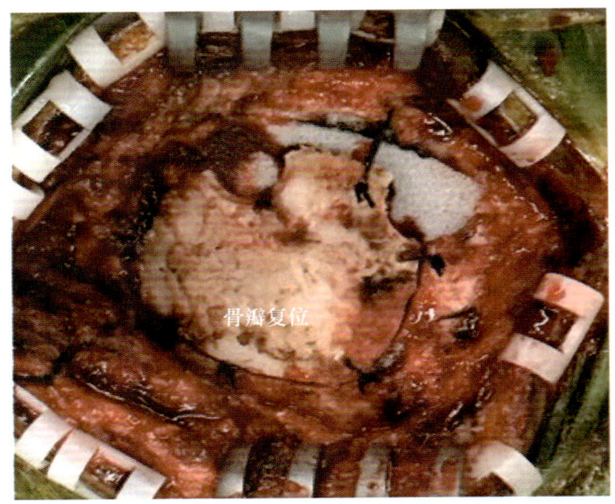

图15-18 术毕骨瓣复位

【病理检查】

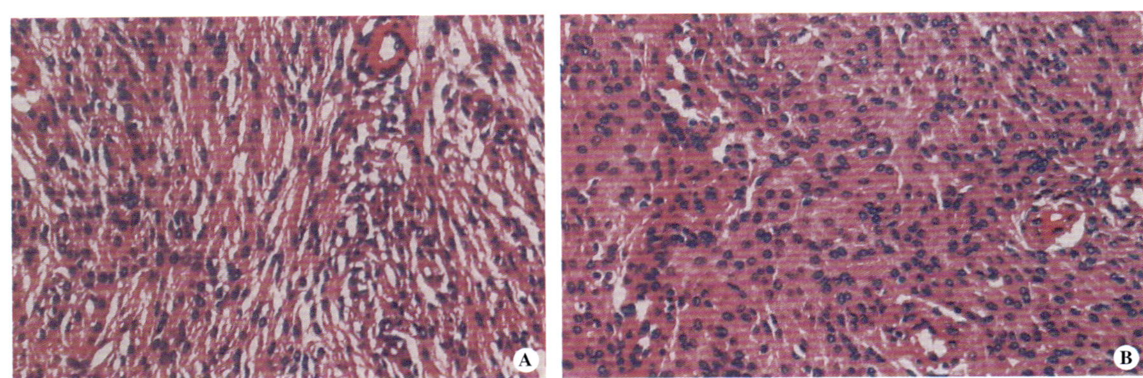

图15-19 病理：混合型脑膜瘤

【预后】 恢复良好，无脑神经功能障碍。

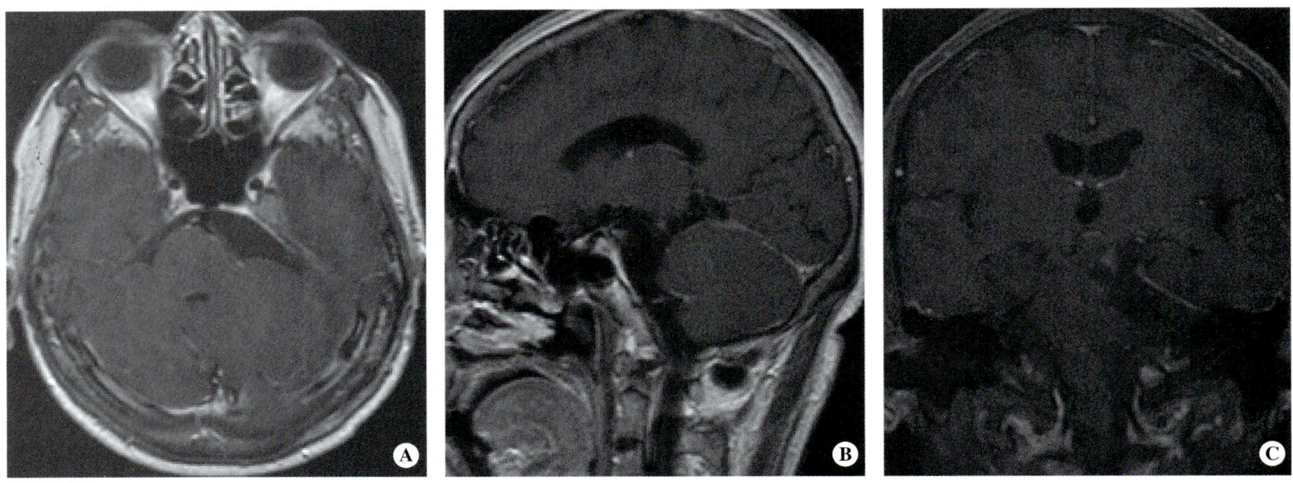

图15-20 术后复查MRI增强扫描显示，肿瘤切除满意

五、专家点评

岩斜区脑膜瘤位于颅底中央，脑干腹侧，周围与脑神经及颈内动脉、椎-基底动脉、海绵窦、颈静脉孔等重要结构毗邻。肿瘤常向对侧及后方挤压脑干和基底动脉，可以仅累及颅后窝，也可以骑跨岩尖向颅中窝发展，并侵及和包绕周围重要的神经、血管结构。岩斜区脑膜瘤的外科治疗对神经外科医师、手术室条件要求均很高。枕下乙状窦后入路是手术切除岩斜区脑膜瘤的经典手术入路。良好的肿瘤显露、熟悉瘤周病理解剖、熟练的显微操作技术是该类肿瘤对神经外科颅底亚专业手术医师的基本要求。

枕下乙状窦后入路的优点：①枕下乙状窦后入路为神经外科医师所熟悉，操作简便；②避免了颞叶的牵拉及其相关的并发症；③乙状窦后入路提供了对下斜坡和脑桥小脑角区的更佳视角，术者可以通过移动显微镜的方向获得整个岩斜区的显露；④术者还可以通过磨除岩骨尖和内听道上的骨质显露小脑幕上颅中窝内的肿瘤。此外，对岩尖的磨除可以避免损伤听力相关的重要解剖结构，故手术后听力常不会受到严重影响。

枕下乙状窦后入路的缺点：①脑脊液耳漏，此入路不仅需要切除部分乳突，术中可能还需要磨除内听道上结节，因而更容易损伤内听道内的骨质而造成术后脑脊液耳漏；②对颅中窝的显露有限，因而不适用于蝶岩斜型脑膜瘤的处理；③经枕下乙状窦后入路切除肿瘤过程中需要在神经、血管间隙内进行，易造成脑神经的损伤。

枕下乙状窦后入路在临床应用中应注意的问题：①开颅，应将横窦、乙状窦及横窦-乙状窦交界部完全显露。②岩上静脉的处理，岩上静脉位于内听道上结节上方贴近小脑幕缘，多短粗、壁薄，可根据术中需要决定是否切断，尽可能地保留。③切开小脑幕，尽量贴近岩骨嵴切开小脑幕，避免残留部分过大，影响幕上肿瘤的切除。同时注意避免损伤滑车神经、岩上窦及三叉神经后根。④磨除内听道上结节，内听道上结节磨除范围应该严格限定在三叉神经后根外缘与内听道外缘之间内听道上方的骨质。⑤肿瘤的切除，首先处理肿瘤的基底，离断来自脑膜垂体干及岩斜区硬脑膜血管的血供，离断基底和瘤内减容需交替进行，行肿瘤包膜内切除，最后沿着肿瘤与蛛网膜之间的间隙处理肿瘤周边。⑥避免误损伤重要神经、血管，肿瘤在生长的过程中会导致神经、血管移位，可充分利用脑神经出入颅的骨性标志来定位神经位置；动眼神经、后交通动脉通常位于肿瘤顶壁，三叉神经受压常向外侧移位，外展神经位于肿瘤腹侧底面深部，基底动脉及脑干通常向肿瘤对侧显著移位；操作空间扩大后，尽可能锐性分离肿瘤与上述结构的粘连处。⑦当肿瘤包绕重要神经、血管或与脑干粘连极其紧密难以分离时，可适当残余薄层肿瘤，以避免灾难性后果。⑧电灼鞍背处肿瘤基底硬脑膜时，要警惕勿伤及垂体上动脉、垂体柄及漏斗；电灼斜坡肿瘤基底时，接近Dorello管入口操作时，降低双极电凝功率并不断滴水，以减少外展神经的热灼损伤；岩上窦等静脉窦出血汹涌时，可用明胶海绵焊接止血。

（汪挺舰　刘　宁　闫长祥）

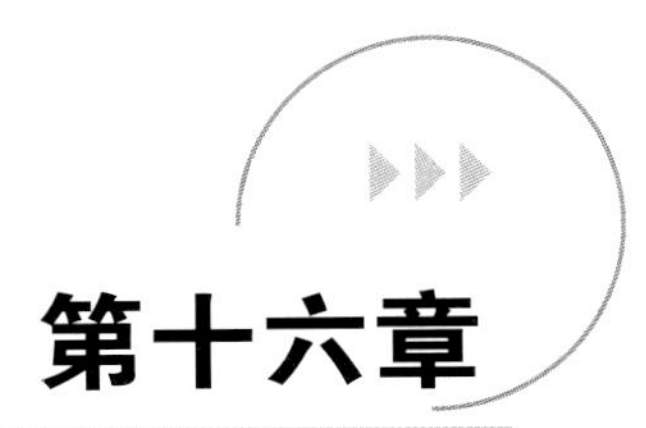

第十六章 内听道型听神经瘤

听神经瘤是主要起源于内听道前庭神经鞘膜施万细胞的良性肿瘤，又称前庭神经鞘瘤，占颅内肿瘤的6%～9%，占脑桥小脑角肿瘤的80%～90%。其组织学为良性，呈缓慢生长，因其位于内听道及脑桥小脑角区域，早期可出现听力损害，但易为患者疏忽或漏诊，随着肿瘤生长而逐渐压迫周围重要组织，可出现严重症状，甚至威胁患者生命，需要采取合理的处理策略。早期诊断和治疗可明显降低死亡率、致残率。国外报道因非对称性听力症状就诊并最终诊断为听神经瘤者占3%～7%。

目前关于听神经瘤的分型与分级存在多种方式。

（1）按照单发或多发分型可分为散发性听神经瘤与神经纤维瘤病Ⅱ型（NF2）。①散发性听神经瘤：无家族史和遗传性，肿瘤为单侧孤立性，约占听神经瘤的95%，多见于成人。②NF2：为常染色体显性遗传性疾病，多表现为双侧听神经瘤，以伴多发性脑膜瘤、颅内肿瘤、视神经胶质瘤和脊柱肿瘤为特征，约占听神经瘤的5%，发病年龄较早，青少年和儿童期即可出现症状。

（2）按照影像学分型可分为实性听神经瘤与囊性听神经瘤。①实性听神经瘤：影像学表现为实体肿瘤，占听神经瘤的52%～96%（平均80%）。②囊性听神经瘤：为听神经瘤的特殊类型，占4%～48%（平均20%）。具有以下特点：生长快速（直径每年增加2～6mm）、容易压迫、粘连周围脑神经和脑干，产生脑水肿和相关神经症状、生物学行为难以预测。在影像学上既可表现为中央型厚壁囊肿，即中央型囊性听神经瘤；也可表现为周围型薄壁单个或多个小囊肿，即周围型囊性听神经瘤。

（3）按照组织病理学分型可分为Antoni A型、Antoni B型及Antoni AB型。①Antoni A型：肿瘤组织镜下呈致密纤维状，由密集、成束的梭形或卵圆形细胞交织在一起，呈旋涡状或栅栏状。②Antoni B型：镜下呈稀疏网眼状，为退变型，细胞质稀少，易有黏液变性，细胞间液体较多，细胞间质内有黏液和酸性黏多糖，相互交接成疏松网状结构。③Antoni AB型：同一瘤体同时表现为以上两种病理类型。

目前应用最多的是按照肿瘤直径与位置特点来推荐Koos分级（表16-1）。根据Koos分级，肿瘤位于内听道并未进入脑桥小脑角池的听神经瘤称为小听神经瘤，也称为内听道型听神经瘤。随着健康管理理念增强和MRI广泛使用，越来越多的小听神经瘤被早期发现。内听道腔系狭窄，当发生肿瘤时因压迫局部结构会产生一系列特定的临床症状。

表16-1　听神经瘤Koos分级

级别	肿瘤直径与位置特点
1级	肿瘤局限于内听道
2级	肿瘤侵犯脑桥小脑角，≤2cm
3级	肿瘤占据脑桥小脑角池，不伴有脑干移位，≤3cm
4级	巨大肿瘤，>3cm，伴有脑干移位

内听道型听神经瘤因其位于内听道内，不对脑干及后组脑神经造成压迫，目前针对内听道型听神经瘤治疗有观察、放疗和手术3种方式。观察等待对于老年人、合并其他疾病者、有极少症状或瘤体没有增长者是很好的选择。但近来研究表明，相当多的患者在观察期间肿瘤持续增长，听力下降，导致治疗延迟。放疗广泛使用，目的是使肿瘤生长阻滞或萎缩，但听神经瘤是一个慢性病程，放疗面临的问题是有些患者肿瘤持续

增长，手术或再放疗明显增加损伤面神经的风险。过去30年中，关于小听神经瘤手术治疗的报道非常有限。

随着显微外科技术的应用、手术入路的改进及术中面神经监测技术的发展应用，显微颅底外科手术作为小听神经瘤的主要治疗策略被广大医师和患者所接受，其目的从最初的降低高死亡率、高致残率逐渐向低死亡率、低并发症、神经的功能保留、提高生活质量的方向发展。其中面神经的功能保留是听神经瘤手术治疗的关键，面神经功能的成功保留是手术成功的重要标志。

针对面神经功能的保护，听神经瘤手术中应常规使用自由描记肌电图联合诱发性肌电图对面神经、三叉神经、后组脑神经等进行监测。术中记录采用多导联模式，包括额肌、咀嚼肌、眼轮匝肌、口轮匝肌、颏肌等导联。术中对面神经的监测可定位其走行，明确肿瘤与面神经的解剖关系；并提示术中操作对神经的刺激和损害及预测术后神经功能。

许多内听道型听神经瘤患者术前听力出现下降但不至于患侧听力完全消失，在保留听力的小听神经瘤手术中可使用听觉监护技术，具体包括脑干听觉诱发电位（brain stem auditory evoked potential，BAEP）、耳蜗电图和听神经复合动作电位（compound action potential，CAP）监护技术，可根据具体情况选择。BAEP反映延迟性反馈信息，CAP则反映神经实时监测信息。听神经听觉监护技术明显降低了因术中听神经损伤导致听力丧失的可能性。

一、临床表现

小听神经瘤在瘤体增大的过程中逐渐压迫内听道内重要结构，包括蜗神经、面神经，鉴于病灶位于内听道内，其对三叉神经、展神经及小脑、脑干压迫症状一般不会出现。

1. 听力下降 为听神经瘤最常见的临床表现，约占95%，为蜗神经受压损伤或耳蜗血供受累所致。主要表现为单侧或非对称性渐进性听力下降，多先累及高频听力，但也可表现为突发性听力下降，其原因可能为肿瘤累及内耳滋养血管。

2. 耳鸣 约占70%，以高频音为主，顽固性耳鸣在听力完全丧失后仍可存在。

3. 眩晕 可反复发作，大多为非真性旋转性眩晕，而以步态不稳和平衡失调为主。多出现在听神经瘤生长的早期，为前庭神经或迷路血供受累所致，症状可随前庭功能代偿而逐渐减轻或消失。

4. 面神经麻痹 听神经瘤患者较少出现面神经麻痹，特殊情况下因肿瘤推移，压迫面神经而出现不同程度的周围性面神经麻痹及同侧舌前2/3味觉减退或消失。少数听神经瘤患者由于内听道口相对狭窄，可在早期出现面神经麻痹，偶伴面肌痉挛。

二、辅助检查

1. 听力学检查 包括纯音测听、听性脑干反应、言语识别率、畸变产物耳声发射等。

2. 面神经功能检查 包括肌电学检查和非肌电学检查。

3. 前庭功能检查 眼震电图常见向健侧的自发性眼震，冷热试验及前庭诱发肌源性电位有助于判断听神经瘤的起源神经。

4. 影像学检查 包括颞骨CT、内听道及脑桥小脑角MRI增强扫描。MRI可显示内听道内的微小听神经瘤，肿瘤位于内听道，T_1加权像呈低信号或等信号，T_2加权像呈不均匀高信号，增强后呈不均匀强化。听神经瘤常出现囊变及坏死区。听神经瘤CT检查可见内听道区域等密度或低密度团块影。瘤体内一般无钙化，形态大多为圆形、椭圆形，少数形态不规则。颞骨薄扫骨窗可显示内听道正常或不对称性扩大。

三、治　疗

1. 处理策略及适应证 小听神经瘤的治疗有观察、放疗和手术3种方式，根据我国2016年中华医学会颅底专业组听神经瘤多学科协作诊疗中国专家共识，参照Koos分级，建议处理原则如下：小听神经瘤以随访为主，每6个月进行一次MRI增强扫描。如随访过程中出现肿瘤生长，且患者存在有效听力，可以考虑采取保留听力的手术治疗；如患者已无有效听力，则首选手术治疗。本例患者听力尚存，近期听力下降，肿瘤呈生长趋势，符合手术指征。

2. 手术入路及适应证

（1）乙状窦后入路：经乙状窦后缘、横窦下缘进入脑桥小脑角。

1）适应证：适用于任意大小的肿瘤。

2）优势：能够保留听力，可以处理肿瘤与脑干的粘连，显露肿瘤所需时间较短。

3）不足：术后颅内血肿、脑梗死发生率高于经迷路入路。

（2）迷路入路：以骨性外耳道后壁和面神经垂直段为前界、颅中窝底硬脑膜为上界、乙状窦为后界、颈静脉球为下界，切除乳突及部分迷路，进入内听道和脑桥小脑角。

1）适应证：适用于任意大小、不考虑保留听力的听神经瘤。

2）优势：该手术入路较为直接，对脑组织牵拉小。术后面瘫发生率低于乙状窦后入路。

3）不足：术后手术侧听力丧失，手术操作时间相对较长。

（3）颅中窝入路：该入路于颞骨鳞部开骨窗，经颅中窝底、内听道顶壁进入内听道，可显露内听道所有内容物及部分脑桥小脑角。

1）适应证：适用于内听道或脑桥小脑角部分直径≤10mm的肿瘤。

2）优势：无须牺牲听力即可充分显露内听道的3个侧壁，为可能保留听力的径路。

3）不足：面神经损伤风险相对较大、显露空间及角度有限、颞叶损伤等。

本例患者听力尚存，结合术者习惯首选乙状窦后入路，该入路的优点是术中通过小脑延髓池释放脑脊液使小脑自然退缩，脑板牵拉单侧小脑，可充分显露脑桥小脑角区各结构，包括显露肿瘤的上、下、内、外、背侧，通过磨除内听道后壁可显露肿瘤位于内听道内的部分，对基底动脉及其相关分支（特别是迷路动脉）和引流静脉（特别是岩静脉）、后组脑神经、面神经脑池段及内听道段的显露良好，并且有利于术中面神经重建。

四、典型病例

【简要病史】 患者，中年，女性，43岁。主诉：右耳间断耳鸣10年，听力下降2年。既往体健。未予特殊治疗。查体：术前听力检查显示，右侧听力较左侧下降30%。

【影像学表现】

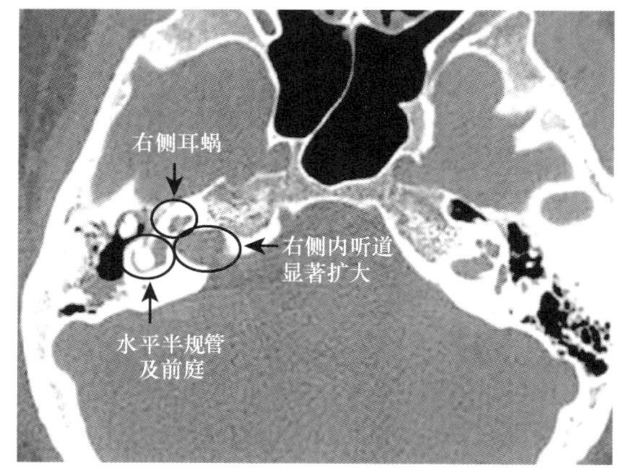

图16-1　术前CT轴位平扫显示，右侧内听道显著扩大，呈“喇叭口”状

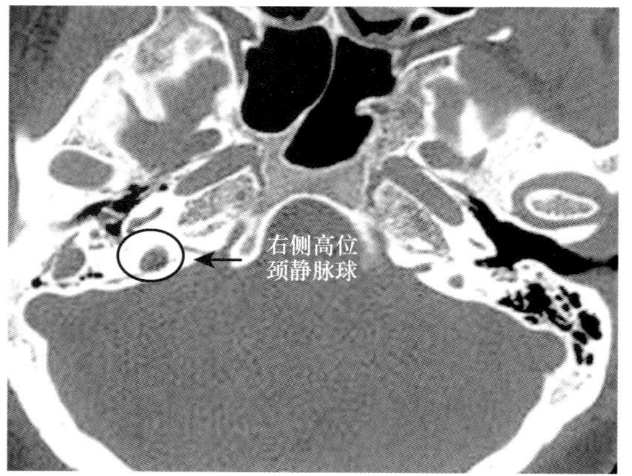

图16-2　术前CT轴位平扫显示，右侧颈静脉球呈高位

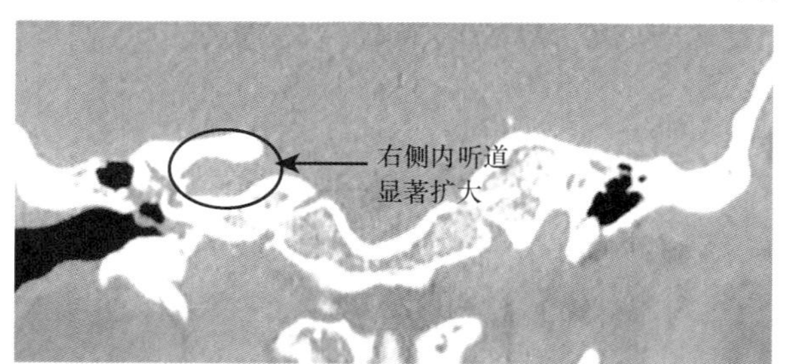

图16-3　术前CT冠状位扫描显示，右侧内听道显著扩大，呈“喇叭口”状

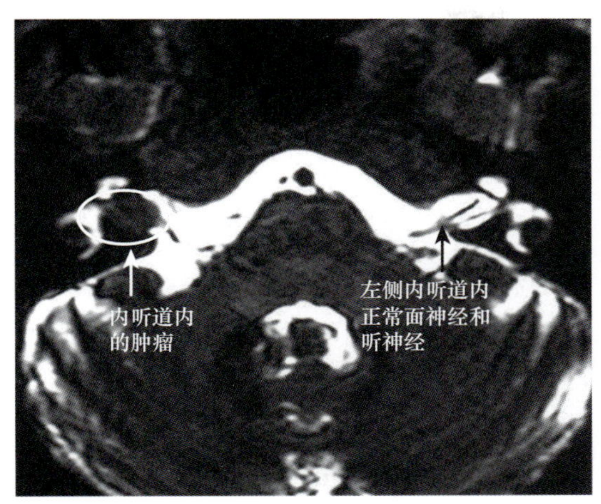

图16-4　术前MRI T_2加权像平扫显示，肿瘤位于右侧内听道内，呈长T_2信号影

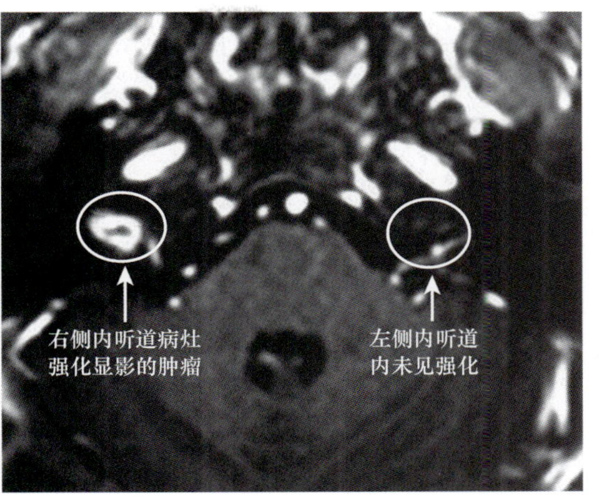

图16-5　术前MRI T_1加权像增强扫描显示，肿瘤位于右侧内听道内，呈长T_1信号影，呈囊实性，实性部分强化明显

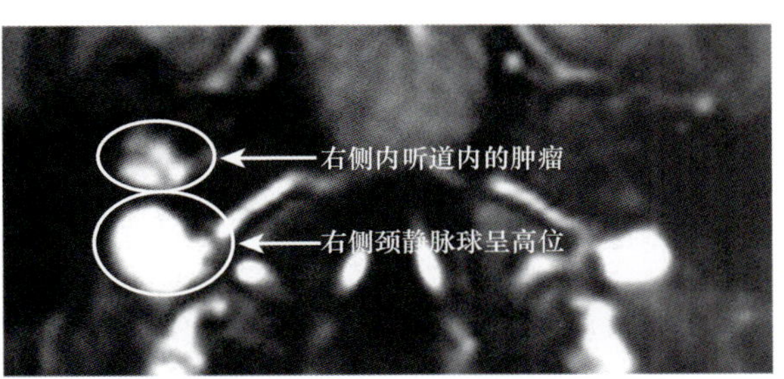

图16-6　术前MRI冠状位T_1加权像增强扫描显示，右侧颈静脉球呈高位

【术前诊断】　内听道型听神经瘤（右侧）。

【手术入路】　右侧枕下乙状窦后入路。

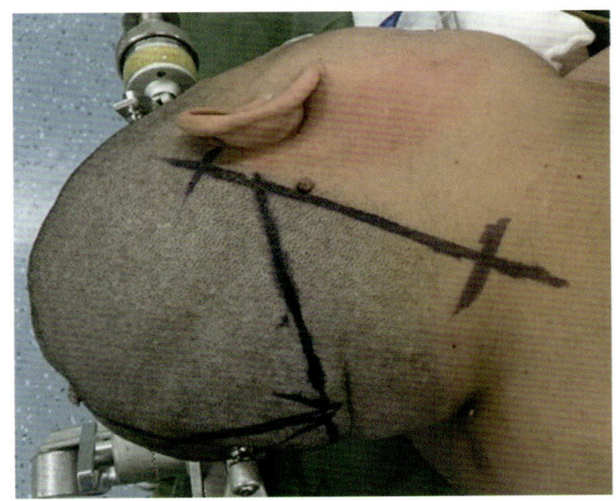

图16-7　手术切口及体位

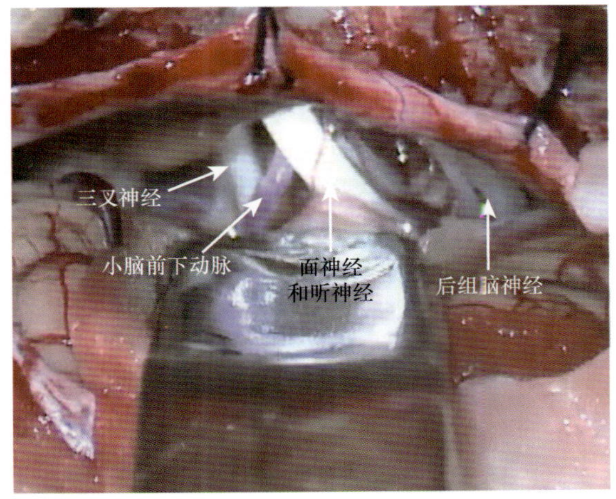

图16-8　游离并显露神经，可见三叉神经、面神经、听神经及后组脑神经

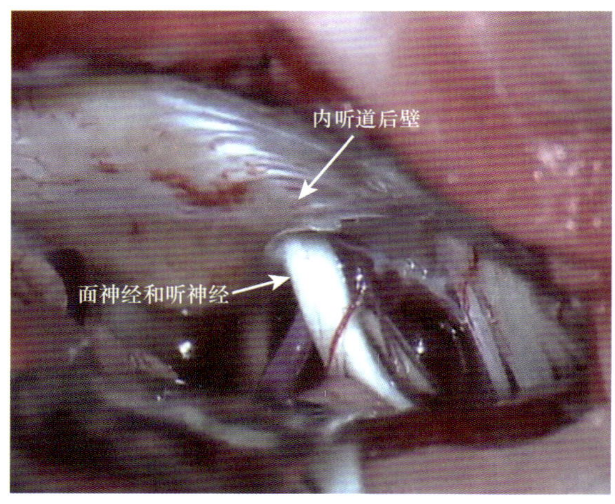

图16-9 显露右侧内听道后壁

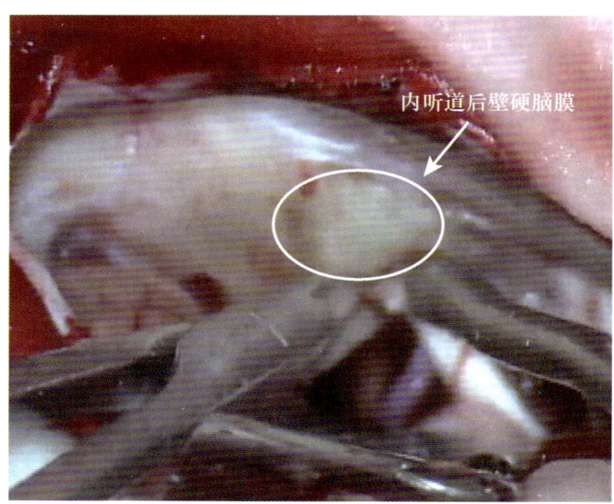

图16-10 剪除内听道后壁硬脑膜

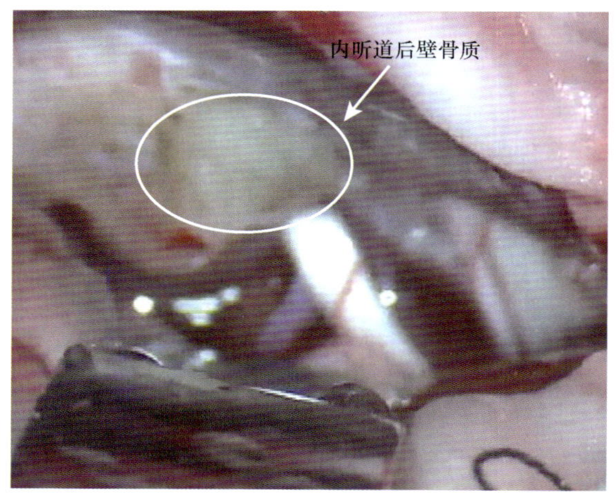

图16-11 显露内听道后壁骨质

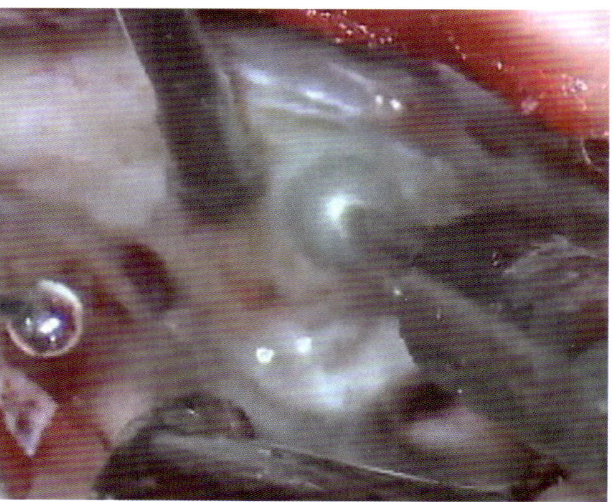

图16-12 磨钻磨壁骨质

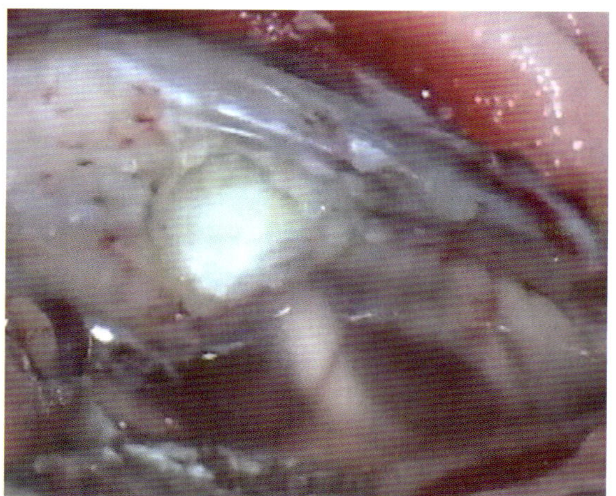

图16-13 磨除内听道后壁骨质

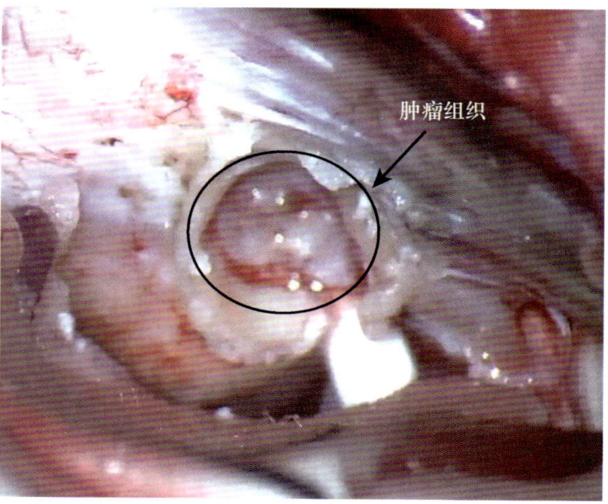

图16-14 磨除内听道后壁骨质后可见肿瘤组织

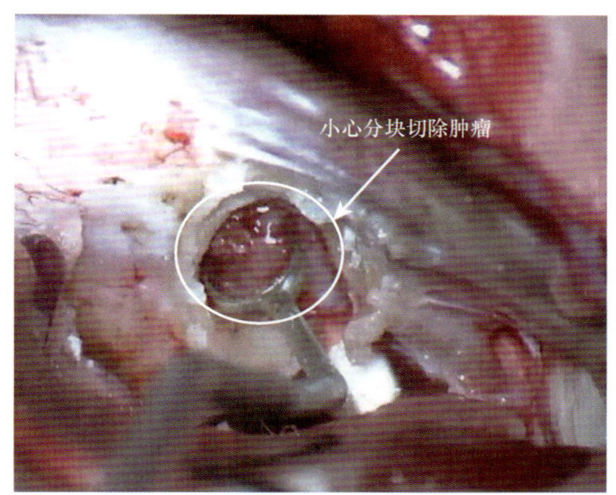

图16-15　小心分块切除肿瘤

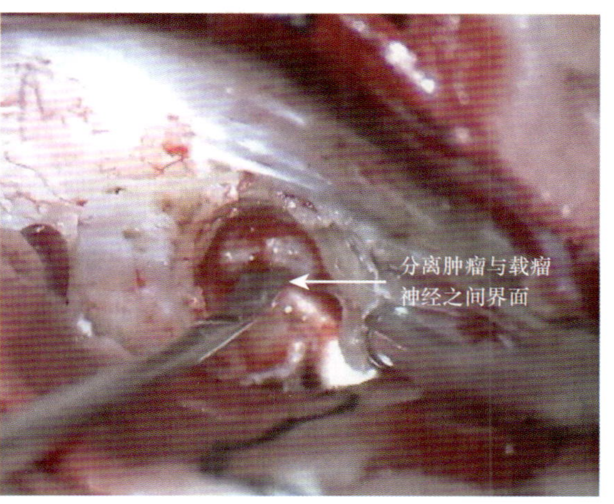

图16-16　沿肿瘤与载瘤神经界面分离

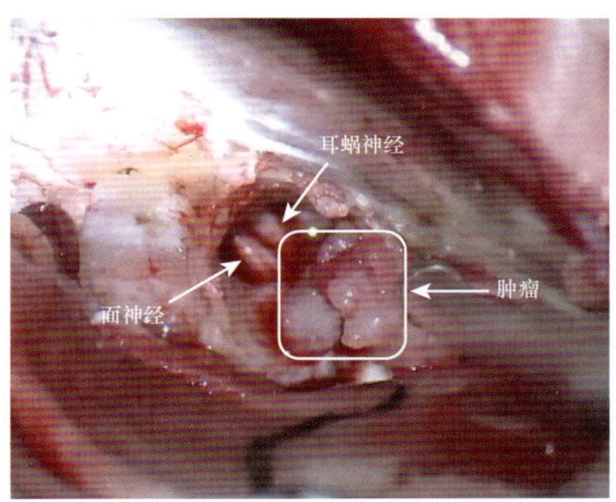

图16-17　显露肿瘤腹侧面的神经

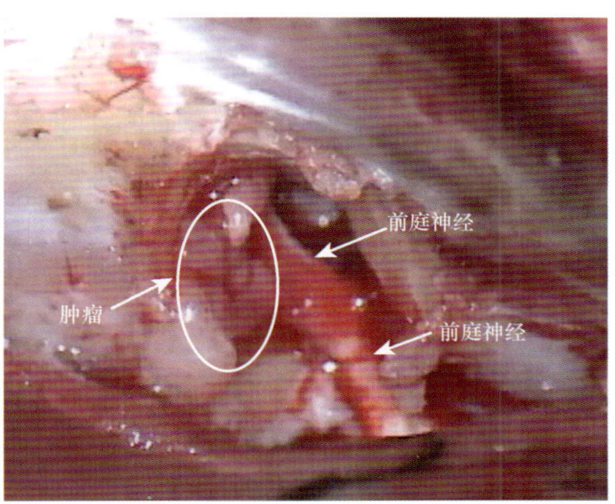

图16-18　显露载瘤神经

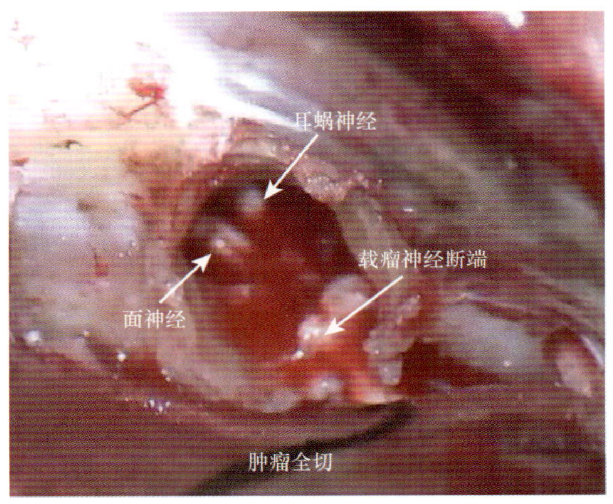

图16-19　肿瘤全切，面神经保留完好

【病理检查】

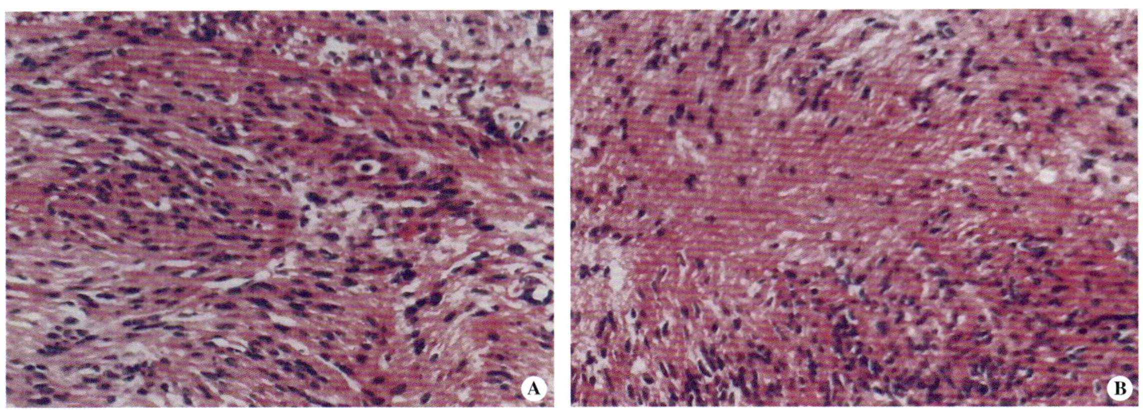

图16-20　病理：神经鞘瘤

【预后】

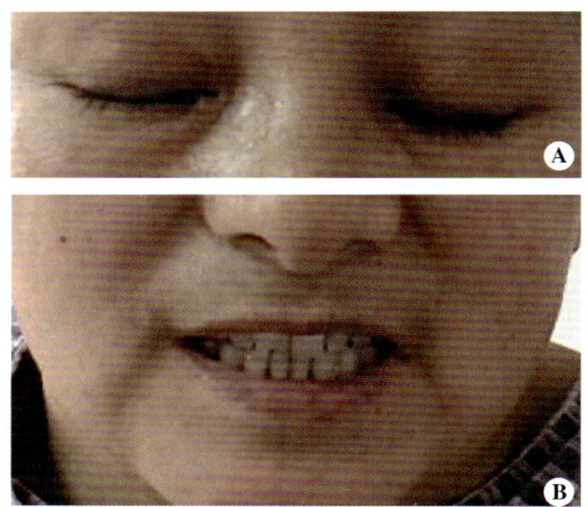

图16-21　术后面神经功能良好，右侧听力较术前改善

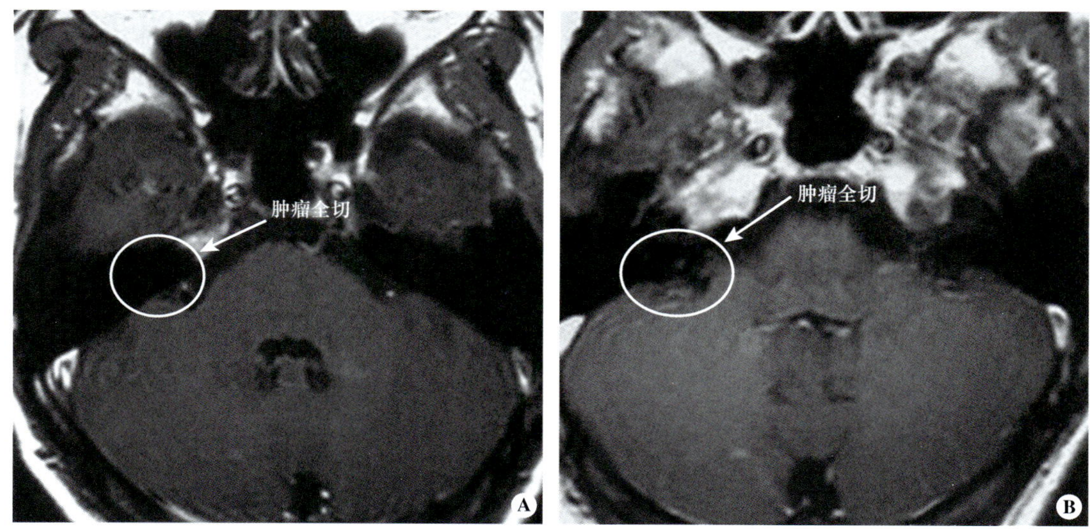

图16-22　术后MRI增强扫描显示，肿瘤全切

五、专家点评

听神经瘤患者的早期症状可以仅仅是耳鸣，随着病情的进展可以出现听力下降，甚至耳聋。所以，当患者出现一侧耳鸣，经治疗无效，甚至伴有听力下降时，要考虑听神经瘤的可能。

内听道型听神经瘤的治疗有观察、放疗和手术3种方式，哪一种治疗方式最佳仍然存有争议。观察等待对于老年人、合并其他疾病者、有极少症状或瘤体没有增长者是很好的选择。但近来研究表明，相当多的患者在观察期间肿瘤持续增长、听力下降，导致治疗延迟。放疗广泛使用，目的是使肿瘤生长阻滞或萎缩，但听神经瘤是一个慢性病程，放疗面临的问题是有些患者肿瘤持续增长，手术或再放疗明显增加了损伤面神经的风险。根据我国2016年中华医学会颅底专业组听神经瘤多学科协作诊疗中国专家共识，参照Koos分级，建议处理原则如下：小听神经瘤以随访为主，每6个月进行一次MRI增强扫描。如随访过程中出现肿瘤生长，且患者存在有效听力，可以考虑采取保留听力的手术治疗；如患者已无有效听力，则首选手术治疗。但对于70岁以上、全身条件差无法耐受手术的患者，应首选立体定向放射治疗。过去30年中，小听神经瘤手术治疗的报道数量非常有限，然而，随着手术技术提高和术中神经生理检测技术的应用，手术治疗目的已从肿瘤切除聚焦至面神经、听神经功能保存。

内听道型听神经瘤手术方式多样，患者的患侧听力多会出现下降，理应在全切肿瘤的基础上尽可能地保存残存听力，多采用枕下乙状窦后入路，术中需磨除部分岩骨才能显露肿瘤；术前需了解岩骨的气化情况、肿瘤与面神经和听神经及颈静脉球的关系，以减少手术并发症。磨除骨质的范围依肿瘤的大小决定。显露肿瘤后，先“掏心”瘤内减压，再分离肿瘤与神经，当然，最大限度地保留面神经和听神经功能是最重要的。术中电生理的检测对面神经功能的保存作用重大，可定位面神经走行，提示术中操作对神经的刺激和损害及预测术后神经功能。听神经听觉监护技术的应用明显降低了因术中听神经损伤导致听力丧失的可能性。因此建议所有行听神经瘤切除的单位都应该具备术中电生理检测技术。

内听道型听神经瘤手术尽量要求术后患侧听力保留。内听道型听神经瘤术后会出现迟发型听力损害，是指听神经瘤术中患侧听神经解剖结构保留，但术后不久出现听力恶化，甚至丧失。可能原因：①磨除内听道时，为防止脑脊液漏，用肌肉封闭内听道，术后在内听道内形成瘢痕组织，使神经或血管受压；②内淋巴囊和内淋巴导管损伤，多为手术操作不当引起；③术中迷路损伤血液或骨屑进入内淋巴液，导致内耳的电解质平衡失调或内耳的炎性反应，导致不可逆性的听力损害；④术中对听神经过度分离，使听神经与周围组织失去解剖关系，听神经发生营养障碍或术后水肿，导致术后听力发生起伏变化，甚至出现迟发型听力损害；⑤术后小脑前下动脉、迷路动脉发生痉挛性损害。内听道型听神经瘤手术对听力保留要求严格，因此在磨除内听道时要控制力度，并不断用生理盐水冲洗，将骨碎末冲掉，避免其进入内淋巴管，并且起到降温作用，防止听神经和面神经损害及小动脉痉挛。内听道后壁磨开后建议用脂肪填塞而非肌肉填塞，此举能减少术后形成瘢痕组织，避免神经或血管受压。

内听道型听神经瘤因需要磨除内听道，磨除过程中易导致乳突气房开放，因此术后脑脊液漏的并发症并不少见，术后脑脊液漏分为切口漏、鼻漏和耳漏，以鼻漏最为多见，易导致颅内感染，多由内听道顶部开放引起，因此术中磨除内听道关键在于对气房的识别，发生脑脊液漏后，首先考虑保守治疗，包括绝对卧床、床头抬高30°，使用大便软化剂，应用降颅内压药物和局部加压包扎，如效果不佳，可行腰椎穿刺、腰大池置管引流，严重时需要手术修补。

不可否认手术治疗效果与术者的技术水平、手术理念及手术经验直接相关。可以说手术的成功在很大程度上保障了优良的远期神经功能，然而良好的术后管理也不应忽视。恰当的药物治疗、并发症的预见防范和及时处理对术后神经功能恢复都起到积极作用。因此，患者需要一个有着良好素质的医疗团队为其提供优质服务。

（张林朋　刘　宁　闫长祥）

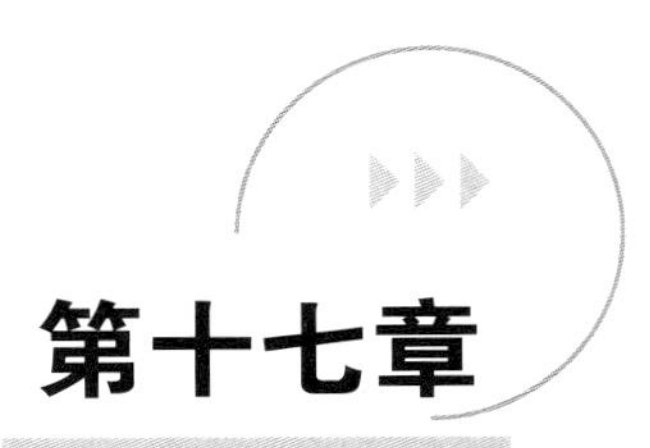

第十七章 大型听神经瘤

听神经瘤起源于第Ⅷ对脑神经分支前庭段，故其准确名称是前庭神经鞘瘤。听神经瘤发病率为（0.6～1.9）/10万。近年来，随着诊断技术的不断发展，听神经瘤的早期检出率大幅提高，但大型听神经瘤在临床工作中并不少见。根据Koos分级（见表16-1），肿瘤巨大且直径大于3cm，并伴有脑干移位的听神经瘤称为大型听神经瘤。

大型听神经瘤治疗目标已经从过去单纯切除肿瘤、降低病死率和致残率逐渐向神经功能保留、提高生命质量等方向发展。目前大型听神经瘤在全切除率、面神经和听神经保护及术后患者生活质量方面仍然是神经外科医师面临的难题。治疗的目标是在尽量争取全切除肿瘤的前提下达到面神经和听神经的解剖与功能保留。对于小型听神经瘤，在术中监测下全切除肿瘤同时保留面神经和听神经相对容易；但对于大型听神经瘤而言，仅仅是要做到全切除肿瘤本身并无多大困难，而既要全切除肿瘤又同时保留面神经和听神经则相当不易。

大型听神经瘤的瘤体位于内听道及脑桥小脑池中，由于脑桥小脑角的解剖结构复杂，若想全切肿瘤，并尽可能地保留面神经和听神经的解剖及功能，除了有良好的监测设备及丰富的手术经验之外，对肿瘤的发生、发展及周围结构病理变异的了解也显得极为重要。大型听神经瘤起源于内听道，逐渐突入脑桥小脑池。肿瘤的推挤使其前方的蛛网膜折叠成两层，神经、血管多位于两层之间。小脑前下动脉是听神经瘤血液供应的主要来源，小脑后下动脉、小脑上动脉、基底动脉、硬脑膜动脉有时也参与供血。Rhoton研究表明，由于肿瘤的影响，小脑前下动脉的位置发生改变，可位于肿瘤的前下方、下方或后方。了解肿瘤动脉的位置关系是很有价值的，术中用超声吸引进行肿瘤内减压时，上述动脉须仔细加以保护。静脉解剖结构的位置也应重视，特别是高位颈静脉球或后置乙状窦会影响手术入路的选择及骨质去除的范围。MRI可用以明确肿瘤的解剖结构及与毗邻神经、血管结构大致的位置关系。

由于面神经位于前庭蜗神经的前方，容易被肿瘤挤压、推移而变形，术中保护困难。大型听神经瘤并非仅局限于内听道内，也可使三叉神经和后组脑神经变形、伸长和展开，但较少与神经有粘连。脑干常受肿瘤压迫明显，两者粘连较紧密，之间的蛛网膜界面破坏较严重，有的肿瘤甚至嵌入脑干。

针对大型听神经瘤的治疗，手术切除是关键。传统的手术入路包括经迷路入路、经颅中窝入路及枕下乙状窦后入路。各种入路的优缺点在第十六章已有描述，在此不再赘述。其中枕下乙状窦后入路手术可充分地显露手术视野，易于辨认肿瘤及瘤周神经和血管，所以现在大多数听神经瘤均采用该入路手术。枕下乙状窦后入路手术的关键步骤在于获得合适的骨窗范围，且能够保留听力，可以处理肿瘤与脑干的粘连，显露肿瘤所需时间较短。采用枕下乙状窦后入路患者可以取坐位、半坐位或水平位（仰卧位、斜位或公园长椅位）。坐位存在静脉空气栓塞风险，故使用心前区多普勒及呼气末CO_2监测。有学者报道，坐位手术失血少、手术时间短且发生脑神经功能障碍风险小。该体位借用重力对血液与脑脊液的引流获得了干净的术野。吸引器和双极电凝在脑神经周围的使用也得以减少到最低。此外，还可使用两把显微剪刀离断肿瘤与其包裹的神经鞘或软脑膜之间纤细的蛛网膜，以达到无创的双手显微操作。双手显微操作的一大优势是无须使用存在损伤面神经风险的双极电凝。然而，坐位手术中术者的手臂姿势不符合人体力学会导致术者过早疲劳。大多数麻醉医师对于坐位手术并不习惯，因此其应用有局限性。笔者不用坐位，因为长时间的手术会使颈部僵硬。笔者偏好公园长椅位。

面神经功能损伤对患者生理、心理及社会功能的影响都是极其重大的。大型听神经瘤对面神经挤压严重，甚至会被压成纸片状，因此尽量全切除肿瘤的同时有效保护患者面神经功能是听神经瘤手术的首要目标。术中电生理监测对术后神经功能的结果意义重大，其应用使术中面神经完整解剖保留率得到显著提高，为术后面神经功能恢复提供了保障（详见第十六章）。

总之，当前针对大型听神经瘤的治疗方法综合了显微外科手术、立体定向放射外科、随访观察等多种手段，处理策略也倾向于个体化和多学科协作。个体化治疗方案的选择需要基于肿瘤特征及患者自身的条件，经神经外科、耳科、颌面外科、整形外科、立体定向放射外科等多学科协作，制订最佳诊疗方案，并根据不同的治疗阶段分别由不同学科施以治疗。同时，还应充分利用各种基于电生理学和影像学的检测技术，以提高听神经瘤诊断的准确性、重要解剖结构的可辨识性及神经功能评估的准确性，从而实现个体化手术方式的制订。

一、临床表现

大型听神经瘤在瘤体增大的过程中逐渐压迫周围重要结构，包括蜗神经、面神经、三叉神经、外展神经、后组脑神经、小脑、脑干等，从而产生相应症状。

1. 内听道内病变导致的症状

（1）听力下降：为听神经瘤最常见的临床表现，约占95%，为蜗神经受压损伤或耳蜗血供受累所致。其主要表现为单侧或非对称性渐进性听力下降，多先累及高频听力，但也可表现为突发性听力下降，其原因可能为肿瘤累及内耳滋养血管。

（2）耳鸣：约占70%，以高频音为主，顽固性耳鸣在听力完全丧失后仍可存在。

（3）眩晕：可反复发作，大多为非真性旋转性眩晕，而以步态不稳和平衡失调为主。多出现在听神经瘤生长的早期，为前庭神经或迷路血供受累所致，症状可随前庭功能代偿而逐渐减轻或消失。

2. 脑桥小脑角池及脑干压迫所产生的症状

（1）面部疼痛或感觉减退：为肿瘤生长压迫三叉神经所致，体检时可发现角膜反射减弱或消失，面部痛、触觉减退。

（2）步态不稳、共济失调、辨距不良：为小脑角及小脑半球受压所致，通常出现在瘤体较大的听神经瘤患者。

（3）颅高压表现：肿瘤巨大生长可导致脑脊液循环通路闭塞，引起脑室系统扩张，从而产生头痛、恶心、呕吐、视盘水肿等颅内压增高症状。

（4）面神经麻痹：听神经瘤患者较少出现面神经麻痹，特殊情况下因肿瘤推移、压迫面神经而出现不同程度的周围性面神经麻痹及同侧舌前2/3味觉减退或消失。少数听神经瘤患者由于内听道口相对狭窄，可在早期出现面神经麻痹，偶伴面肌痉挛。

（5）声音嘶哑、吞咽困难、饮水呛咳：为后组脑神经受累所致，可出现在肿瘤生长晚期，体检可发现同侧舌后1/3味觉减退或消失、软腭麻痹、同侧咽反射消失及声带麻痹。

（6）偏瘫、躯体感觉减退：不常见。若肿瘤增大，向内侧直接挤压脑干，可引起脑干内传导束功能障碍，出现对侧肢体不同程度的偏瘫、浅感觉减退；若肿瘤推挤脑干使之受压于对侧小脑幕裂孔边缘，则可出现患侧或双侧偏瘫、感觉减退。

二、辅助检查

1. 大型听神经瘤的辅助检查与小型听神经瘤无明显差异 ①听力学检查；②面神经功能检查；③前庭功能检查。

2. 大型听神经瘤的影像学检查 包括颞骨CT、内听道及脑桥小脑角MRI增强扫描。MRI可显示肿瘤位于内听道及脑桥小脑角，T_1加权像呈低信号或等信号，T_2加权像呈不均匀高信号，增强后呈不均匀强化。大型听神经瘤常出现囊变及坏死区。诊断时应与脑膜瘤、表皮样囊肿、面神经瘤、三叉神经鞘瘤、后组脑神经鞘瘤等鉴别。大型听神经瘤CT检查可见脑桥小脑角区域等密度或低密度团块影。瘤体内一般无钙化，形态大多为圆形、椭圆形，少数形态不规则。颞骨薄扫骨窗可显示内听道正常或不对称性扩大，内听道破坏。增强扫描可见肿瘤实体部分明显强化，而囊性部分无明显强化。

三、治疗

听神经瘤传统的手术入路包括经迷路入路、

经颅中窝入路及枕下乙状窦后入路。经迷路入路手术可以很容易地显露脑桥小脑角，避免对脑干和小脑的过度牵拉，便于辨认面神经，从而使之得到很好的保护，但存在手术耗时较长、破坏迷路导致听力完全丧失等缺点；经颅中窝入路手术可在脑桥小脑角前方显露肿瘤，内听道显露充分，便于完全切除内听道内肿瘤，且脑组织牵拉较少。但是，该入路显露的术野范围很小，手术操作较困难，一般适用于以内听道内为主的小肿瘤。枕下乙状窦后入路手术可充分地显露手术视野，易于辨认肿瘤及瘤周神经和血管，可以处理肿瘤与脑干的粘连。显露肿瘤所需时间较短，通过磨除内听道后壁可以处理内听道内的病变，所以现在大多数的大型听神经瘤均采用该入路手术。

四、典型病例

【简要病史】 患者，男性，49岁。主诉：右耳听力下降7年。既往体健，未予特殊治疗。查体：右耳听力较正常下降40%。其余未见异常。

【影像学表现】

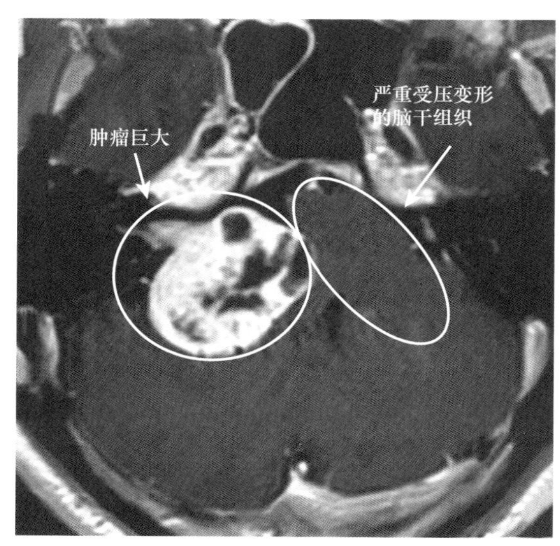

图17-1 术前MRI轴位T_1加权像增强扫描显示，肿瘤位于右侧脑桥小脑角区，体积巨大，呈囊实性，局部强化，压迫脑干，将脑干推挤至对侧肿瘤部分侵及内听道

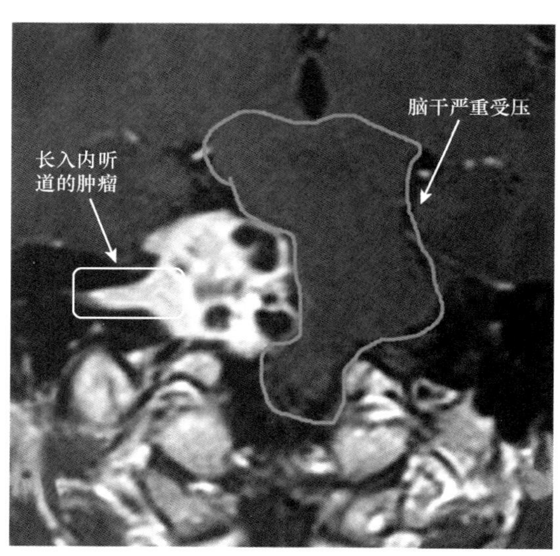

图17-2 术前MRI冠状位T_1加权像增强扫描显示，肿瘤显著朝对侧推挤压迫脑干，部分肿瘤突入内听道内生长

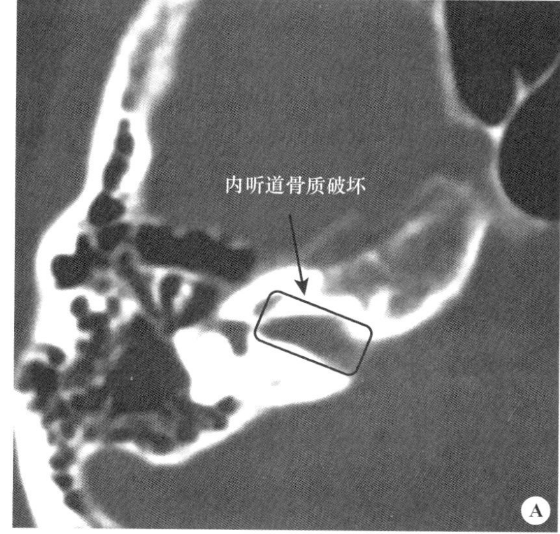

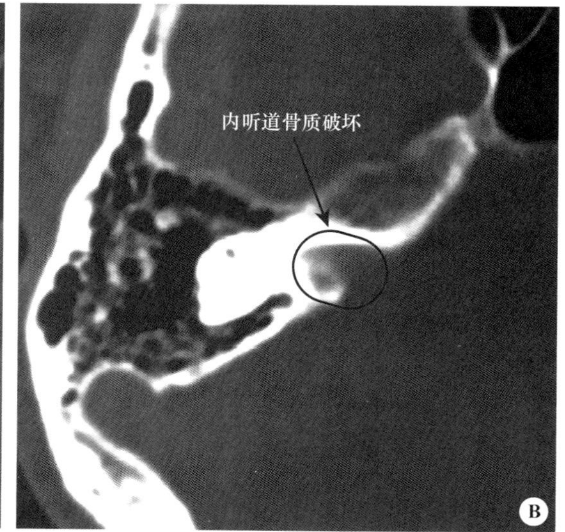

图17-3 颞骨CT薄扫显示，右侧内听道骨质破坏

【术前诊断】 听神经瘤（右侧内听道型，大型）。

【手术入路】 枕下乙状窦后入路。

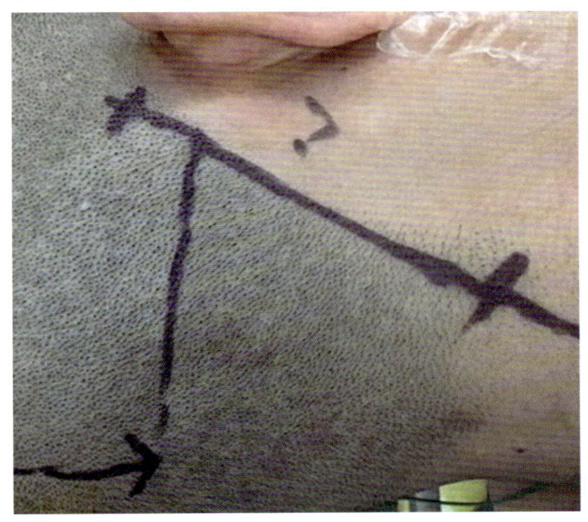

图17-4　手术体位及切口

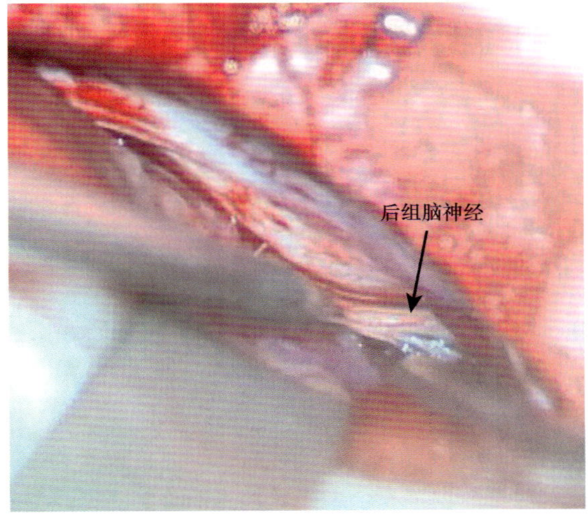

图17-5　释放延髓外侧池脑脊液，游离后组脑神经

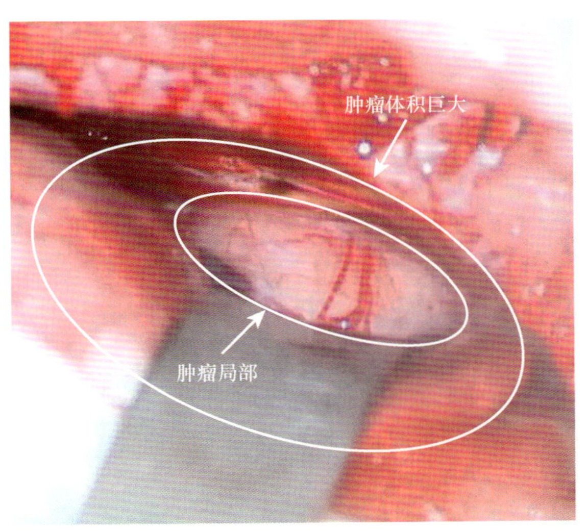

图17-6　轻轻牵拉小脑，显露部分肿瘤，可见肿瘤体积巨大

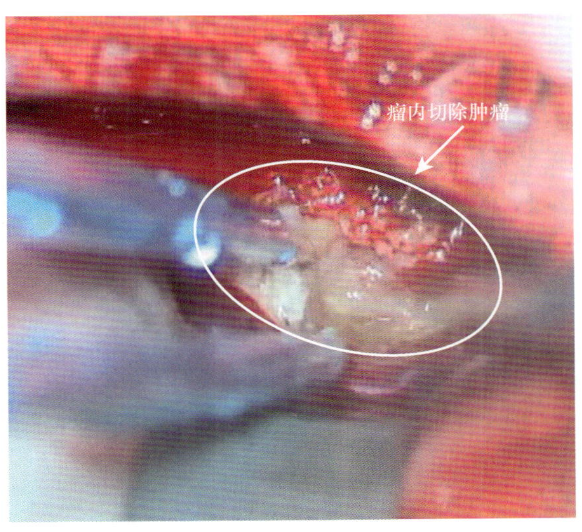

图17-7　先瘤内切除肿瘤，减少其体积

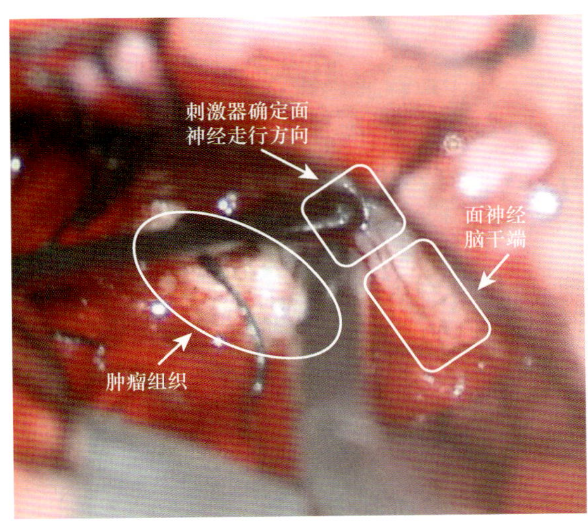

图17-8　刺激器确定面神经走行方向

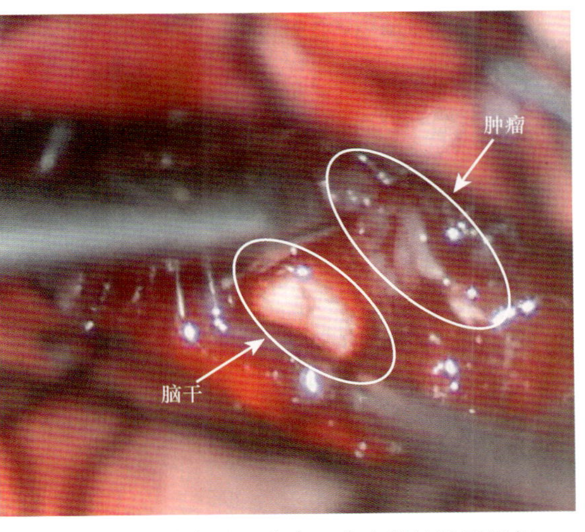

图17-9　沿肿瘤界面分离，小心保护脑干组织

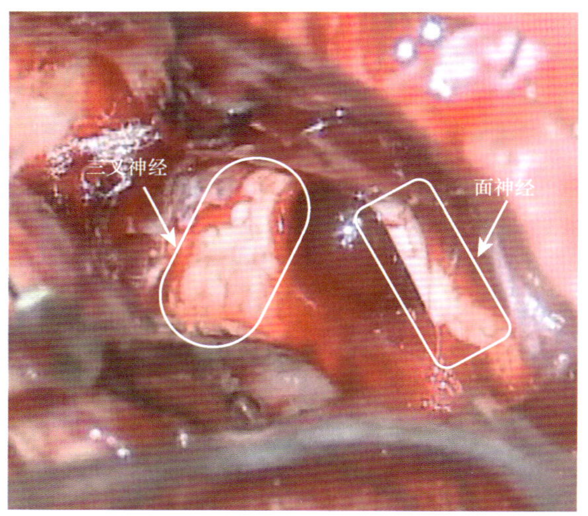

图17-10 全切肿瘤，神经保护完好

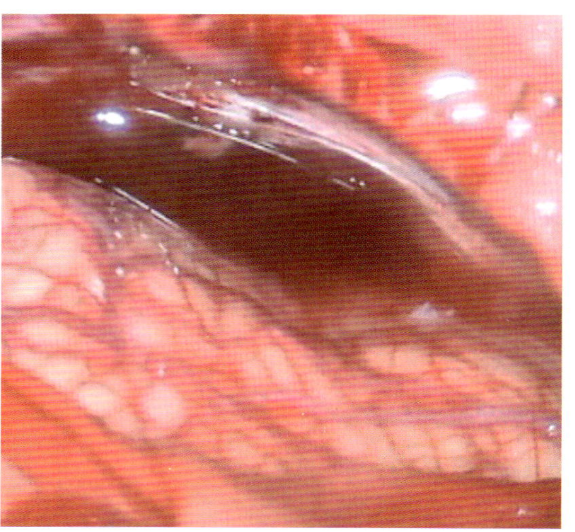

图17-11 脑组织保护完好

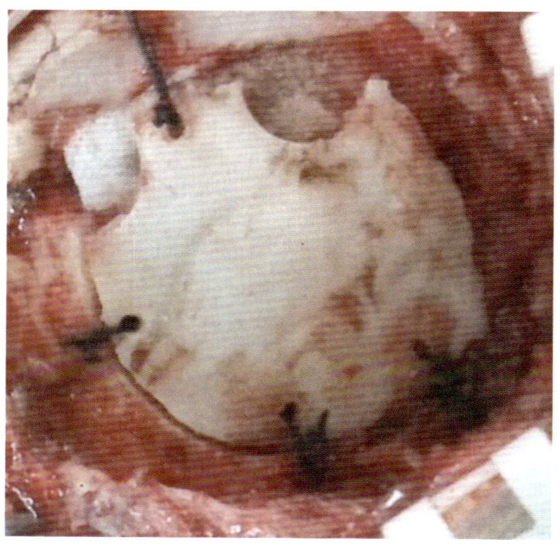

图17-12 骨瓣复位固定

【病理检查】

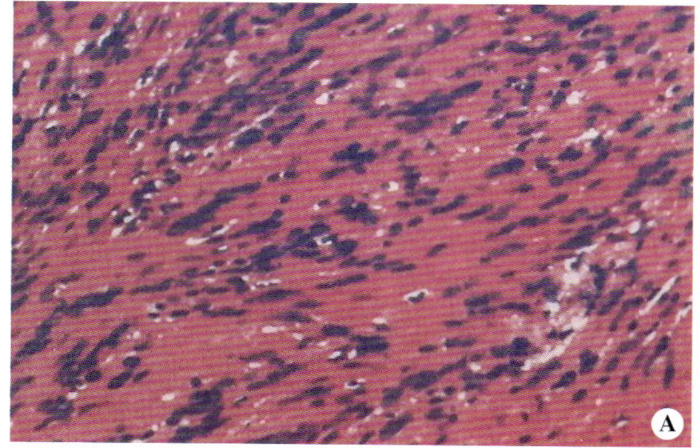

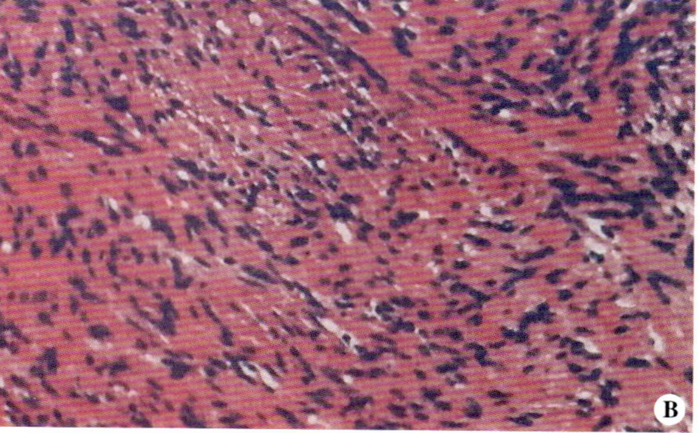

图17-13 病理：神经鞘瘤

【预后】

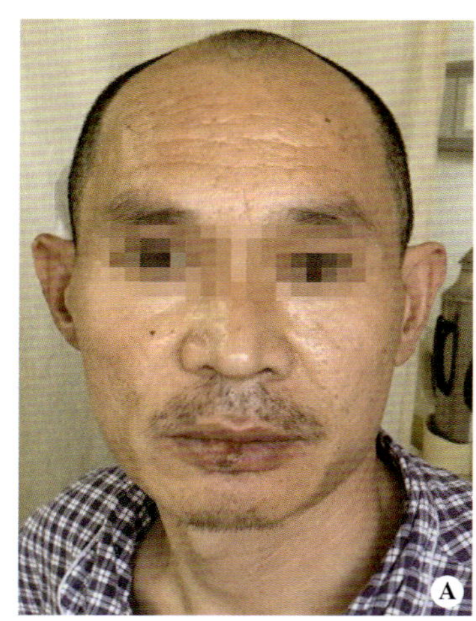
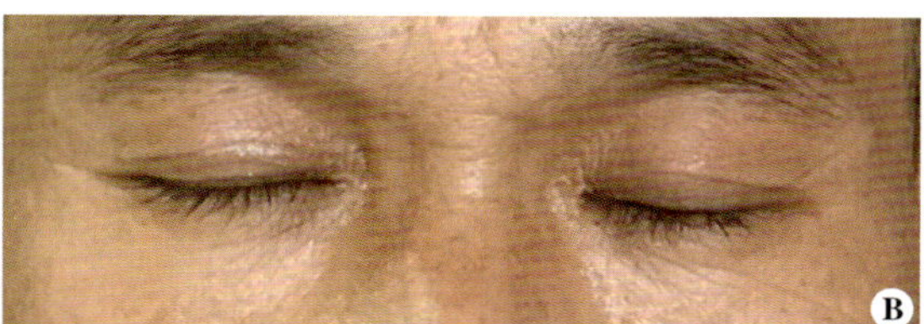
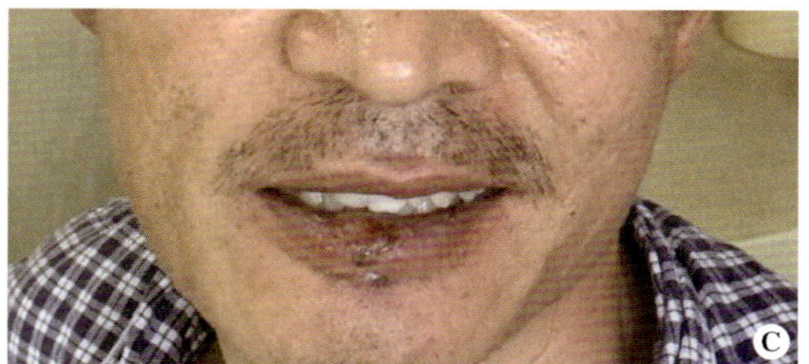

图17-14　术后面神经功能良好

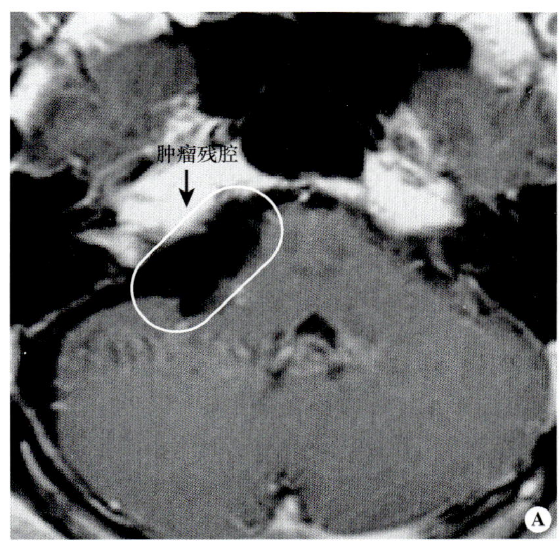

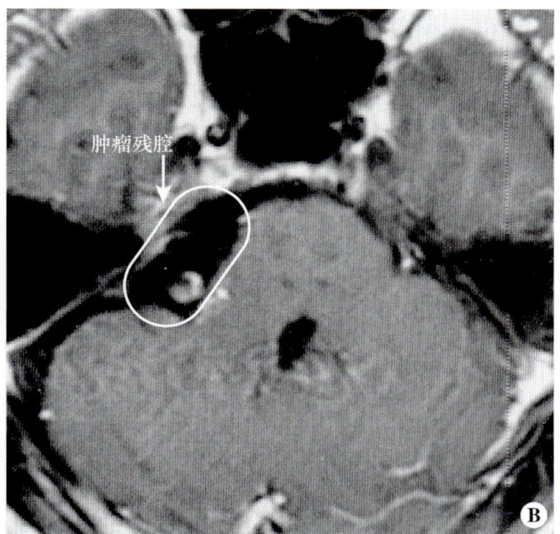

图17-15　术后MRI增强扫描显示，肿瘤切除满意

五、专家点评

听神经瘤缓慢进展，蚕食听力，大型听神经瘤会严重压迫脑干，面神经形态菲薄且与肿瘤组织粘连极其紧密；全切肿瘤，完好保护面神经和听神经，完好保护脑干组织及穿支血管，这对神经外科医师的挑战难度很大。良好的肿瘤显露、充分的瘤内减压是手术的第一难点；尽可能锐性分离肿瘤与神经、血管粘连处是次要难点；最后，无血操作、动作轻柔是提高手术质量的关键因素。脑积水显著的患者，术前要优先解决脑积水，警惕术后远隔部位血肿的发生。

大型听神经瘤对脑干组织、小脑及面神经的保护是手术的核心，笔者根据手术体会，总结出以下几点。

（1）骨窗应合适，以便术中从各个方向和角度进行观察和操作。

（2）瘤内减压应充分，以便分清肿瘤表面的血管及神经。

（3）对于血供丰富的听神经瘤，瘤内减压时常会导致出血，应先行瘤内止血；不要贸然烧灼肿瘤包膜，误以为肿瘤包膜表面的血管就是供血血管，肿瘤内充分减压后，这些血管通常可以自行分离。

（4）肿瘤内充分减压后，将肿瘤表面的蛛网膜进一步解剖，此时有可能发现，开始误以为是肿瘤包膜的结构有可能就是重要的神经，如面神经和听神经或后组脑神经。

（5）小脑的牵开要讲究力度与方向。脑压板的使用应遵循一次牵开要完成多项操作的原则，力争将对小脑的损伤降至最低程度。

（6）大型听神经瘤在解剖瘤脑界面时有很多困难，特别是当肿瘤与脑干粘连时，分离更应小心，应顺着肿瘤包膜推开和解剖肿瘤与脑干之间小的往返血管，靠近肿瘤包膜烧灼与离断这些往返血管，脑干必须用小棉片耐心分离和保护。

（7）术中一旦发现面神经就要重点保护。面神经损伤是听神经瘤手术时的主要并发症之一，彻底切除肿瘤、完整保留面神经甚至耳蜗神经功能是听神经瘤手术治疗最理想的结果。肿瘤全切除不能以牺牲患者的神经功能为代价，要最大限度地保留神经功能以提高患者的术后生存质量。面神经解剖保留是获得理想功能保留的基础，术中及时、准确地判断面神经与肿瘤的病理解剖关系至关重要。由于面神经位置的不确定性，在切开肿瘤前首先用面神经监测仪探测面神经的走行，确认无面神经后再切开肿瘤背侧的蛛网膜，并向上、下两极推开。要尽量保持蛛网膜完整，因肿瘤位于蛛网膜外，面神经位于蛛网膜下。大型听神经瘤的瘤体直径大于3cm，蛛网膜与肿瘤粘连紧密，要完整保留蛛网膜已相当困难。笔者的体会是尽可能先囊内切除，然后再分别切除肿瘤的上、下极，肿瘤内侧面，最后切除内听道的肿瘤。在切除肿瘤下极内侧囊壁时，要注意寻找从第四脑室侧孔突出至蛛网膜下腔的脉络丛，面神经根部即位于脉络丛的下外侧，然后再用面神经监测仪刺激加以证实，之后将肿瘤囊壁向外侧翻转、分离并分块切除。面神经起始段位置固定且不与肿瘤囊壁粘连，但在近内耳门处面神经可被压扁、拉长，并被挤向不同方向，有时与肿瘤壁难以区别，该部位是最易损伤的部位，应高度警惕。当肿瘤与面神经粘连较紧密时，是钝性分离还是锐性分离，不同的术者有不同的观点。笔者主张锐性分离，这有利于防止面神经进一步损伤。尽量避免过多的使用电凝，尤其是面神经与肿瘤粘连较紧密时，这对保证面神经的血供、减少面神经的进一步损伤都是有益的。磨除内听道后壁时应尽量多冲水，以免热传导损伤面神经。术中电刺激及时勾画出面神经的走行可指导手术操作，有利于保护面神经。当分离肿瘤囊壁牵拉面神经时，持续监测可诱发出肌电图，表现为单发或连续收缩的波形。结合电刺激可准确对面神经的走行进行定位。肌电图持续时间的长短与神经的损伤程度成正比。在操作时牵拉神经-肿瘤束或可疑的神经，或包膜的时间不应太长，应间歇性放松，以利于保护面神经功能。

（8）后组脑神经在中、大型听神经瘤手术中易被发现并予以保护。造成的后组脑神经损伤主要是手术器械的机械性损伤及穿行其间的静脉破裂出血。术中发现即保护的原则一般不会对后组脑神经造成永久性损伤。

综上所述，大型听神经瘤手术的要求主要是在尽可能全切除肿瘤的同时，应尽可能做好对脑干、小脑、神经及血管的保护。只有做到这些，听神经瘤的治疗才能取得良好的疗效。

（张林朋　刘　宁　闫长祥）

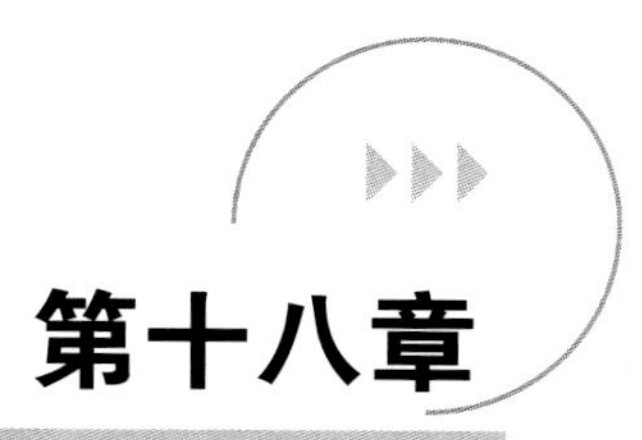

第十八章 枕骨大孔腹外侧脑膜瘤

脑膜瘤为颅内常见肿瘤，绝大多数为良性，占颅内肿瘤的15%～24%（平均为17%）。可见于任何年龄，但好发于中年人，儿童发生率较低，占儿童脑瘤的3%～4%。女性发生率多于男性。脑膜瘤是起源于脑膜及脑膜间隙的衍生物。大部分来自蛛网膜细胞，也可发生在任何蛛网膜成分的部位。枕骨大孔腹外侧脑膜瘤是基底起源于枕骨周围的脑膜瘤。根据脑膜瘤与脑干及上颈髓的关系，可分为腹侧型、腹外侧型及背侧型，腹侧型及腹外侧型多见，而背侧型少见。枕骨大孔区脑膜瘤位于颅后窝深部，是该区域最常见的良性肿瘤。枕骨大孔区脑膜瘤周围毗邻脑干、上颈髓、后组脑神经及椎动脉等重要结构，手术切除难度大，尤其是肿瘤位于腹侧及腹外侧者则更加困难。

一、临床表现

1. 神经根症状 颈部和枕下疼痛通常发生于一侧，也可出现头痛、头晕等。

2. 吞咽困难、声音嘶哑、呛咳等 脑神经损伤以第Ⅸ～Ⅺ对脑神经损伤最为常见。

3. 肢体麻木及肌力减退 肿瘤压迫延髓时，出现肢体感觉障碍及肌力减弱，多出现于双上肢。

4. 小脑症状（步态不稳、共济失调等） 肿瘤生长挤压小脑后，患者出现步态不稳等症状。

5. 颅内高压症状 当肿瘤压迫形成梗阻性脑积水时，患者可出现颅内压增高，如头痛加重、呕吐、视盘水肿甚至萎缩等。

二、影像学检查

1. CT 平扫见脑膜瘤多为椭圆形稍高密度影，枕骨大孔区脑膜瘤示枕骨大孔区孤立的圆形、椭圆形或不规则病变，边界清楚，平扫呈均匀一致的稍高或等密度，部分可见钙化，有时瘤内可见囊变出血或坏死。增强扫描见肿瘤均匀一致性中度强化。

2. MRI 典型的脑膜瘤多数呈质地均匀、边缘清晰的等T_1和等T_2信号，少数表现为稍长T_1及稍长T_2信号。增强扫描见脑膜瘤多呈均一强化，并可见“硬膜尾”征，可显示肿瘤的基底位于枕骨大孔周围的硬脑膜。MRI不但能显示肿瘤的大小和形状，还能清晰地显示肿瘤位置、侵犯的范围及与邻近组织的解剖关系等。尤其是与脑干及椎动脉的关系。此外，MRI还能显示肿瘤内的囊变、出血和坏死，并且对存在的脑积水、脊髓空洞、寰枕畸形的鉴别也很有帮助。

3.鉴别诊断 枕骨大孔脑膜瘤的临床表现与颈椎病、多发性硬化、脊髓空洞症、寰枕畸形、延髓肿瘤等相似。经CT和MRI检查，鉴别诊断一般不难。

三、治　　疗

手术治疗是目前枕骨大孔腹外侧区脑膜瘤的最佳治疗方式。远外侧入路已被认为是枕骨大孔区腹侧及腹外侧病变的理想手术入路。远外侧入路手术是通过切除枕骨大孔侧后方的骨性结构来创造手术空间，早期显露并控制椎动脉，从颅后窝侧下方显露下斜坡和枕骨大孔区腹侧及腹外侧部，术中无须牵拉脑干和上颈髓，同侧后组脑神经、脊神经、椎动脉及其分支也可在术野内充分显露，有利于肿瘤的切除及对神经、血管的保护。对于肿瘤与脑干组织连接紧密者，可残留小部分瘤壁，无须为求全切而损伤正常脑组织。术后对于残留的少许肿瘤可行伽马刀等治疗。

四、典型病例

【简要病史】 患者，男性，42岁，主诉：间断颈部疼痛2年余，偶伴呛咳；加重2个月。现病史：患者2年前出现颈后疼痛，发作时间不规律，每次持续数分钟，自行缓解，未予特殊治疗。2年来患者偶有舌部活动不灵活，并伴有呛咳，尤以进流质食物时明显，未予重视及特殊治疗。近2个月来患者上述症状加重，遂查头部CT及MRI发现枕骨大孔区占位。既往史无特殊。入院查体阳性体征：咽反射减弱；伸舌略左偏。术前常规筛查未见明显异常。

【影像学表现】

1. 术前CT检查 病灶位于左侧中下斜坡及枕骨大孔腹外侧面，呈等密度，未见明显骨质破坏。

2. 术前MRI检查 肿瘤位于左侧中下斜坡、枕骨大孔腹外侧，呈长T_1、长T_2信号影，为实性病变，增强扫描可见强化明显，边界规则，脑干受压明显。

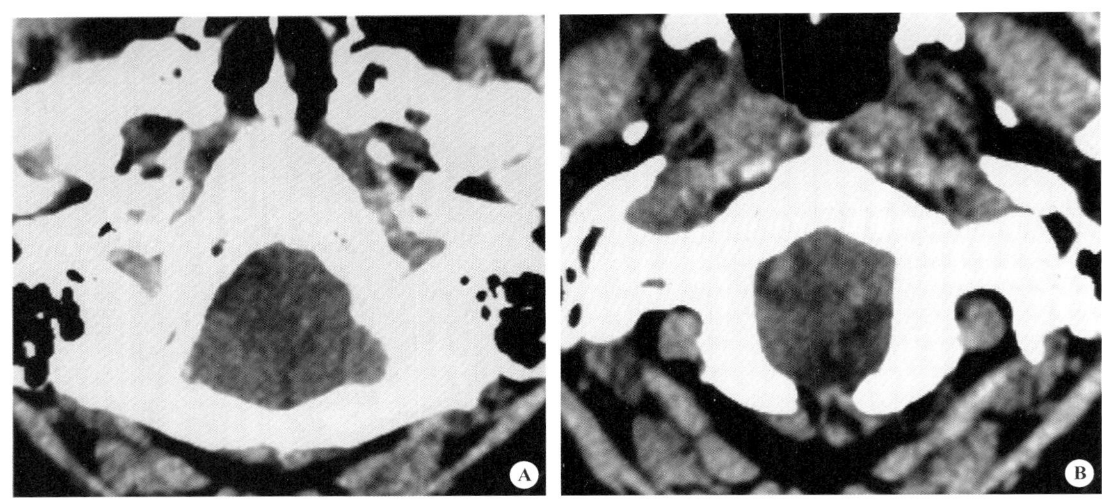

图18-1 术前头部CT检查

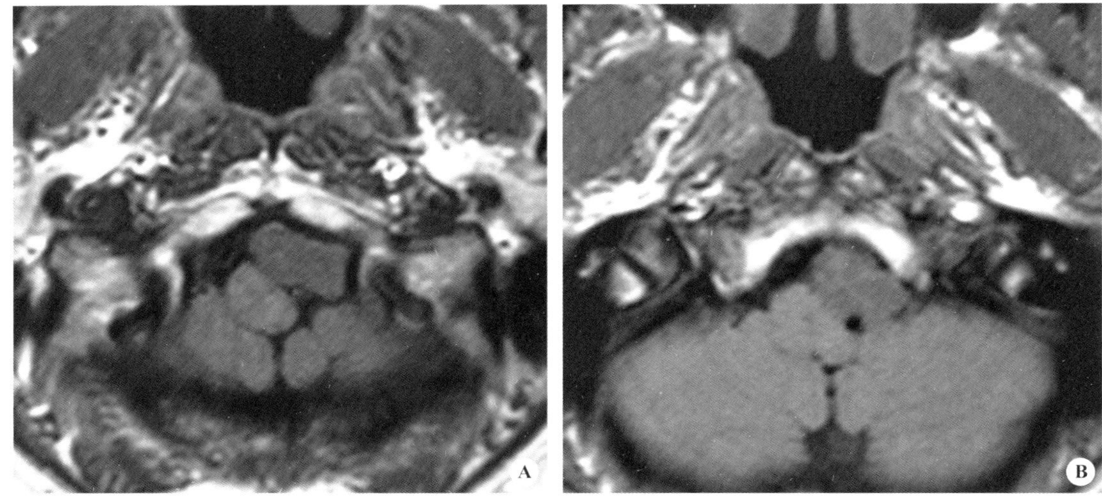

图18-2 术前MRI轴位T_1加权像显示，病灶呈等信号，边界清晰

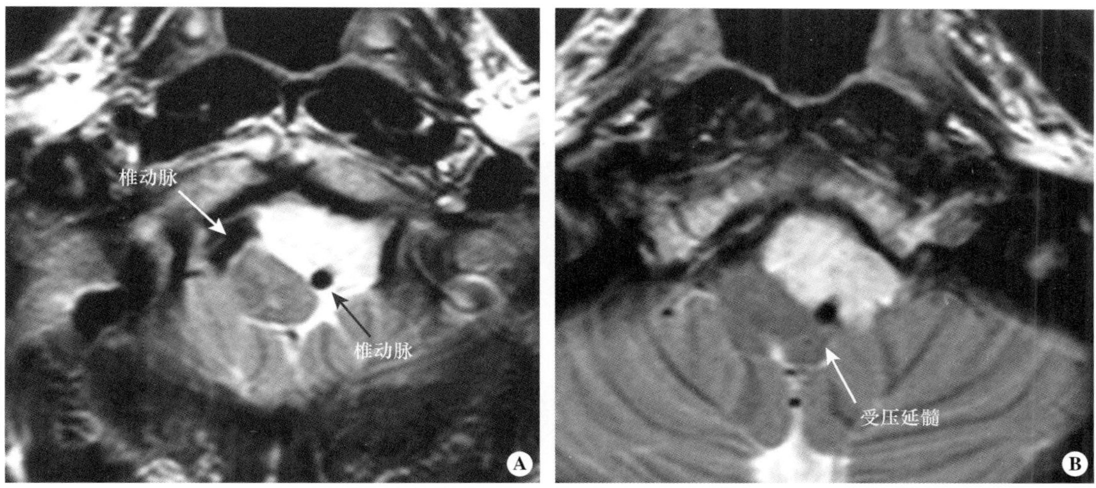

图18-3　术前MRI轴位T_2加权像显示，病灶位于延髓及双侧椎动脉腹侧

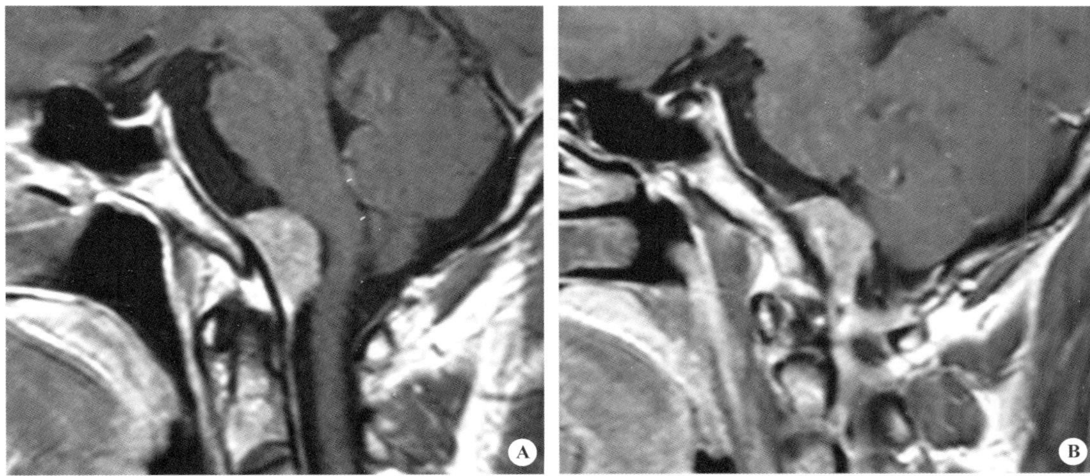

图18-4　术前MRI矢状位T_1加权像增强扫描

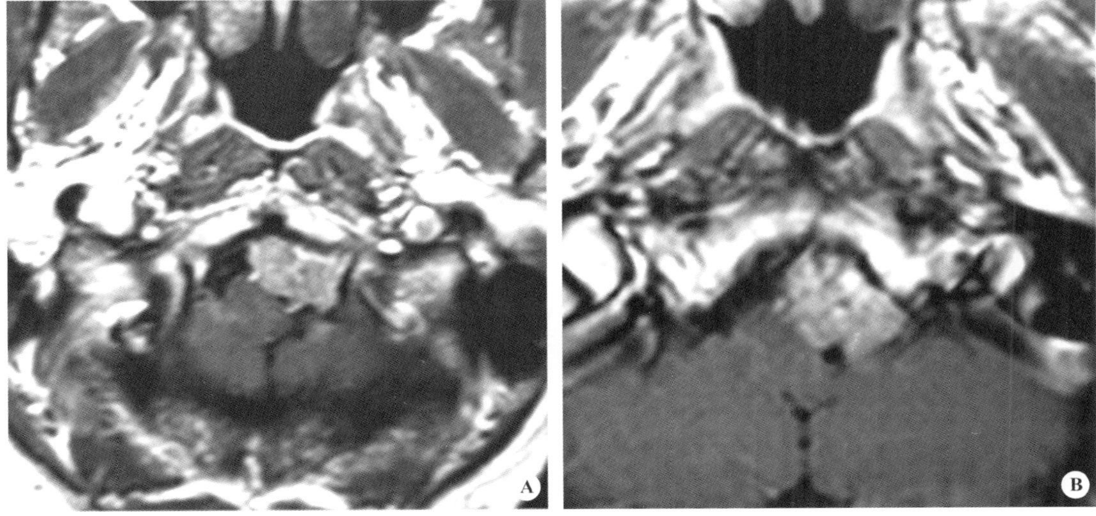

图18-5　术前MRI轴位T_1加权像增强扫描

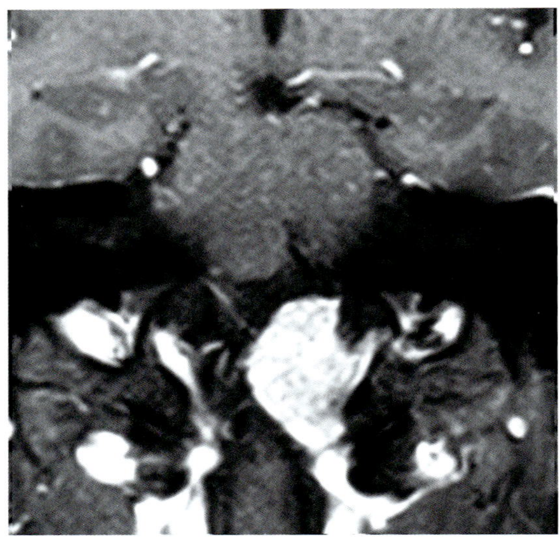

图18-6 术前MRI冠状位T_1加权像增强扫描

【术前诊断】 枕骨大孔腹外侧脑膜瘤（偏左）。

【手术入路】 左远外侧入路。

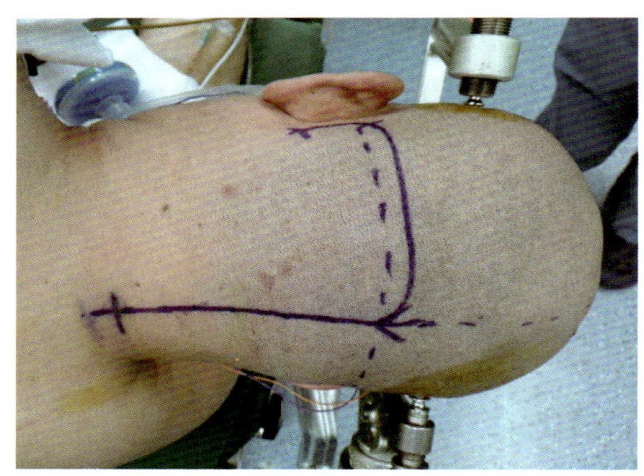

图18-7 手术体位及切口

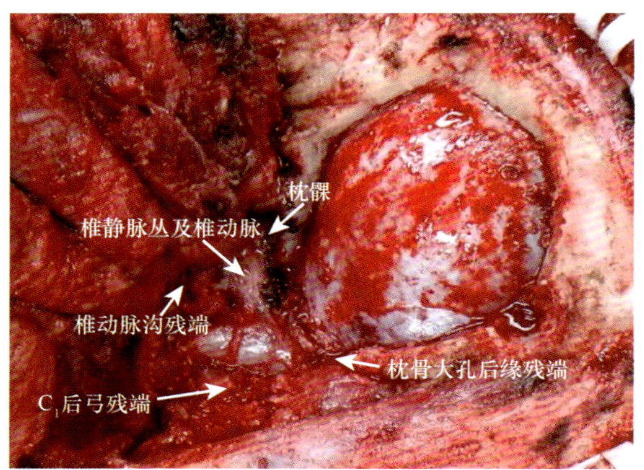

图18-8 显露骨窗和硬脑膜

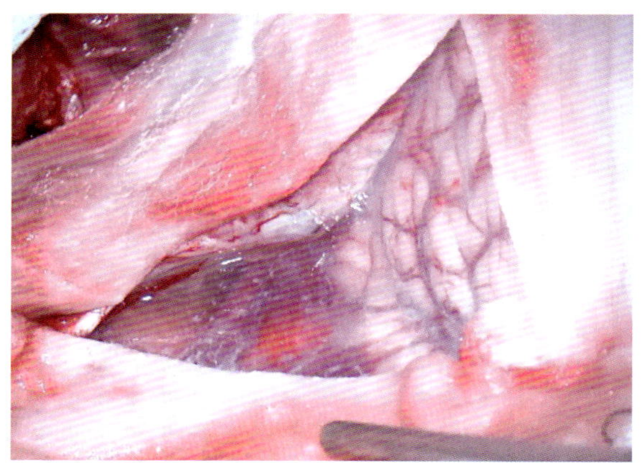

图18-9 显露枕大池及C_1蛛网膜

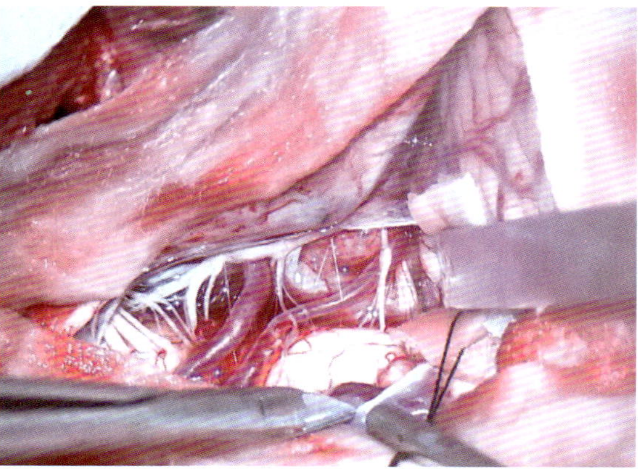

图18-10 锐性切开蛛网膜

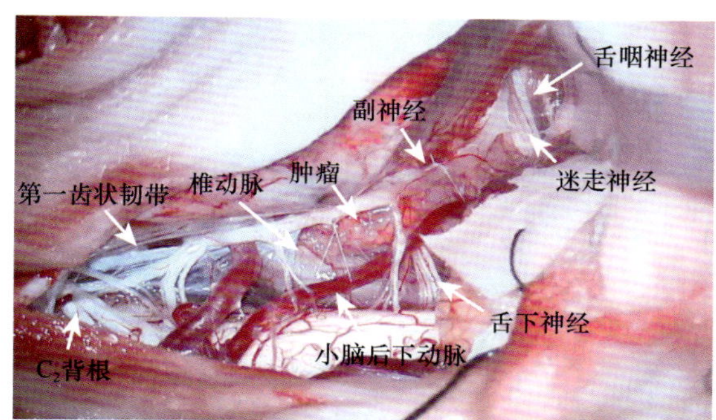

图18-11　显露肿瘤及瘤周组织

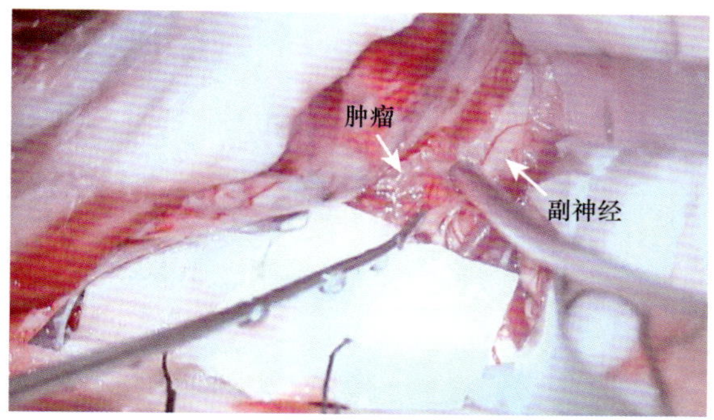

图18-12　小心游离保护副神经；操作空间狭小，离断基底和瘤内减容交替进行

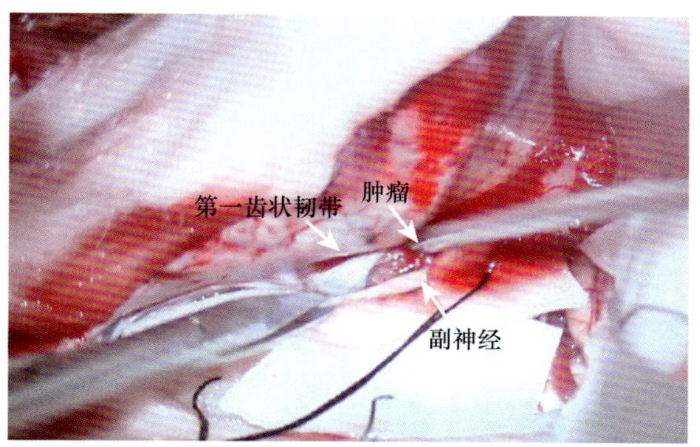

图18-13　锐性剪开齿状韧带，扩大肿瘤暴露

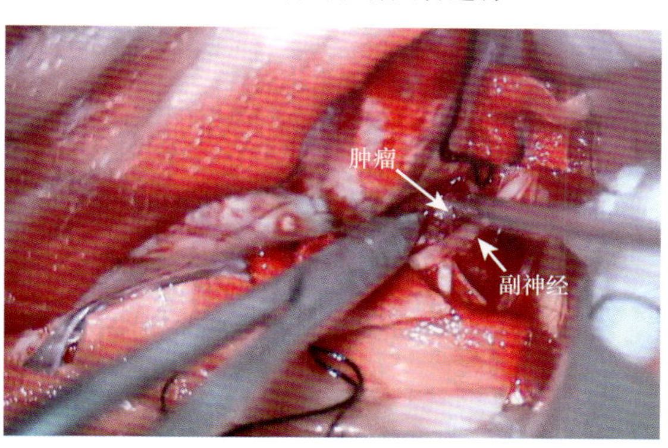

图18-14　电灼斜坡肿瘤基底，于副神经的背侧及腹侧小心分块切除肿瘤

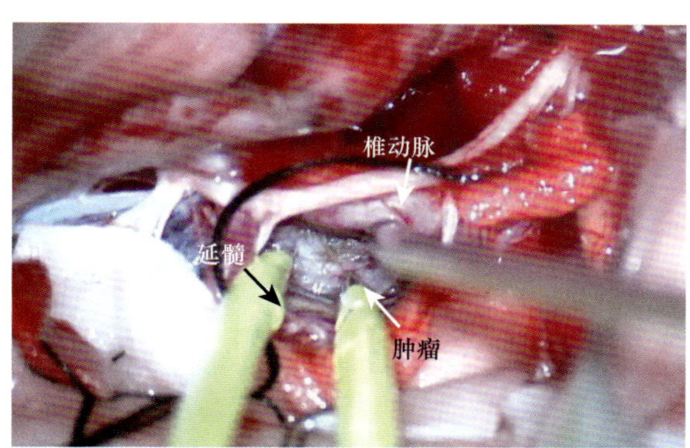

图18-15　于椎动脉背侧操作，小心分离肿瘤与延髓粘连处

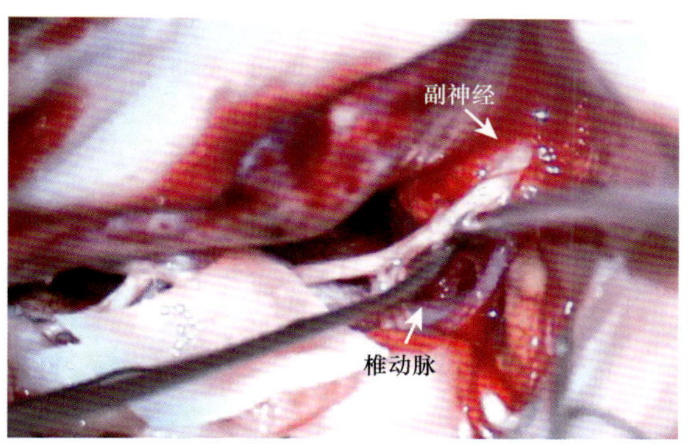

图18-16　小心分块切除与副神经粘连包裹的肿瘤

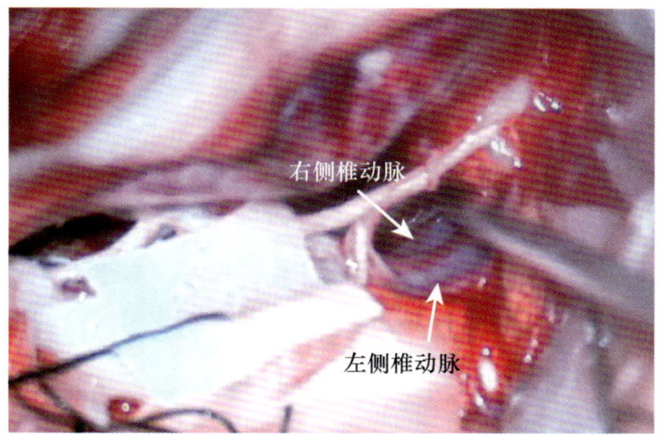

图18-17　小心分离肿瘤与双侧椎动脉的粘连处

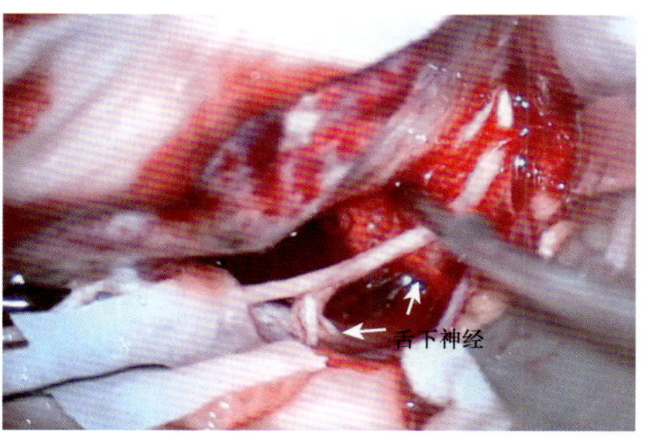

图18-18　小心分块切除与舌下神经粘连包裹的肿瘤

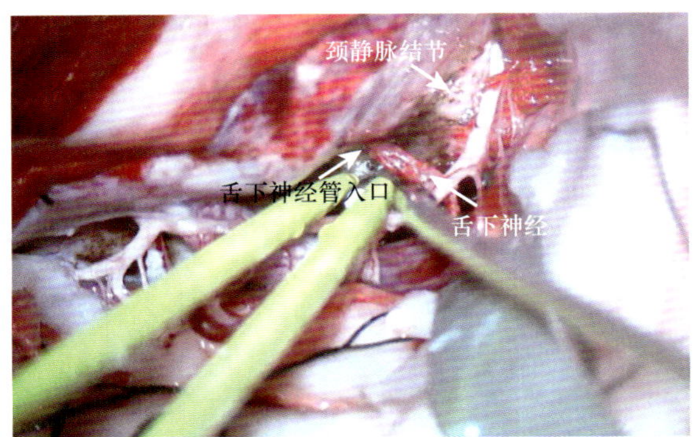

图18-19 肿瘤包绕舌下神经入口，锐性分离肿瘤后电灼该处硬膜

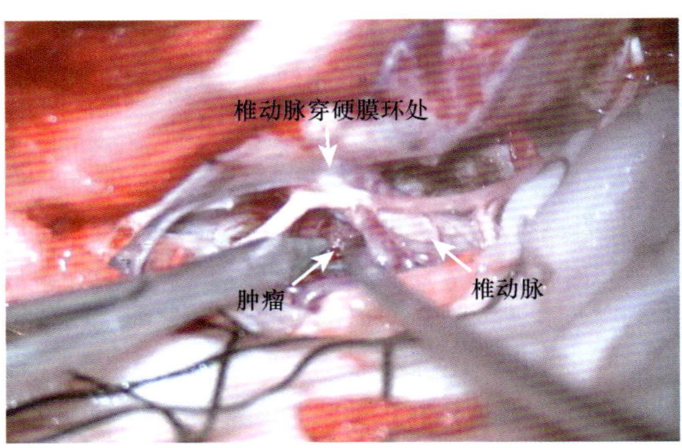

图18-20 部分肿瘤位于椎动脉入口处腹侧，小心锐性操作

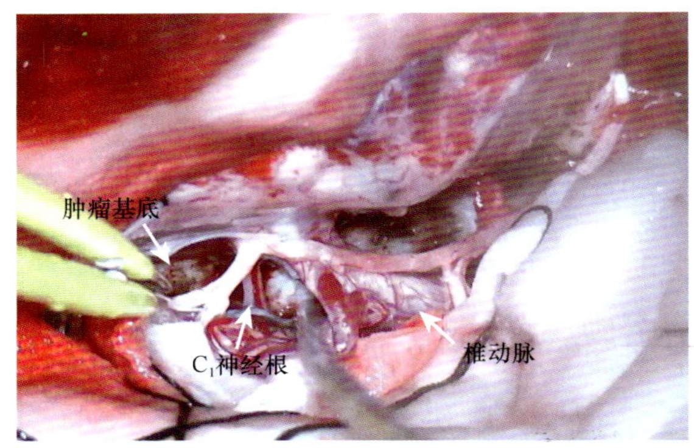

图18-21 电灼斜坡、枕骨大孔腹侧、椎动脉环尾侧肿瘤基底

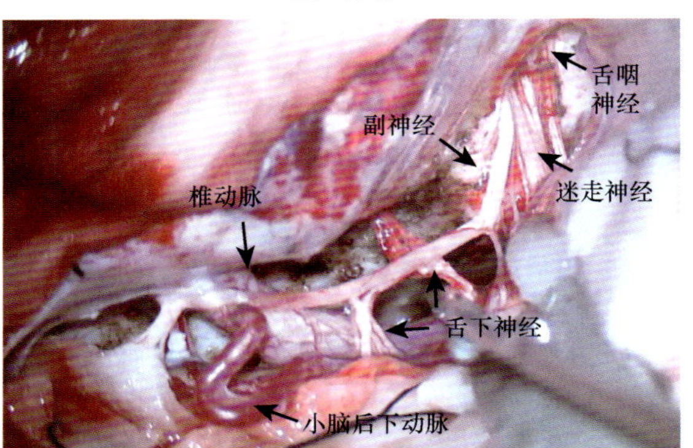

图18-22 肿瘤全切

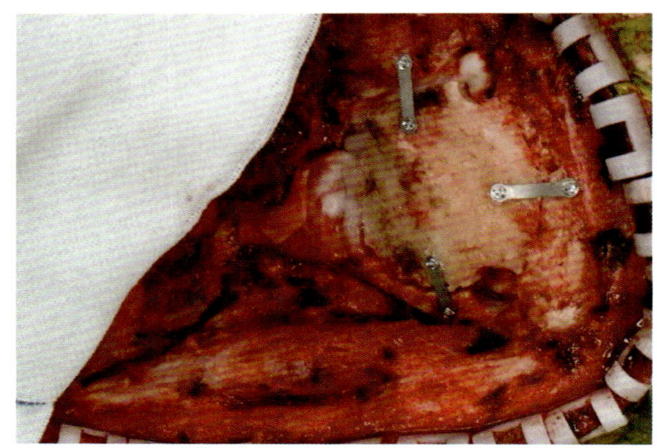

图18-23 骨瓣复位

【病理检查】

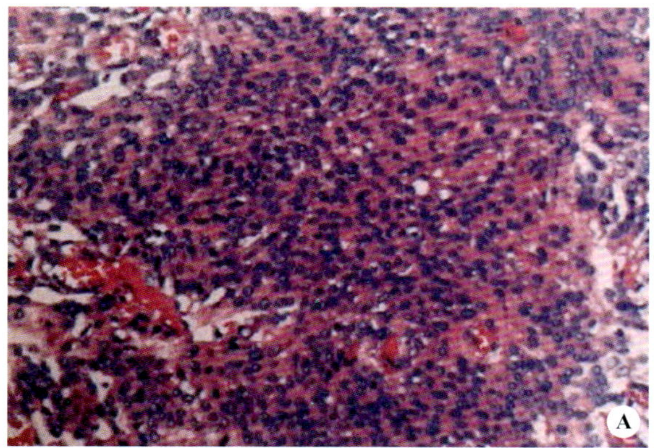

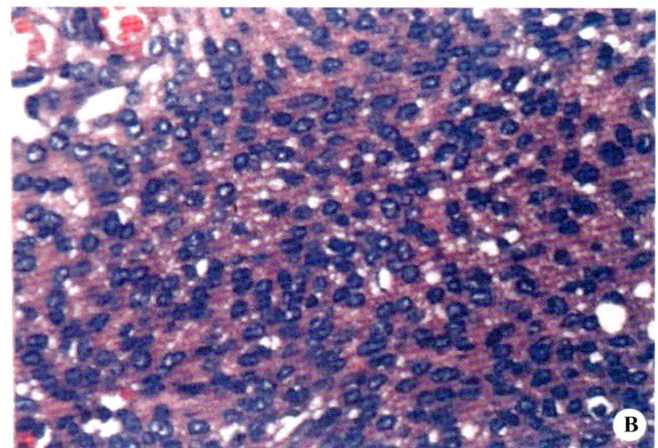

图18-24 病理：内皮型脑膜瘤

【预后】

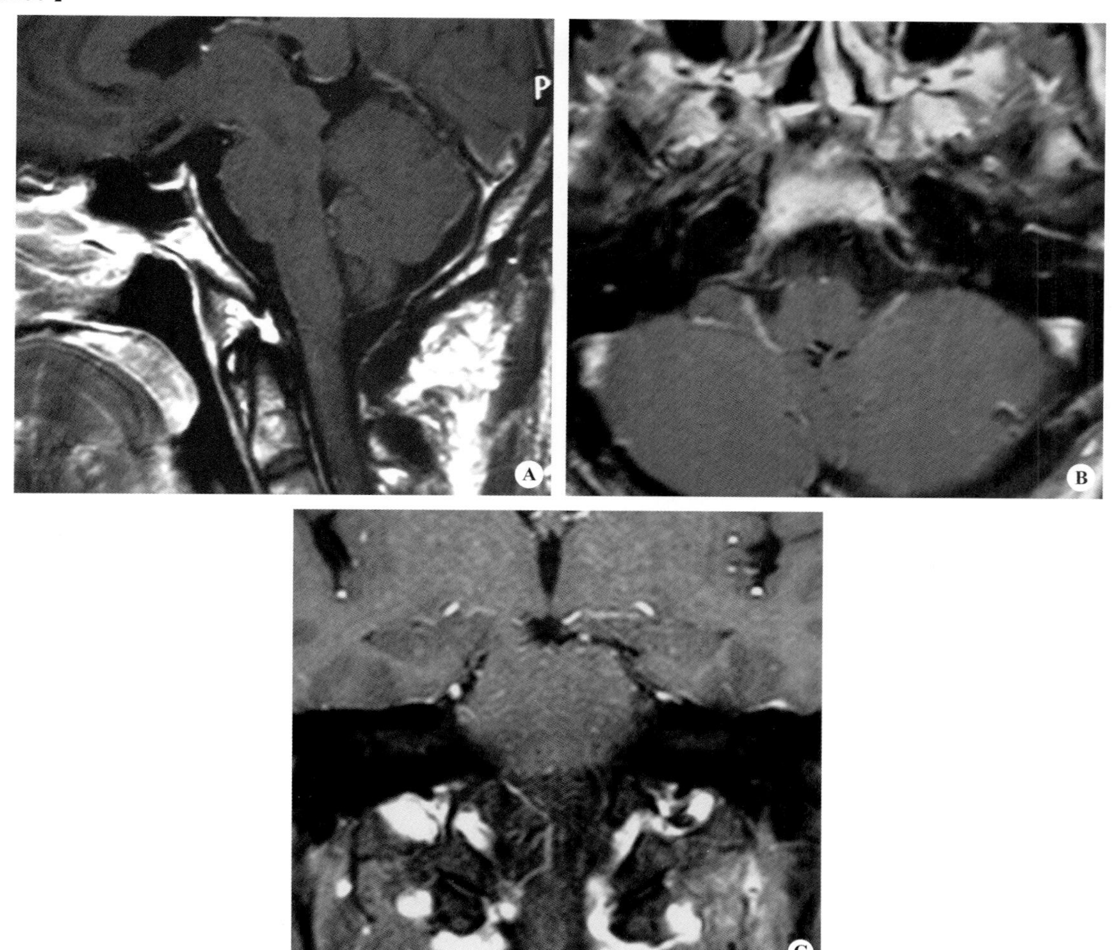

图18-25　术后MRI增强扫描显示，肿瘤切除满意，患者术后组脑神经及舌下神经功能良好，且无其他功能障碍

五、专家点评

枕骨大孔腹侧解剖复杂、功能重要，该区域脑膜瘤手术致残率、致死率较高。后组脑神经、椎动脉及脑干是该区域肿瘤术中保护重点；远外侧入路是该类肿瘤首选手术方式。

术中注意事项：

（1）椎动脉的显露及保护：椎动脉水平段走行在由上斜肌、下斜肌及头后大直肌组成的枕下三角内，其周围通常包裹丰富的椎静脉丛，椎静脉丛通常汇成粗大的髁静脉经髁管回流至颈静脉球。椎动脉的显露及保护是远外侧入路的关键步骤，咬除寰椎后弓至椎动脉沟处即可，枕下三角肌的整体剥离及椎静脉丛的包裹有利于对椎动脉的保护。刻意分离寻找椎动脉反而会加重其破裂出血、痉挛等损伤。

（2）椎静脉丛的出血有时较为汹涌，应避免电灼，明胶海绵压迫即可。

（3）是否磨除枕髁及其磨除范围以肿瘤大小及显露情况而定。肿瘤体积较大时，通常较大幅度向背侧推挤脑干、椎动脉，后组脑神经被拉长、变纤细，神经间缝隙可较宽，且通过肿瘤内减压，操作空间可越来越大，这种情况下通常不用磨除枕髁即可有良好的显露。肿瘤体积相对较小，脑干移位不明显，神经间操作缝隙狭小或当肿瘤显露不佳时，可通过磨除枕髁来增加脑干腹侧脑膜瘤的显露。磨除枕髁的后1/3可良好地增加显露，且通常不会损伤舌下神经管及影响寰枕关节。

（4）神经间隙的操作、游离肿瘤与周围正常组织的界面、肿瘤基底的逐步离断、分块切除肿瘤是切除该部位肿瘤的要点；打开硬脑膜后，首先充分游离后组脑神经上的蛛网膜袖套，于较大神经间隙沿神经纵向操作，减少横向操作，以免加重神经损伤。离断肿瘤基底和分块切除肿瘤交替进行，随着肿瘤体积的减小，操作空间会越来越大。

（5）当蛛网膜界面消失时，术中如肿瘤与脑干较难分离，适当残留薄片肿瘤可避免术后灾难性的后果。肿瘤与脑干之间的小穿支血管尽可能保护，如为供瘤血管，一定要电灼后锐性剪开。

（张　宇　刘　宁　闫长祥）

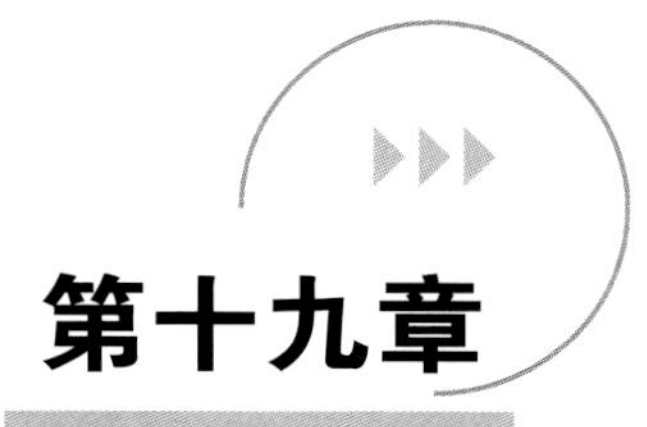

第十九章 枕骨大孔腹侧脑膜瘤

脑膜瘤是起源于脑膜及脑膜间隙的衍生物。可能来自硬脑膜成纤维细胞和软脑膜细胞，但大部分来自蛛网膜细胞，也可发生在任何蛛网膜成分的地方。枕骨大孔腹侧脑膜瘤多起源于枕骨腹侧的蛛网膜细胞，肿瘤基底位于枕骨大孔腹侧面，肿瘤基底的上极通常位于外展神经穿Dorello管外口的下方。

枕骨大孔区一般指第1、2颈椎以上，下1/3 斜坡以下，颈静脉孔以内这一区域。由于这一部位狭小，椎基底动脉系、延髓、上颈髓、第Ⅸ～Ⅻ对脑神经密集在一起，使此处肿瘤的切除比较困难，尤其是位于腹侧者手术更加困难。

一、临床表现

1. 颈部疼痛　本病临床发展缓慢，往往发生于一侧。

2. 肢体麻木及肌力减退　手及上肢麻木也是常见症状，肿瘤压迫延髓时，出现肢体肌力减弱，多出现于双上肢。

3. 步态不稳、平衡功能障碍等　肿瘤生长挤压小脑后，患者出现步态不稳等症状。

4. 脑神经损伤　以第Ⅹ和第Ⅺ对脑神经损伤最为常见。

5. 颅内高压症状　当肿瘤压迫形成梗阻性脑积水时，患者可出现颅内压增高，如头痛加重、呕吐、视盘水肿甚至萎缩等。

二、影像学检查

1. CT　平扫见脑膜瘤多为椭圆形稍高密度影，以广基与骨板或脑膜密切相连，瘤旁水肿或多或少，有明显占位表现。骨窗像多见骨板受压变薄或局限性骨质增生，偶见骨破坏。增强扫描见肿瘤均匀一致性中度强化。

2. MRI　典型的脑膜瘤多数呈质地均匀、边缘清楚的等T_1和等T_2信号，少数表现为稍长T_1及稍长T_2信号。当肿瘤质地坚硬时可表现为稍长T_1和短T_2信号。T_2加权像经常见肿瘤边缘有一低信号边缘带，多为肿瘤纤维包膜或肿瘤血管导致。增强扫描见脑膜瘤多呈中度或明显强化。

三、鉴别诊断

1. 海绵状血管瘤　海绵状血管瘤和脑膜瘤在发病年龄和性别上极为相似，在硬脑膜海绵状血管瘤和脑膜瘤的MRI影像鉴别诊断中以T_2加权像上肿瘤表现为高信号最有鉴别意义，强烈提示硬脑膜海绵状血管瘤的可能性。少数脑膜瘤也可以有长T_2信号表现。海绵状血管瘤的强化幅度很明显，与脑膜瘤经常表现为中度强化有所不同。除此之外，前者多造成骨破坏，邻近蛛网膜下腔变窄；后者则以骨质增生为主，邻近蛛网膜下腔增宽。

2. 淋巴瘤　位于脑表面的淋巴瘤与脑膜关系密切，需与脑膜瘤鉴别。淋巴瘤的密度或信号强度均与脑膜瘤相似，增强扫描的强化幅度也与脑膜瘤相同。从不同的平面观察肿瘤的确切位置对于鉴别诊断更为重要。脑膜瘤为脑外肿瘤，经常伴有皮质内移、邻近蛛网膜下腔增宽和邻近脑膜强化等征象。脑表面淋巴瘤位于脑本质内，不具有上述脑外肿瘤的间接征象。

四、治　　疗

手术切除是目前枕骨大孔腹侧区脑膜瘤的最佳治疗方式。枕骨大孔区是脑与脊髓沟通连接的部位，其内包含众多重要结构：部分小脑、脑干的延髓、颈髓上段、第Ⅶ～Ⅻ对脑神经、椎基底动脉及其分支。手术常用入路方式：后正中入路、经口咽入路、远外侧入路。既往枕大孔区病变的手术常用一侧枕下乙状窦后入路及枕下正中入路，上述两种入路对显露枕大孔腹侧具有较大的局限性，特别是当病变为脑膜瘤时，不能充分显露病变，加上神经及椎动脉颅内段遮挡，手术不仅难以直视并铲除肿瘤基底、离断血供，而且对小脑、脑干牵拉严重，出血多，并且容易造成神经、血管的损伤。采用远外侧入路可显露斜坡下段、枕骨大孔及颅颈交界前方的空间，而不需牵拉脑干和颈髓，能有效保护脑干和上颈髓；缩短手术路径、增加手术视角，术野明显扩大，椎动脉颅内段及同侧颈神经基本可以直视。可以直接切除肿瘤基底，减少肿瘤血供，便于肿瘤手术切除，同时可避免和减少神经、血管损伤，即使出现损伤也有条件术中行吻合或修复。此手术要点在于神经间隙的操作、游离肿瘤与周围正常组织的界面、肿瘤基底的逐步离断、分块切除。

五、典型病例

【简要病史】 患者，男性，58岁。主诉：双下肢进行性乏力3年，易呛咳2个月。现病史：患者3年前开始无明显诱因出现双下肢乏力，以劳累后明显，未予重视，症状进行性加重。近2个月来，患者出现进食易呛咳症状，尤以流质食物明显。遂查头部MRI发现颅内占位。既往史无特殊。入院查体阳性体征：咽反射减退，耸肩无力，双下肢肌力4级，共济运动差。术前常规筛查未见异常。

【影像学表现】 术前MRI T_2加权像平扫显示，肿瘤类圆形，呈长T_2信号，信号均匀，位于枕骨大孔腹侧正中，脑干及双侧椎动脉受压向背侧移位。MRI增强扫描显示，肿瘤显著均匀强化，肿瘤基底位于下斜坡、枕骨大孔腹侧硬脑膜。基底横跨下斜坡硬脑膜，肿瘤与双侧椎动脉关系密切。脑干被肿瘤显著压迫，移位变形。

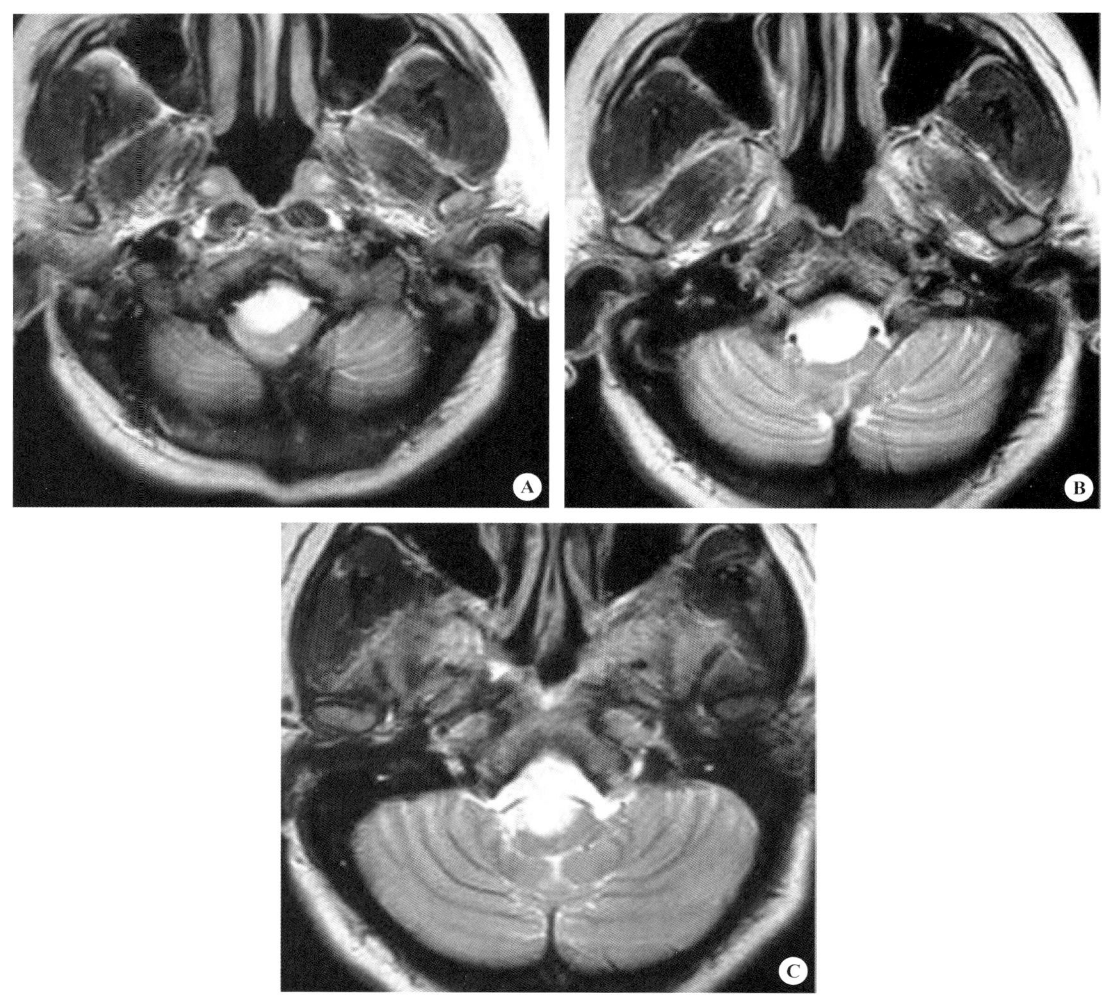

图19-1 术前MRI轴位T_2加权像平扫

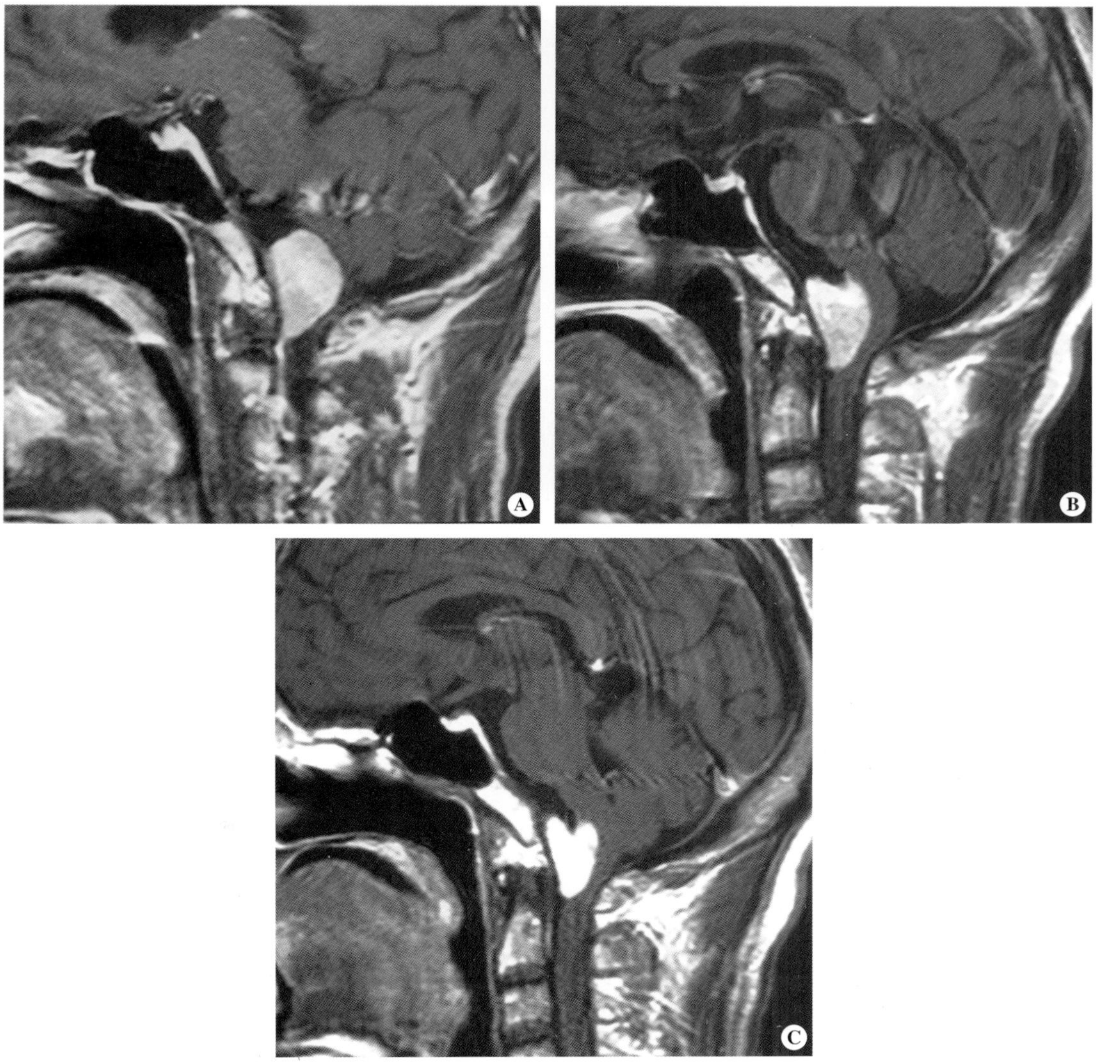

图19-2　术前MRI矢状位T_1加权像增强扫描

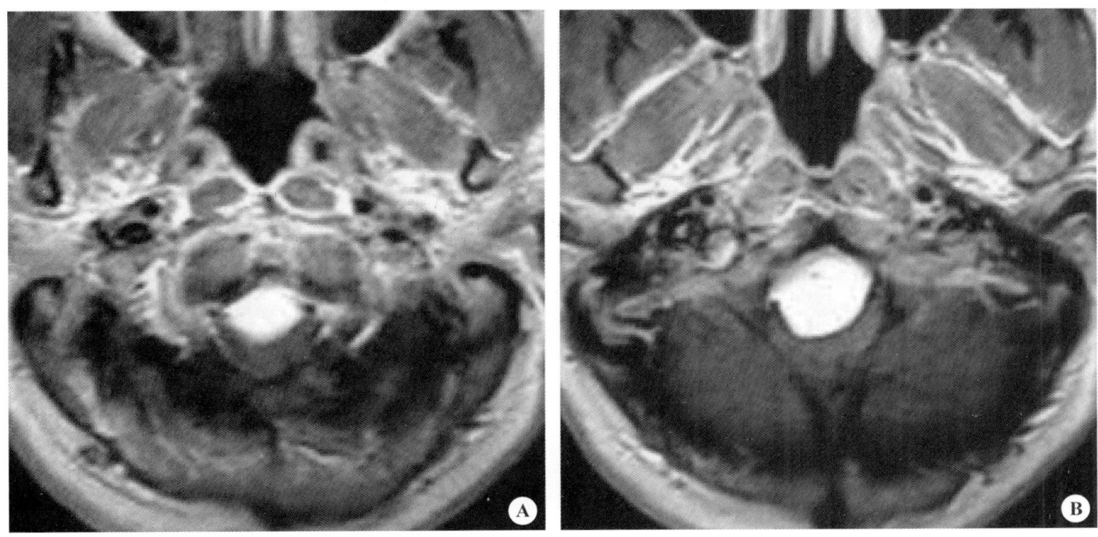

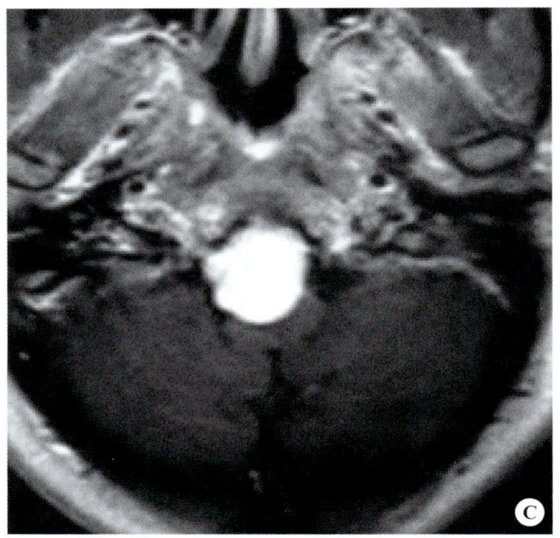

图19-3　术前MRI轴位T_1加权像增强扫描

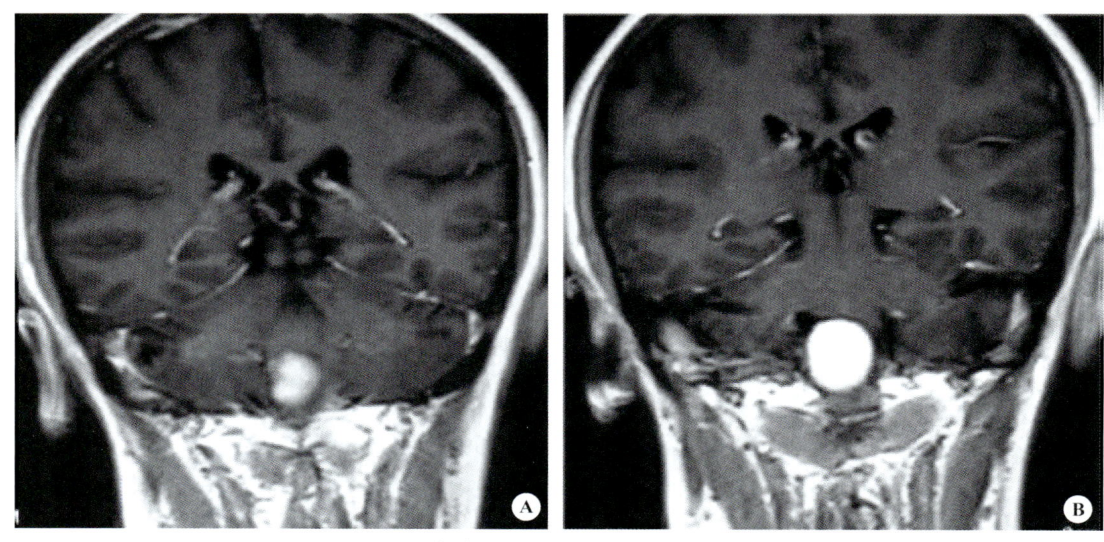

图19-4　术前MRI冠状位T_1加权像增强扫描

【术前诊断】　枕骨大孔腹侧脑膜瘤。

【手术入路】　右远外侧入路。

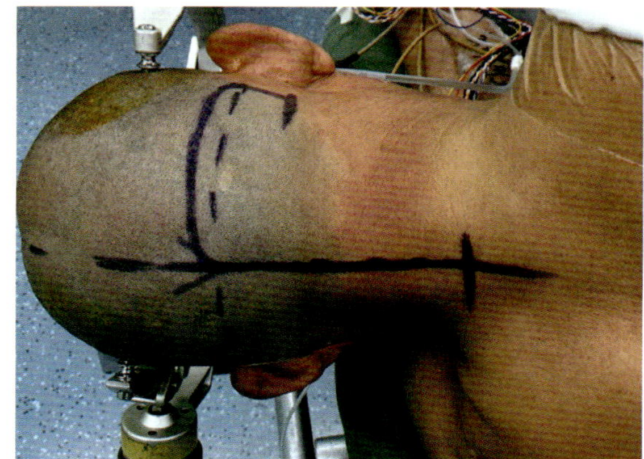

图19-5　手术切口及体位

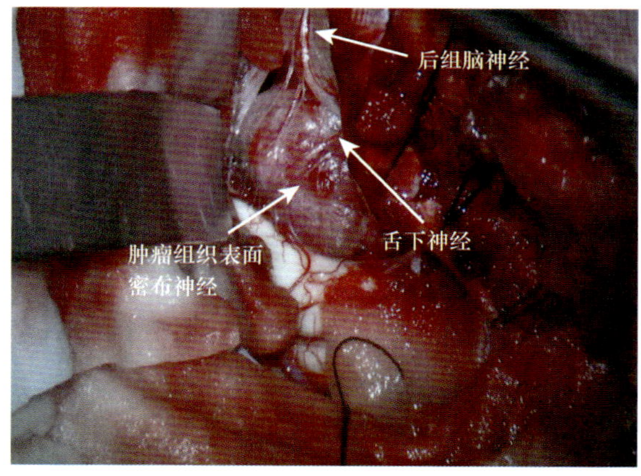

图19-6　游离蛛网膜，显露神经、脑干、椎动脉及肿瘤

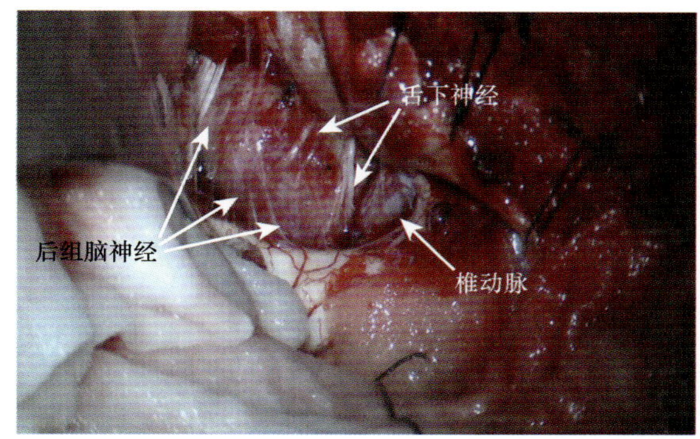

图19-7　游离蛛网膜，显露神经、脑干、椎动脉及肿瘤

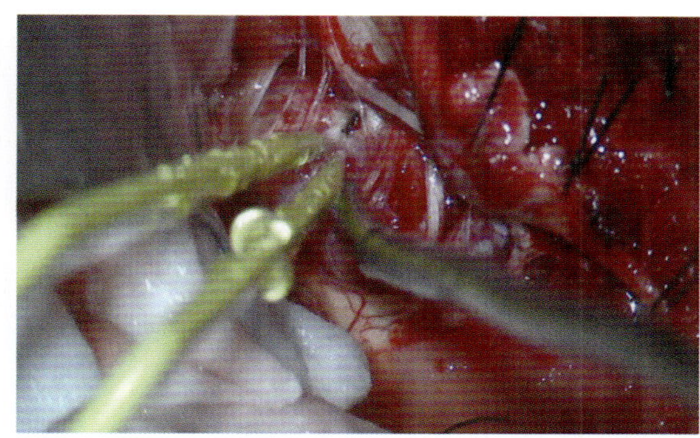

图19-8　于神经间隙分块切除肿瘤

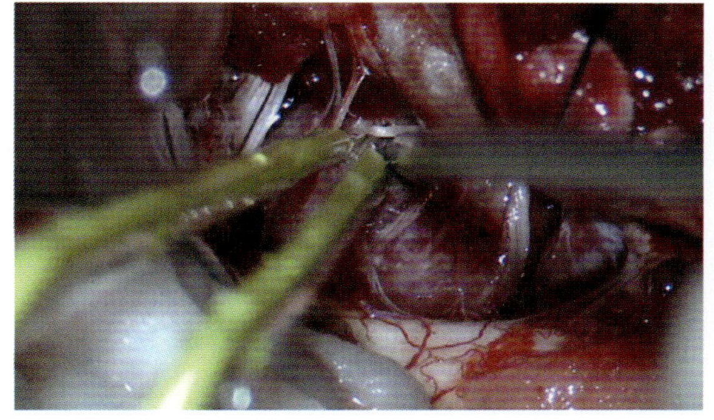

图19-9　离断肿瘤血供和瘤内减容交替进行

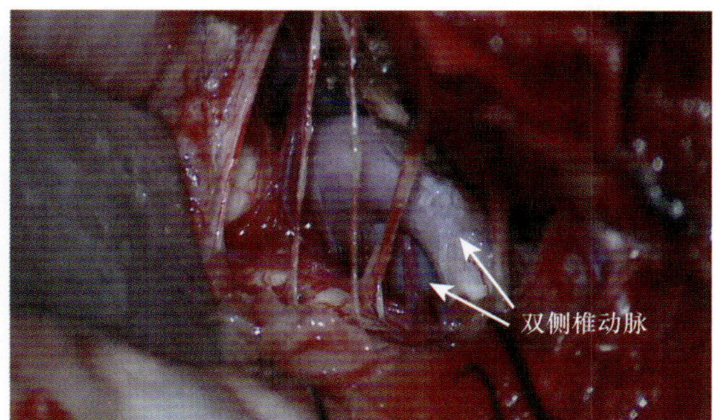

图19-10　显露双侧椎动脉

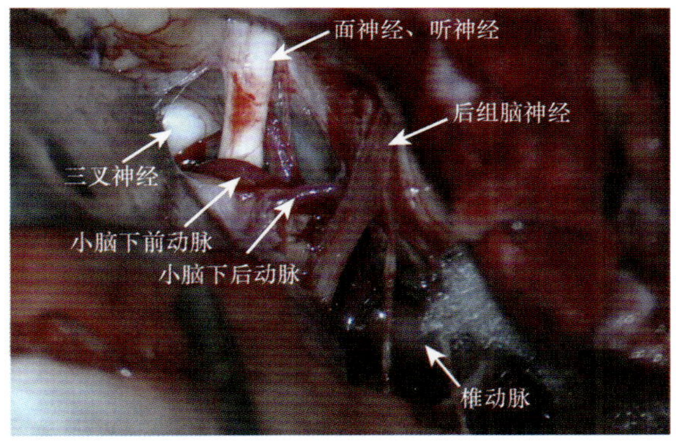

图19-11　肿瘤全切，瘤周结构保护完好

【病理检查】

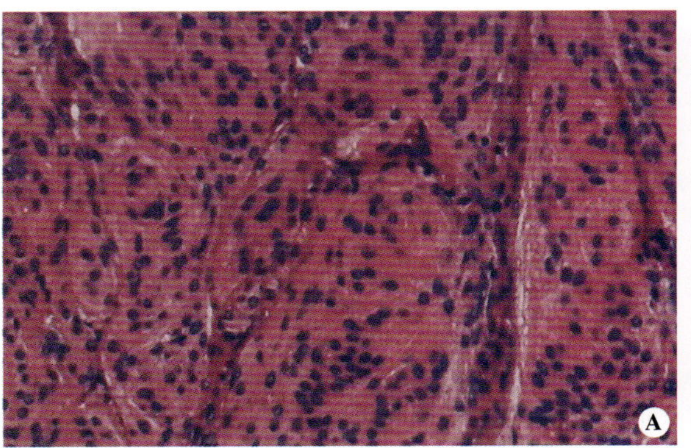

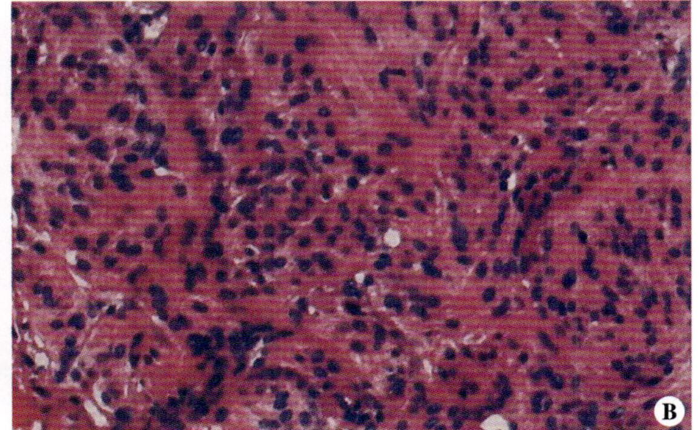

图19-12　病理：内皮型脑膜瘤

【预后】

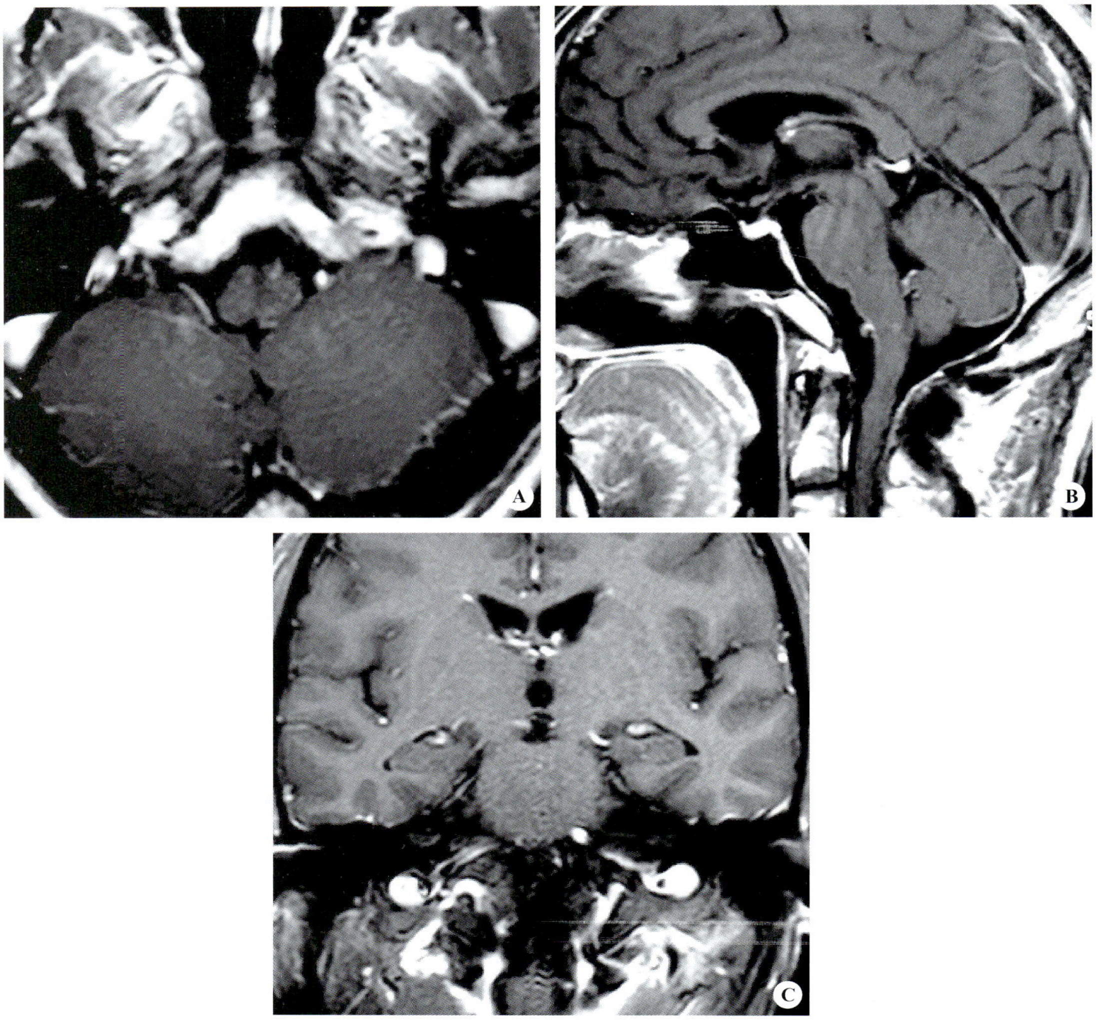

图19-13 术后MRI提示肿瘤全切

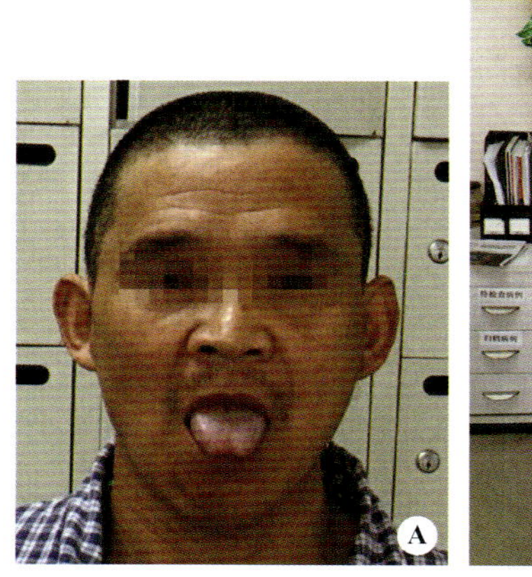

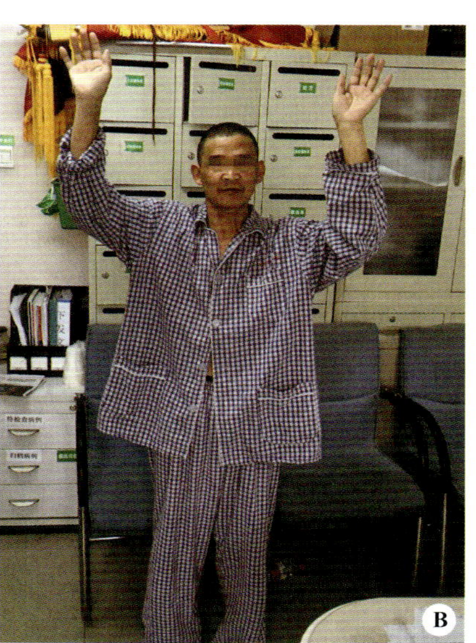

图19-14 患者面神经、听神经、后组脑神经功能保护完整，肢体肌力正常

六、专家点评

枕骨大孔腹侧脑膜瘤多为膨胀、压迫性生长，与周围组织边界清晰。即使因为长期压迫，局部出现粘连，只要严格循蛛网膜界面操作，多能将肿瘤与神经组织分离。肿瘤的背侧与脑干、颈髓、后组脑神经、舌下神经、椎动脉、基底动脉等重要结构相邻，且手术操作要在狭小的神经、血管间隙内进行，故手术难度极大。目前公认的根治此类肿瘤的方法为手术治疗。

操作要点：①良好的肿瘤显露是切除肿瘤的前提；②手术过程中对椎动脉的处理至关重要。显露椎动脉时须尽量避免损伤。显露、游离颅外段椎动脉时识别其走行非常重要。

下列方法有助于判断颅外段椎动脉：①首先识别枕下三角，椎动脉走行在上斜肌与下斜肌形成的夹角内，指向头后大直肌，在此三角内可扪及。②确定C_1横突和寰椎后弓，便可扪诊到从C_1横突孔穿出、向后内走行在椎动脉沟内的椎动脉。③显露C_2神经根腹侧支，在其深部可扪及C_1与C_2横突孔之间的椎动脉第1段，借此可判定椎动脉走行。被静脉丛包绕的椎动脉颅外段在显露过程中常会引起比较麻烦的静脉丛出血，可用明胶海绵压迫和双极电凝止血。当肿瘤较大、椎动脉被肿瘤推向后外侧时，可以先绕过椎动脉，铲除其腹侧的肿瘤，游离椎动脉腹侧部分，然后游离椎动脉全部。当肿瘤较大，将椎动脉遮挡或包绕时，可从椎动脉穿入硬脑膜的部位确定其颅内段的起始部，从而推断其颅内段的大致走行方向，然后避开椎动脉行肿瘤分块切除，寻找、确定椎动脉的确切走行。在切除肿瘤基底、到达对侧时，须谨防伤及对侧椎动脉。对于肿瘤与椎动脉粘连紧密、分离非常困难者，不宜强行剥离，宁可残留少许肿瘤。④手术操作是在脑干和重要神经、血管之间进行，主要包括后组脑神经、高位颈髓、脑桥和延髓、小脑后下动脉及脑干穿动脉等，所以应当在手术显微镜下精细操作，注意保护上述重要组织，还应遵循离断肿瘤基底和瘤内减容交替进行。脑膜瘤是良性肿瘤，与脑干之间有蛛网膜相隔，粘连一般不严重，术中一旦发现肿瘤和脑干粘连严重，尤其是在牵拉肿瘤时患者的心率、血压等重要生命体征出现大幅度改变时，应当立即终止操作，此时即使在脑干表面残留薄片肿瘤组织，也不要勉强切除。⑤术中须格外保护脑干的穿支血管。⑥术后呛咳差的患者尽早行鼻饲和气管切开。

（张　宇　刘　宁　闫长祥）

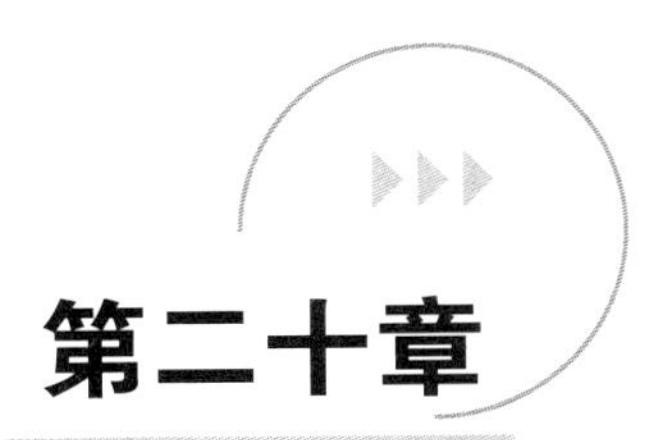

第二十章 第四脑室室管膜瘤

室管膜瘤（ependymoma）是来源于脑室与脊髓中央管的室管膜细胞或脑内白质室管膜细胞巢的中枢神经系统肿瘤。男性多于女性，多见于儿童及青年。在胶质瘤中占18.2%，约75%位于幕下，幕上仅占25%。室管膜瘤多位于脑室内，少数肿瘤的主体位于脑组织内。颅后窝室管膜瘤主要发生于第四脑室的顶、底和侧壁凹陷处，肿瘤位于第四脑室者大多起源于脑室底延髓部分。肿瘤的增长可占据第四脑室而造成梗阻性脑积水，有时肿瘤可通过中间孔向枕大池延伸，少数可压迫甚至包绕延髓或突入椎管而压迫上颈髓。部分肿瘤起源于第四脑室顶，占据小脑半球或蚓部，偶可见肿瘤发生于脑桥小脑角者。

一、临床表现

1. 颅内压增高症状 其特点是间歇性发作、与头位变化有关。晚期常呈强迫头位，头多前屈或前侧屈。由于体位改变可刺激第四脑室底部的神经核团，尤其是迷走神经及前庭神经核，表现为剧烈的头痛、眩晕、呕吐，脉搏、呼吸改变，意识突然丧失及由于展神经核受影响而产生复视、眼球震颤等症状，称为Brun征。由于肿瘤的活动，可突然阻塞正中孔或导水管而引起脑脊液循环受阻，因而可呈发作性颅内压增高，此现象多由于体位突然改变时发生。严重的颅内压增高可导致小脑危象。

2. 脑干症状和脑神经损害症状 脑干症状较少，当肿瘤压迫或向第四脑室底部浸润生长时，可以出现脑桥和延髓神经核受累症状，多发生在颅内压增高之后。少数以脑神经损害症状为首发症状。脑神经损害症状的出现、受累过程和范围与肿瘤的发生部位和延伸方向有密切关系。肿瘤在第四脑室底上部多影响第Ⅴ～Ⅷ对脑神经核，沿中线生长影响内侧纵束，可出现眼球向患侧注视麻痹，还可产生眼球运动偏斜扭转，第四脑室底下部的肿瘤则主要影响第Ⅸ～Ⅻ对脑神经核，常以呕吐、呃逆为首发症状，随之出现吞咽困难、声音嘶哑及因迷走神经刺激而出现的内脏症状，有时甚至产生括约肌功能障碍和呼吸困难；起始于第四脑室侧隐窝的肿瘤常向同侧脑桥小脑角发展，以第Ⅴ、Ⅶ、Ⅷ对脑神经受累为主，主要表现为颜面部感觉障碍、听力和前庭功能减退、眩晕等症状。脑干长传导束受累时，多由肿瘤或慢性枕大孔疝压迫脑干所致，可有肢体力弱、腱反射低下或消失，病理反射常为双侧性。第四脑室的室管膜瘤常向下经枕大孔而发展到上颈髓，最低可达颈2～颈3水平，有时可绕上颈髓一周，表现为颈部疼痛、僵直，多发生后组脑神经麻痹。

3. 小脑症状 一般较轻，因肿瘤沿侧方或背侧生长而影响小脑脚或小脑腹侧所产生，表现为步态不稳，常可见眼球震颤，部分患者表现为共济失调和肌力减退。

二、影像学检查

1. CT 头颅CT与MRI对室管膜瘤具有诊断价值。肿瘤在CT平扫上呈边界清晰的稍高密度影，其中夹杂有低密度。瘤内常有高密度钙化表现。

（1）平扫肿瘤呈“菜花”状的等密度或混杂密度肿块。

（2）肿瘤位于第四脑室时，一般在瘤周可见残存的脑室，呈带状或新月形低密度区；幕上肿瘤常发生在脑室周围，多位于顶叶和枕叶。

（3）20%的肿瘤有钙化，呈单发或多发点状，幕下者多见，幕上者少见。

（4）肿瘤常有囊性变；增强扫描肿瘤呈中等强化。

（5）可发生阻塞性脑积水。

（6）发生室管膜下转移时，侧脑室周边可见局灶性密度增高块影或条状密度增高影。

2. MRI　在MRI上，T_1加权像为低、等信号影，质子加权与T_2加权像呈高信号。注射增强剂后肿瘤呈中度至明显的强化影，部分为不规则强化。

（1）脑室内或以脑室为中心的占位性病变，T_1加权像为略低信号，T_2加权像为高信号。

（2）脑室内的病变边缘光滑，瘤周水肿轻微。

（3）常见大片样囊变、出血和钙化。

（4）大多数病变强化明显，少数轻微强化。

（5）可沿脑脊液途径种植转移。

（6）局限性阻塞性脑积水。

三、治　　疗

手术全切肿瘤是室管膜瘤的首选治疗方案，脑积水显著的室管膜瘤患者术前可先置脑室外引流以降颅内压。对于未能行肿瘤全切除的患者，术后应行放疗。尽管对室管膜瘤术后放疗并未有较统一的认识，但多数学者仍建议行剂量为50～55Gy的放疗。由于绝大多数为瘤床原位复发，因此对室管膜瘤不必行脑脊髓预防性照射。成人患者术后化疗无显著效果，但对复发或不宜行放疗的幼儿，化疗仍不失为一种重要的辅助治疗手段。常用的化疗药物有卡莫司汀、洛莫司汀、依托泊苷、环磷酰胺与顺铂等。3岁以下婴幼儿化疗可在术后2～4周开始，休息4周后开始下一个疗程，可延长患者生存期，从而使患者可在3岁以后接受放疗。

四、典型病例

【简要病史】　患者，女性，19岁，学生，汉族，籍贯：河南。主诉：头痛伴步态不稳1年，进行性加重。既往史无特殊。查体阳性体征：咽反射差，饮水易呛咳；颈项强直；共济运动差。术前常规筛查未见异常。

【影像学表现】

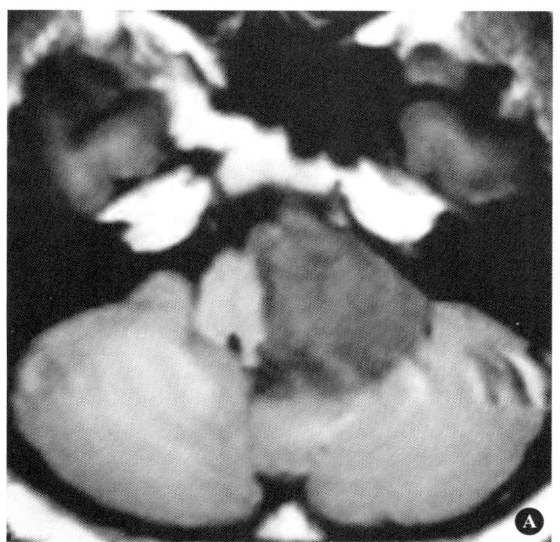

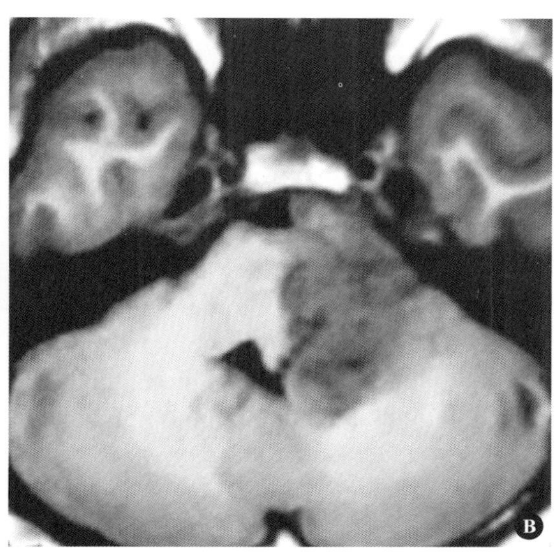

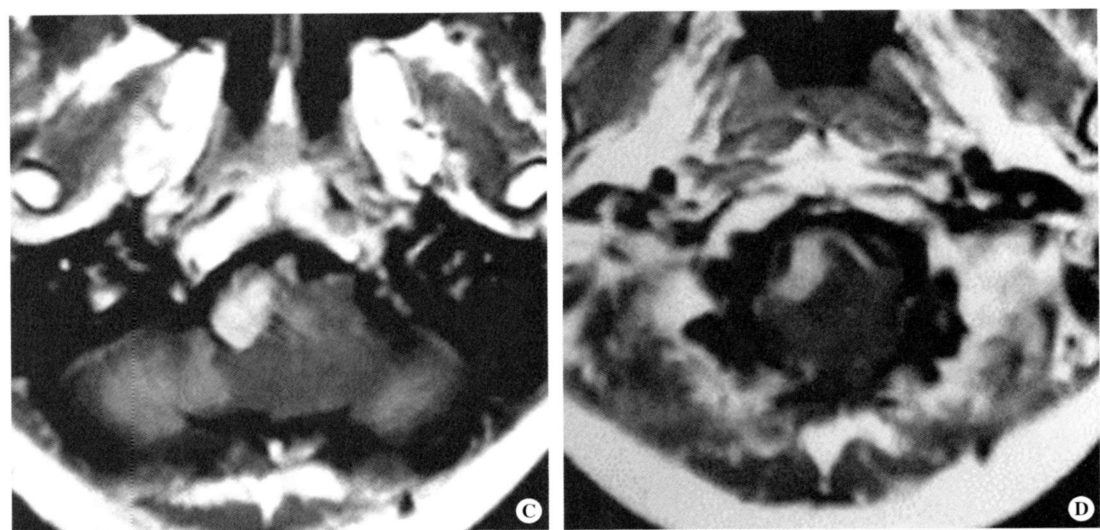

图20-1 术前MRI轴位T_1加权像平扫显示，肿瘤位于第四脑室、左侧外侧孔及桥前池

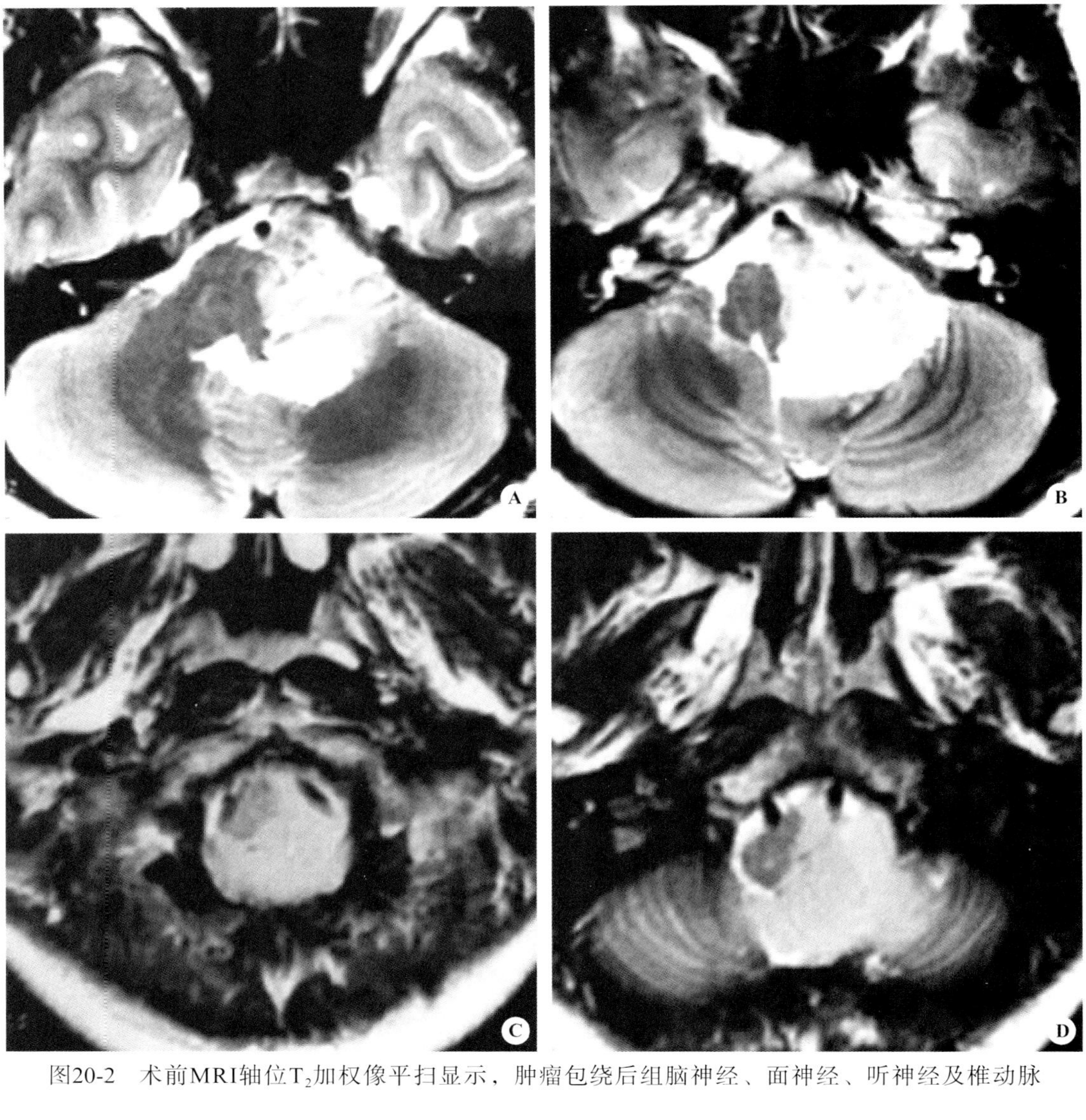

图20-2 术前MRI轴位T_2加权像平扫显示，肿瘤包绕后组脑神经、面神经、听神经及椎动脉

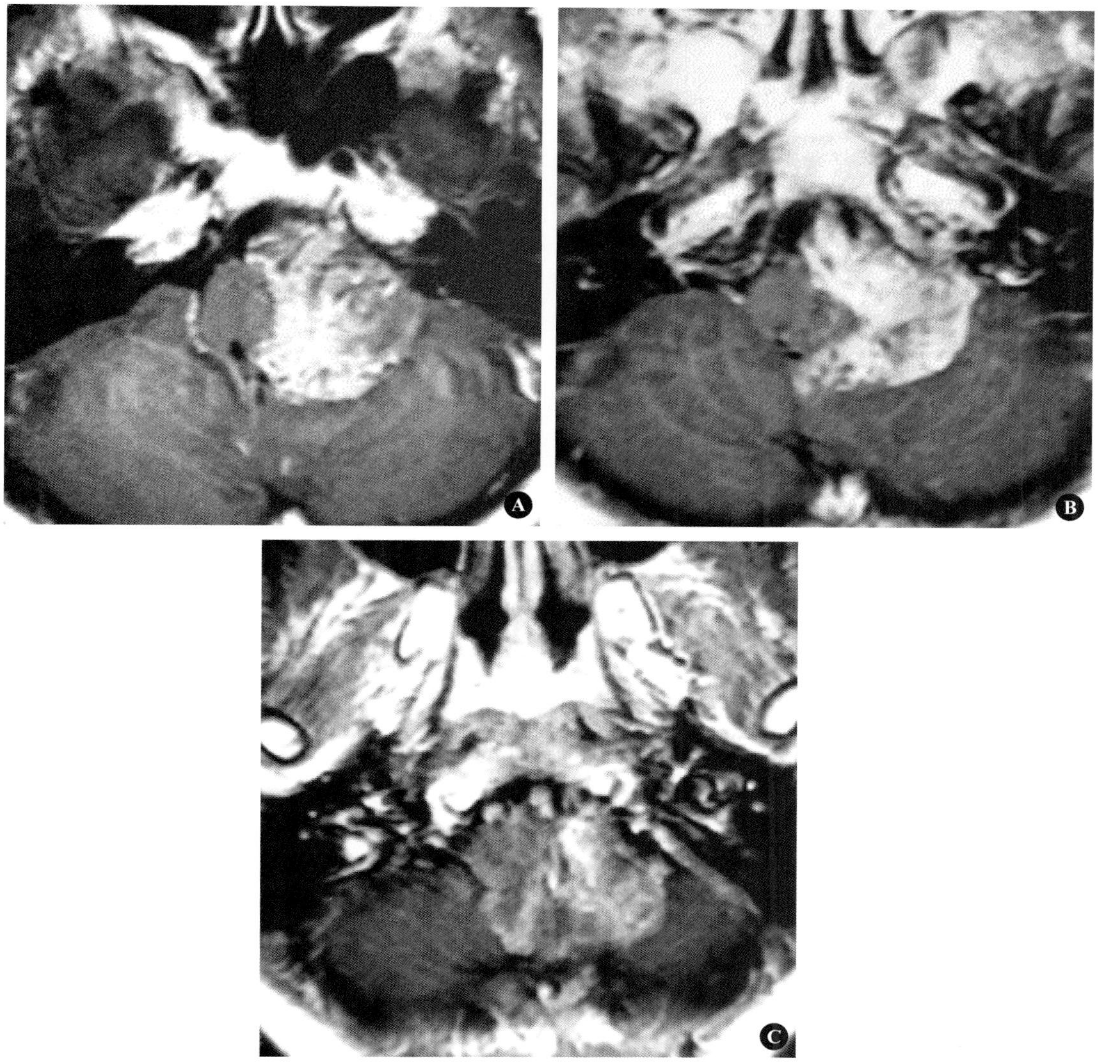

A B C

图20-3　术前MRI轴位T_1加权像增强扫描显示，肿瘤包绕脑干

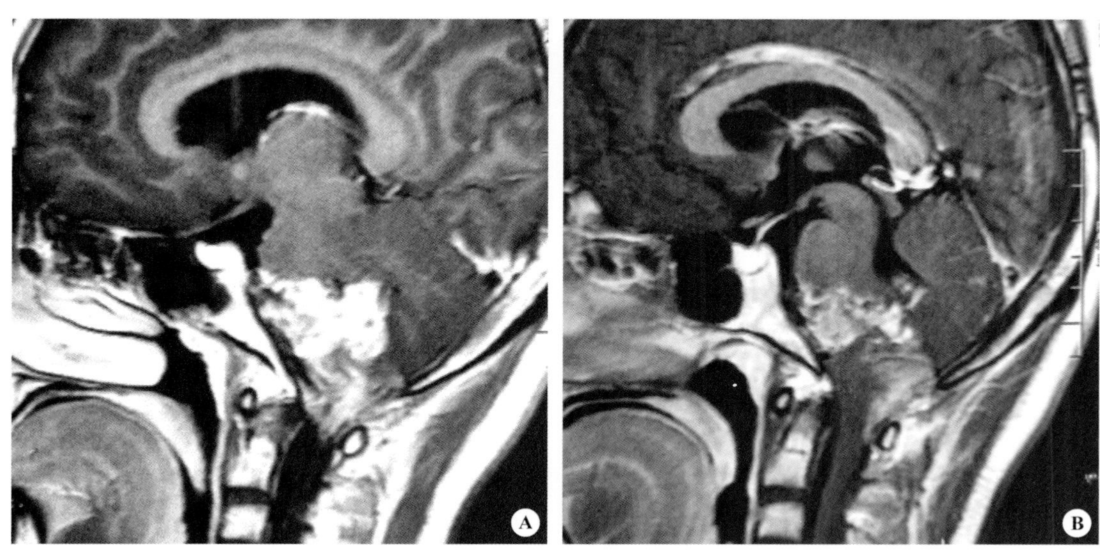

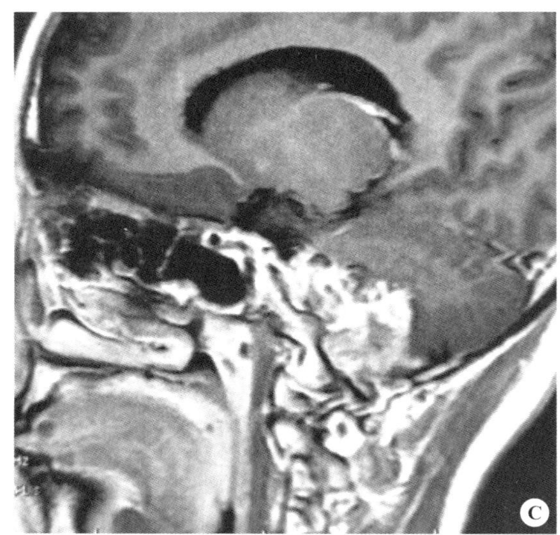

图20-4 术前MRI矢状位T_1加权像增强扫描显示，肿瘤下极长入颈1椎管内

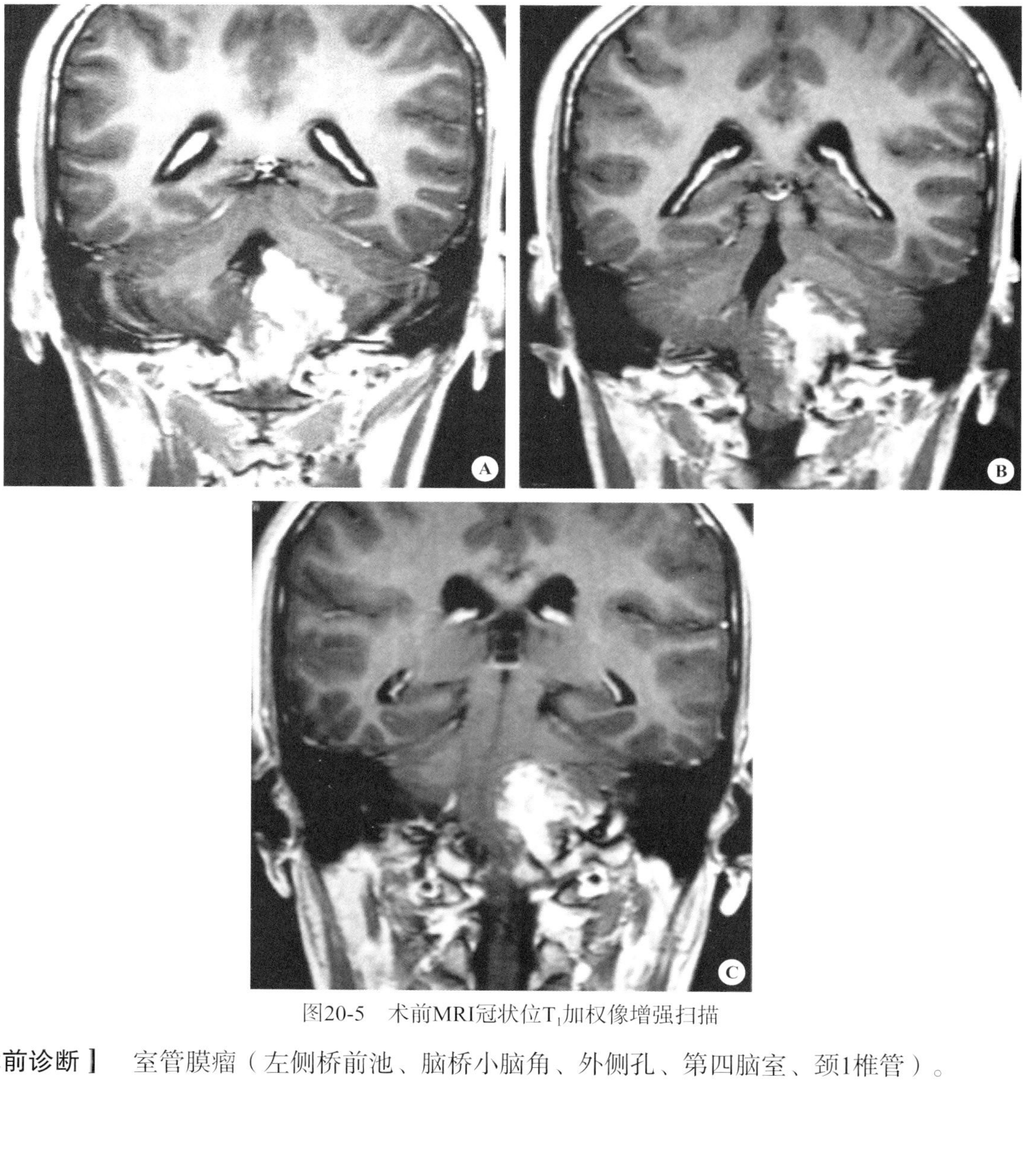

图20-5 术前MRI冠状位T_1加权像增强扫描

【术前诊断】 室管膜瘤（左侧桥前池、脑桥小脑角、外侧孔、第四脑室、颈1椎管）。

【手术入路】　枕下后正中入路。

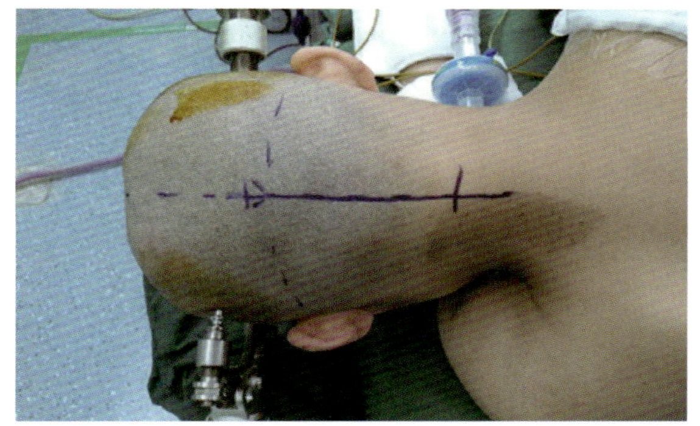
图20-6　手术切口及体位

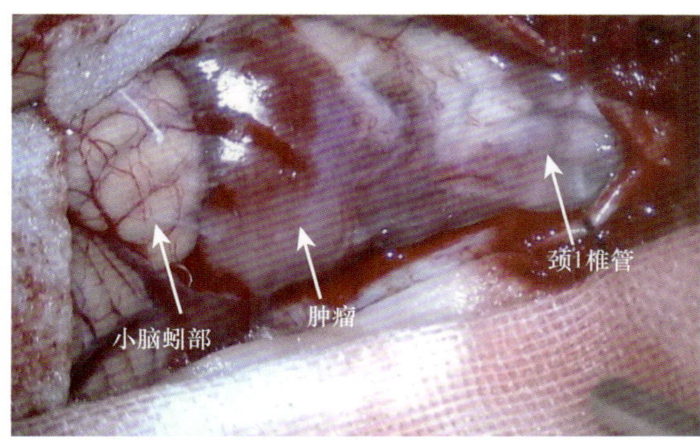

图20-7　显露肿瘤、小脑半球及蚓部

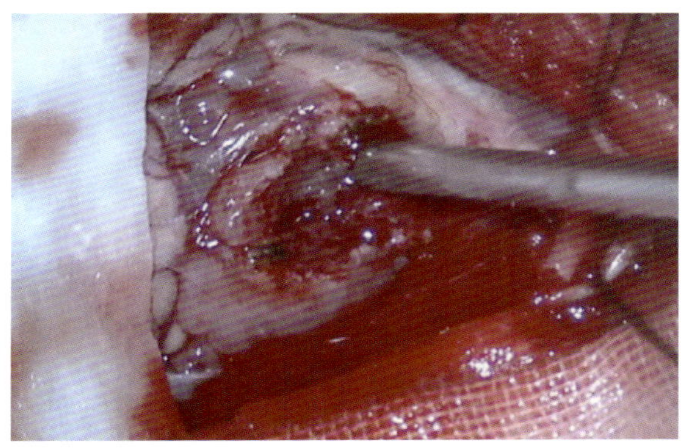
图20-8　先瘤内切除部分肿瘤以减压

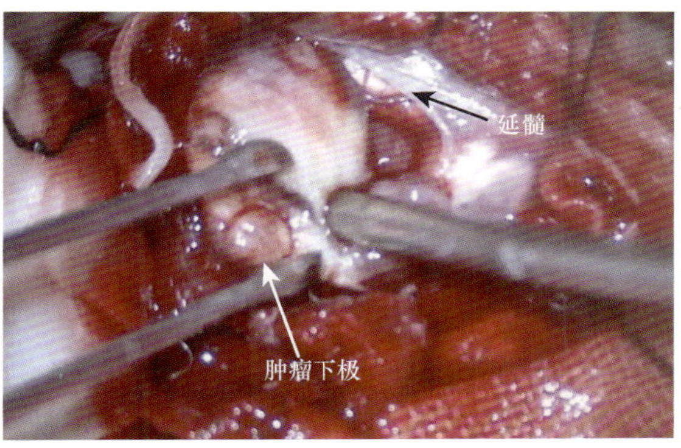

图20-9　分离肿瘤下极与延髓、第1颈髓粘连处

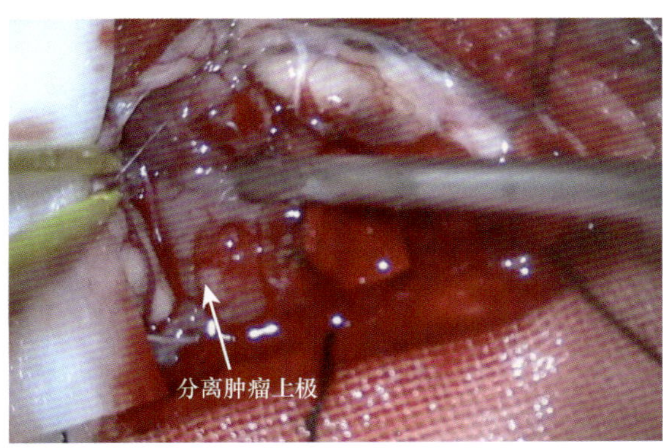

图20-10　分离肿瘤上极

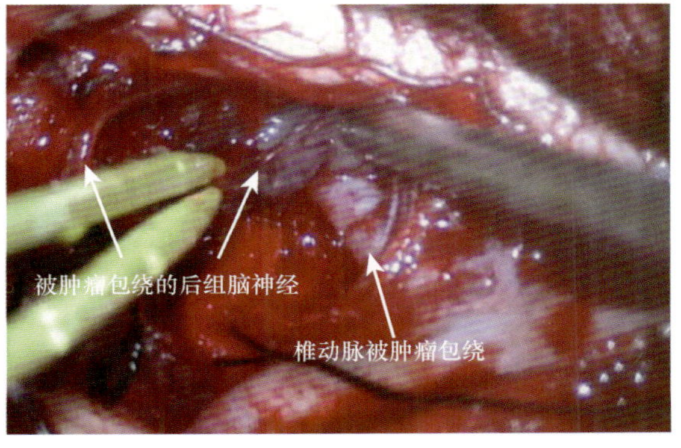

图20-11　肿瘤包裹后组脑神经及椎动脉，小心锐性分离

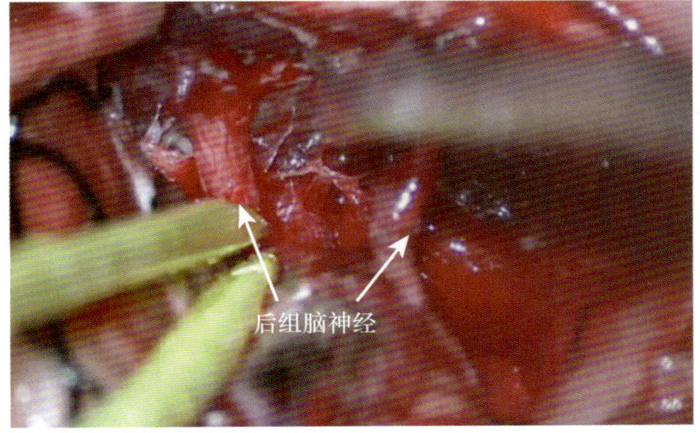

图20-12　肿瘤包裹后组脑神经并粘连紧密，给予小心锐性分离

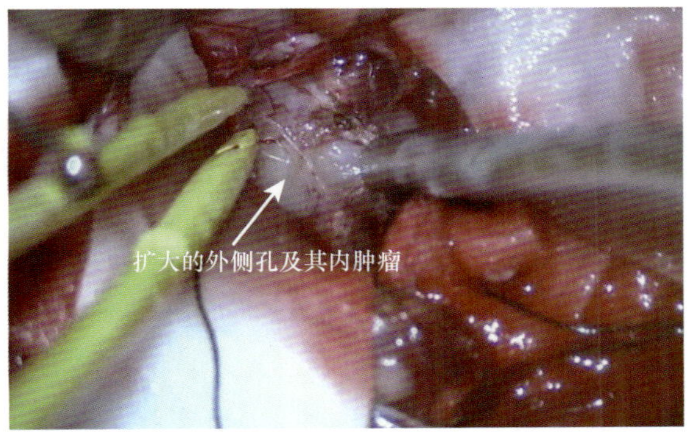

图20-13　切除扩大的外侧孔处肿瘤

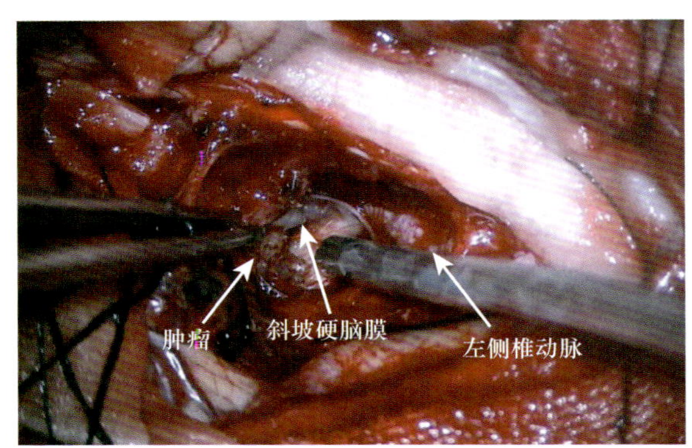

图20-14 切除脑桥小脑角及桥前池处的肿瘤

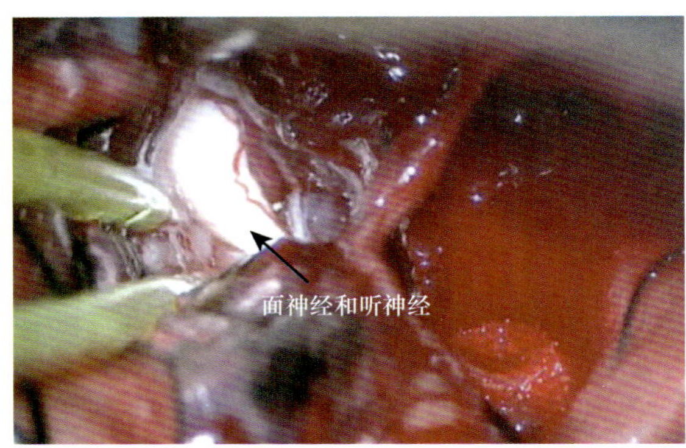

图20-15 肿瘤腹侧底面偏头端与面神经、听神经粘连紧密，锐性分离

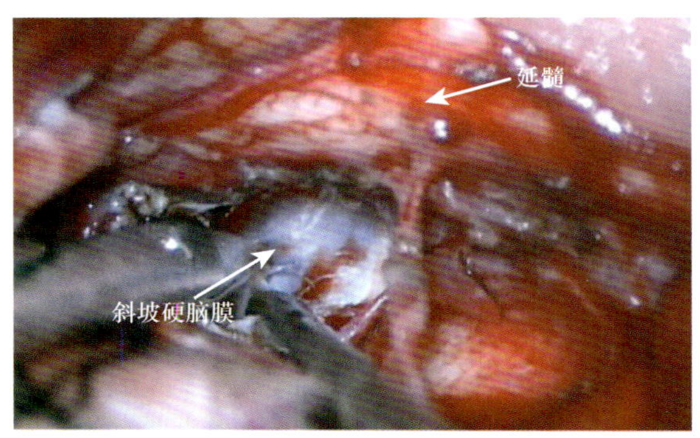

图20-16 跨过扩大的外侧孔切除桥前池及脑桥小脑角处肿瘤

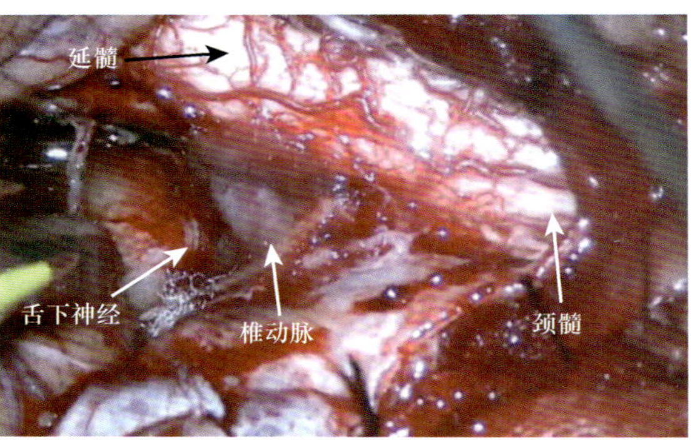

图20-17 肿瘤全切，瘤周结构保护完好

【病理检查】

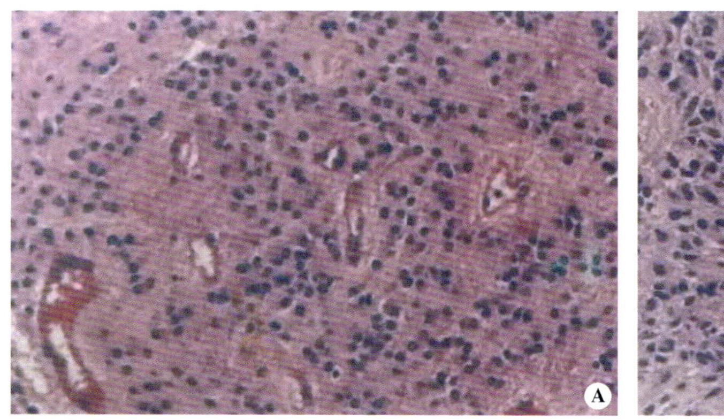

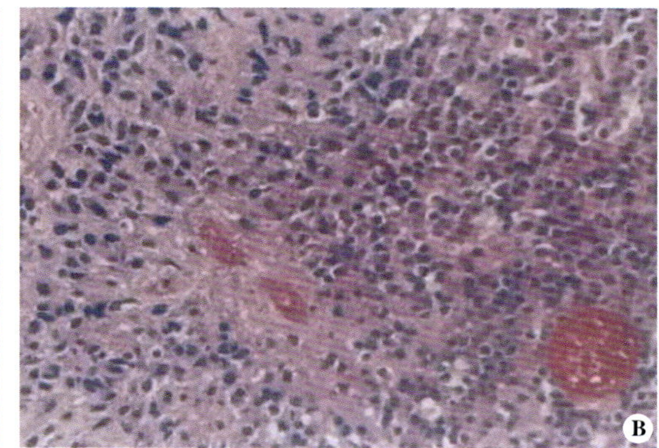

图20-18 病理：室管膜瘤

【预后】

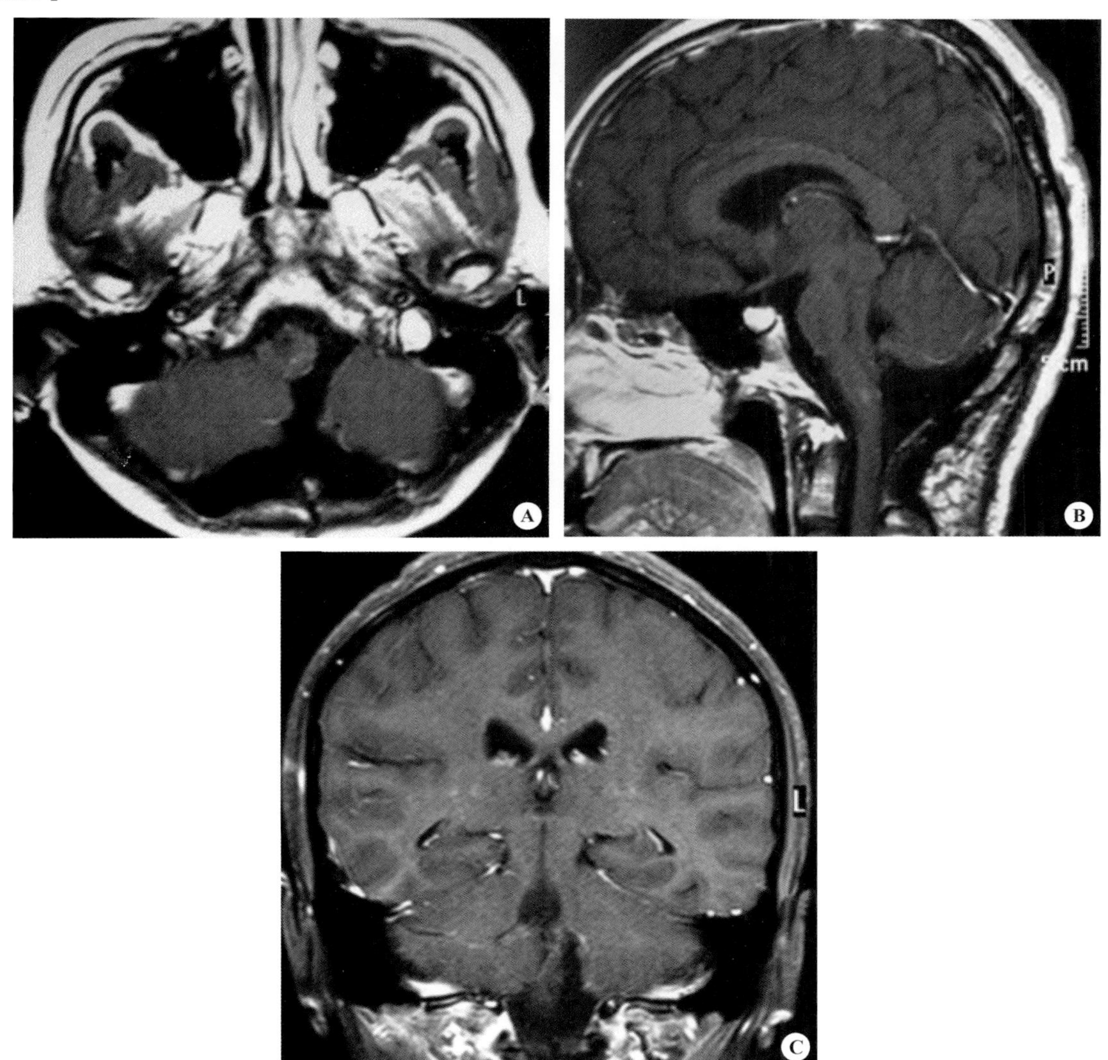

图20-19　术后MRI增强扫描显示，肿瘤切除满意，术后恢复良好

A. 轴位；B. 矢状位；C. 冠状位

五、专家点评

颅底肿瘤手术操作空间狭小，手术难度很大，该部位的室管膜瘤通常位于第四脑室，常跨过外侧孔朝脑桥小脑角、桥前池方向生长，肿瘤体积较大时可包绕后组脑神经、面神经、听神经、椎动脉及脑干；颅后窝室管膜瘤通常与脑干粘连紧密，肿瘤体积较大时可包绕后组脑神经并跨过外侧孔朝桥前池方向生长，明显增加手术难度和风险。尽可能地全切肿瘤是治疗该类肿瘤的最佳方法，当然最大限度地保护神经、血管也尤为重要，既要全切肿瘤，又要保护好被肿瘤严密包绕的神经、血管及脑干，这对神经外科医师提出了很大的挑战。

手术是根治室管膜瘤的主要措施。随着显微神经外科技术的应用，手术死亡率几乎为0。由于室管膜瘤呈膨胀性生长，边界清晰，多数可做到肿瘤全切除。对于肿瘤生长部位深在、难以做到全切除者，次全切除也可获得良好的治疗效果。放疗一般不常规应用，但对于肿瘤细胞核呈多形性改变或混合性室管膜瘤患者，建议放疗。室管膜瘤的复发率较高，儿童颅后窝肿瘤的预后较差，几乎所有的病例均在术后不同的时间内复发。室管膜瘤易发生椎管内播散种植。蛛网膜下腔种植播散的发生率根据肿瘤的部位而异，幕上室管膜瘤出现椎管内播散种植的比例为8%，而颅后窝室管膜瘤种植播散发生率为15%。不同肿瘤病理级别在转移播散方面也有显著差异，大约20%的高级别室管膜瘤出现椎管内播散种植，而低级别肿瘤出现播散转移的比例为9%。一般来说，恶性级别高的室管膜瘤比低级别的肿瘤更容易出现椎管内种植，此外，幕下室管膜瘤比幕上肿瘤的播散转移概率要高。软脑膜转移的可能性直接影响放疗范围的确定，虽然尸检中检测到的脑脊液播散相对常见，但放疗前进行的神经影像学检查显示，除了年幼的儿童，肿瘤播散的概率均很低。

影响室管膜瘤预后的因素包括肿瘤的部位、组织学类型、复发的速度和年龄等，其中前两者起决定性作用。国内资料显示，术后复发平均在20个月内。室管膜母细胞瘤的5年生存率仅为15%。另外一个重要的潜在预后因素是手术切除程度，近全切除组生存率有显著的提高，50% ～ 60%的肿瘤全切除患者 5 年内未见肿瘤复发，而次全切除者仅21%未见肿瘤复发。45Gy以上的术后放射剂量可有效控制肿瘤生长。幕上肿瘤与幕下肿瘤的 5 年生存率分别为35%与59%。幕下室管膜瘤患者中年龄大者预后稍佳，10岁以下患者平均生存期为2 年，而15岁以上患者平均生存期达4.3 ～ 6.0年。复发后肿瘤可出现恶性变，儿童恶性室管膜瘤复发较快，平均复发期限是18个月，预后较差。根据神经影像、脑神经受损体征等所表现出的脑干受侵犯状况也与预后差密切相关。

影响肿瘤全切的因素如下：

（1）肿瘤的类型：第四脑室底下型肿瘤并向下方生长者，多数与延髓闩部有粘连，手术难以全切除，即使行全切除，术中也易损伤脑桥、延脑核团（舌咽、迷走、舌下）和延髓闩部，导致术后严重的吞咽困难、消化道出血和呼吸障碍。第四脑室底上型肿瘤向上可长入中脑导水管，只要下缘不与延髓粘连，显微镜下全切肿瘤时应该是安全的；必要时切开下蚓部确保手术显露。

（2）肿瘤质地：第四脑室室管膜瘤多数质地软，只要与延髓粘连不明显，多数可以全切除；但有少部分质地硬，这类肿瘤即使与延髓粘连不明显，手术也要特别小心，有时在延髓闩部宁愿残留小片做次全切，确保手术安全，以防术后出现严重并发症。

（3）提高手术安全性的措施：虽然室管膜瘤在显微镜下与脑干可以区别，但有时在肿瘤压迫情况下，第四脑室底部核团隆起和闩部的解剖结构分辨不清楚，手术时肿瘤基底处与正常脑干颜色通常难以辨认，操作时容易进入脑干内。术前应了解脑干功能情况，术前MRI提示肿瘤基底附着于第四脑室底，应行BAEP、VEP、SEP、EMG（第Ⅴ/Ⅶ对脑神经）检查，了解脑干的功能情况。其次是术中行BAEP或EMG（第Ⅴ/Ⅶ对脑神经）监护。BAEP、EMG能准确反映脑干神经核团和传导路径的完整性，不受意识水平影响，而且受麻醉药物和麻醉水平影响较少。临床研究表明，EMG、BAEP术中监护对避免脑干损伤有重要作用。

术中注意事项：①分离肿瘤与脑干粘连紧密处，尤其是分离延髓呼吸中枢处时，要格外小心；②锐性解剖分离后组脑神经，减少术后呛咳、误吸、肺炎的可能性；③肿瘤包绕椎动脉时，术中要小心，以免损伤脑干穿支血管；④肿瘤包绕脑干时，操作过程中要尽可能减少对脑干的牵拉损伤；⑤术后患者出现呼吸功能障碍、吞咽差、咳嗽反射差时，要尽早行气管切开。

（孟　哲　刘　宁　闫长祥）

第二十一章

舌下神经管占位

舌下神经管位于枕髁前半部的上方，髁管的前方，从颅后窝行向前外上方向达咽旁间隙，可被骨性部分分隔或全部分隔，在管内有舌下神经、静脉丛和咽升动脉的脑膜支，其中静脉丛是舌下神经管内的主要内容物，连接边缘窦和基底静脉丛。舌下神经管周围的骨性结构有下方枕髁、上方颈静脉结节、外侧枕骨颈静脉突和颈静脉孔、内上方蝶骨，后外侧有髁管。颈静脉孔和舌下神经管在颅底内侧面相距约8mm，在颅底外侧面则被一薄层颅骨分开。

舌下神经管区的好发疾病：单纯发生于舌下神经管的肿瘤主要有舌下神经鞘瘤，但其非常罕见，另外其他一些良、恶性肿瘤也可以累及舌下神经管。良性肿瘤包括颈静脉孔球瘤、转移瘤、骨髓瘤、神经性肿瘤（神经鞘瘤）和脑膜瘤；恶性肿瘤主要为颅外恶性肿瘤的延伸（如头颈鳞细胞癌）。舌下神经鞘瘤全程均可发病，根据肿瘤发生部位可以分为颅内型、颅外型、哑铃形、管内型。

舌下神经管紧邻脑干、高颈髓、后组脑神经、椎动脉、颈内静脉、颈内动脉等，这些结构功能极其重要且复杂。舌下神经管内的病变位置深在、显露困难，且周围解剖复杂，故该部位的手术难度非常大，术后致残率及致死率均很高。娴熟的显微操作技术、良好的手术室条件是完全切除该部位肿瘤并减少术后并发症的前提。

一、临床表现

舌下神经鞘瘤多见于中年女性，临床表现取决于肿瘤部位，文献报道最常见的症状是舌下神经麻痹（93.5%），其他有后组脑神经麻痹（50%）、小脑征（47.8%）、枕项部疼痛（54.3%）、长束征[运动障碍（41.3%）、感觉障碍（37.0%）]。

舌下神经鞘瘤起病隐匿，临床表现多样。最常见的首发症状为患侧舌肌萎缩，逐渐出现毗邻神经受损表现，如后组脑神经麻痹、延颈髓压迫症状、脑积水等。舌下神经麻痹可被后出现的其他症状掩盖而易被误诊。虽然绝大多数（93.5%）舌下神经鞘瘤患者有典型的单侧舌肌萎缩、纤颤和伸舌偏斜，但由于因此造成的功能障碍较轻，不少患者未能及时发现或引起重视，以致有的在出现上述症状后8～10年才得以确诊。除舌下神经症状外，头痛是最常见的主诉，而且是多数患者的首发症状，这种头痛既可局限于枕下或项部（脑膜激惹的结果），也可是弥散的（颅内压增高所致）。据统计，颅内压增高症状见于73%的患者，但近年来报道的病例中较少见，可能与影像诊断技术发展后多数肿瘤能早期发现有关。小脑和除舌下神经以外的其他后组脑神经功能障碍的发生率约为50%，表现为共济失调，肌张力低下，眼球震颤，吞咽困难，声音嘶哑及胸锁乳突肌、斜方肌萎缩等面神经、耳蜗神经和三叉神经受累的概率约为20%。还有部分患者可出现长束征症状，如肢体无力和感觉异常。

此外，舌下神经鞘瘤并非都表现为舌下神经麻痹。Foer报道了一例表现为心动过缓、晕厥的舌下神经鞘瘤患者。Sato等回顾分析文献，46例舌下神经鞘瘤病例中有3例无舌下神经麻痹，分析其原因可能与舌下神经在颅外下行的过程中有C_1神经加入有关，所以尽管舌下神经在颅内被肿瘤累及，但在其末端舌支仍有C_1神经的成分，故舌肌没有萎缩表现。

二、影像学检查

1. CT检查 一般可见患侧枕髁侵蚀和舌下神经管扩大。CT扫描不仅可证实这种骨性异常，还能直接显示肿瘤。但由于颅后窝的骨性伪影存在，小的肿瘤则不能显示；肿瘤较小或与舌下神经管关系不大时，CT也不一定能见到舌下神经管改变。

2. MRI 虽不能判断骨性改变，但在显示肿瘤及其与周围结构的关系方面优于CT。在T_1加权像上，肿瘤多为均匀等信号，如瘤体较大，则可见高信号或低信号区，提示瘤内出血或坏死囊性变；在T_2加权像上，多表现为高信号，同样可见瘤内出血或坏死囊性变区。MRI检查可多平面地显示舌下神经管内外肿瘤及其周围结构，还可发现同侧舌肌萎缩、脂肪变性征象。因此，MRI是舌下神经鞘瘤的最佳诊断措施。

3. 脑血管造影 其意义主要在于：①除外舌下神经管区和邻近区域（颈静脉孔区、枕骨大孔区）血运丰富的肿瘤（脑膜瘤）或血管性肿瘤（颈静脉球瘤）；②了解椎动脉和静脉窦的解剖学特征，为术前制订手术计划提供依据。

三、治　　疗

舌下神经管位置深在，周围结构复杂，显露困难，手术难度大，选择适当的手术入路非常重要。多数舌下神经鞘瘤采用适当的手术入路可以一期全切，但对大型哑铃形舌下神经鞘瘤的处理仍不满意，无论选择哪种入路均常会有肿瘤残留，切除过多枕髁会影响头颈稳定，为了显露切断颈内静脉损伤很大，不宜提倡。虽然残余肿瘤可以行放疗，但仅限于直径小于3cm的肿瘤，且放疗后有复发可能，第一次手术及放疗对正常结构的破坏可增加第二次手术难度和影响术后恢复，增加并发症发生率，因此在不影响患者生命的情况下尽可能一期全切肿瘤，必要时采用联合入路一期切除颅内外肿瘤。深入研究最佳手术入路切除大型哑铃形舌下神经鞘瘤具有重要意义。

四、典型病例

【简要病史】 患者，男性，43岁。主诉：伸舌右偏2个月。现病史：2个月前患者自觉伸舌右偏，舌根“发咸感”，未予特殊治疗。既往史：体健。查体：伸舌右偏，右侧舌肌萎缩。

【影像学表现】

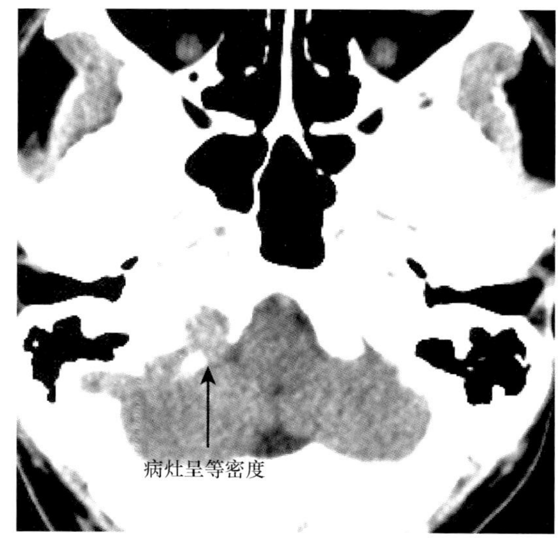

图21-1　术前CT平扫显示，病灶呈等密度

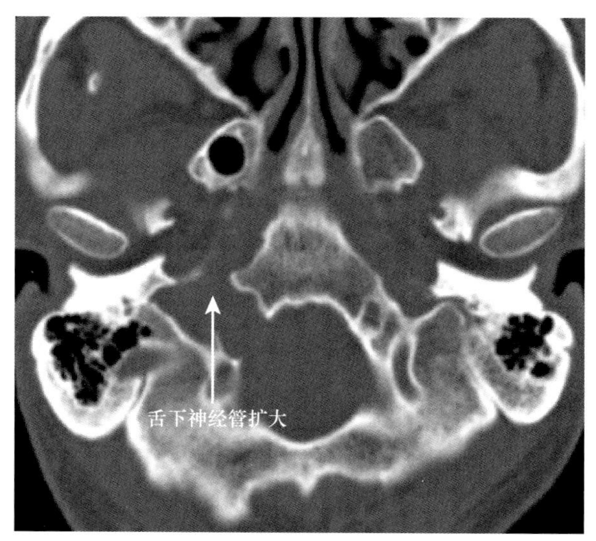

图21-2　术前CT骨窗显示，舌下神经管扩大

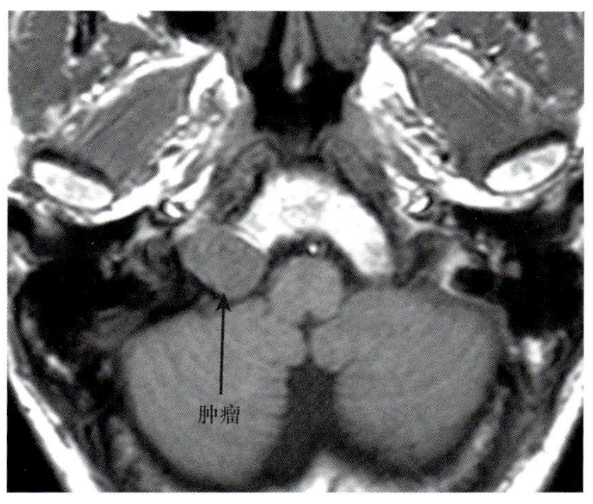

图21-3　术前MRI轴位T_1加权像平扫显示，肿瘤呈类圆形，等T_1信号

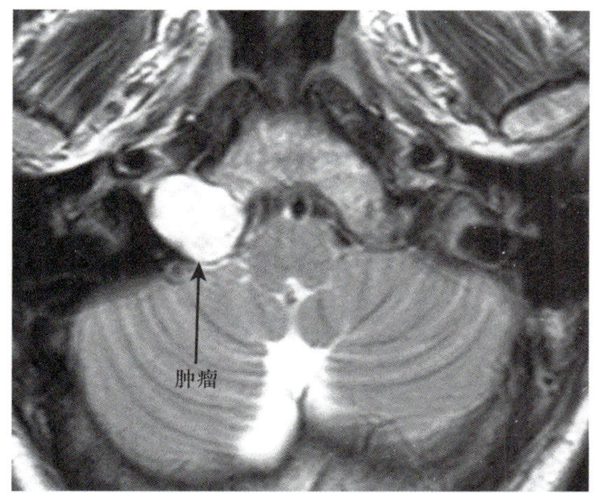

图21-4　术前MRI轴位T_2加权像平扫显示，肿瘤呈长T_2信号，边界较清晰

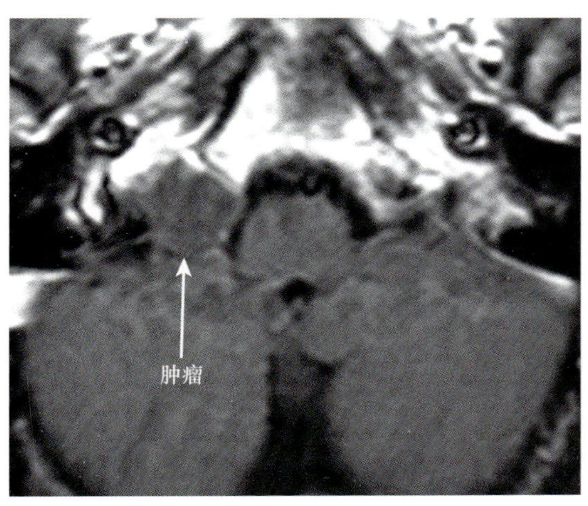

图21-5　术前MRI轴位增强扫描显示，病灶边界清晰，增强后呈轻度强化

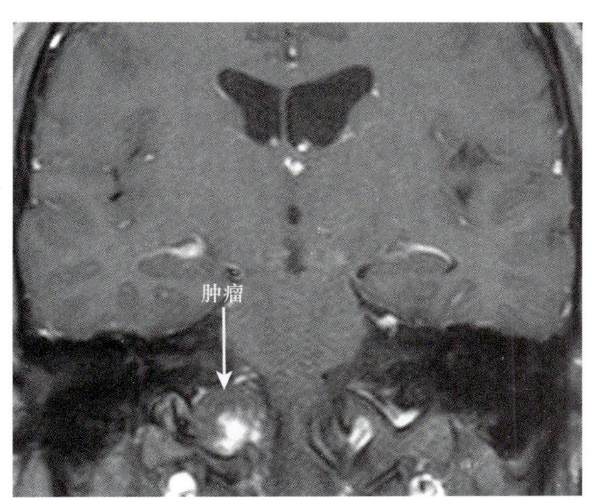

图21-6　术前MRI冠状位增强扫描显示，病灶呈轻度强化

【术前诊断】　右侧舌下神经管占位。

【手术入路】　右远外侧入路。

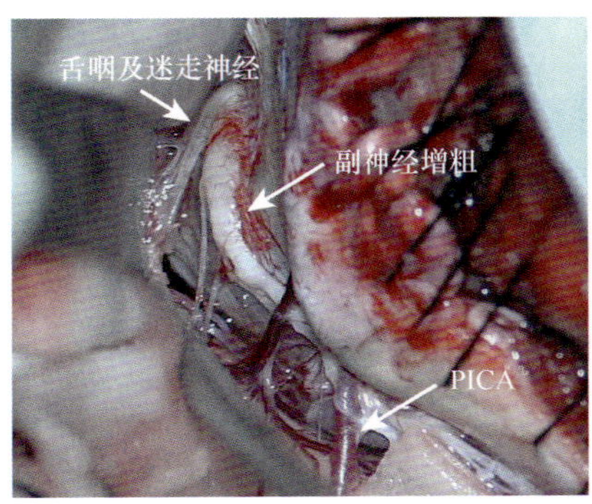

图21-7　术中显露舌咽、迷走等神经及小脑后下动脉（PICA）等血管，副神经较正常增粗

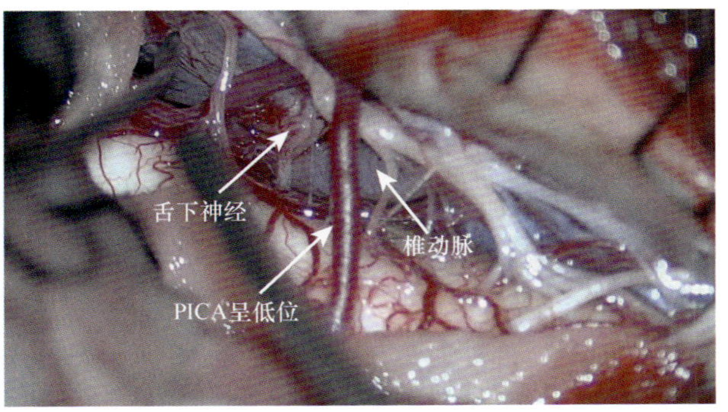

图21-8　术中显露舌下神经、迷走神经、椎动脉及PICA等结构

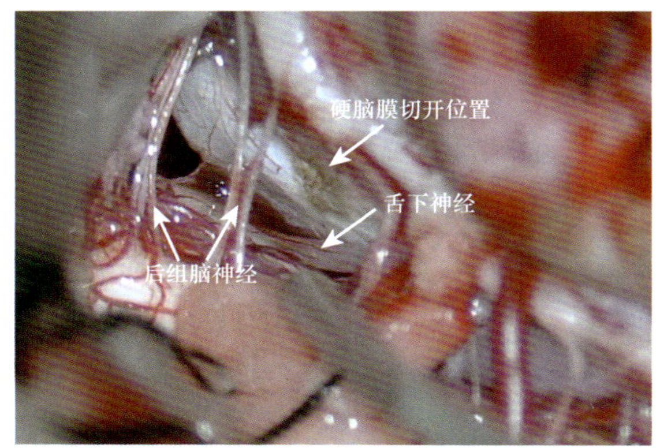

图21-9　病变位于硬脑膜外，操作空间狭小，于舌下神经管入口上方电灼切开硬脑膜

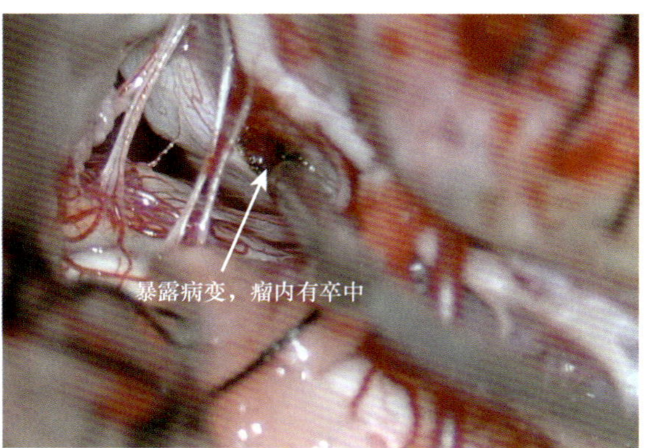

图21-10　显露肿瘤后可见肿瘤卒中

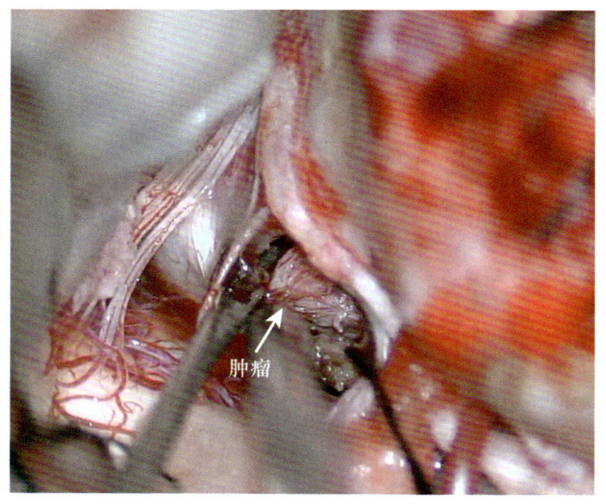

图21-11　术中肿瘤质地硬韧，于神经、血管间隙小心分块将其切除

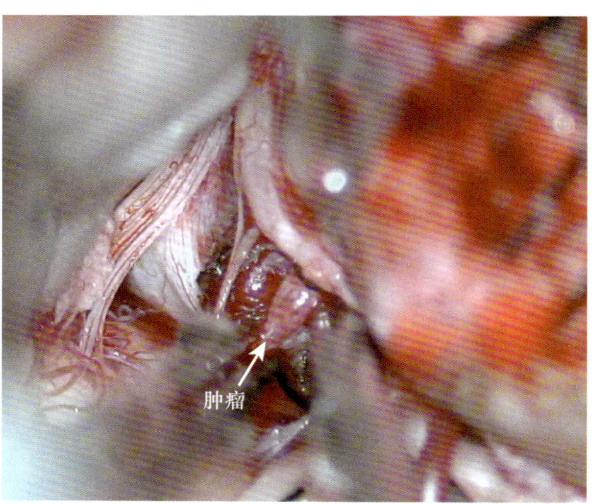

图21-12　分块切除肿瘤

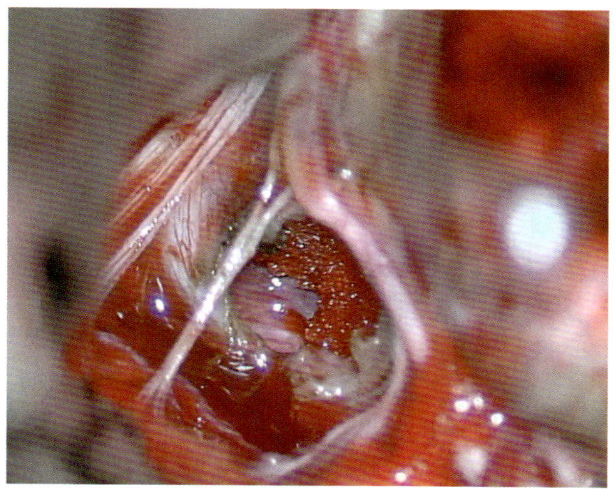

图21-13　肿瘤全切，周围神经、血管保护完好

【病理检查】

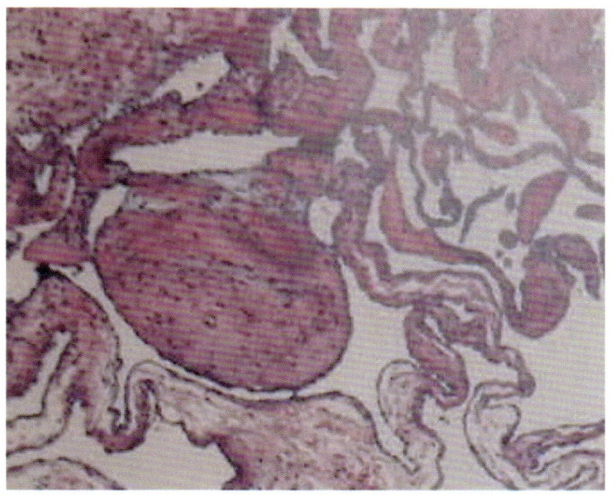

图21-14　病理：静脉血管瘤

【预后】

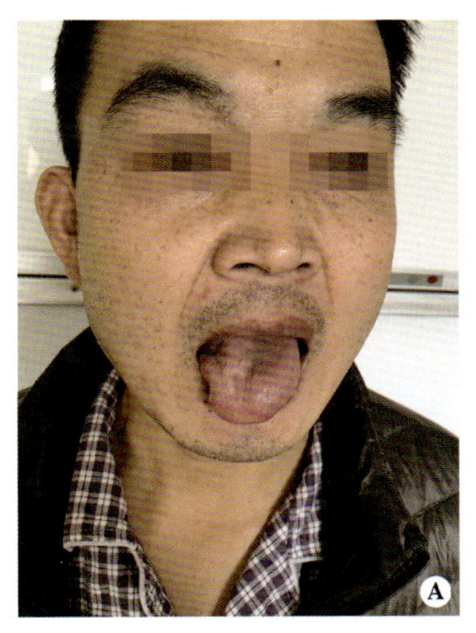

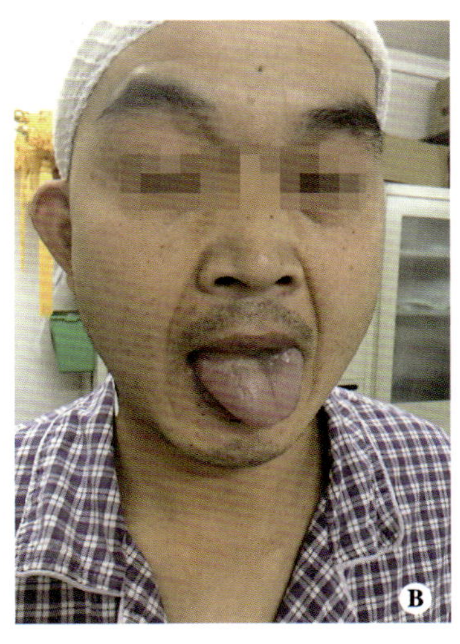

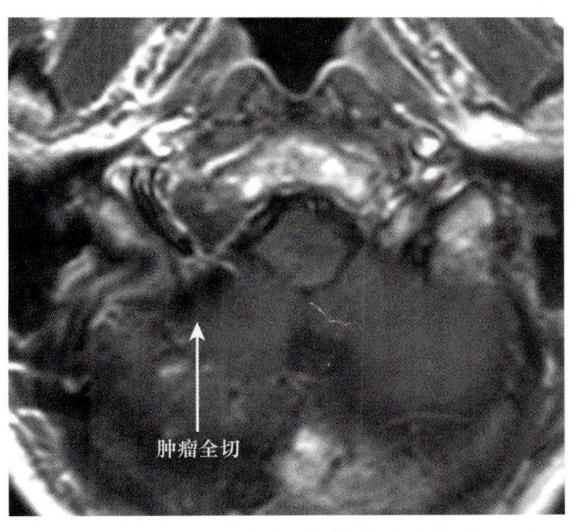

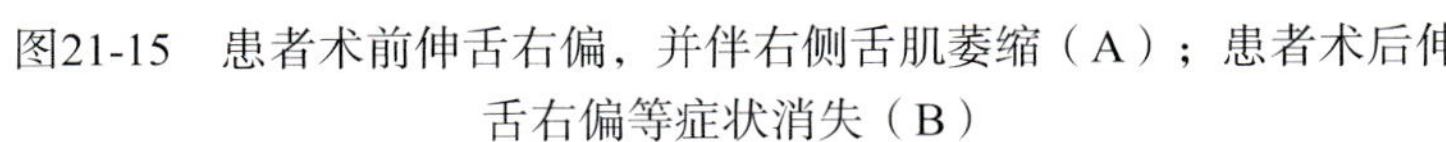

图21-15　患者术前伸舌右偏，并伴右侧舌肌萎缩（A）；患者术后伸舌右偏等症状消失（B）

图21-16　术后MRI T_1加权像轴位增强扫描显示，肿瘤全切

五、专家点评

舌下神经管区肿瘤的手术是神经外科手术中的高难手术。患者起病隐匿，常表现为舌肌运动障碍及感觉障碍，且发病早期症状通常轻微，患者大多未予重视。由于舌下神经管位置极其深在，周围毗邻结构复杂，所以，良好的肿瘤显露是此类手术的重要前提。

1. 颅外型肿瘤　主要选择经颈入路，此入路进入舌下神经管的主要障碍是下颌角、寰椎横突、颈内静脉和枕髁。其深部能够见到的多为软组织，解剖结构复杂。切除颅外段肿瘤时，要注意颈内动脉的损伤，颈静脉孔的外侧即为颈内动脉，颅外段颈内动脉有明显的血管鞘，为灰红色，如不注意常易损伤。舌下神经管外口紧邻颈内静脉和后组脑神经，此处位置深在，操作空间有限，对该部位肿瘤的处理仍存在困难，使用神经导航和神经内镜有助于肿瘤切除。

2. 颅内型及哑铃形肿瘤　如何切除肿瘤同时减少甚至避免对脑干、颈髓、脑神经和寰枕关节的干扰是关键。远外侧入路是此类肿瘤最为常用的手术方式。其优点是对枕大孔腹侧及腹外侧显露良好，对脑干颈髓脑神经少牵拉或不牵拉，但耗时长、创伤大、并发症发生率高。在显露过程中应注意防止对椎动脉的损伤，熟悉相应的解剖关系，并应将寰椎显露出来，因椎动脉走行在寰椎及枕大孔之间。应在枕髁上方及乳突下方咬除骨质，这样可避免对椎动脉的损伤。

在显露颈静脉孔时应避免对面神经的损伤，因为乳突前方为茎乳孔的位置，故在磨除颈静脉孔时对乳突的磨除应适当保守，以显露清楚为准，不要过度显露，以免损伤面神经，导致患者颜面部改变。在磨除颈静脉孔时有时骨质增厚，方向不易掌握，可先剪开硬脑膜，探查硬脑膜下颈静脉孔的位置，根据硬脑膜下的方位确定颈静脉孔的位置，再进行磨除。

舌下神经鞘瘤一般质软、可吸除、血运相对丰富。与听神经瘤相比要软，肿瘤包膜较难辨认。首先囊内切除肿瘤，再分离瘤壁，这样手术会更加安全且相对容易。对于哑铃形肿瘤，有学者提出行分期手术，首先经下乙状窦、经枕髁入路切除肿瘤颅内部分，然后行二次手术，经颈部切口切除肿瘤的颅外部分。手术入路的选择应避免影响动静脉循环，术中尽量不要牵拉后组脑神经，磨除枕髁外侧1/2以充分显露延颈髓腹侧区肿瘤，手术时应尽量显露肿瘤与脑干的界面，使之在直视下手术，以确保脑干不被牵拉和造成损伤，远外侧入路可同时直视椎动脉，使之更容易与肿瘤分离而不造成损伤。如果对侧枕髁形态良好，则不必行磨除的枕髁固定。

技术要点：①骨窗一定要达到枕髁，根据肿瘤情况决定是否磨除部分枕髁；②小心保护后组脑神经及椎动脉是操作要点；③减少对延髓穿支血管的干扰，必要时术后给予解痉；④如选择硬脑膜外入路，要当心椎静脉丛出血；如果于硬脑膜外定位枕髁困难，术中CT导航能提供很大帮助；⑤如果病变破坏枕髁较为严重，切除肿瘤后会影响寰枕关节的稳定性，要考虑行人工关节固定。

（李忠民　刘　宁　闫长祥）

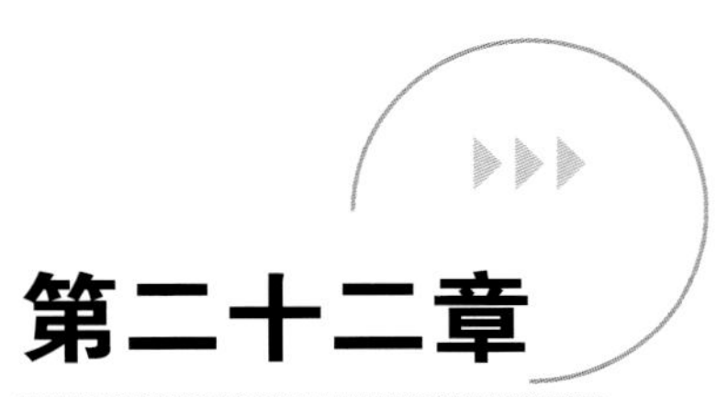

第二十二章

岩骨巨大内淋巴囊肿瘤

内淋巴囊肿瘤来源于内耳内淋巴囊系统，临床上极为罕见。由于该肿瘤间质中血管丰富，易侵犯颈静脉孔区，临床易误诊为颈静脉球瘤。1984年由Hassard等首先报道，之后多为个案报道。该病好发于成人，女性多发。肿瘤生长缓慢，病程常为数月至数年。肿瘤通常广泛侵蚀颅骨，且血运极其丰富，故手术风险大。

一、临床表现

内淋巴囊肿瘤作为一种少见、生长缓慢、血管丰富的溶骨性肿瘤，可局部复发，但未见远处转移，双侧者罕见。听力下降和耳鸣是大多数病例的最早主诉，典型者为感音性耳聋，随后会出现眩晕、共济失调、面神经及第Ⅷ～Ⅻ对脑神经损害，症状持续时间一般较长（6个月～18年），并且多数肿瘤逐渐增大向颅后窝蔓延。少数病例可自始至终无听力丧失、耳鸣和眩晕等症状，也无骨质破坏，也有一些病例会出现头痛、视物模糊、复视及恶心、呕吐等症状，但无听力损害和骨质破坏的表现，肿瘤可向外侧和内侧扩散浸润，但侵犯岩尖斜坡和颅中窝者较少见，也有该肿瘤发生远处转移的报道。

二、影像学检查

内淋巴囊肿瘤的CT检查常可见肿瘤中心位于内耳道和乙状窦之间岩骨后缘的前庭导水管区域。直径小于2cm的肿瘤表现为岩骨迷路后前庭导水管外孔区软组织肿物影和前庭导水管区骨质破坏，随着肿瘤增大，累及范围包括迷路骨质等内耳周围结构及颈静脉孔，骨质破坏多为蜂窝状和虫蚀状，肿瘤内有点状和片状高密度骨质影，表明肿瘤活动性破坏骨组织，但其虫蚀状的边缘反映了肿瘤生长缓慢。该肿瘤在MRI上信号混杂，较特异性的表现：不增强的T_1加权像有增加的信号影，各种肿瘤内病灶显示为斑点样；T_2加权像有散在信号加强区和流空现象。

三、鉴别诊断

内淋巴囊肿瘤在临床与病理组织学上极易与其他几种疾病相混淆，术前明确诊断较为困难。主要需与以下疾病鉴别。

1. 颈静脉球瘤　由于内淋巴囊肿瘤间质血管丰富，临床和病理都需与颈静脉球瘤鉴别。影像学检查，颈静脉球瘤的血供较丰富，易侵犯颈静脉球，故易误诊为颈静脉球瘤。该肿瘤与内淋巴囊肿瘤的组织学鉴别点主要有免疫表型明确显示内淋巴囊肿瘤是上皮源性，而颈静脉球瘤来源于神经节细胞。

2. 脉络丛乳头状瘤　发生于第四脑室侧孔或脑桥小脑角的脉络丛乳头状瘤在组织和形态学上与内淋巴囊肿瘤有许多相似之处，二者均有乳头状结构，但前者一般不侵入骨质，且形态学上主要为乳头状结构，很少出现腺样或囊状结构。

3. 颞骨转移癌　由于内淋巴囊肿瘤在形态学和细胞学上出现乳头状结构、胶样物质及透明细胞等，且多发于中青年人，故必须与转移性甲状腺乳头癌及肾透明细胞癌相鉴别。转移癌的形态大部分与原发肿瘤相同，且转移性甲状腺癌与肾癌的免疫表型与内淋巴囊肿瘤有显著差别。

4. 其他累及颞骨岩部的常见肿瘤 包括软骨肉瘤、软骨瘤、颈静脉鼓室球瘤、血管外皮细胞瘤、脑膜瘤等。

四、治　　疗

本病的治疗主要是手术切除，术前应行血管栓塞，以减少术中出血，缩短手术时间和减少并发症。其供血血管多来自颈外动脉的分支，如耳后动脉、枕动脉及咽升动脉等，以及椎动脉的分支，如小脑前下动脉等。因其原发病灶位于迷路神经后，故一般采用耳后“C”形入路进行手术，病变范围广泛者可行颈联合入路手术。先行乳突切除，并切除乳突后方骨壁，显露病变及乙状窦和颅后窝硬脑膜；外耳道未受累及者可保留骨性外耳道后壁，病变侵犯外耳道时则应予以切除并封闭外耳道；必要时可行颞骨次全切除。面神经未受累时应保留其骨管或神经，如面神经受累则应予以切除，并取耳大神经进行神经移植或行面神经-舌下神经吻合。病变侵犯硬脑膜，不易分离时应切除受累硬脑膜，用颞肌筋膜修补。

内淋巴囊肿瘤是一种较为罕见的低度恶性肿瘤，病程长，生长缓慢，其组织形态较接近良性，但呈侵袭性生长，破坏颞骨并可累及脑神经。手术彻底切除是目前主要的治疗手段，该肿瘤可复发，常规放疗和化疗对术后残留肿瘤无根除作用，但伽马刀治疗对本病有效，预后较好。目前尚未见转移病例报道。

五、典型病例

【简要病史】 患者，女性，49岁，汉族，自由职业，籍贯：山东聊城。主诉：右耳听力下降20年，右耳失聪7年，右耳流液5年。现病史：患者20年前出现右耳听力下降，伴“蝉鸣样”耳鸣，未行特殊诊疗，症状逐渐加重。7年前右耳失聪，未诊疗。5年前出现右耳流液，间断性，不规律，呈淡血性，无特殊治疗，按中耳炎口服抗生素等，无其他治疗。2年前右耳流液症状加重，当地医院查头部MRI发现颅内占位，考虑右侧颈静脉球瘤可能性大，行介入栓塞治疗。家属考虑手术风险，未行手术切除肿瘤。既往史无特殊。查体：右耳听力丧失。右侧外耳道可见少量淡血性液体。共济运动稍差。

【影像学表现】

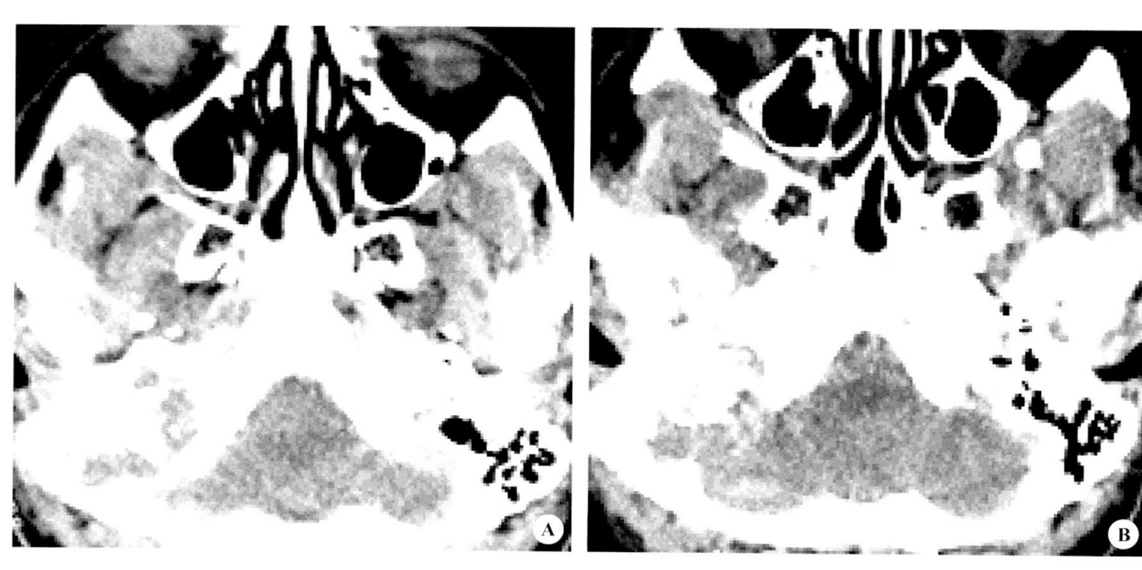

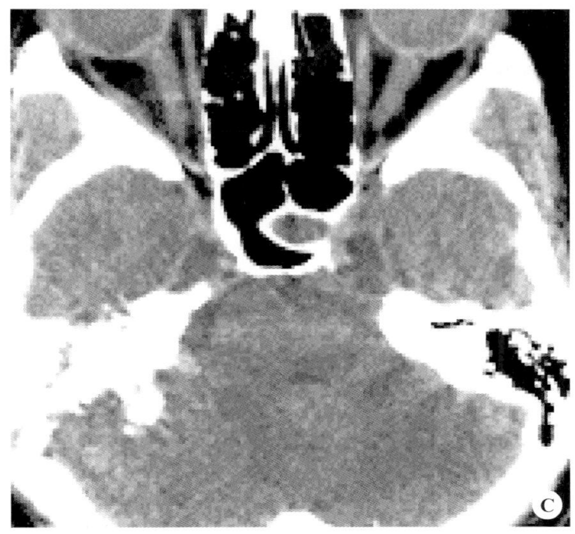

图22-1　CT示右侧岩骨混杂密度病灶，骨质破坏显著

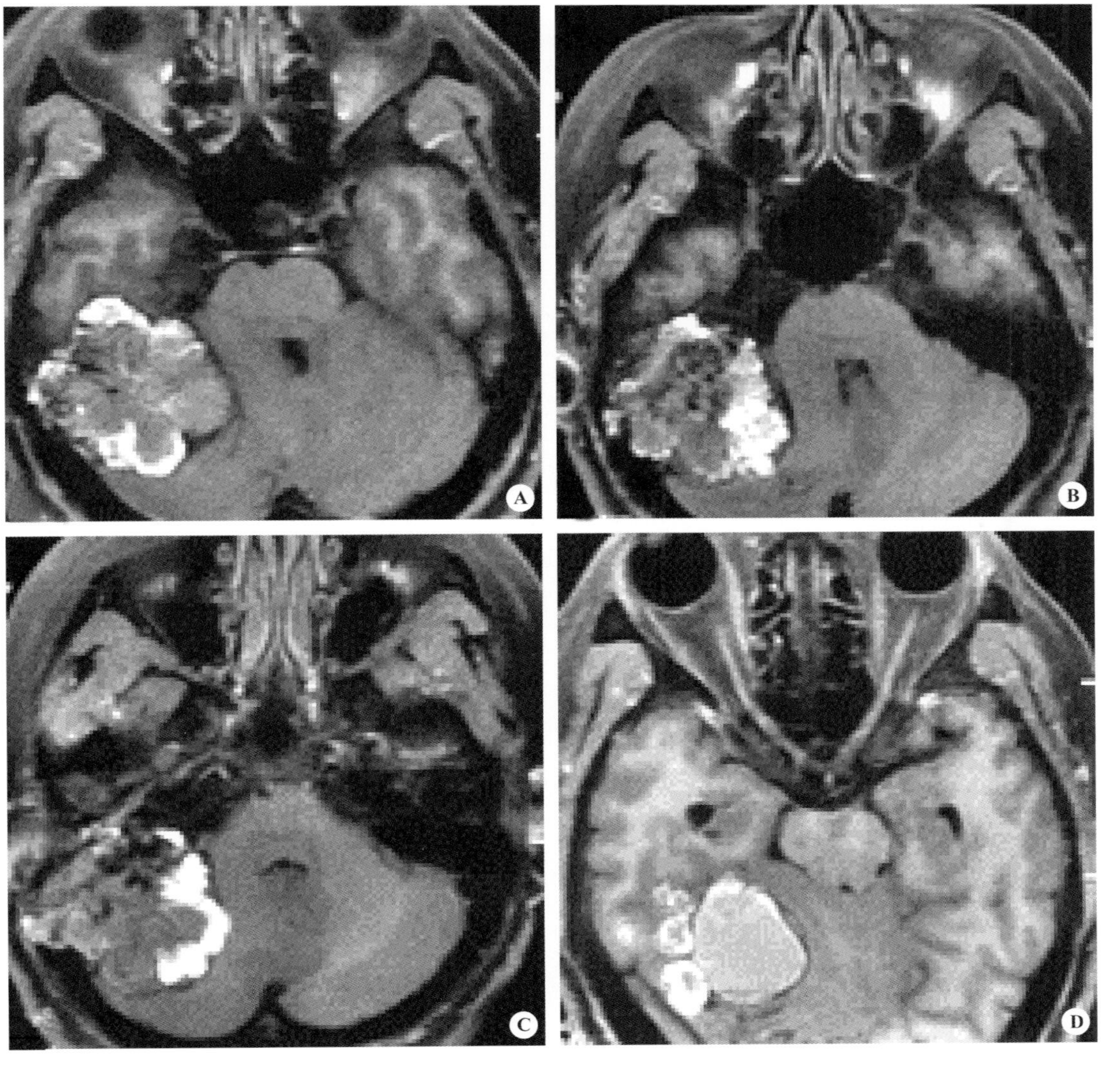

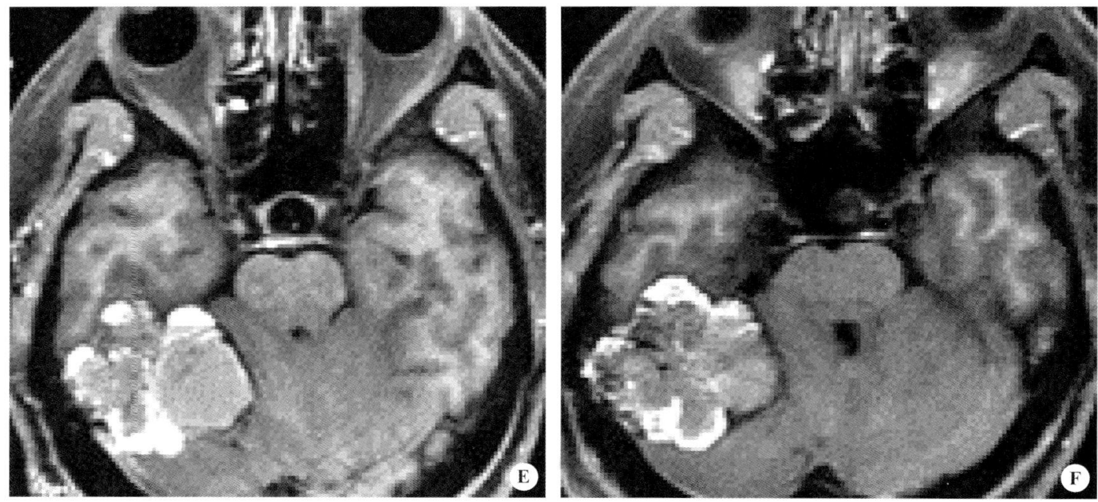

图22-2 术前MRI显示，右侧岩骨、颅后窝巨大占位，病变边界清晰，混杂信号

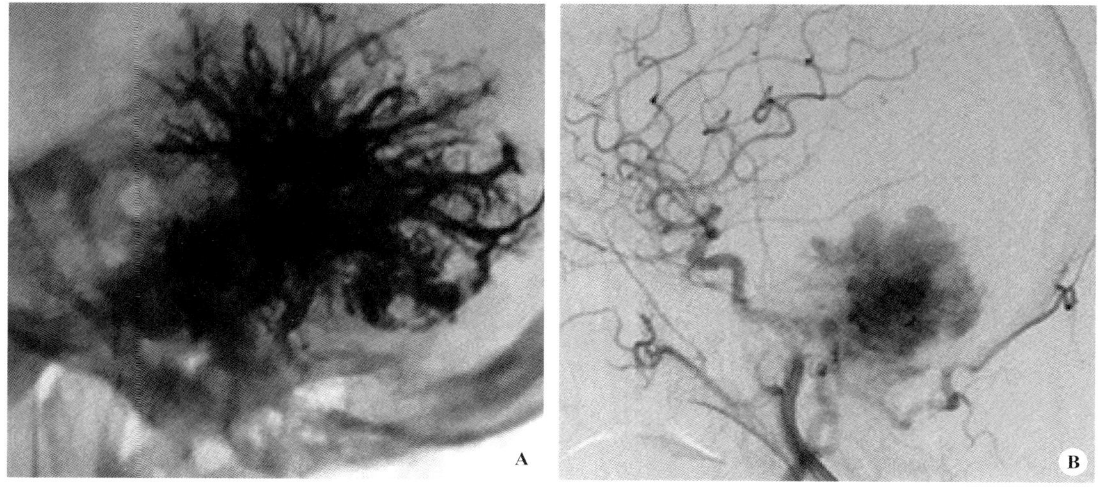

图22-3 介入治疗后示肿瘤血运仍较丰富

A. 栓塞前DSA；B. 栓塞后DSA

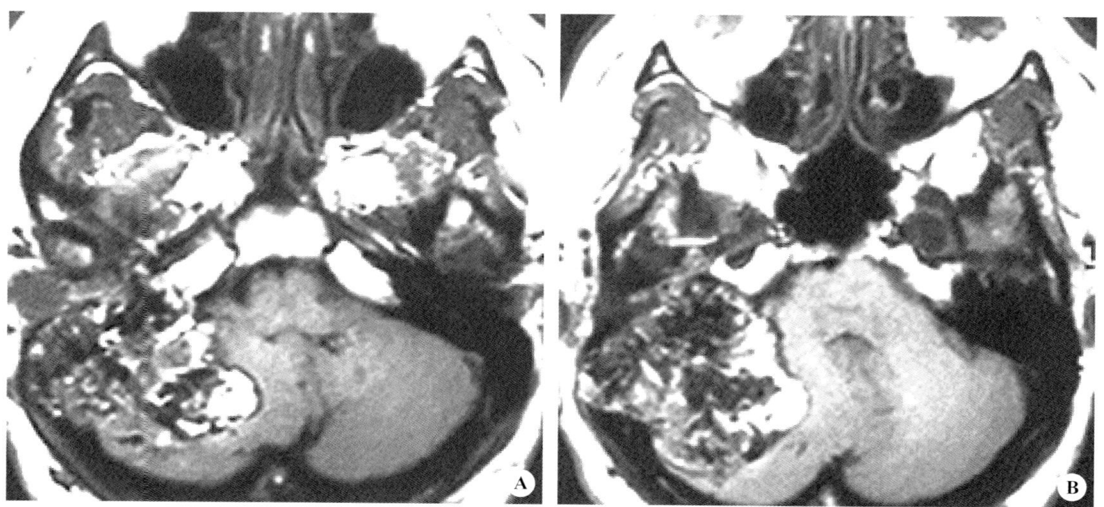

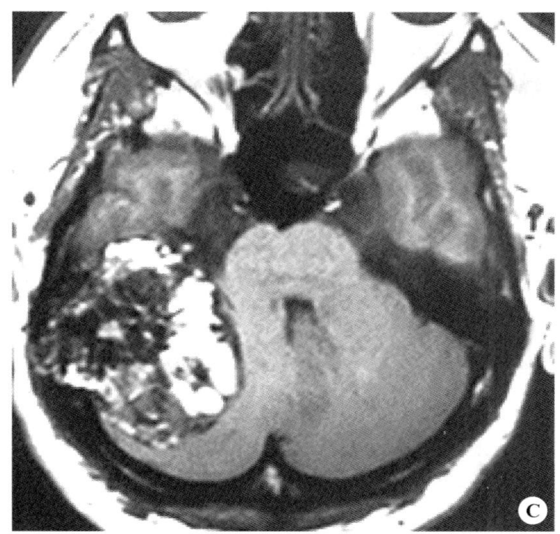

图22-4　复查MRI轴位T_1加权像扫描

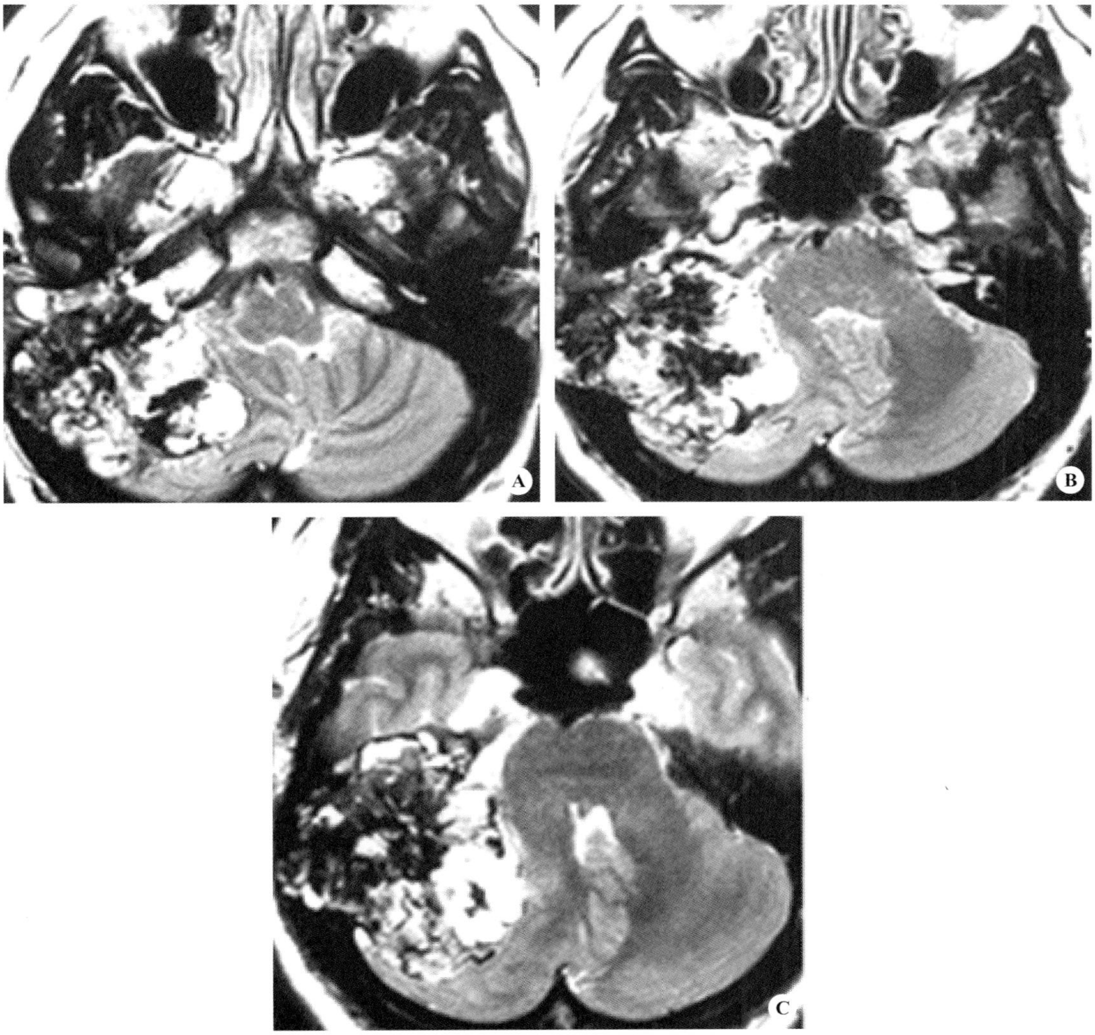

图22-5　复查MRI轴位T_2加权像扫描

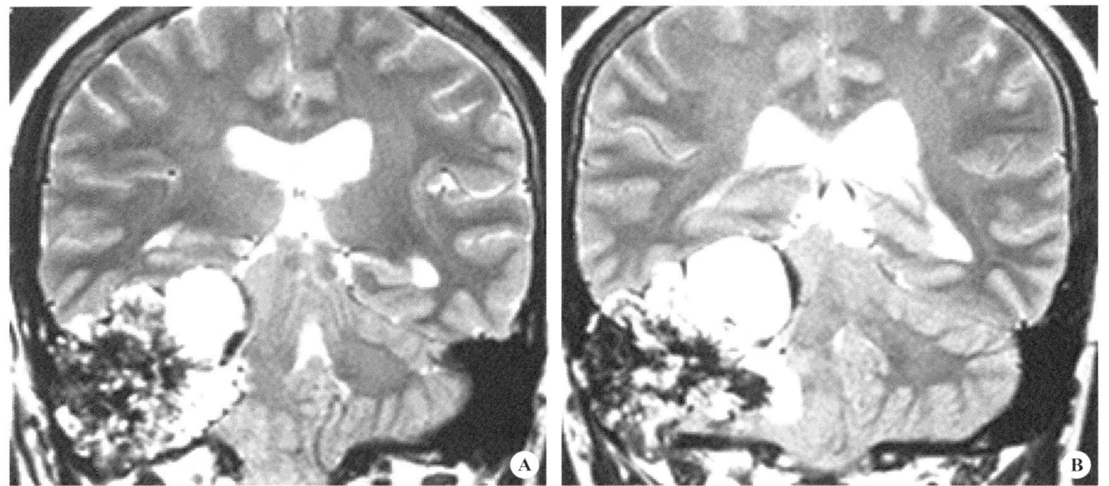

图22-6 复查MRI冠状位T_2加权像扫描

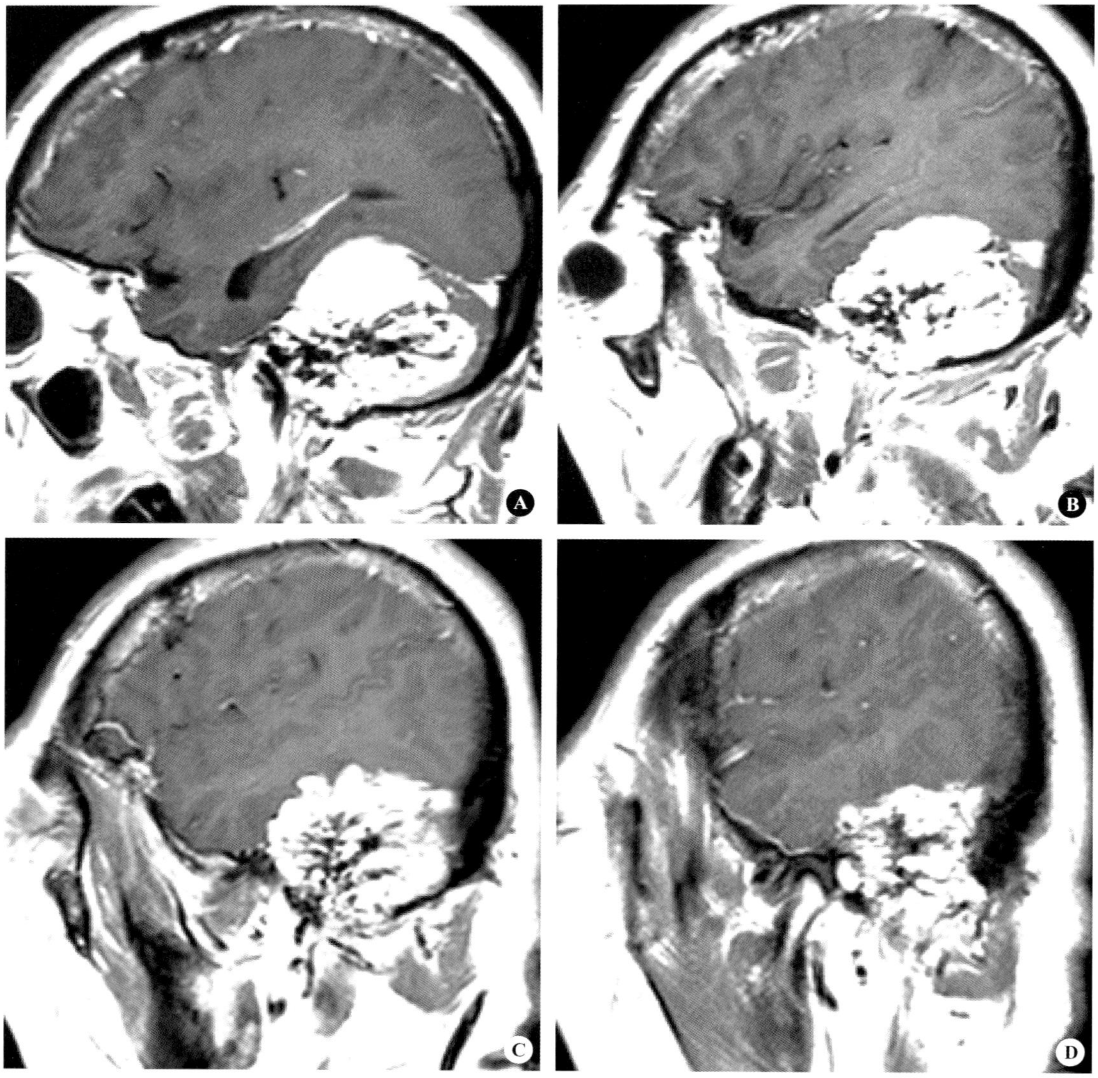

图22-7 复查MRI矢状位T_1加权像增强扫描

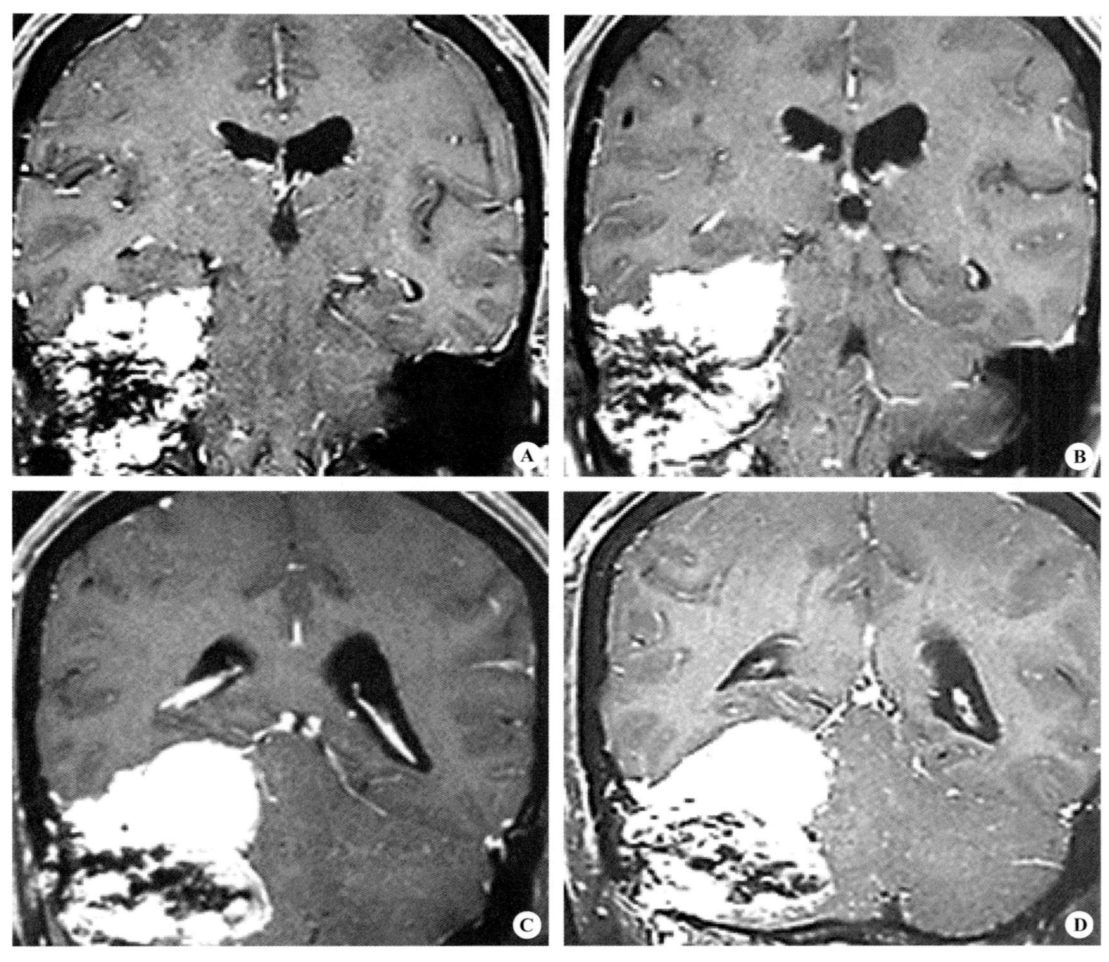

图22-8　复查MRI冠状位T_1加权像增强扫描

【治疗】　入院后即给予抗炎治疗，并行外耳道分泌物培养，结果显示阴性。给予患者介入栓塞治疗。

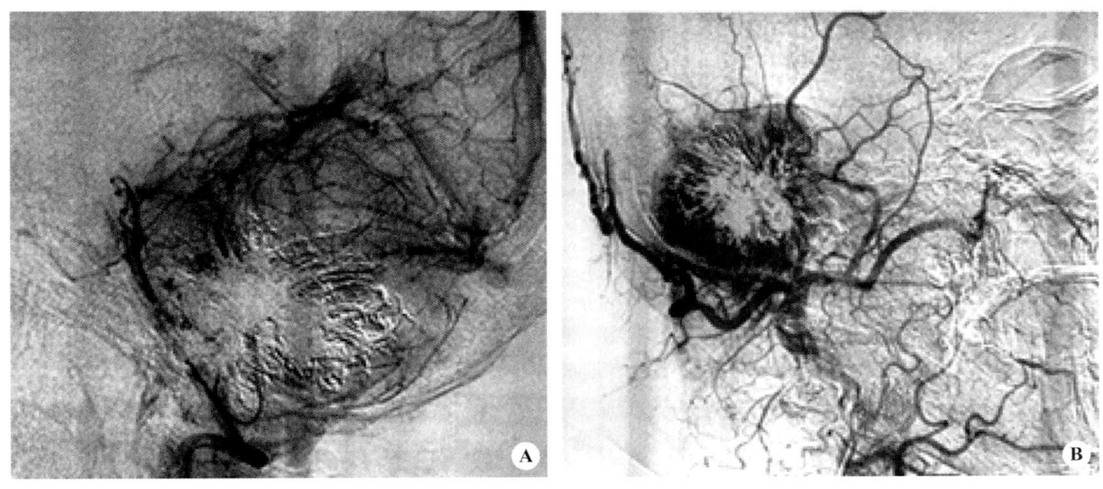

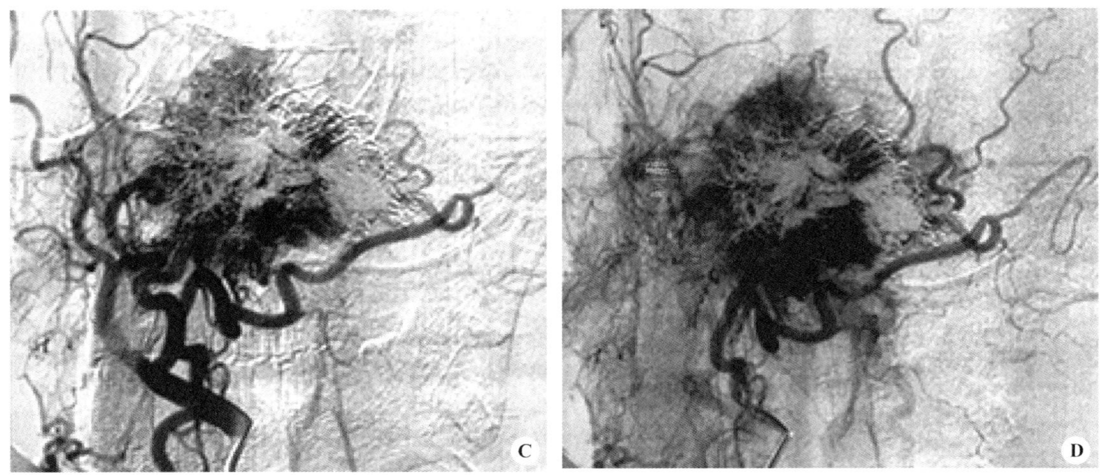

图22-9 介入治疗后提示肿瘤血供显著减少

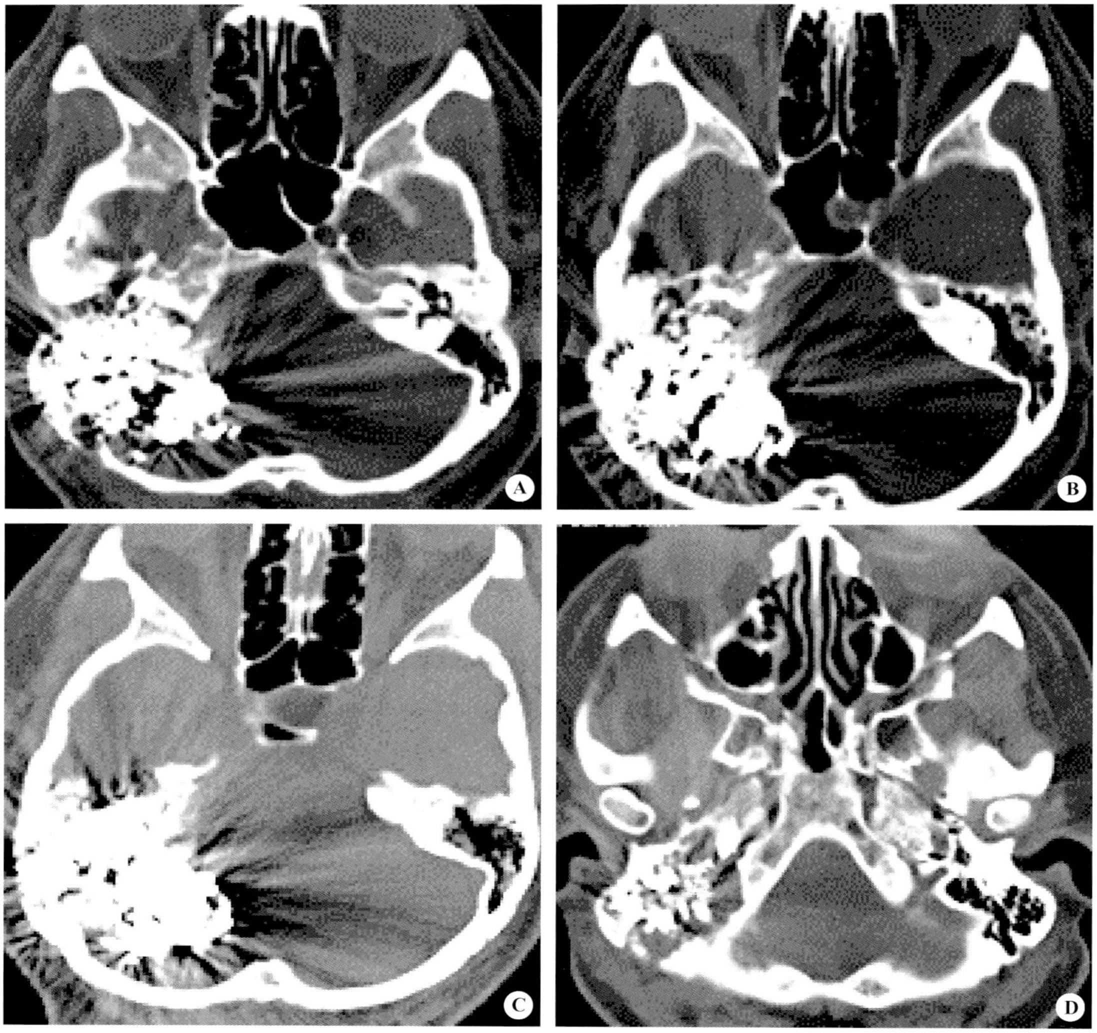

图22-10 CT显示，岩骨及颅后窝团块样高密度影为介入栓塞材料

【术前诊断】 右侧岩骨、颅后窝巨大占位，疑似颈静脉球瘤。

【手术入路】 右侧耳后入路肿瘤切除术。

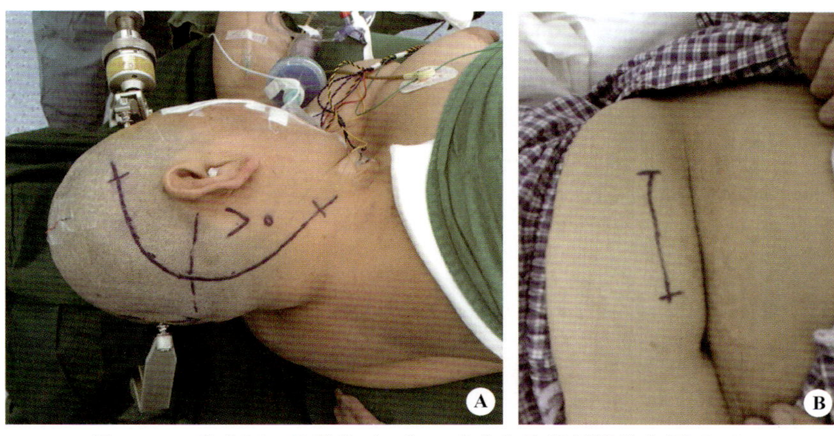

图22-11　手术切口及体位（A）；术中先取腹部脂肪备用（B）

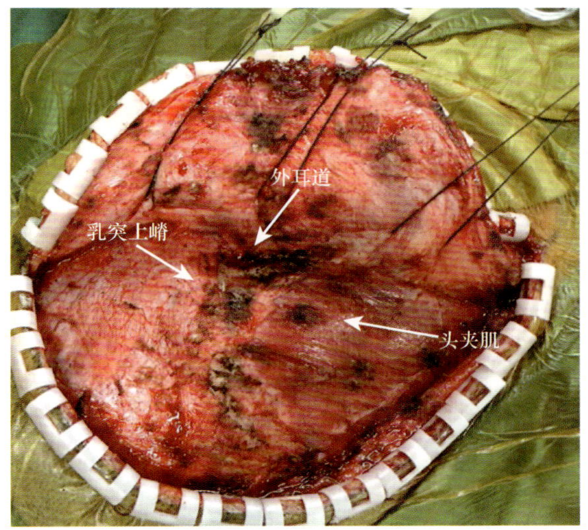

图22-12　切开皮肤，胸锁乳突肌翻向前方，显露头夹肌、颞肌后部、外耳道

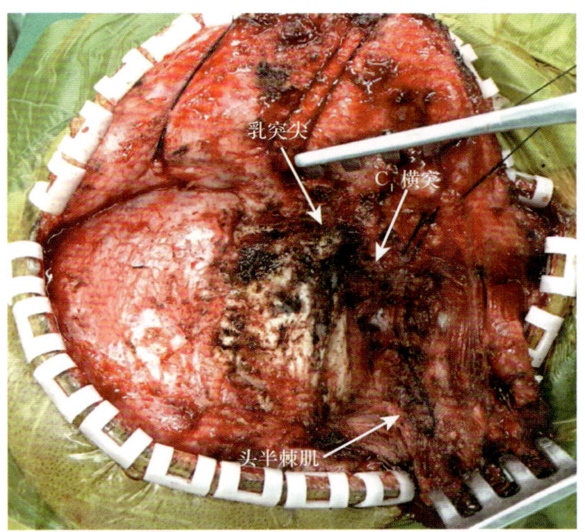

图22-13　将头半棘肌翻向后方，打开枕下三角。枕鳞、乳突等骨质表面有大量异常血管，血供丰富。局部可见肿瘤破坏骨质外板。单极止血，图中乳突及枕鳞黑色炭烧痕迹即为异常血管及肿瘤组织

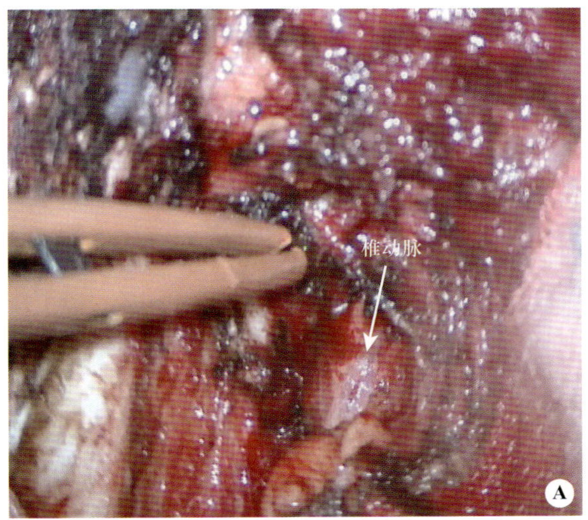

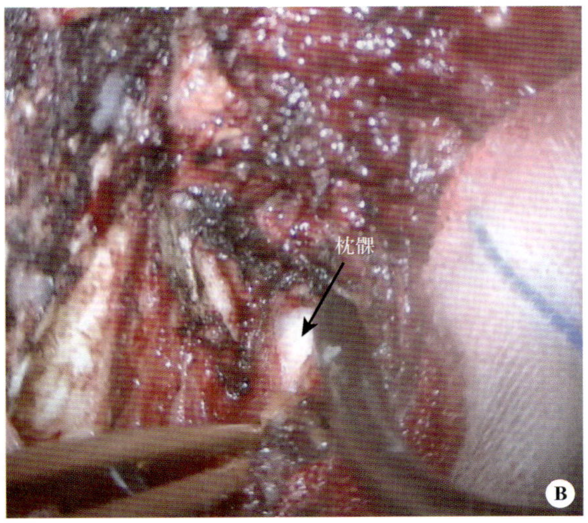

图22-14　游离显露椎动脉及枕髁，小心保护

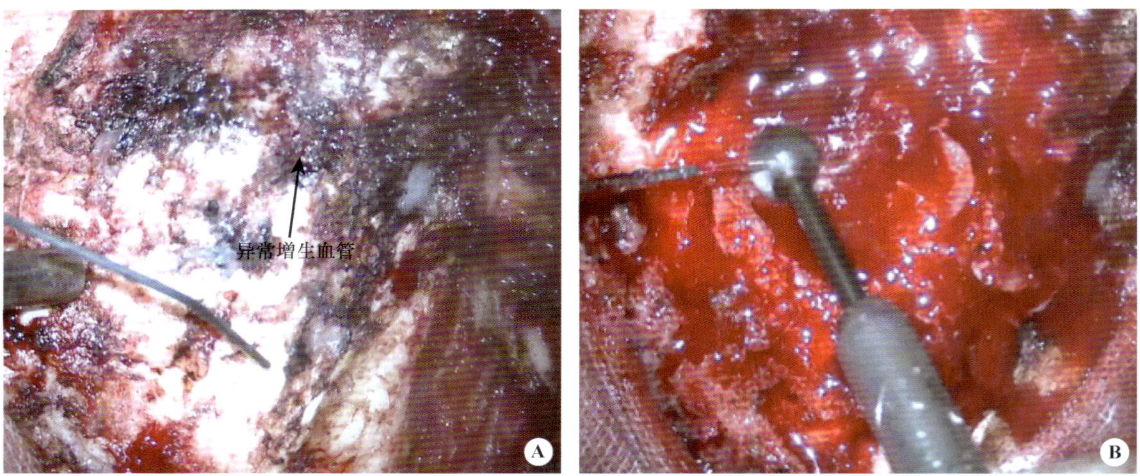

图22-15 肿瘤大量侵蚀破坏岩骨、枕鳞等颅后窝骨质，磨钻磨除受侵骨质过程中出血汹涌

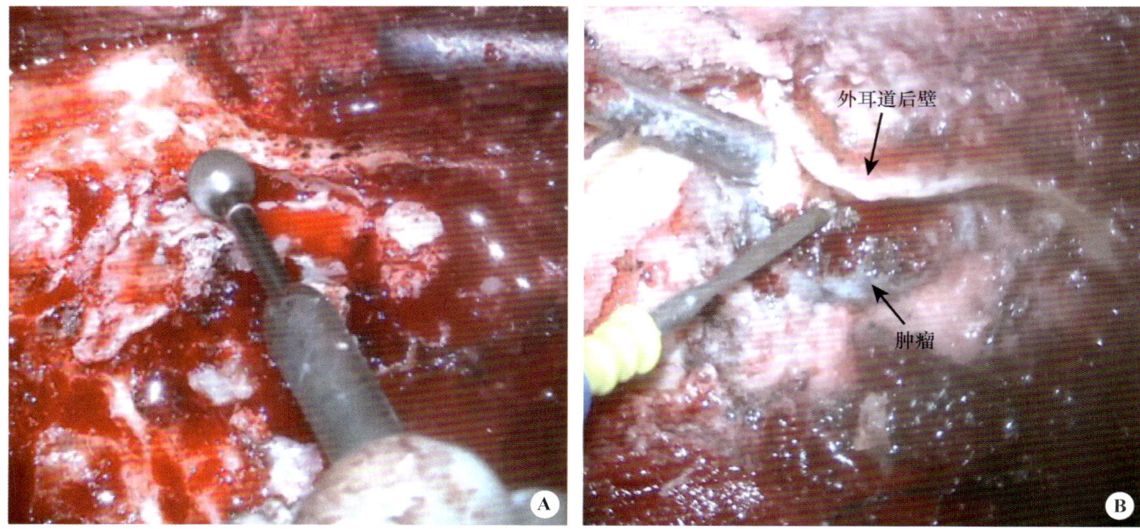

图22-16 磨除受累骨质，显露肿瘤，其呈灰红色，质地硬韧，血供极其丰富

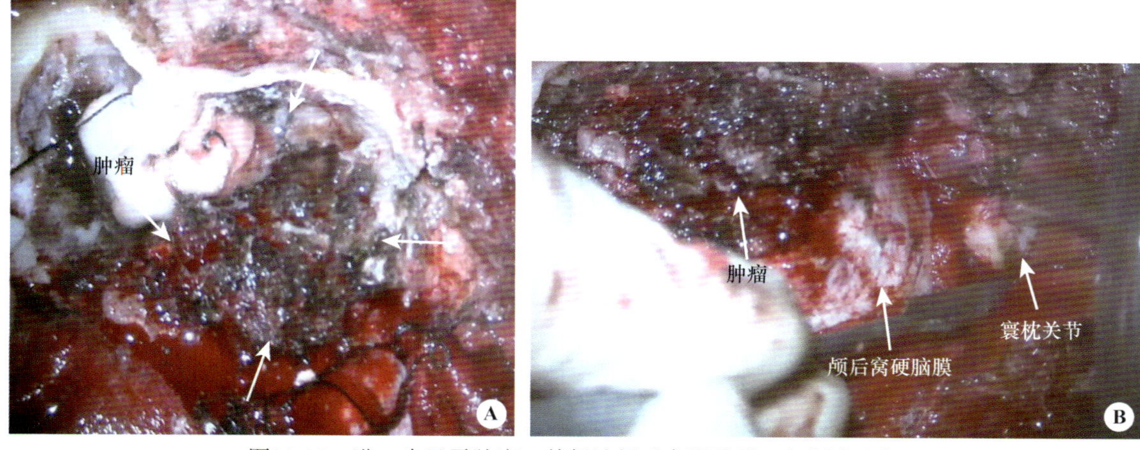

图22-17 进一步显露肿瘤，其侵蚀颅后窝硬脑膜，朝颅内生长

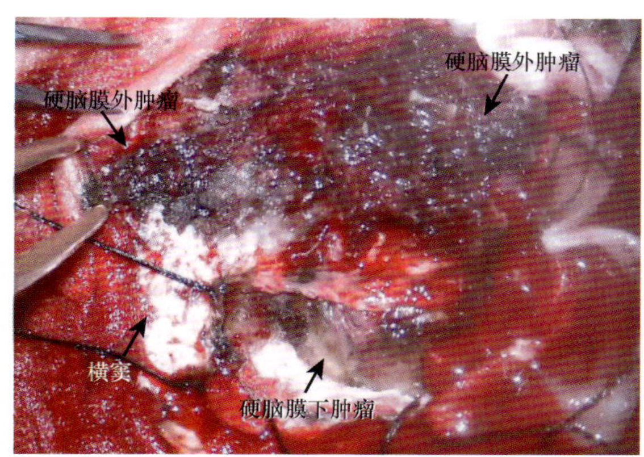

图22-18　肿瘤体积巨大，予以分块切除

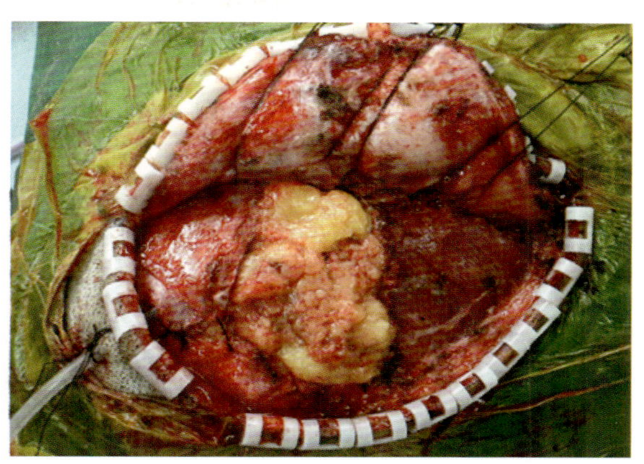

图22-19　肿瘤残腔用自体腹部脂肪填塞，肌肉逐层缝合

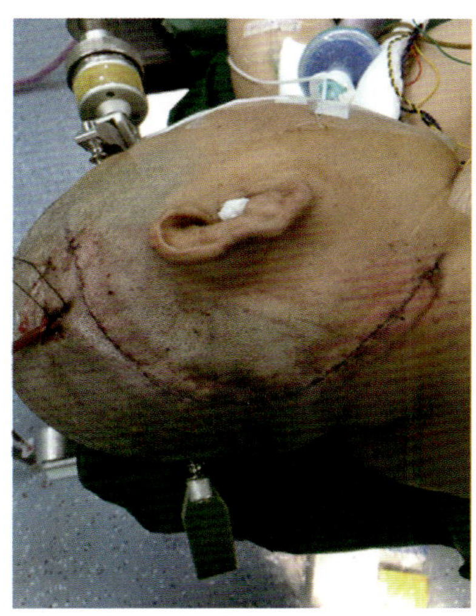

图22-20　术毕

【病理检查】

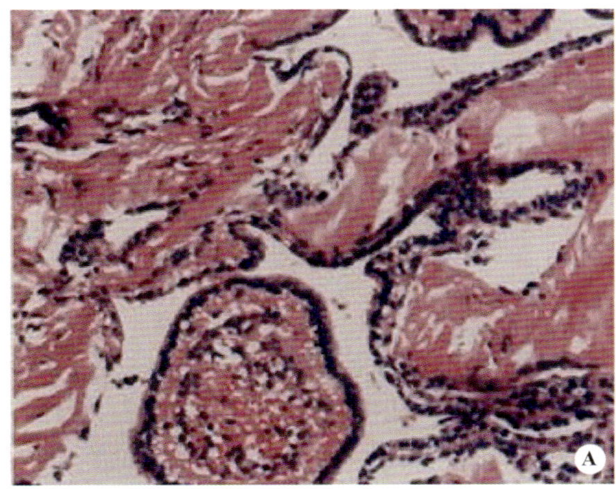

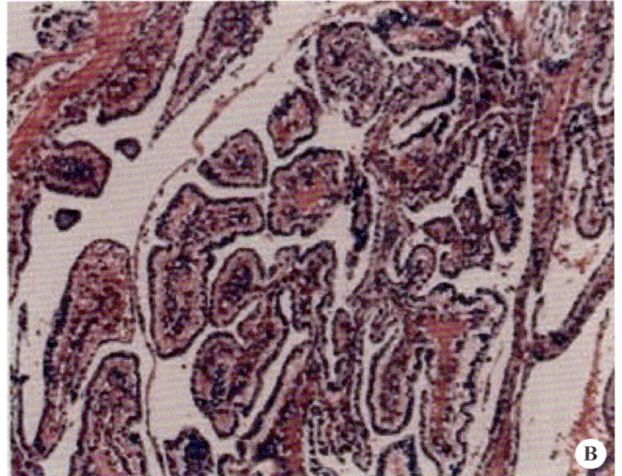

图22-21　病理：内淋巴囊肿瘤

【预后】

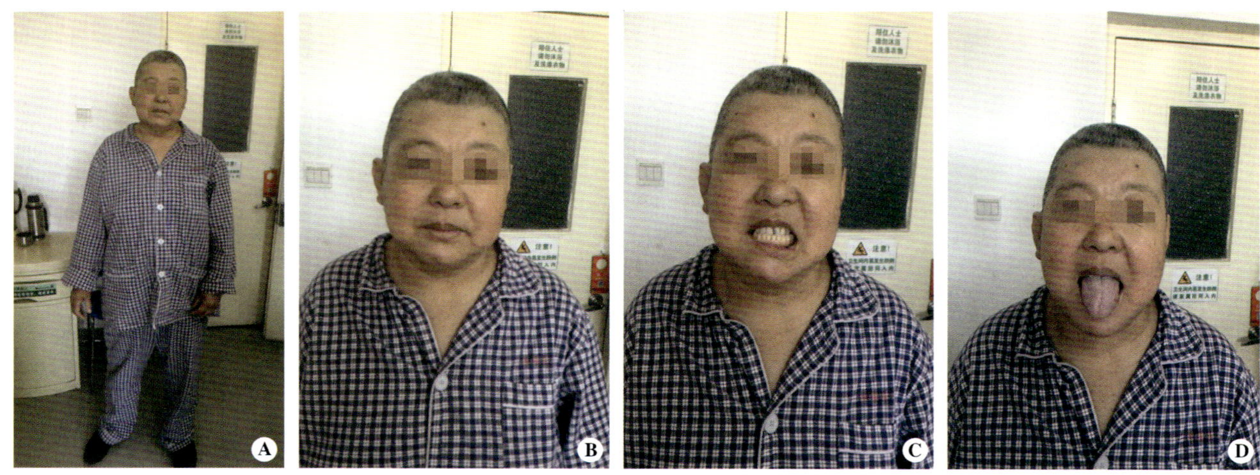

图22-22　术后恢复顺利，无脑神经功能障碍

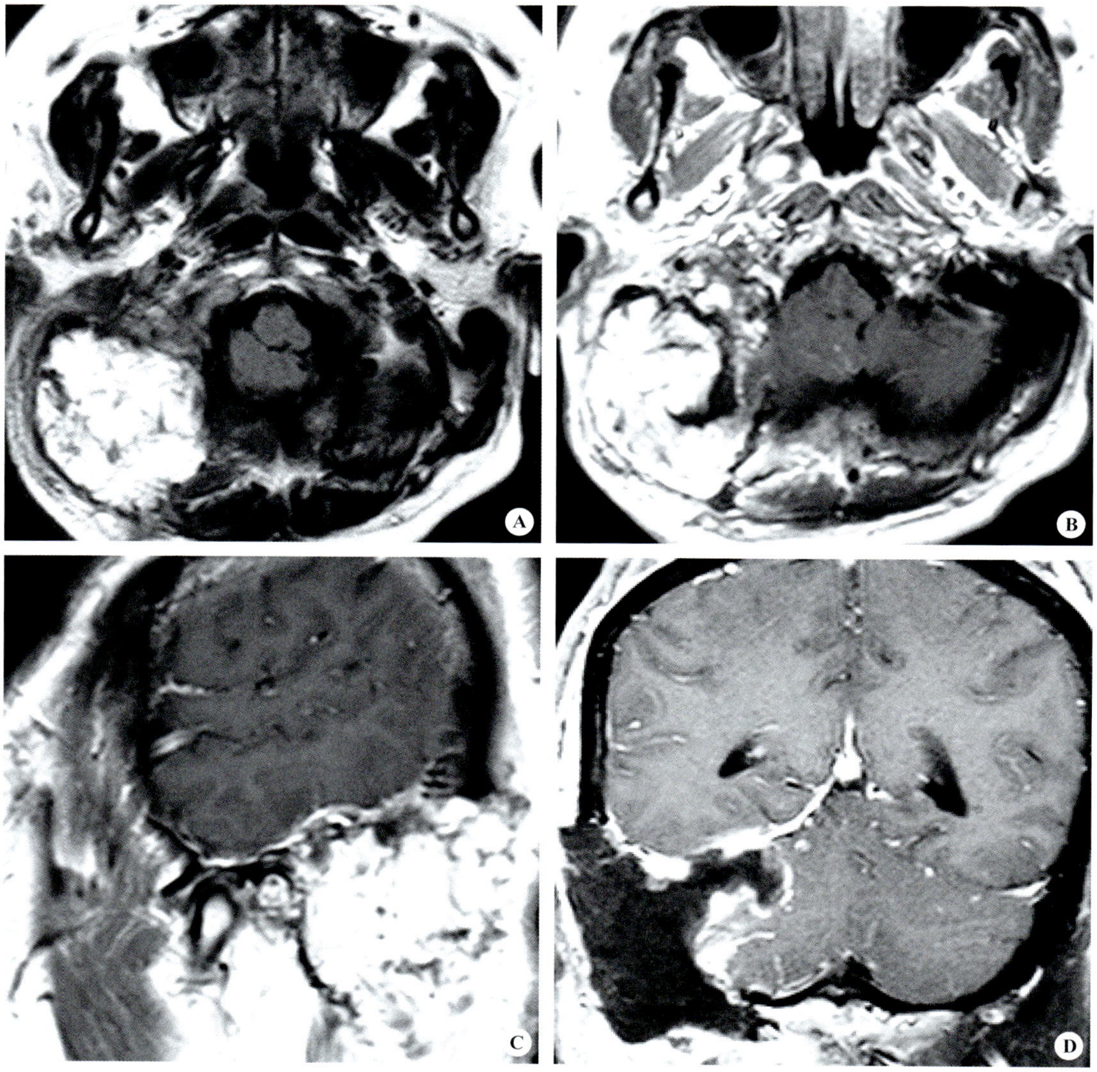

图22-23　术后MRI显示，肿瘤切除满意，术腔高信号影为填塞的自体脂肪

六、专家点评

内淋巴囊肿瘤，一种来源于内耳内淋巴囊系统的低度恶性肿瘤，罕见，组织形态温和，但常呈侵袭性生长，临床及病理易与其他肿瘤混淆，诊断及鉴别诊断主要依据病理组织形态及免疫组织化学，并结合临床影像学资料。

病变最初常位于内淋巴囊，即颞骨岩部后面的中部，内听道和乙状窦之间。临床症状与梅尼埃病相似，主要为进行性听力下降、耳鸣、眩晕及面神经麻痹。随着疾病的进展，多数浸润破坏岩骨，向颅后窝扩展，累及脑桥小脑角，也可破坏前庭迷路进入中耳乳突。

CT检查显示，以颞骨岩部后缘为中心的蜂窝状或虫蚀状骨质破坏。MRI 中T_1加权像和T_2加权像多呈不均匀混杂信号，直径＞2cm，常可见血管流空征象；由于肿瘤内坏死、囊变，增强扫描可见不均匀强化。

本病特征性病理组织学为乳头状腺体结构，可表现为以胶质结构为主和以乳头状结构为主的两种病理变化。腺样结构中大量乳头和小囊，由单层立方或扁平上皮被覆乳头，富含血管，似脉络丛乳头状瘤；腔内有红染胶样物，似转移性甲状腺乳头状癌；可见透明细胞，似肾透明细胞癌。因内淋巴囊来自神经外胚层，故免疫组织化学检测上皮膜抗原、神经特异性烯醇化酶等染色阳性也具有诊断意义，其免疫组织化学标志物染色CK、NSE阳性，而上皮膜抗原（EMA）、胶质纤维酸性蛋白（GFAP）、TG、CgA、Syn、S-100为阴性，虽然这些并不是本病特异性变化，但也可作为鉴别诊断的依据。

内淋巴囊肿瘤的典型放射学影像是肿瘤中心位于岩锥后表面，边缘可发生骨质吸收或鼠咬状骨质损害。可致迷路后骨质破坏，侵犯硬脑膜，肿瘤内有针状骨质（具有特征性）。肿瘤位于一侧或两侧脑桥小脑角，可蔓延至上鼓室。向后扩展至脑桥小脑角池，向前沿斜坡侵及蝶骨和海绵窦，向下在颈静脉孔附近侵犯颅底。无论肿瘤大小如何，均不会单独位于中耳腔。正常情况下，内淋巴囊肿瘤在CT及MRI图像上增强，而在MRI T_1加权像上，胶质和出血可显示强信号，肿瘤中央有骨针状钙化。血管造影显示肿瘤有丰富的血供，血管主要来自颈外动脉。较大肿瘤的血管可来源于颈内动脉及椎动脉。

由于内淋巴囊肿瘤间质中血管丰富，易侵犯颈静脉孔区，故临床易误诊为颈静脉球瘤。颈静脉球瘤病变部位在迷路下，而内淋巴囊肿瘤在迷路后；颈静脉球瘤病变早期在CT和MRI上比内淋巴囊肿瘤更靠外靠下靠前，后期病变范围广泛，常难以区分，增强MRI显示肿瘤均匀一致强化，并有典型的“盐和胡椒”征，而内淋巴囊肿瘤强化不均匀，甚至有无供血区；颈静脉球瘤患者的听力下降多为传导性耳聋。颈静脉球瘤常呈巢团状、器官样或腺泡状排列，血管围绕肿瘤细胞巢形成毛细血管网，而内淋巴囊肿瘤的血管构成其乳头轴心部分。颈静脉球瘤细胞表达神经内分泌标志物，如CgA和Syn，而内淋巴囊肿瘤的CgA和Syn均阴性。此外，内淋巴囊肿瘤还需与颈静脉孔神经鞘膜瘤相鉴别，后者在CT和MRI上也有不均匀强化及无血供区甚至囊性变，但其局部骨质呈膨胀性缺损，无明显蚕食样改变，也很少出现耳流脓及神经性耳聋。内淋巴囊瘤应与颈静脉孔区脑膜瘤，听神经瘤，外、中耳肿瘤，颞骨转移瘤，脉络丛乳头状瘤等疾病相鉴别。

综上所述，内淋巴囊肿瘤具有以下特点：①感音性耳聋；②女性多见；③术中肿瘤主体位于颞骨岩后、中部，质地较软，多可从受累脑膜分离切除；④CT和MRI示颞骨岩后、中部骨质破坏，肿瘤不均匀强化；⑤DSA显示肿瘤血供丰富，但可见无血供区；⑥病理检查有乳头状和囊状结构。

内淋巴囊肿瘤细胞分化好，组织形态温和，是低度恶性肿瘤，但有侵犯骨的倾向，并可由此蔓延到颅腔。肿瘤可以多次复发、不转移，偶有死亡报道。临床上发现的病例一般肿瘤较大，并常破坏岩骨，面神经多已受累，包裹于其中，不可过多的处理内耳及面神经管处骨质，以免造成肿瘤全切困难。

内淋巴囊肿瘤的最佳治疗方法是完整手术切除，其他的治疗方法还有X刀或伽马刀切除，对于不能手术切除的肿瘤可施行放疗。疾病早期完全切除肿瘤可以降低复发危险并保留听力。早期治疗能阻止听力进一步下降。内淋巴囊肿瘤一般不发生远处转移，其症状并非进行性加重，患者可在数年内无生命危险。如果手术切除不彻底，术后极易复发。因肿瘤生长缓慢，可以根据临床和放射学检查来确定再次手术的最佳时机。

（韩明阳　刘　宁　闫长祥）

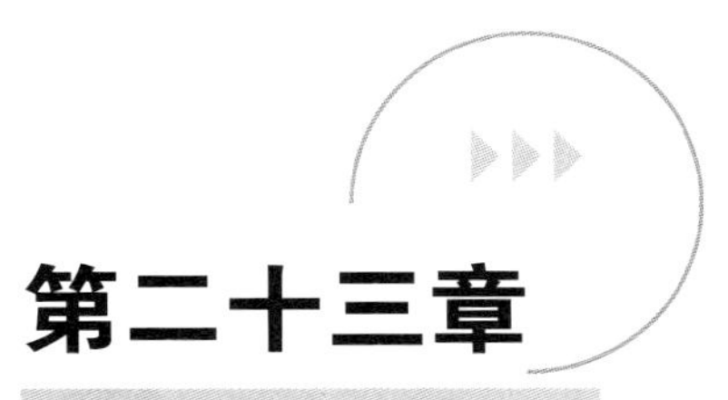

第二十三章

颅中窝-颞下窝软骨瘤

软骨瘤是起源于透明软骨的良性肿瘤，可发生于身体的任何部位，以四肢长骨的干骺端多见。发生于颅内的软骨瘤十分罕见，其发生率占颅内原发肿瘤的0.2%～0.3%，主要发生在颅底软骨的结合处，多见于颅中窝，大脑凸面少见。颅中窝底骨质起源的肿瘤常侵蚀破坏颅底骨质，并向颞下窝、翼腭窝方向生长。颞下窝、翼腭窝位置深在，良好的肿瘤显露是切除该部位肿瘤的重要前提，断颧弓硬脑膜外入路是常见的手术选择。

一、临床表现

颅内软骨瘤临床上非常少见，国内外多见个案报道，尚无流行病学资料。发病年龄可见于20～60岁，其中30～40岁为发病高峰，女性略多。颅内软骨瘤可单发，也可合并中枢神经系统外病变，即Oilier病和Maffucci综合征的组成部分。颅内软骨瘤和其他部位软骨瘤的最主要不同在于其膨胀性的、不规则的生长方式。

临床表现多以头痛及多组脑神经损害症状为主。头痛是由于肿瘤位于颅底硬脑膜外，硬脑膜受到牵拉，张力增高，支配颅底硬脑膜的神经受刺激而引起。鞍旁肿瘤多表现为海绵窦综合征，以复视、外展神经麻痹多见。颈静脉孔区肿瘤多表现为颈静脉孔综合征，以声音嘶哑多见。肿瘤侵袭眶内可造成突眼，压迫视神经，引起视力下降。

二、影像学检查

1. CT　颅内软骨瘤CT影像密度及空间分辨率较高，可清晰地显示肿瘤边界及侵袭范围，平扫多表现为颅中窝底团块状占位，边界清晰，呈分叶状，密度不均匀，内见点状、结节状及片状钙化，也可为肿瘤边缘条状钙化，周围骨质明显受累，瘤周无脑水肿。增强扫描瘤内及边缘轻度强化，而延迟强化为其特征。

2. MRI　颅内软骨瘤MRI平扫肿块信号不均匀，T_1加权像呈低/混杂信号，T_2加权像呈高/高低混杂信号。肿瘤内软骨间质可发生黏液变性及囊变，进而形成含液囊腔。囊变区T_1加权像呈低信号，T_2加权像呈高信号，与水的信号相似。瘤内钙化部分T_1加权像及T_2加权像均呈低信号。增强扫描肿瘤轻度不均匀强化，边缘呈环形强化，钙化及囊变区无强化，呈“蜂窝”状或“石榴籽”征，较具特征性。

三、治　　疗

软骨瘤是良性肿瘤，如能全切即可治愈，国外有报道肿瘤全切或近全切除后生存超过40年的病例。颅内软骨瘤的治疗以手术切除为主，选择适当的手术入路，提高肿瘤切除率，降低术后并发症是治疗的关键所在。对于颅中窝型肿瘤，多采用颞颧入路，如果肿瘤较大，也可采用扩大颅中窝底入路，部分还可采用额颞经翼点入路。对于侵袭广泛型软骨瘤，手术入路选择极为困难，一种手术入路常无法达到治疗目的，必要时须联合多种手术入路才能达到目的。

由于肿瘤起源于颅底骨缝，一般要长到相当大的体积才出现症状和体征，肿瘤常有钙化或坏死的碎骨片，又由于肿瘤部位常与脑干及颅底的神经、血管等重要结构相临，肿瘤全切除有较大的困难和风险，强行切除钙化团块及碎骨片可损伤脑神经及大血管，造成严重的后果。因此，对于极难全切的病变，手术可将肿瘤做到近全切或大部分切除，解除对脑干等重要结构的压迫。

另外，单发软骨瘤极少恶变，但有报道Maffucci综合征患者恶变率明显提高。目前临床专家不建议对软骨瘤进行放疗，认为肿瘤属于抗放射性的病变，对放疗不敏感，甚至有潜在恶变的可能。

四、典型病例

【简要病史】 患者，男性，49岁。主诉：右耳听力下降15年，右耳耳鸣5年，头晕5个月。现病史：患者15年前无明显诱因出现右耳听力下降，进行性加重。5年前出现右耳耳鸣，曾于当地医院行针灸治疗，症状改善不明显，且近5个月出现头晕。遂查头部CT及MRI发现右侧颅中窝底占位。既往史：高血压5年，规律服药，血压控制良好。入院查体阳性体征：右侧听力下降20%，右侧颜面部轻度周围性面瘫。

【影像学表现】

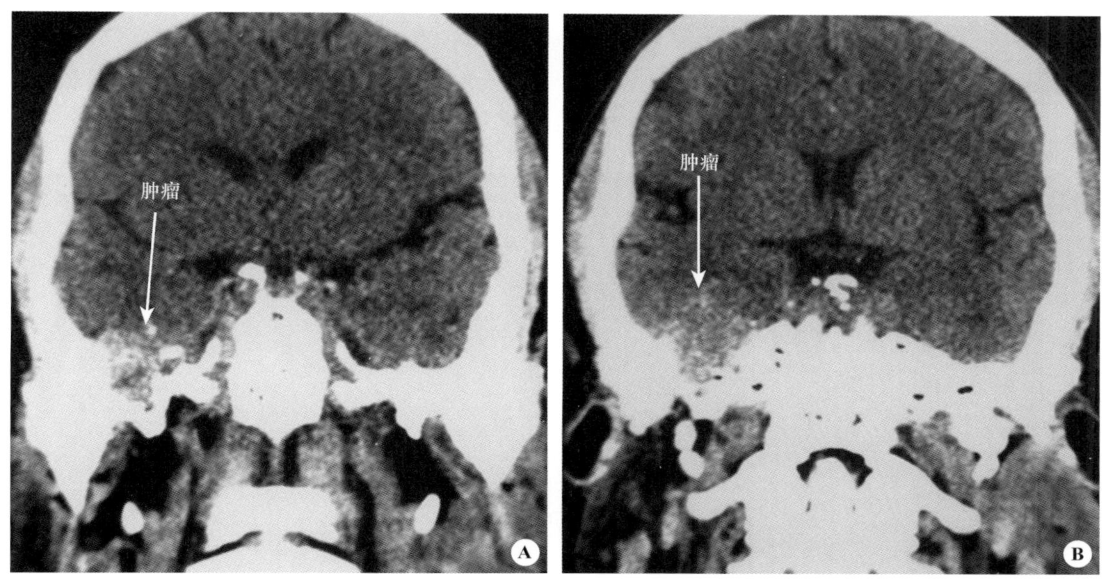

图23-1　术前冠状位CT显示，右侧颅中窝、颞下窝、翼腭窝占位，病灶呈稍高密度

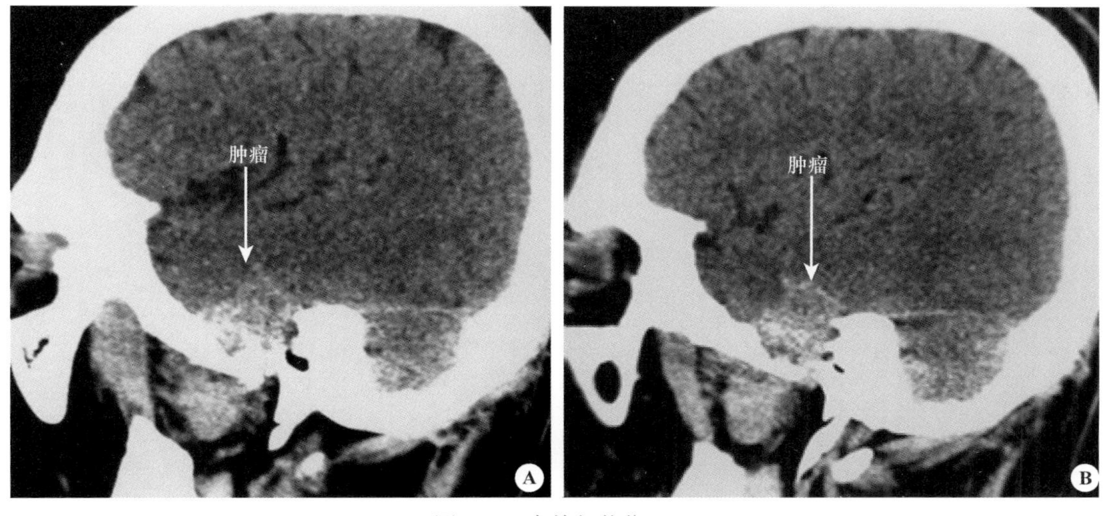

图23-2　术前矢状位CT

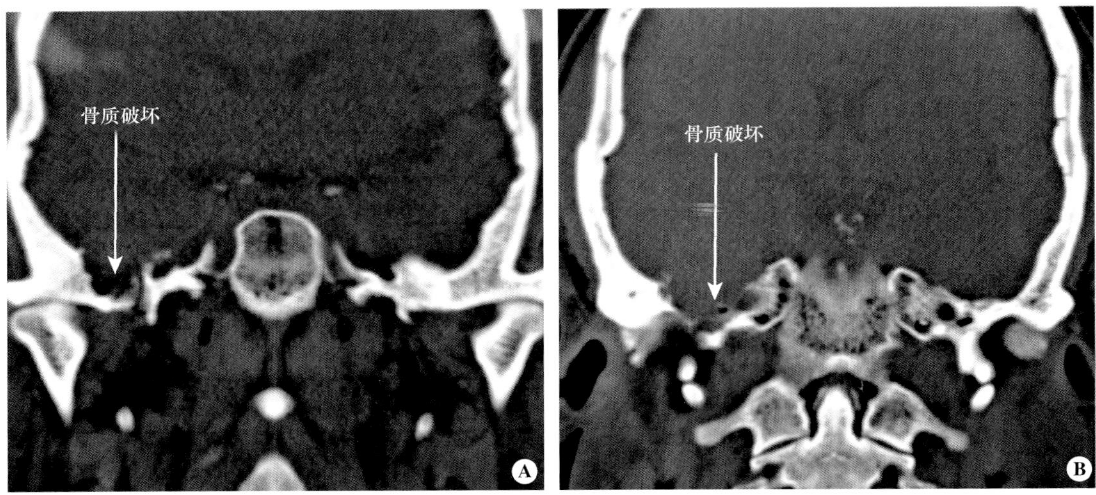

图23-3　术前冠状位CT骨窗像显示，右侧颅中窝底骨质被肿瘤侵蚀破坏

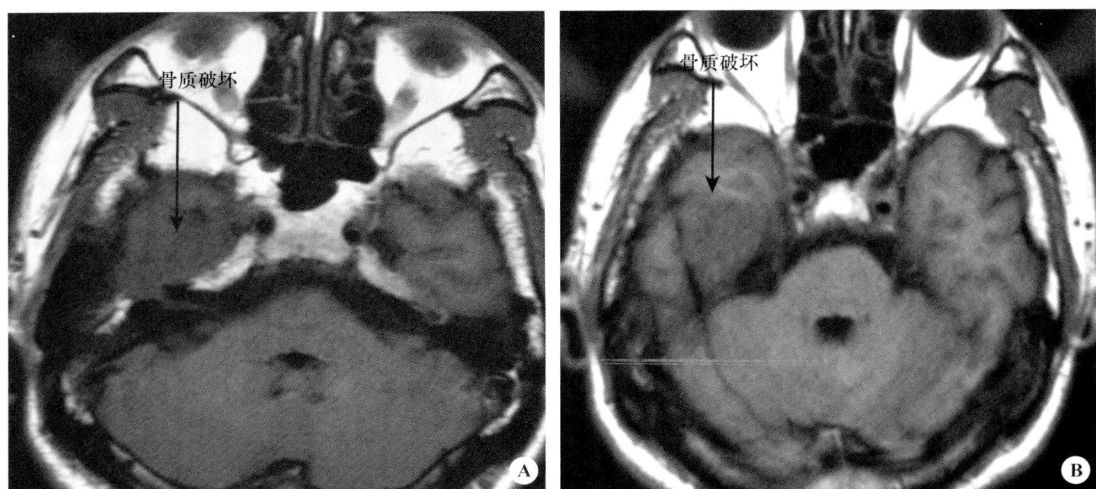

图23-4　术前MRI轴位T_1加权像平扫显示，病灶呈等信号

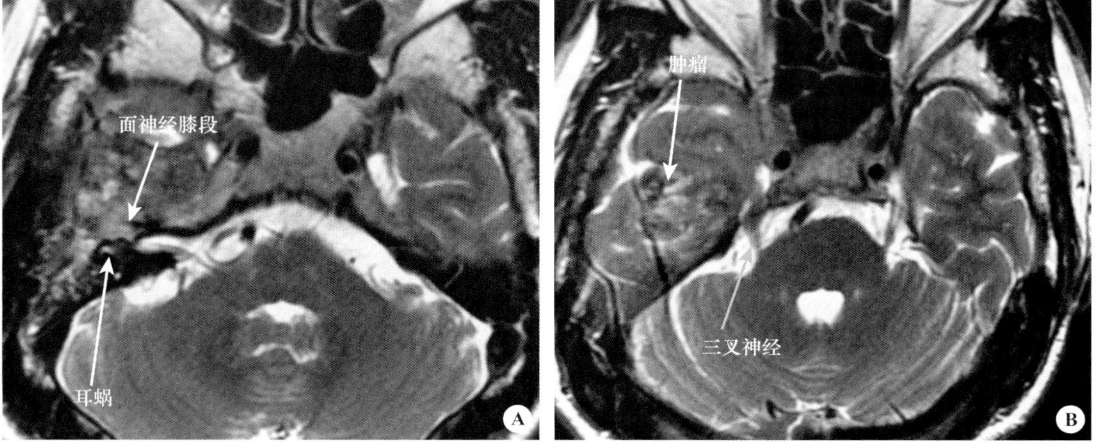

图23-5　术前MRI轴位T_2加权像扫描显示，病灶侵及面神经膝段及中耳骨质

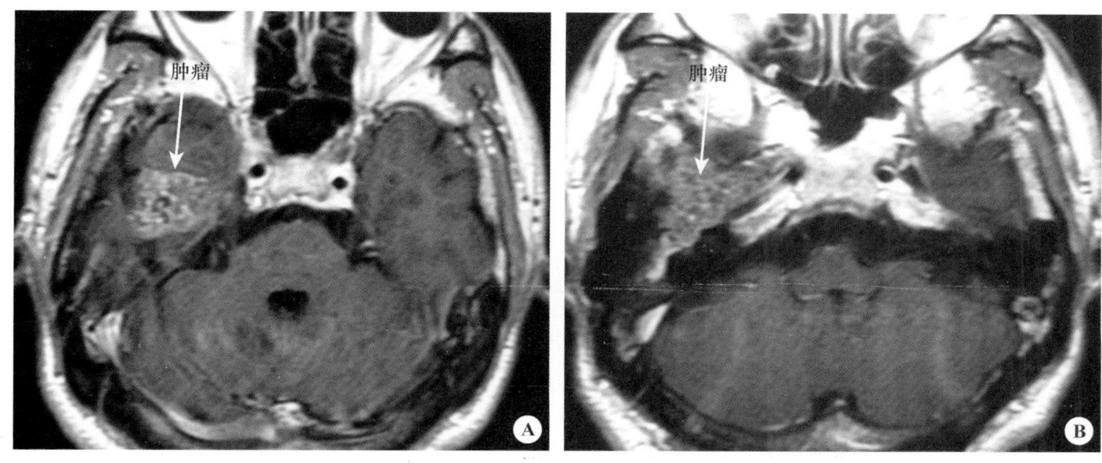

图23-6　术前MRI轴位T_1加权像增强扫描显示，病灶显著不均匀强化

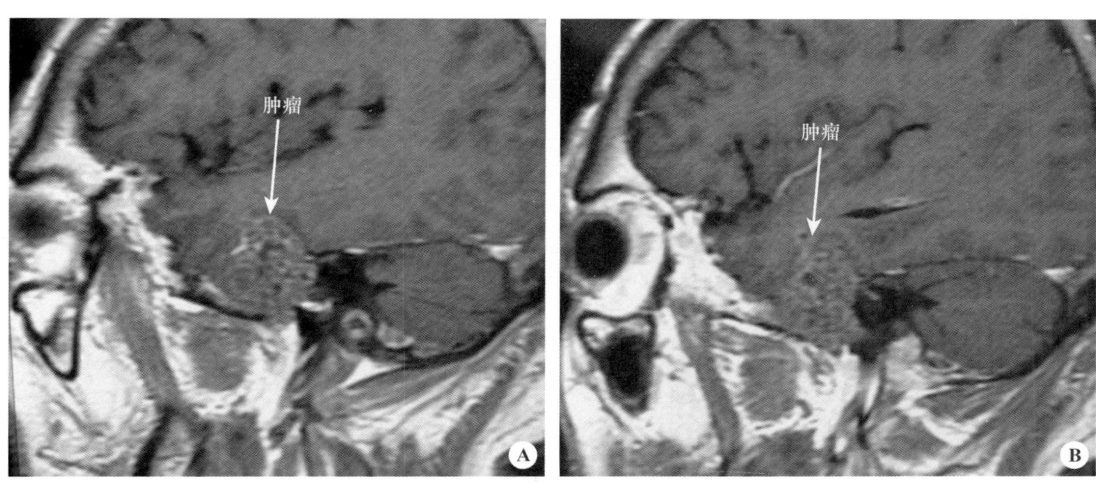

图23-7　术前MRI矢状位T_1加权像增强扫描

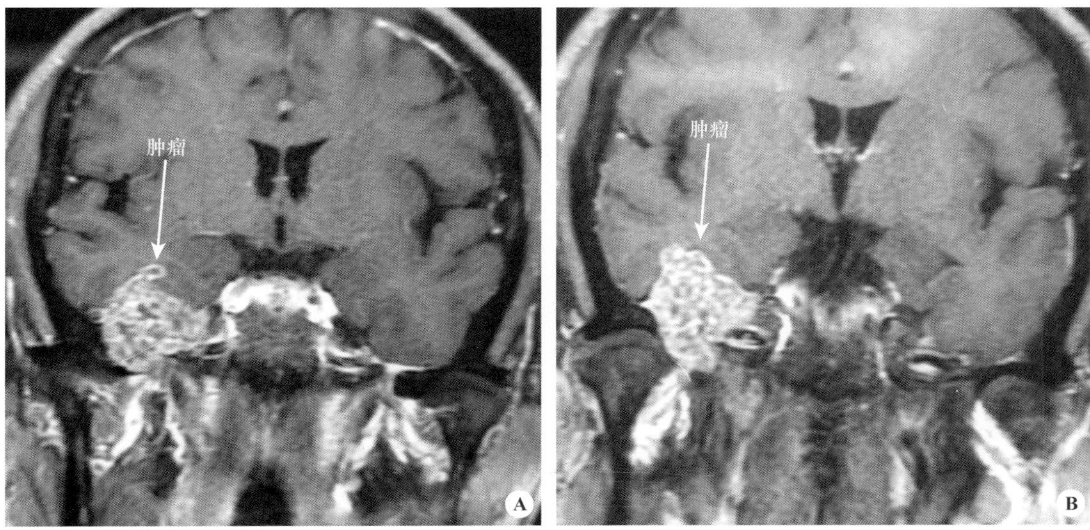

图23-8　术前MRI冠状位T_1加权像增强扫描显示，病灶主体位于硬脑膜外，侵蚀颅中窝底骨质，并朝颞下窝、翼腭窝生长

【术前诊断】　右侧颅中窝、颞下窝、翼腭窝占位，疑似骨源性肿瘤。

【手术入路】　右额颞断颧弓硬脑膜外入路颅中窝-颞下窝肿瘤切除术。

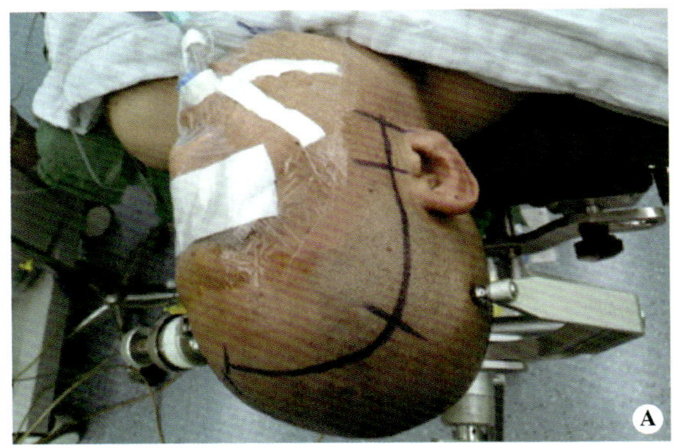

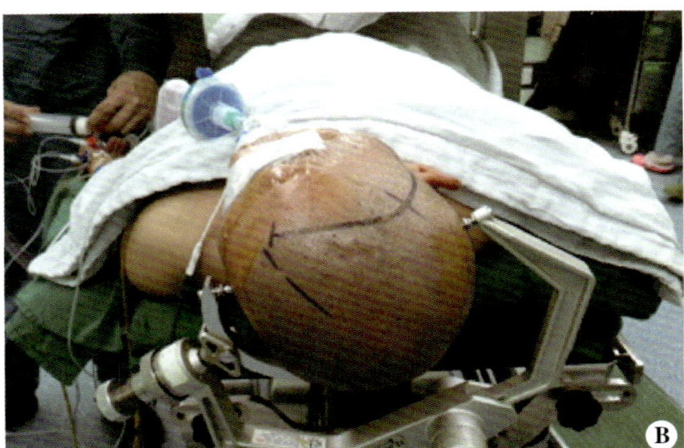

图23-9　手术切口及体位

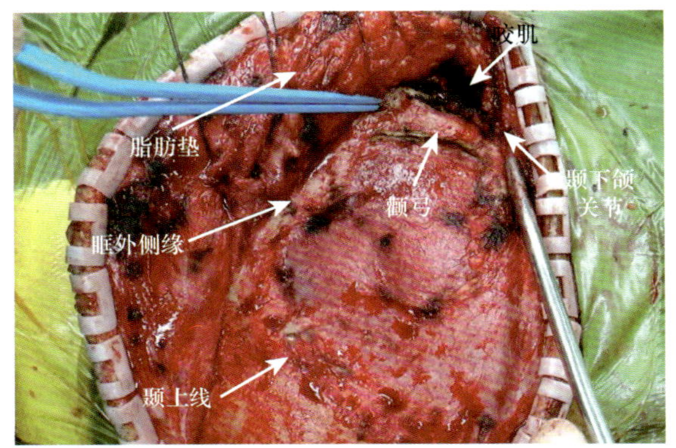

图23-10　筋膜间分离皮瓣，保护脂肪垫，显露颧弓

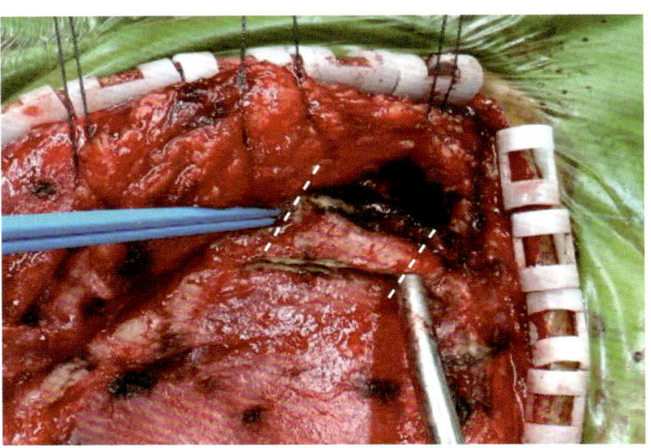

图23-11　用摆锯沿虚线位置离断颧弓两端并取下

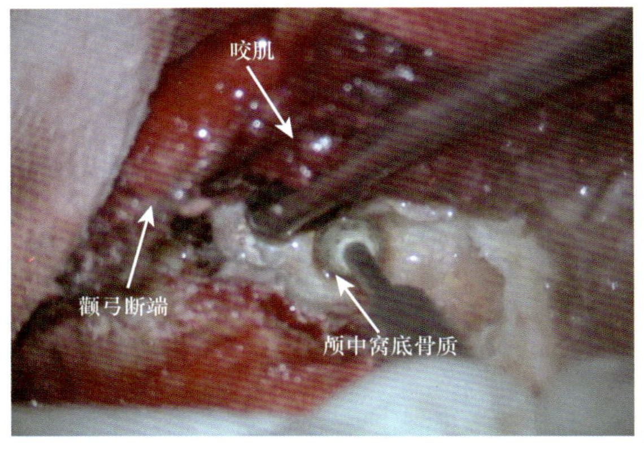

图23-12　将颞肌翻至颧弓断端下方，显露颅中窝底骨质和咬肌

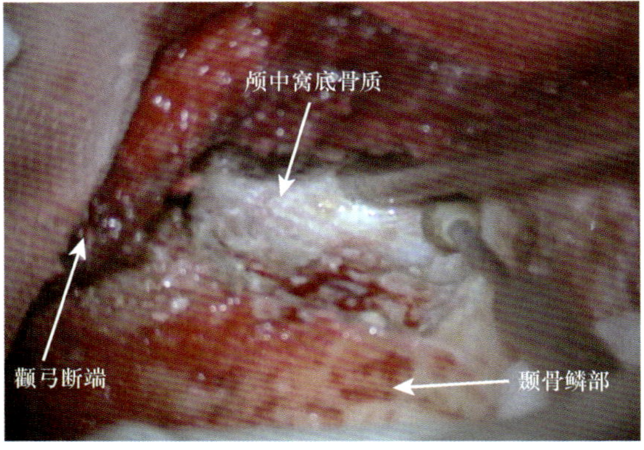

图23-13　磨钻磨除颅中窝底骨质

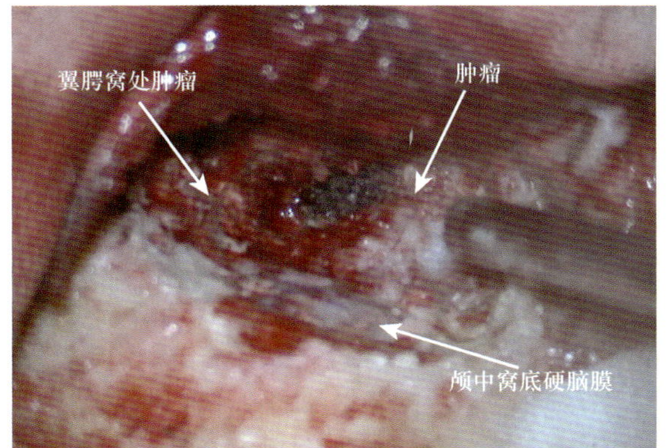

图23-14　显露颅中窝底硬脑膜及肿瘤组织，肿瘤广泛侵蚀颅底骨质

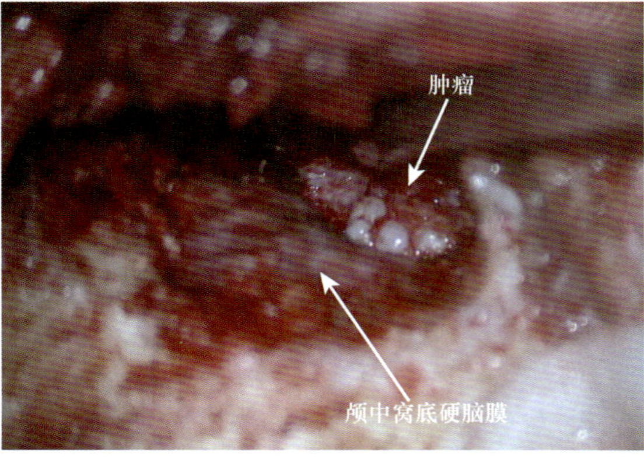

图23-15　肿瘤灰白色，质韧，边界欠清，血供中等，给予小心分块切除

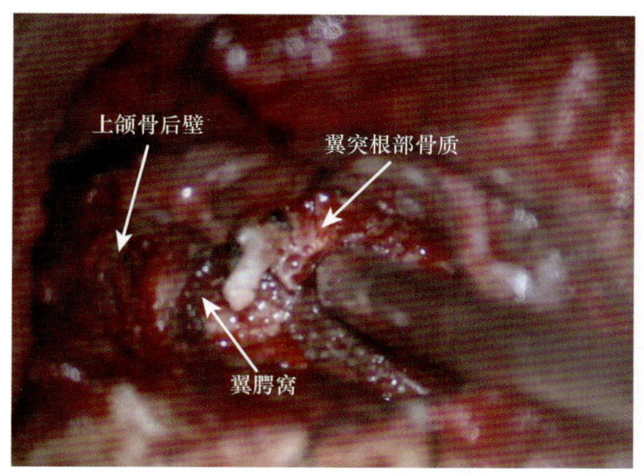

图23-16　肿瘤侵蚀翼突根部骨质，小心保护翼管神经、下颌神经

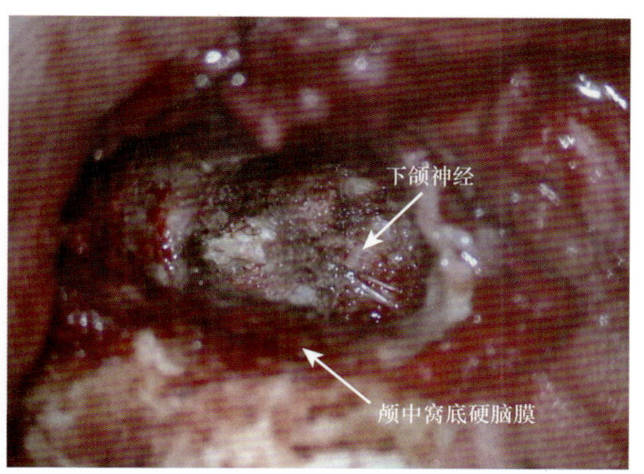

图23-17　肿瘤全切，瘤周结构保护完好

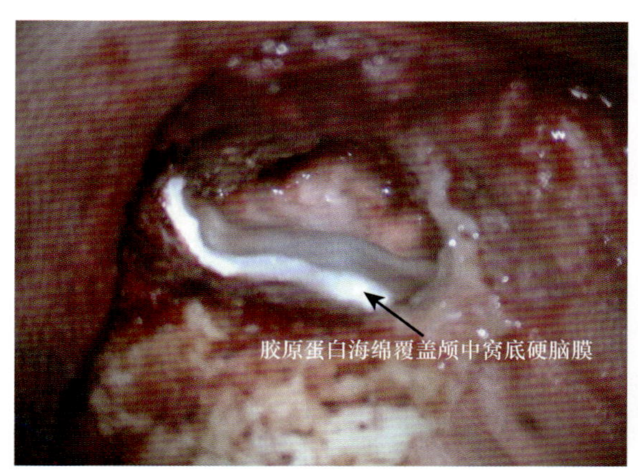

图23-18　胶原蛋白海绵覆盖术区，防止脑脊液漏

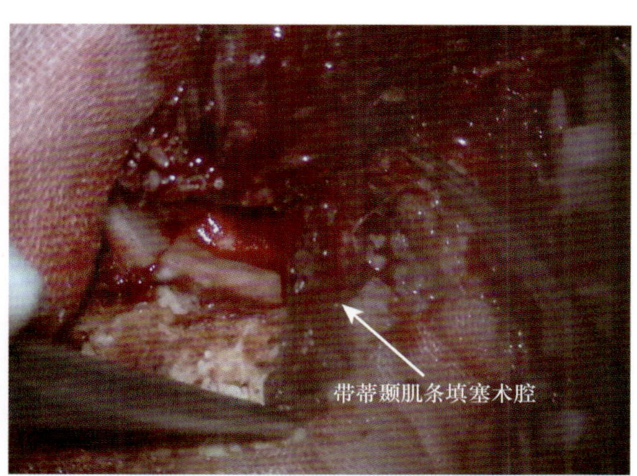

图23-19　带蒂颞肌条填塞术腔，缝合颞肌，颧弓复位，并用钛片固定

【病理检查】

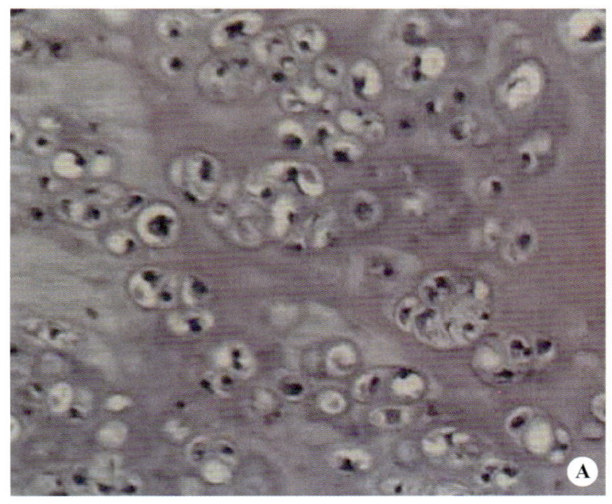

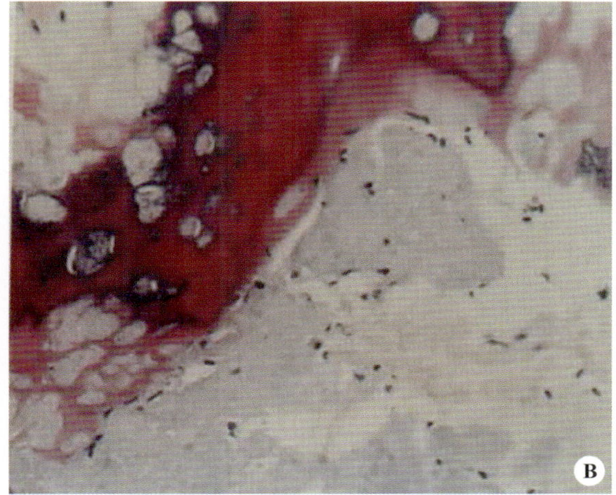

图23-20　病理：高分化软骨肉瘤，WHO Ⅰ级

【预后】　术后恢复顺利，术前症状显著改善。

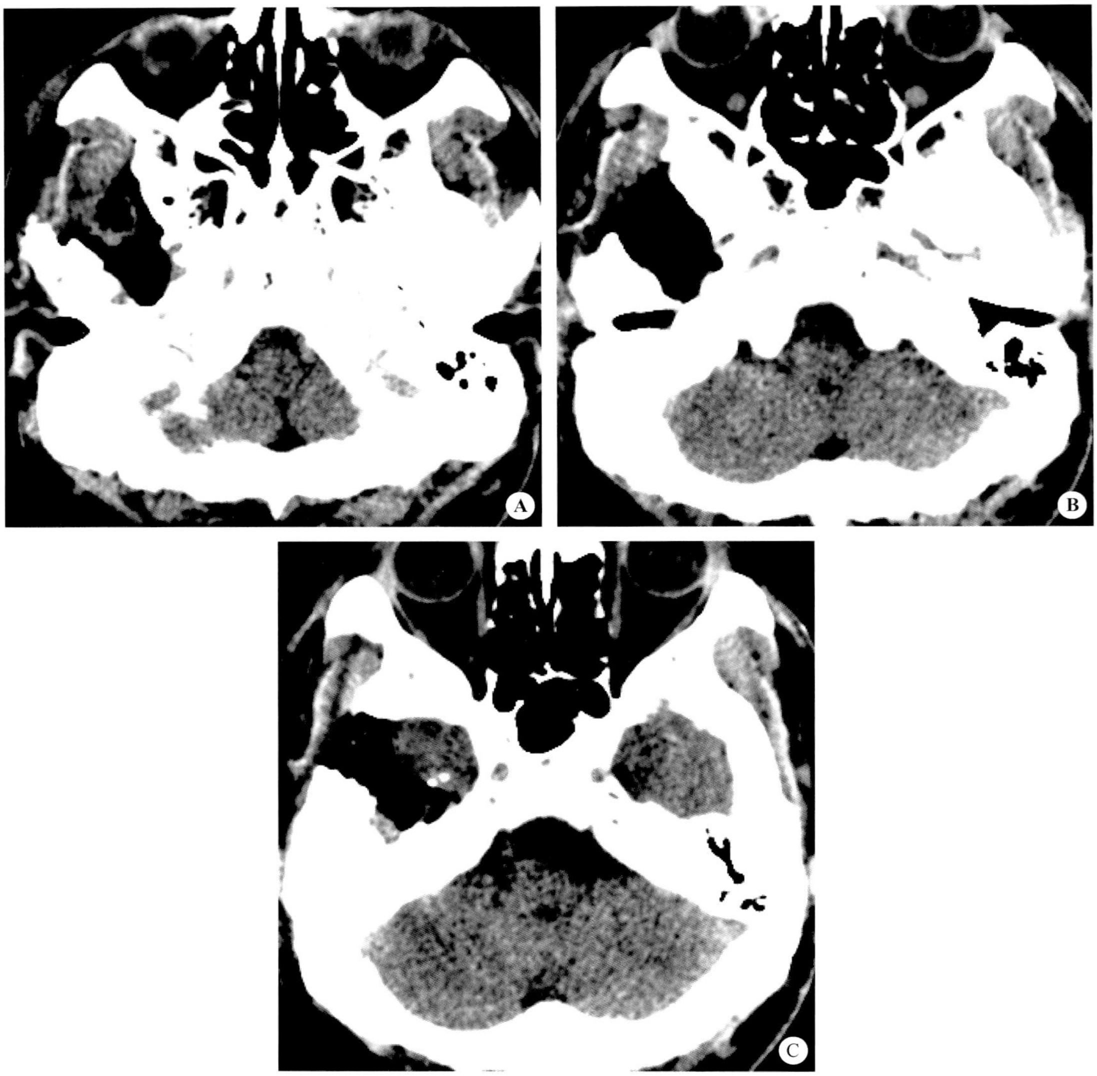

图23-21 术后6小时复查头部CT显示，肿瘤切除满意

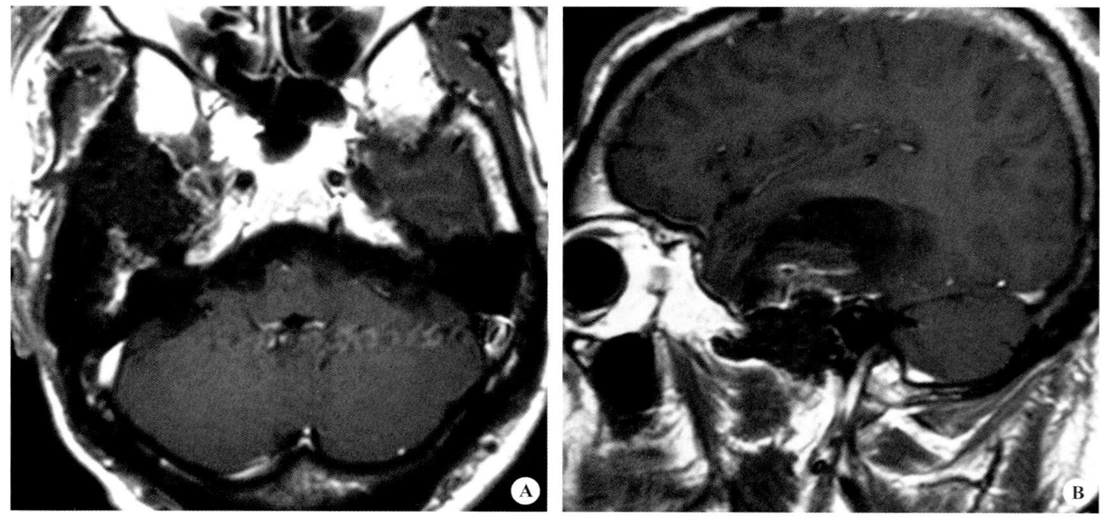

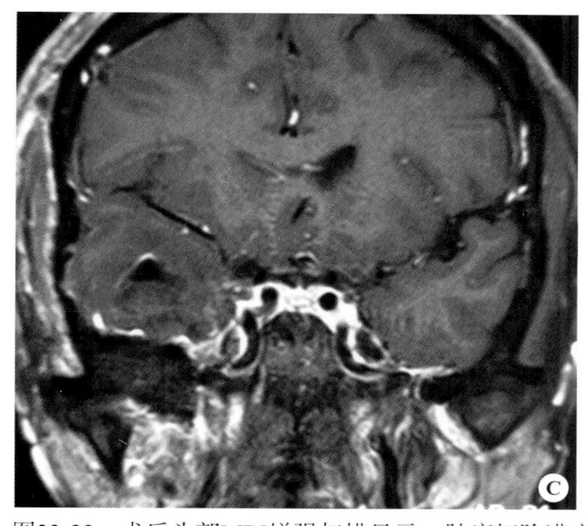

图23-22　术后头部MRI增强扫描显示，肿瘤切除满意

五、专家点评

选择较短的手术路径以缩短操作距离，充分利用已有或潜在的自然腔隙作为手术通道，以颅骨切除替代牵拉脑组织，轮廓化穿行于颅底骨孔的神经和血管，术前栓塞基底附着于硬脑膜肿瘤的血管，这是当前颅底外科手术的基本原则。

颅中窝-颞下窝起源的软骨瘤发病率低，临床上较为罕见。该肿瘤常广泛侵蚀颅中窝底骨质；肿瘤破坏卵圆孔、中耳、面神经管等处骨质，患者常以听力下降，颜面部疼痛、麻木等症状就诊；手术切除是治疗该病的首选方法。然而，由于颅中窝-颞下窝区位置深在、结构复杂，处理此区域的病变既往常采用翼点入路、常规颞下入路、岩骨前入路等，但因显露受阻或视角狭小等常影响手术操作。翼点入路经侧裂池进入颅中窝内侧，处理其后部及岩斜区病变时容易受到颞叶内部、颈内动脉及其分支、岩尖等的阻挡，显露受限；常规颞下入路和岩骨前入路等为达到充分显露常需切除颞下回、游离或切断Labbé静脉等，导致术后失语、失写和癫痫发作等并发症。

随着显微外科和颅底外科技术的发展，神经外科学者对传统手术入路进行了改良，探索出额颞开颅经颧弓颞下入路，即在常规颞下入路的基础上，通过去除颧弓和蝶骨大翼外侧骨质，经颞叶下方或联合侧裂颞下进入，手术操作更加接近颅中窝底和内侧，减轻了对颞叶的牵拉。此入路经硬脑膜外进入，可以显露整个颅中窝底及岩骨，手术视角和操作空间明显增大，对颞下窝、岩斜区结构都能起到同等程度的显露效果。额颞经颧弓颞下入路，在常规颞下入路的基础上，通过离断颧弓，更充分地牵开颞肌，使手术通道紧贴颅中窝底或经颞下联合侧裂进入。利用头顶部稍下垂的特殊体位，充分释放脑脊液后借助于脑自身的重力作用，无须过分牵拉颞叶，达到显露病变的效果，弥补了单纯颞下入路显露海绵窦后部和岩斜区肿瘤及其下极不够充分的缺陷。广泛分离颅中窝底硬脑膜后视角增大，可以弥补侧方入路视角受限的缺陷。

经典的颞下入路由Drake首先提出并应用于颅中窝底、鞍旁、小脑幕游离缘等区域的病变。1985年Kawase提出改良颞下入路（亦称为Kawase入路）夹闭小脑前下动脉瘤，引领了探索岩斜区病变手术入路的热潮。随后Fujitsu、Pitelli等通过去除颧弓和部分眶外侧壁对颞下入路进行了改良，消除了外部因素对术野的遮挡。1993年Hitselberger等正式提出颞下颧弓入路：采用耳前弧形切口，形成颞肌瓣，进行岩斜区手术。1995年王忠诚等在国内首先报道经此入路处理鞍旁、颅中窝内侧、脚间窝及颅中窝向颞下窝生长的肿瘤。

额颞支是面神经的最颞侧分支，因此也成为临床颞部相关手术最易损伤的分支，可导致同侧额纹消失、皱眉不能、眼睑闭合不全等症状，影响患者面容和表情活动，甚至带来精神创伤，因此引起神经外科学者的重视。经此入路显露颧弓时，需将皮瓣自颞深筋膜浅、深层之间分离，由于此间隙常不甚清晰，临床手术从上方分离时常过深，进入颞深脂肪层造成颞深脂肪垫和颞肌损伤。Stuzin等研究认为，颞深脂肪垫与咬肌间隙内的颊脂体相延续，损伤愈合后的瘢痕不利于咬肌的滑动，造成咀嚼无力，所以保护颞深脂肪垫的完整性，可以避免因分离造成颞肌损伤。

颧弓是颅中窝底的解剖学标志，同时也是侧方入路的主要障碍。颞肌反折在颧弓的表面，造成颞骨鳞部下方和蝶骨大翼的外侧垂直视野显露困难，去除颧弓，使骨窗能够最大限度地接近颅中窝底，既增加了向下方的视野角度，又减轻了对颞叶的牵拉损伤。有研究表明，移除颧弓和颞肌的阻挡，到鞍旁及脚间池等的手术操作距离可缩短26% ～ 40%。颞肌萎缩是经颞相关入路术后常见的问题，导致颞窝凹陷、颜面部畸形、张口咀嚼功能障碍等。术中颞肌分离损伤、过度牵拉、复位时挤拉松弛等直接损伤及中断其血供；损伤其支配神经等间接损伤是导致颞肌术后萎缩的主要原因。因此分离颞肌时既要考虑到颞肌的血供和支配神经，又要考虑到切开的方法、术中保护和解剖学复位。

本例手术患者由于肿瘤位置深在，显露困难且累及重要神经、血管，故其手术风险较大，所以我们采用了断颧弓硬脑膜外入路。

术中注意事项：①离断颧弓时，小心保护脂肪垫，避免损伤面神经颞支及颧支；②磨除颅中窝底骨质时，尽量保证颅底硬脑膜的完整性，以防止脑脊液漏；③尽量保证颞下颌关节的完整性，以防止术后咀嚼障碍；④术中打开咽鼓管膜部及骨部时要警惕脑脊液漏的可能，术毕要用人工材料、自体肌肉修补术腔；⑤肿瘤侵蚀岩骨时，切除肿瘤过程中要格外警惕损伤颈内动脉岩骨段的可能性，必要时术中行MRI导航或CT导航。

（杨亚坤　刘　宁　闫长祥）

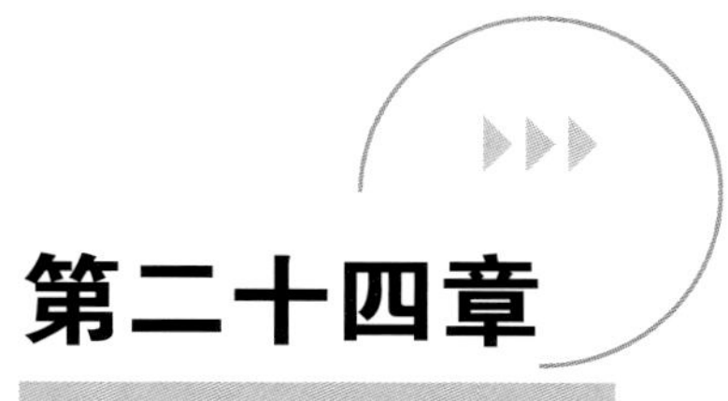

第二十四章 第三脑室生殖细胞瘤

生殖细胞肿瘤（germ cell tumors，GCTs）是一类具有特殊的病理性质、临床表现和治疗方法的肿瘤，包括6种亚型：①生殖细胞瘤；②胚胎瘤；③内胚窦瘤（卵黄囊瘤）；④绒毛膜上皮癌；⑤畸胎瘤（未成熟性、成熟性、畸胎瘤恶性转化）；⑥混合型生殖细胞瘤。GCTs绝大部分发生在中线附近，如鞍区、第三脑室、松果体区。

据报道，GCTs占颅内肿瘤的0.3%～9.4%，其中生殖细胞瘤占GCTs的65%～70.5%。好发于儿童及青少年，男性明显高于女性，性别构成比（男/女）2.4∶1。

一、临床表现

1. 颅内压增高 第三脑室腔隙狭小，肿瘤易阻塞脑脊液循环通路而造成梗阻性脑积水，早期出现颅内压增高并呈进行性加重，表现为头痛、呕吐、视盘水肿，长期颅内压增高将导致继发性视神经萎缩，使患者视力下降甚至失明。

2. 内分泌功能障碍 肿瘤侵犯下丘脑，可出现内分泌功能紊乱、代谢功能失调、性功能改变，表现为肥胖，水、盐代谢障碍，性欲减退，阳痿，月经不调或停经。有的患者可出现尿崩症，考虑为肿瘤细胞脱落种植到漏斗隐窝，从而引起垂体功能紊乱。

3. 四叠体受压综合征（Parinaud综合征） 肿瘤向后发展影响中脑、四叠体时，可表现出Parinaud综合征，表现为眼球垂直方向运动障碍、瞳孔散大或不等大、对光反射消失，但调节反射存在，部分患者可表现有听力减退及动眼神经麻痹。

4. 其他 肿瘤可影响海马-丘脑-下丘脑及乳头体之间的联系，可引起记忆力减退和精神变化。位于第三脑室前部的肿瘤由于视神经、视交叉受侵犯可造成视力减退和视野缺损。

二、影像学检查及实验室检查

1. CT CT平扫可见肿瘤与脑灰质等密度或稍高密度，CT增强扫描表现为中度到明显的均匀一致强化。

2. MRI 肿瘤呈圆形、椭圆形或不规则形，T_1呈等或稍低信号，T_2呈稍高信号，少数可为等信号，注射药物后表现为均匀一致的强化，边界清晰，肿瘤内可有囊变、钙化表现。

3. 脑脊液细胞学检查 肿瘤细胞脱落于脑脊液中，可通过腰椎穿刺取脑脊液行细胞学检查诊断，但做此项检查的前提是患者颅内压不高。

4. 肿瘤标志物 很多文献报道某些标志物在血清和脑脊液中升高对生殖细胞肿瘤的诊断有特殊的价值，临床常用的诊断标志物包括AFP、β-HCG、PLAP和CEA。生殖细胞瘤患者中有10%～30%HCG升高，患者PLAP阳性率为75%～100%。这些肿瘤标志物在脑脊液中测定更为敏感。肿瘤标志物对制订治疗方案有重要参考价值，即标志物阳性或极高时应加大治疗力度，治疗后标志物转为阴性是病情好转的指标之一；若阴性再转为阳性则说明可能肿瘤复发。

三、治 疗

1. 手术治疗 目前对于第三脑室生殖细胞瘤倾向于采取积极的手术治疗。第三脑室肿瘤最常见的症状为颅内压增高及脑积水，严重的危及生命的脑积水应先行脑室外引流或分流手术改善颅内压，待病情平稳后再行肿瘤切除术。第三脑室内肿瘤由于其位置深在、解剖复杂、显露困难等原因，历来是神经外科的治疗难点。经胼胝体穹窿间入路及Poppen入路是该类肿瘤的常用手术路径，两者各有利弊。合理地选择手术入路，最大限度地保护脑深部重要结构，对第三脑室肿瘤显得尤为重要。

2. 放疗 生殖细胞瘤对放射线有高度敏感性，凡经临床确诊的生殖细胞瘤均应行放疗，对伴有颅内或脊髓播散种植者应行全脑、全脊髓放疗，但不伴有颅内、脊髓播散种植者是否行全脑、全脊髓放疗仍有争议。用伽马刀治疗颅内生殖细胞瘤疗效肯定，对周围组织的损伤也较轻，但应辅以化疗，否则可能很快发生复发或播散。

3. 化疗 化疗的应用是为了增加对生殖细胞瘤的疗效，防止大剂量放疗对儿童和青少年造成生长发育和学习障碍。

四、典型病例

【简要病史】 患者，男性，15岁，汉族，学生。主诉：间断头痛2个月，视物重影1个月。现病史：患者2个月前出现头痛，劳累后明显，间断发作，以双额胀痛为著，持续数分钟自行缓解，未予治疗。近1个月出现双眼视物重影，以为是近视，未予重视。既往史无特殊。入院查体阳性体征：双眼球轻微水平眼震，共济运动差。肿瘤标志物检查未见异常，其余术前常规筛查未见异常。

【影像学表现】

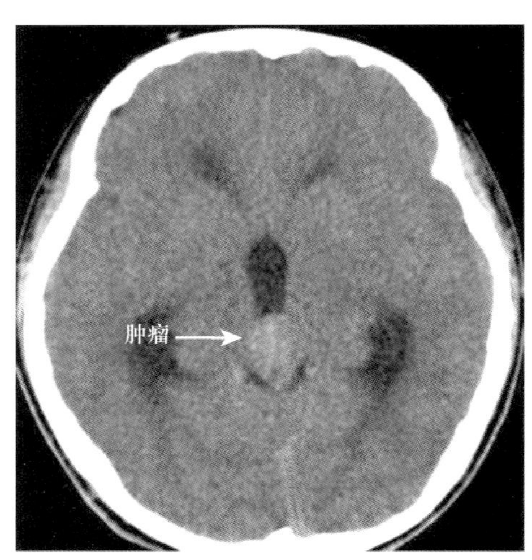

图24-1 术前CT显示，第三脑室后部见类圆形等密度异常信号，肿瘤边界清晰，幕上脑室系统轻度均匀扩张

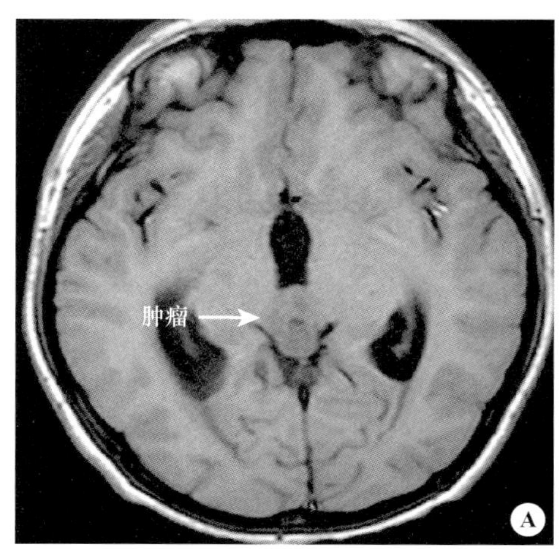

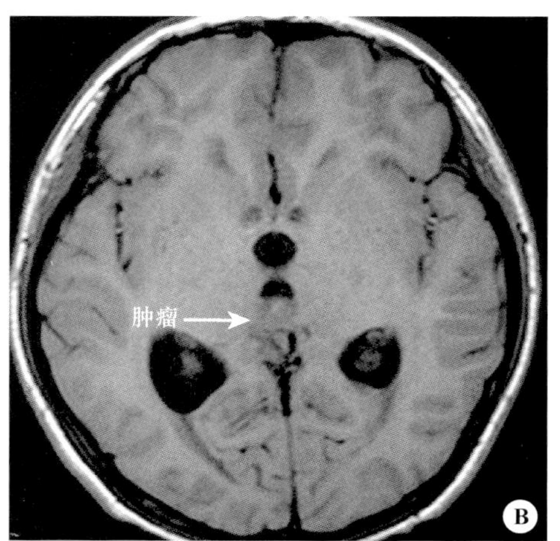

图24-2 术前MRI轴位T_1加权像显示，肿瘤呈等信号

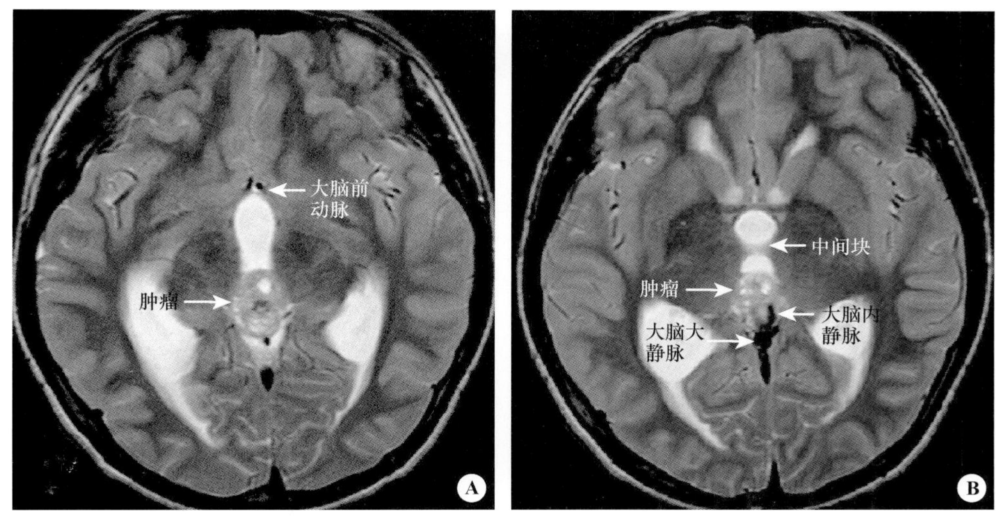

图24-3　术前MRI轴位T_2加权像显示，肿瘤内有少量囊变，肿瘤与大脑内静脉、大脑大静脉关系密切

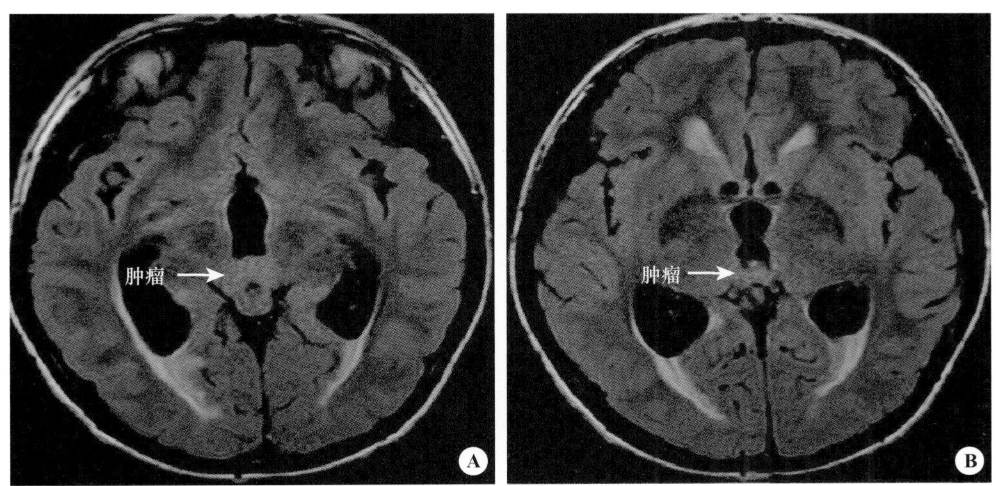

图24-4　术前MRI轴位FLAIR像

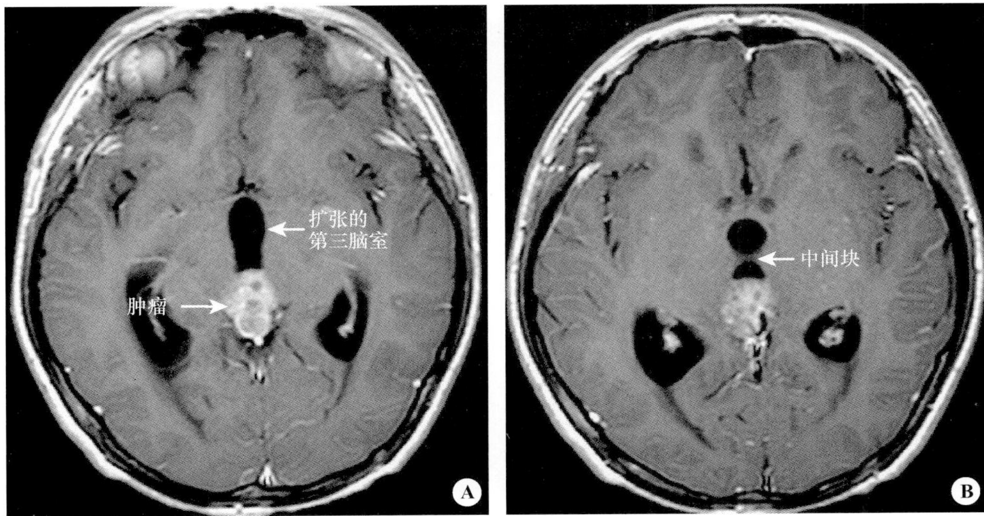

图24-5　术前MRI轴位T_1加权像增强扫描显示，肿瘤显著强化

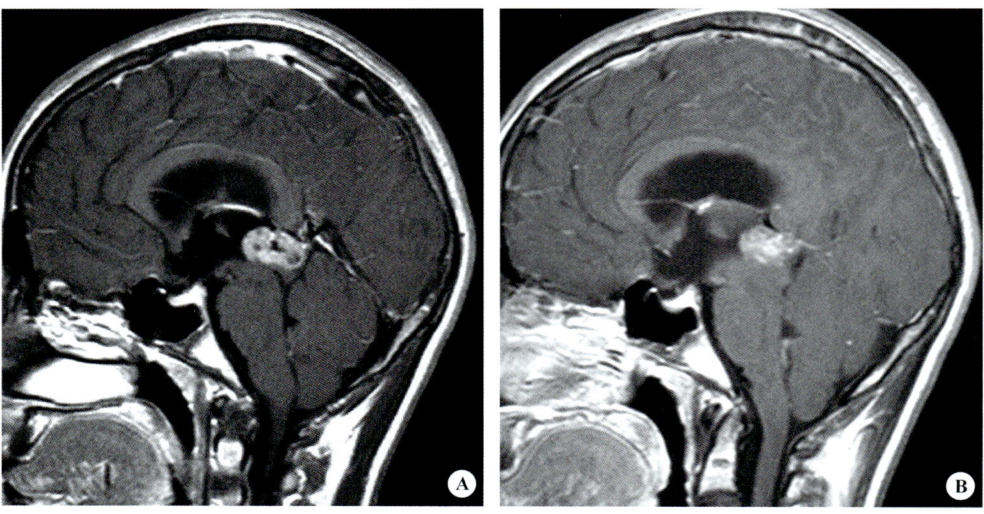

图24-6 术前MRI矢状位T_1加权像增强扫描显示，肿瘤显著压迫中脑顶及中脑被盖

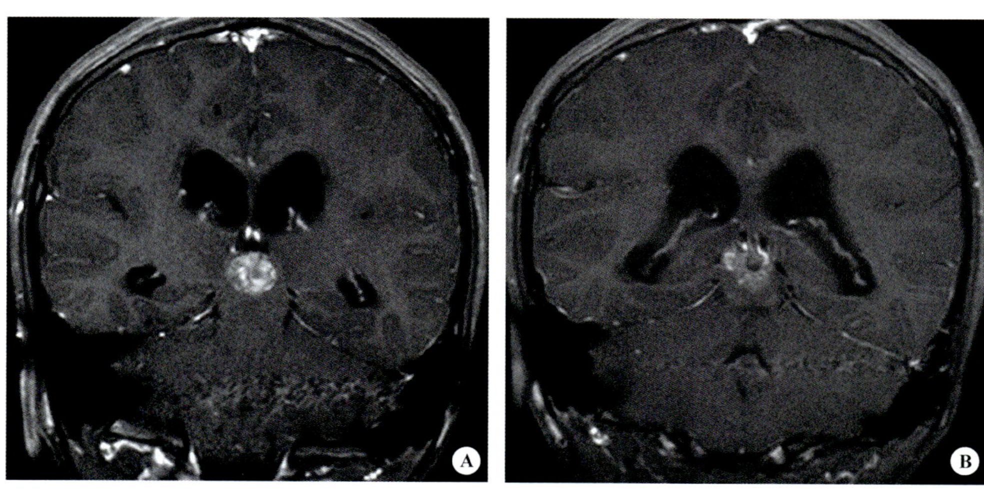

图24-7 术前MRI冠状位T_1加权像增强扫描

【术前诊断】 疑似第三脑室后部占位，生殖细胞类肿瘤及幕上梗阻性脑积水。

【手术入路】 右额开颅经纵裂胼胝体穹窿间入路肿瘤切除术。

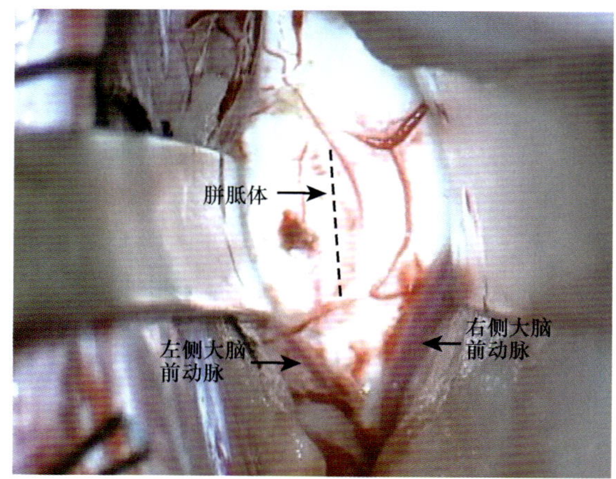

图24-8 牵开右侧额叶内侧面，分离前纵裂及双侧大脑前动脉，沿虚线方向纵行切开胼胝体1.5cm

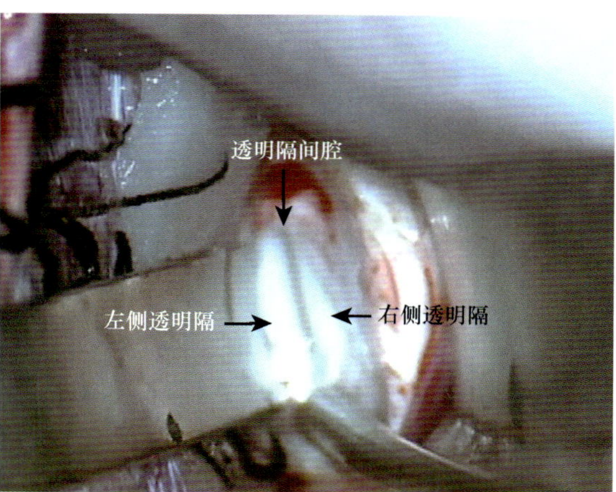

图24-9 严格沿中线方向分离透明隔间腔

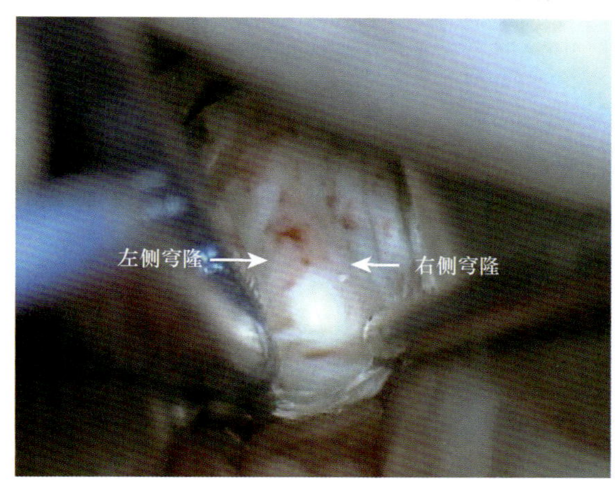

图24-10　沿中线方向分离双侧穹窿

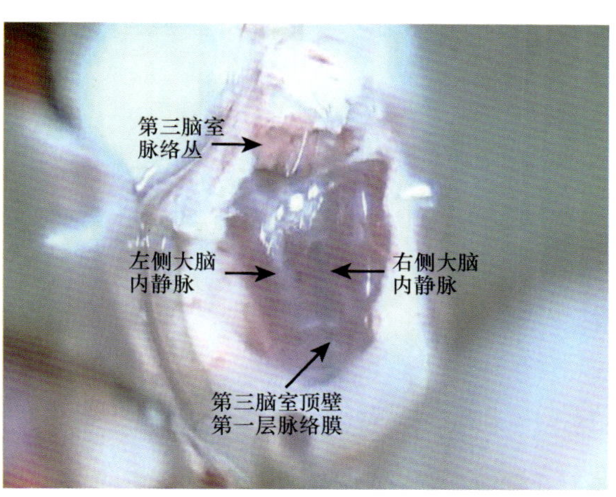

图24-11　显露第三脑室顶壁脉络膜及双侧大脑内静脉

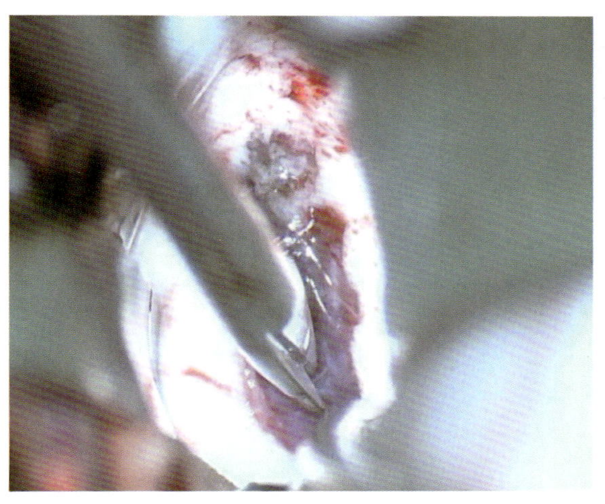

图24-12　锐性剪开第一层脉络膜，分离双侧大脑内静脉

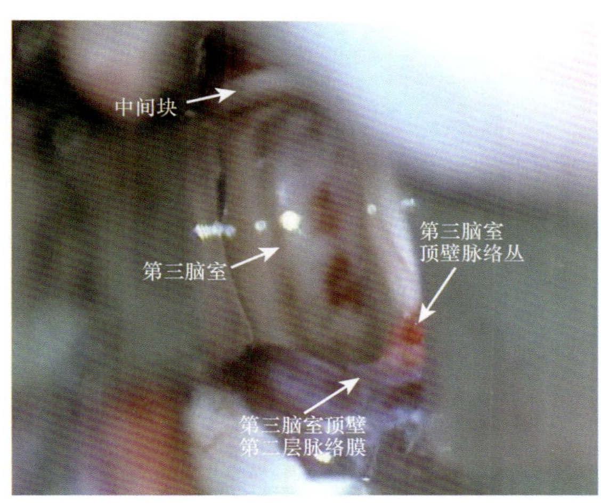

图24-13　分离双侧大脑内静脉后，锐性剪开第二层脉络膜，进入第三脑室内

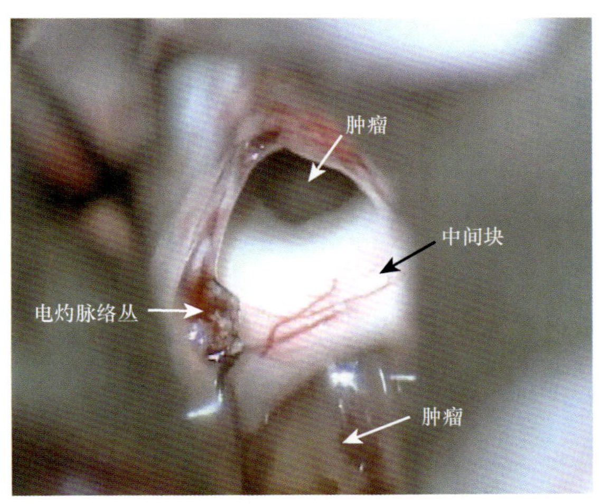

图24-14　显露第三脑室中间块及深部的肿瘤组织

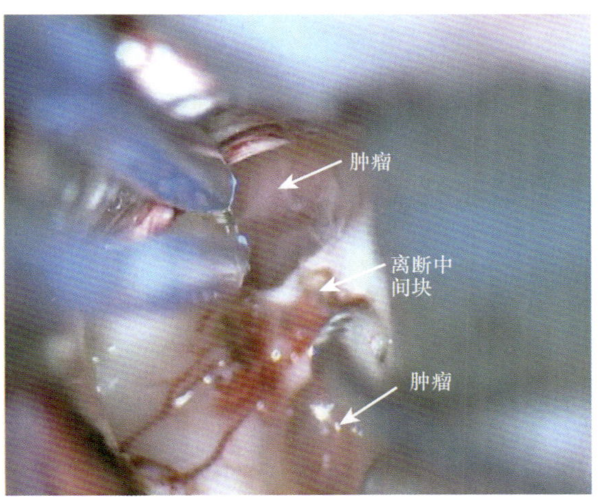

图24-15　离断中间块

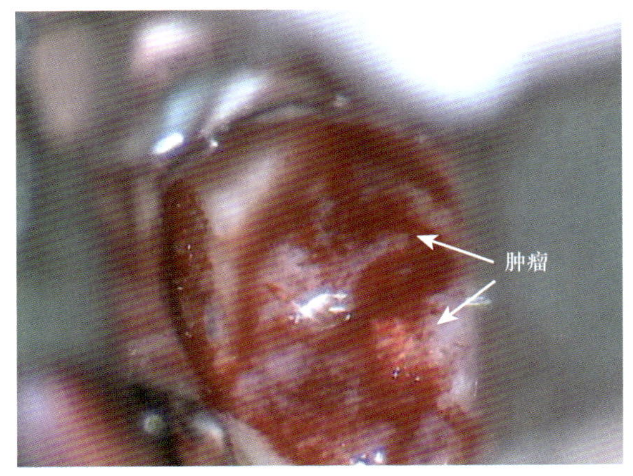

图24-16 充分显露肿瘤，其呈灰红色，质地中等，血供丰富，边界清晰，予以分块切除

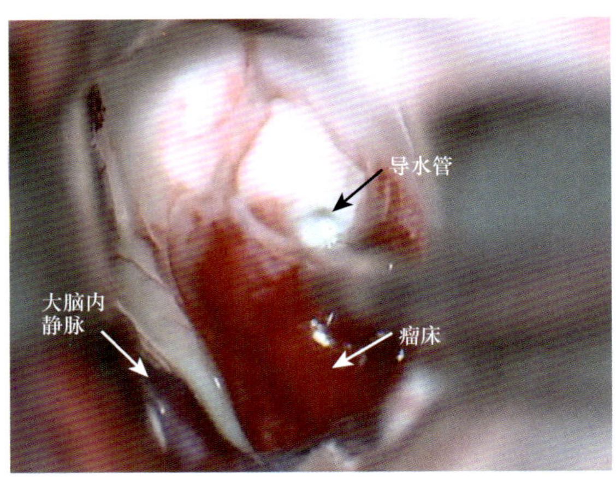

图24-17 肿瘤与大脑内静脉后部、大脑大静脉局部粘连紧密，给予小心锐性分离

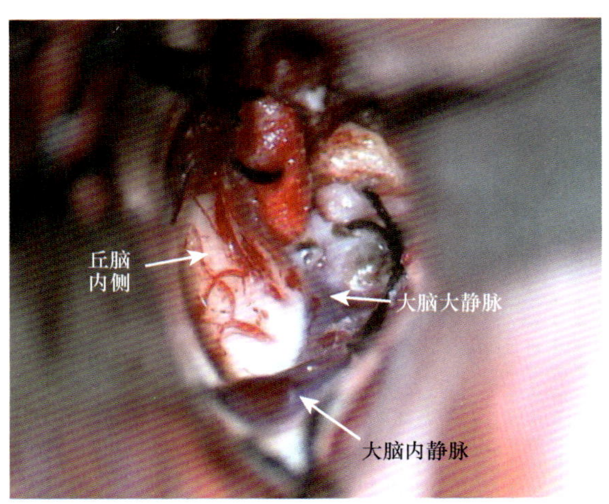

图24-18 肿瘤全切，瘤周结构保护完好

【病理检查】

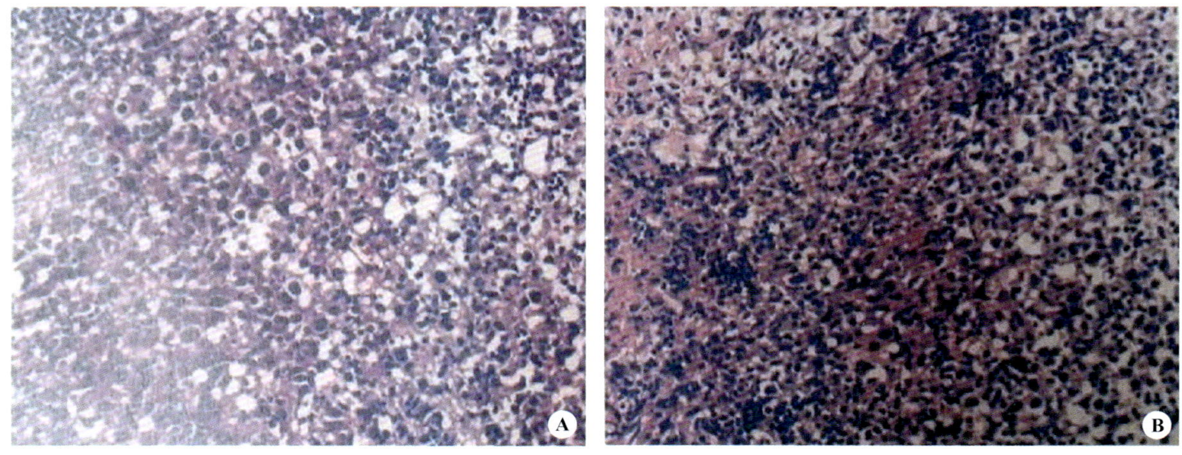

图24-19 病理：生殖细胞瘤

【预后】 术后恢复顺利，无明显记忆力下降及其他功能障碍。

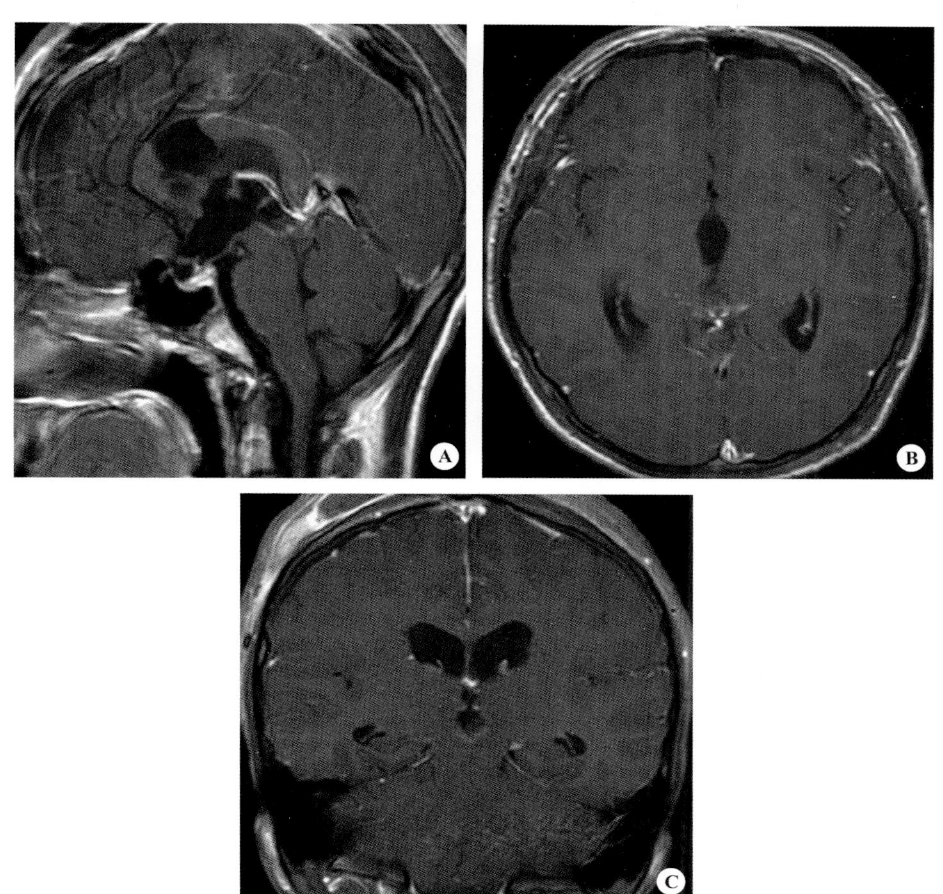

图24-20 术后MRI显示，肿瘤切除满意

五、专家点评

第三脑室位于大脑半球深部，与丘脑、下丘脑、Willis环、大脑大静脉系统等重要神经、血管结构相邻，该区域手术难度大、危险性高。第三脑室内肿瘤以生殖细胞类肿瘤居多，术前肿瘤标志物化验指标、脑积水程度、肿瘤影像学表现及家属意愿是选择该类肿瘤治疗方案的重要参考内容。胼胝体穹窿间入路是治疗第三脑室肿瘤的经典入路，其主要用于第三脑室内及其他部位突入第三脑室的肿瘤（鞍区、松果体区及丘脑等部位肿瘤）。穹窿间入路是通过中线入路显露中线病变，即在穹窿柱之间分离到达第三脑室进行操作，术中盲区可达最小化。透明隔间腔（第五脑室）的存在创造了穹窿间的潜在空间，这有利于穹窿间入路的使用。

但该手术路径中有一些重要的血管、神经结构，如胼周动脉、穹隆、前连合等，损伤后将出现严重的并发症，影响记忆力及情感等。青少年和儿童由于大脑功能可塑性强，故术后记忆力下降等并发症要明显低于成年人。

手术要点：患者仰卧位，头部抬高20°，取右额发迹内马蹄形皮肤切口，切口内侧达中线，切口后缘至冠状缝后2cm，皮瓣翻向前方。骨窗内侧缘要显露矢状窦右侧边缘。弧形剪开硬脑膜，基底位于矢状窦一侧。牵开右侧大脑半球，以冠状缝及冠状缝前2cm之间区域作为分离胼胝体及以下结构的界线。正中切开胼胝体1.5～2.0cm，可看到居中的透明隔及其间隙，沿透明隔在胼胝体上的嵌入线逐渐分离牵开两侧透明隔至穹隆，在室间孔上方向后切开穹隆缝2.0cm左右，分离中间帆即进入第三脑室，进入第三脑室后，首先显露中间块，切开中间块即显露出肿瘤。

1. 入路的优点

（1）通过生理间隙进入第三脑室，不切开皮质，创伤小。

（2）无须阻断引流静脉。

（3）可在直视下操作，视野开阔，显露好。

（4）术后合并症少。

2. 入路的缺点

（1）术后可能出现近期记忆力障碍，成年人较明显。

（2）路径较深，术中显微操作要求高。

3. 术中注意事项

（1）头皮切口可达冠状缝后2cm，切口内侧达中线，内侧骨缘尽量显露矢状窦右侧边缘，以海绵棉条保护矢状窦，内侧骨缘不必过中线，以减少对矢状窦的损伤，骨窗后缘不超过冠状缝后2cm，以防止对运动区的损伤。

（2）牵开右侧大脑半球，显露大脑半球内侧面，注意用棉条保护双侧大脑前动脉。在冠状缝前方操作路径上常缺乏桥静脉，术中用海绵棉片显露引流静脉，对较小的引流静脉可以电凝离断，但是要保留粗大的（直径＞2mm）引流静脉，必要时可改变手术入路，以免引起额叶静脉回流障碍，导致严重脑肿胀、额叶功能障碍和癫痫。显微镜前倾20°，从中线冠状缝向前2cm的距离向双外耳道设想连线分离，该路径可达到胼胝体的前1/3，而不损伤膝部，更重要的是不损伤海马连合。

（3）找到双侧并行的胼周动脉，中间交通支可切断，下方白色的结构即为胼胝体，注意用棉片保护血管。胼胝体切开应沿中线进行，长度在1.5～2.0cm，行钝性分离，后界不超过冠状缝的垂直线。一般胼胝体切开长度不超过2.5cm不会出现缄默症和永久的失联合综合征。胼胝体的切开一定要沿中线进行，以免损伤周围的灰质和起自胼周动脉的小穿通支。

（4）切开胼胝体后，下方即为透明隔，两片透明隔间为透明隔间腔（第五脑室），此间隙一般为潜在间隙，部分人群可在影像资料上看到两侧透明隔分离开来，术中透明隔间腔可清楚地直视。用剥离子按中线纵行分离透明隔，很容易到达穹窿间，在此路径上透明隔的高度为7～10mm。严格沿中线方向游离透明隔间腔，缓慢释放脑脊液，警惕颅内压骤降至远隔部位出血。

（5）透明隔将透明隔间腔与侧脑室分开，若术中不慎进入一侧侧脑室，即可见到侧脑室内脉络丛、丘纹静脉、隔静脉等解剖标志，可根据侧脑室脉络丛及丘纹静脉判断进入了左或右侧侧脑室（如果脉络丛和丘纹静脉位于室间孔的右侧，说明进入了右侧脑室；如果脉络丛和丘纹静脉位于室间孔的左侧，说明进入了左侧脑室）。根据脉络丛及丘纹静脉走行可找到Monro孔和穹窿。

（6）用剥离子在穹隆间（即两Monro孔之间）向后纵行切开（不可用双极电凝镊），以免损伤穹隆，切开长度一般不超过2.0cm，两侧穹隆间无交叉纤维，严格中线钝性切开后不会造成记忆障碍。穹隆间切开向前超过穹隆柱或前连合会造成额叶和颞叶信息传递中断；向后到达穹隆连合，可导致永久性记忆障碍。切开穹隆间向下便进入第三脑室。

（7）锐性分离脉络膜及双侧大脑内静脉，深部重要静脉出血以明胶海绵压迫止血为主，尽量减少电凝热灼。

（8）对两侧大脑内静脉的处理是手术的重点，两侧大脑内静脉之间无交通支，两者前部稍分离，后部并拢紧密，术中注意以棉片保护。

（9）肿瘤与中脑顶部局部浸润时，邻近中脑操作时尽量减少双极电凝的使用，避免术后昏迷等重大并发症。

（10）由于第三脑室内操作空间有限，实性肿瘤通常选择瘤内分块切除，体积缩小后再沿周边分离；囊性肿瘤可先放液，然后切除实性部分。

（11）术中在第三脑室内操作时尽量少用双极电凝镊，避免周围重要结构灼伤，轻微渗血可用海绵棉片压迫止血，止血满意的情况下尽量将明胶海绵取出，避免堵塞脑脊液通路。

（12）在第三脑室内操作时，棉片保护好脑室周围，避免血块堵塞室间孔、导水管，避免形成术后梗阻性脑积水，可视情况下留置脑室内引流管，引流时间3～6天，部分患者由于脑积水无法缓解可行脑室分流术。

（13）患者术前脑积水症状较轻，肿瘤切除后术腔止血满意，且肿瘤堵塞导水管予以解除时，术中应慎重考虑行第三脑室底造瘘，以避免术后严重的硬脑膜下积液、积血及脑室外积水，术后可观察患者的脑积水情况，若无明显加重，或患者积水症状缓解，可不行脑室分流术。脑积水显著的患者，切除肿瘤前优先处理脑积水，术前行脑室穿刺或脑室腹腔分流。

（王利国　刘　宁　闫长祥）

第二十五章 松果体区巨大畸胎瘤

畸胎瘤是生殖细胞肿瘤（GCTs）的一种，占颅内肿瘤的0.5%左右，约占GCTs的20%，分为未成熟性、成熟性、畸胎瘤恶性转化。畸胎瘤好发于儿童及青少年，最常见于松果体区，15岁以下患者占80%以上，男性多于女性，报道的比例高达（12～16）：1。畸胎瘤由2～3种胚层分化而成，按肿瘤细胞分化程度分为良性和恶性，但高分化者中也有发生转移者。恶性畸胎瘤指所有恶性的畸胎类肿瘤，即全部由未分化性类胎儿发育期的组织构成。畸胎瘤恶性变指畸胎瘤内有局灶性肉瘤或癌的成分存在。GCTs的发生部位绝大多数在中线附近，如鞍区和松果体区，除了肿瘤占位效应、压迫邻近的脑组织外，还可阻塞脑脊液循环通路，引起颅内压增高和脑积水；压迫垂体-下丘脑可引起内分泌功能紊乱；有些细胞可产生内分泌激素（如HCG）而引起性早熟等。

一、临床表现

肿瘤位于松果体区，早期压迫导水管导致颅内压增高、脑积水，继而压迫动眼神经核导致眼球垂直运动障碍，压迫四叠体下丘造成听力减退，压迫小脑上蚓部或小脑上脚造成步态不稳等。

1. 颅内压增高 肿瘤突向第三脑室后部，堵塞导水管上口，阻塞脑脊液循环通路，造成梗阻性脑积水，表现为头痛、呕吐、视盘水肿，松果体区畸胎瘤更容易发生视盘水肿，可能与畸胎瘤生长更大及质地较硬有关。长期颅内压增高将发生视力减退（继发性视神经萎缩）、双侧外展神经麻痹。文献报道，松果体区生殖细胞肿瘤发生颅内压增高的患者比例达84%以上。

2. 四叠体受压综合征（Parinaud综合征） 肿瘤压迫中脑被盖部的四叠体上丘时，可表现出眼球垂直方向运动障碍、瞳孔散大或不等大。一旦发生此征则提示肿瘤在松果体区，且预示肿瘤较大，中脑已受压。松果体区畸胎瘤较其他生殖细胞肿瘤更容易发生Parinaud综合征。

3. 内分泌症状

（1）性早熟：为本病的内分泌症状，具有较大的诊断价值。但也可见到性发育停顿或迟缓，性早熟以男性患者占绝大多数。

（2）尿崩症：松果体区畸胎瘤患者可出现尿崩症，多见于生殖细胞瘤，考虑为脱落的肿瘤细胞种植在漏斗隐窝部位，从而与发生垂体柄附近的肿瘤有关。

4. 其他

（1）肿瘤生长较大可压迫四叠体下丘或内侧膝状体而出现听力减退。

（2）小脑体征：肿瘤向下发展可压迫小脑上蚓部和小脑上脚。

（3）少数患者可有癫痫发作、单侧或双侧锥体束征，甚至可昏迷，为颅内压增高和中脑受压所致。

二、影像学检查及实验室检查

1. CT 平扫CT可见肿物形态不规则，结节状及明显分叶状和密度不均的占位性病变，通常有实性成分、囊性及钙化和骨化等。多囊较常见，可见脂肪成分，瘤内出血少见。注射药物后实性部分明显强化，密度不均匀，囊壁强化可呈多个环状影。

2. MRI 畸胎瘤或恶性畸胎瘤由多种成分组

成，其T_1、T_2加权像信号较混杂，但边界较清晰，呈结节状或分叶状，良性畸胎瘤周围无水肿，如周边有水肿常提示为恶性畸胎瘤或有恶性成分。注射药物后囊壁和实性部分表现为明显强化，部分肿瘤可见脑室内有油脂流动。

3. 脑脊液细胞学检查 肿瘤细胞脱落于脑脊液中，可通过腰椎穿刺取脑脊液行细胞学检查诊断，但做此项检查的前提是患者颅内压不高。

4. 肿瘤标志物 畸胎瘤患者可出现AFP、CEA增高。

三、治　疗

1. 手术治疗 第三脑室肿瘤及松果体区肿瘤位于脑深部，周围有许多重要结构，肿瘤切除困难，术后易出现合并症。肿瘤较易阻塞脑脊液循环通路，常导致颅内压增高。目前对于畸胎瘤的主要治疗手段为积极手术。术中可行快速冰冻病理检查，若回报为畸胎瘤，应积极全切肿瘤。

2. 放疗 对良性畸胎瘤来说，传统意义上认为手术全切除即可治愈，术后无需其他治疗，但这一点仍有争议。如术中发现肿瘤为薄壁，含有大量毛发和脂类物质，无明显恶性表现，可不行放疗、化疗；但若术中见大量鱼肉样肿瘤组织，肿瘤可能含有恶性成分，即使术后病理结果回报为畸胎瘤，也应行放疗、化疗。曾有多例病理结果回报为良性畸胎瘤患者术后出现肿瘤复发，二次手术后病理结果回报为恶性畸胎瘤。所以，对松果体区畸胎瘤的诊断及治疗须慎重，术中应多点取材，避免遗漏，尤其是有鱼肉样组织的肿瘤病变。

3. 化疗 化疗的应用是为了增强疗效，未成熟细胞瘤采用放疗联合化疗的效果明显优于单用放疗，所以这类肿瘤应强调应用综合治疗。

四、典型病例

【简要病史】 患者，男性，15岁，学生。主诉：头痛进行性加重1个月，左侧肢体乏力半个月。既往史无特殊。查体：嗜睡，水平眼震，双侧视盘水肿，左侧中枢性面瘫，左上肢肌力1级，左下肢肌力3级，右侧肢体肌力4级。共济运动差。辅助检查：肿瘤标志物等未见异常。

【影像学表现】

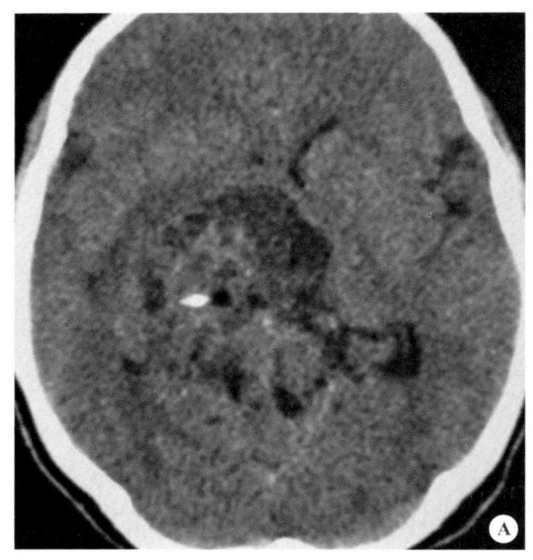

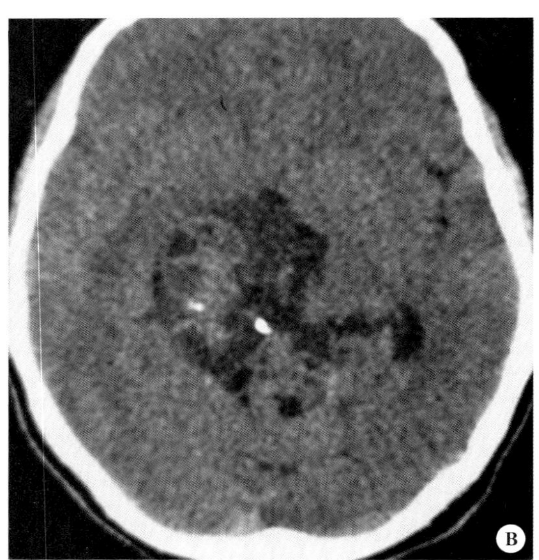

图25-1　术前CT检查显示，肿瘤呈混杂密度，体积巨大

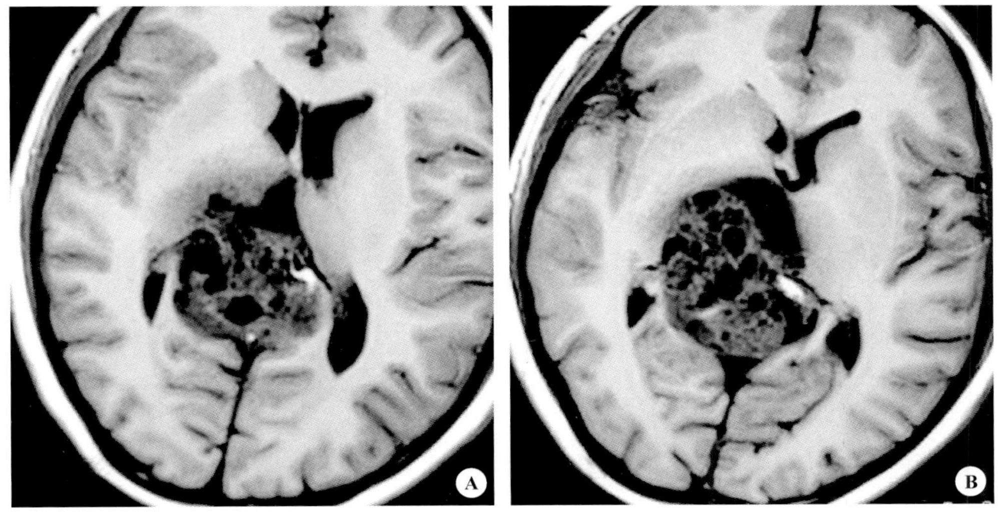

图25-2　术前MRI轴位T_1加权像平扫显示，肿瘤位于第三脑室及松果体区

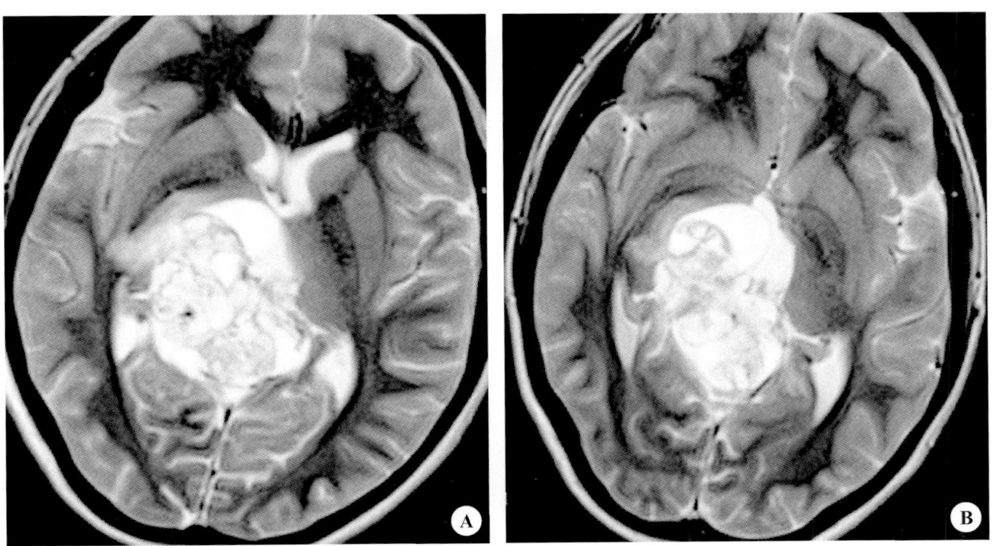

图25-3　术前MRI轴位T_2加权像平扫显示，肿瘤内有囊变

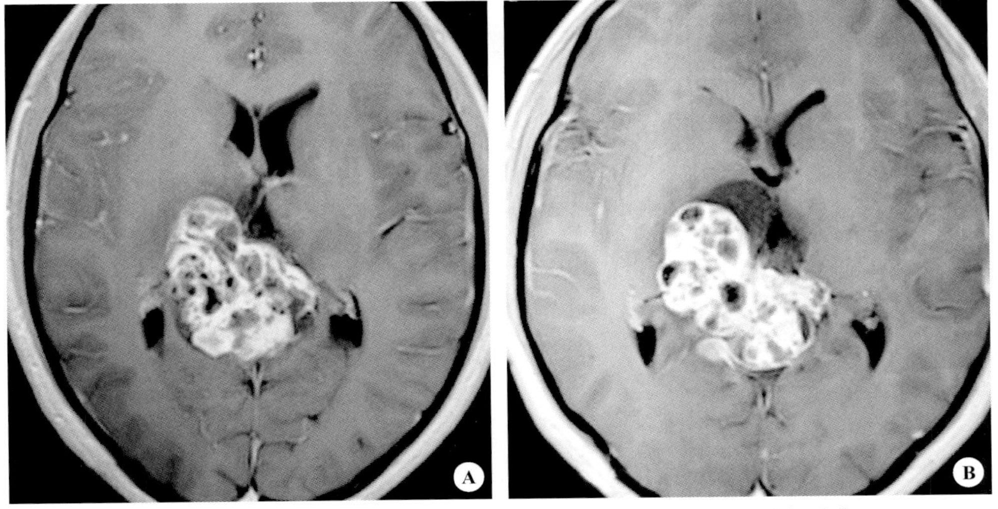

图25-4　术前MRI轴位T_1加权像增强扫描显示，肿瘤显著不均匀强化

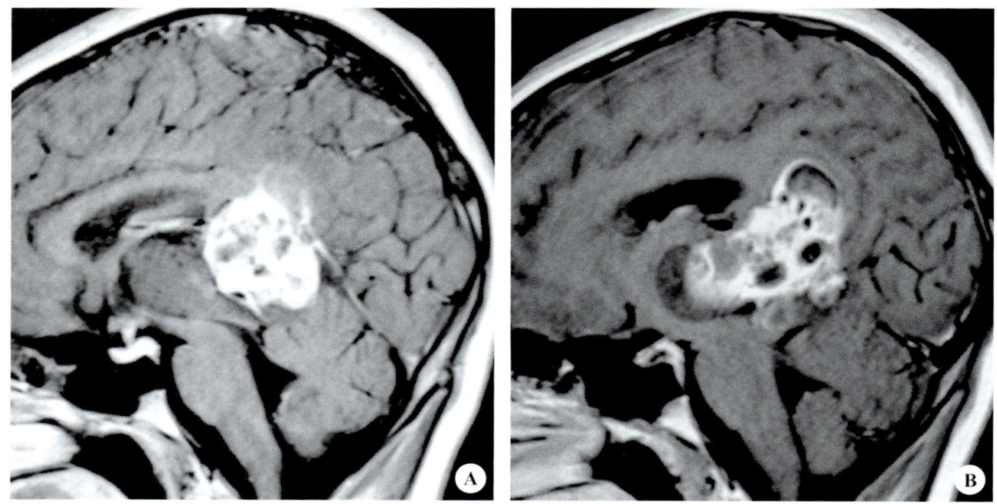

图25-5　术前MRI矢状位T_1加权像增强扫描

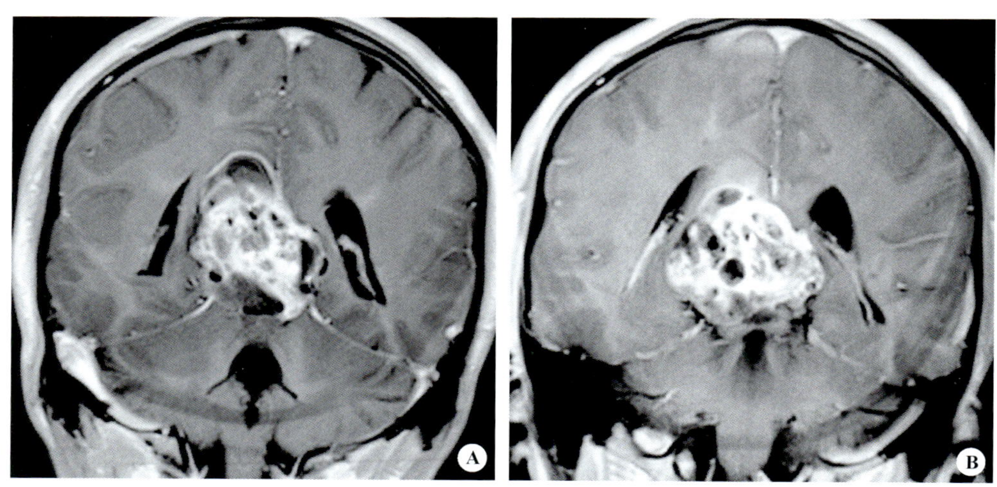

图25-6　术前MRI冠状位T_1增强扫描

【术前诊断】 第三脑室及松果体区巨大占位，生殖细胞类肿瘤。

【手术入路】 右侧Poppen（枕下小脑幕上）入路。

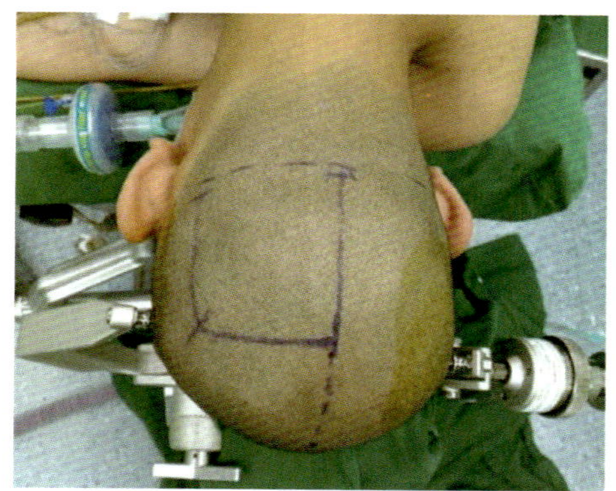

图25-7　手术体位及切口

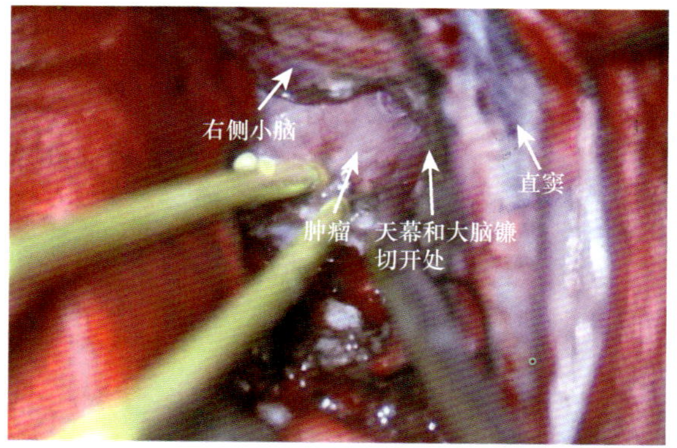

图25-8　牵拉右侧枕极，切开天幕和部分大脑镰，显露肿瘤组织

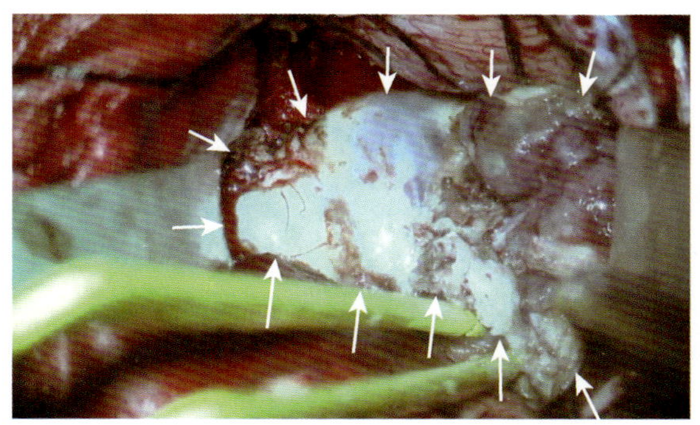
图25-9　肿瘤体积巨大，质地韧，血供丰富，边界清晰

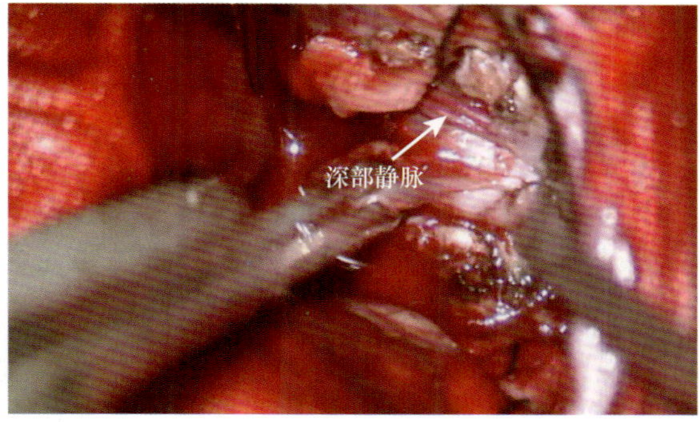

图25-10　小心保护肿瘤周围引流静脉，分块切除肿瘤

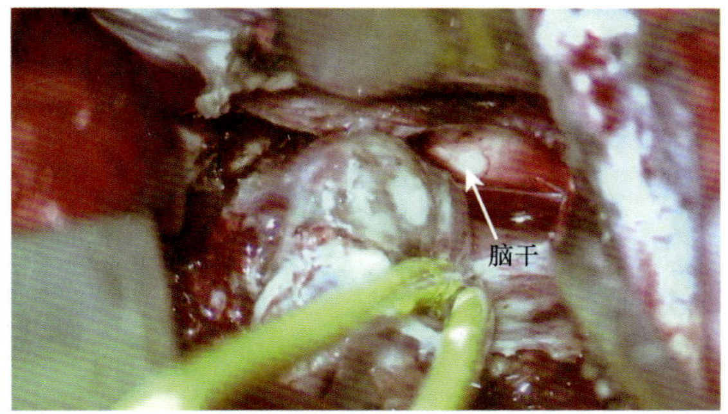

图25-11　充分瘤内减压，分离肿瘤四周，小心保护深部脑干组织

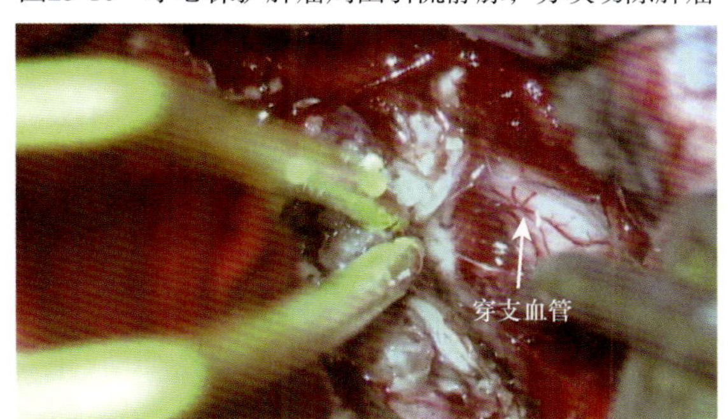

图25-12　小心保护脑干表面及周围穿支血管

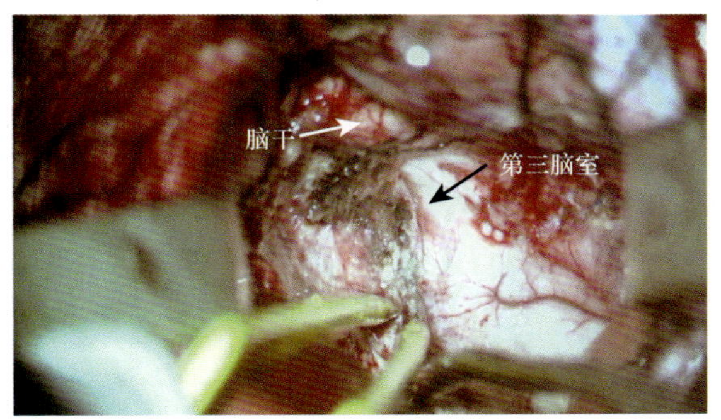

图25-13　肿瘤全切

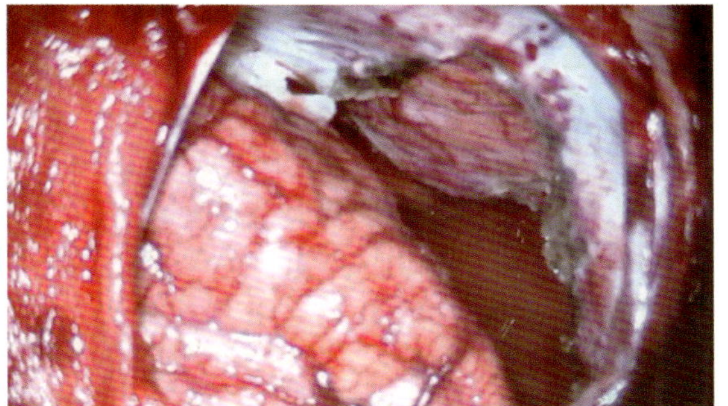
图25-14　术腔冲水清亮，瘤周结构保护完好

【病理检查】

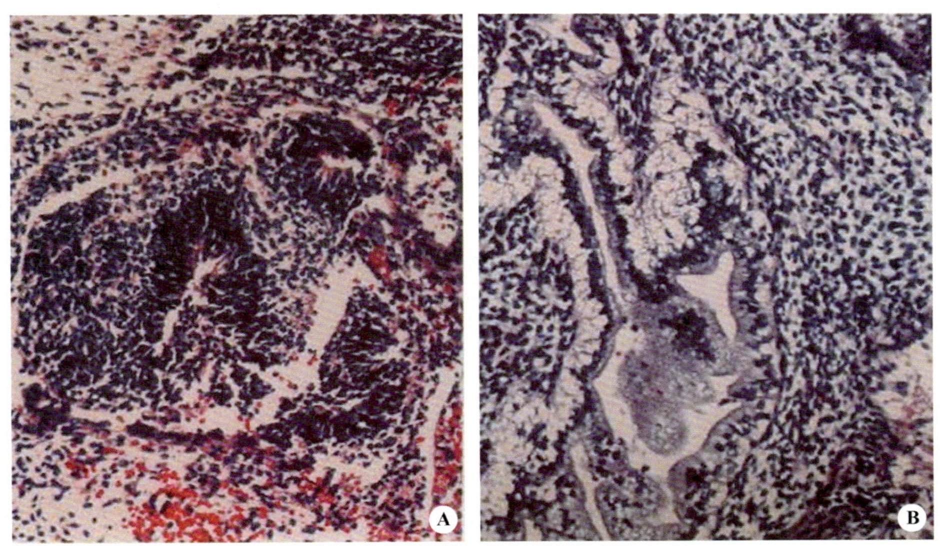

图25-15　病理：未成熟畸胎瘤（Ⅲ级）

【预后】 术后患者恢复理想，无功能障碍。

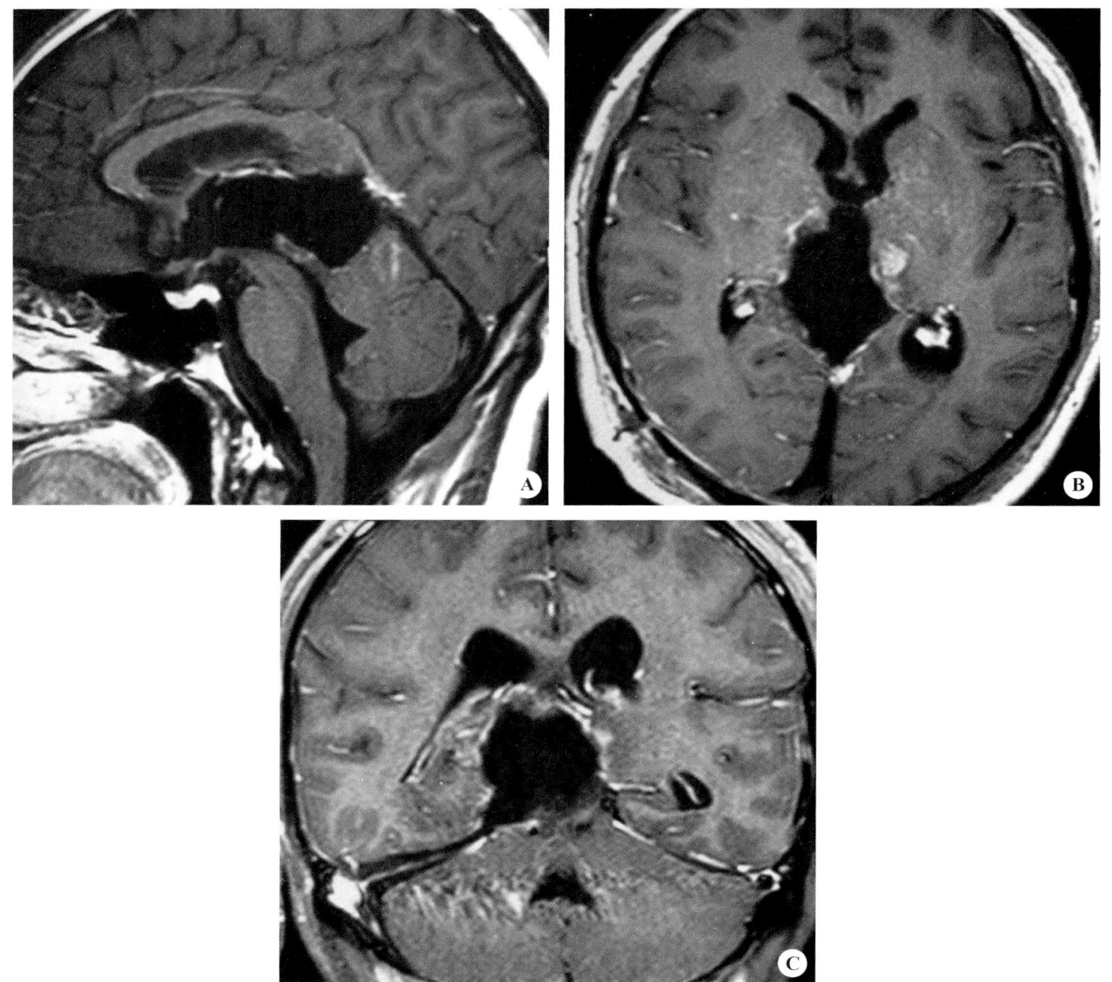

图25-16 术后MRI显示，肿瘤切除满意

五、专家点评

松果体区肿瘤位置深在，解剖复杂，毗邻重要血管、神经，特别是大脑深部静脉对手术入路起着明显的阻碍作用，而损伤静脉通常会导致术后严重的并发症，所以这一部位的肿瘤手术难度极大。可以选择的手术入路有经纵裂胼胝体入路、枕下经小脑幕入路、幕下小脑上入路等。Poppen于1966年首创顶枕开颅枕下小脑幕上入路切除松果体区肿瘤，因此该入路被称为Poppen入路。目前Poppen入路是处理松果体区肿瘤最为常用的手术入路，其对松果体区域及其毗邻的重要血管显露良好，所以Poppen入路几乎适用于松果体区所有的病变，包括松果体区各种良/恶性肿瘤、大脑大静脉瘤、中脑背侧胶质瘤及向第三脑室后部生长的丘脑胶质瘤等，特别适用于小脑幕平面或其上方，且主体偏向一侧的肿瘤。

这一入路需牵开枕叶底面及内侧面，利用横窦和矢状窦之间的夹角显露四叠体池周围空间。这一入路选择枕叶与小脑之间天然存在的间隙，对正常皮质几乎没有影响，有效显露面积要大于其他入路。因此，在操作者熟练程度相当的情况下，Poppen入路与其他入路相比有明显优势。

入路要点：患者取侧俯卧位，枕外粗隆为最高点，取一侧马蹄形切口，基底位于横窦位置，切口内侧到中线，下方至横窦体表投影位置，外侧为横窦中外1 /3 处，上方位于顶结节水平下，皮瓣向下翻。骨瓣内侧到矢状窦，下缘到横窦，“十字”切开硬脑膜。牵拉枕叶，切开四叠体池蛛网膜减压，同时确认直窦，在直窦旁0.5 ～ 1.0cm平行于直窦方向切开小脑幕达幕切迹，可见小脑。小心牵拉小脑及枕叶，继续分离四叠体池蛛网膜，可见松果体区静脉系统及小脑上动脉、滑车神经等相关结构。松果体区的大脑深静脉系统形成的间隙可供手术操作，双侧大脑内静脉间隙为第一间隙，同侧大脑内静脉与基底静脉间隙为第二间隙，基底静脉与大脑大静脉间隙为第三间隙，大脑大静脉下为第四间隙，直窦下小脑上为第五间隙。

1. 入路优点

（1）Poppen 入路距肿瘤近，视野宽敞，可在直视下操作。

（2）路径不经脑室，为单纯脑外操作，不损伤脑组织，手术反应小。

（3）大脑大静脉及四叠体区的静脉都处在直视下，易于显露和保护。

（4）无论肿瘤位于深静脉上方还是下方或后方均可采用此入路。

2. 入路缺点

（1）对于向下生长的肿瘤有时显露和切除困难。

（2）对于对侧丘脑和四叠体显露不良，常因阻断桥静脉而产生同向偏盲。

3. 术中注意事项

（1）手术利用的通道位于矢状窦和横窦夹角、小脑幕和大脑镰夹角，所以切口和骨瓣要充分显露矢状窦和横窦。同时应避免过分显露矢状窦及横窦，以骨瓣达矢状窦外侧缘及横窦上缘为最佳。

（2）小脑幕切开是重点，向后上方牵拉枕叶，确认直窦并切开四叠体池蛛网膜放液，以达到减压目的。小脑幕切口位于直窦旁0.5 ～ 1.0cm，尽量靠近直窦，切口与直窦平行，直达幕切迹，在切开小脑幕前需先用双极电凝电灼切口处小脑幕。

（3）枕极附近的引流静脉较少，不阻挡直窦显露的静脉应尽量保留。

（4）小脑幕切开后即可见小脑上面，继续切开四叠体池蛛网膜即可显露第三脑室后区域，此时可向下牵拉小脑，增加显露范围。

（5）显微镜下小心剪开基底静脉、大脑大静脉周围的蛛网膜，牵开小脑上蚓部。显露肿瘤的同时需要保护深静脉系统及侧支静脉通道。重点保护大脑内静脉、大脑大静脉等深部引流静脉，这些静脉损伤后可致严重的术后并发症。

（6）病变位于松果体上方时，由于两侧大脑内静脉之间的属支较少，可以利用第一间隙切除病变；如果病变位置靠上前方，此时可联合第二间隙进行手术，但要保护丘纹静脉；第三间隙相对较宽大，前方为松果体，下方为上下丘，当肿瘤位于后方时，可以通过此间隙切除，但须保护枕内侧静脉；第四间隙最为宽大，其上方为大脑大静脉及大脑内静脉，侧方为双侧基底静脉，下方是松果体及上下丘，当肿瘤位于后下方时可采用此间隙；第五间隙是第四间隙的补充，一般需联合第三、第四间隙切除肿瘤。

（7）肿瘤体积较大时，应分块切除。先瘤内减压，再仔细分离肿瘤边界，瘤内减容不易过快，警惕远隔部位血肿。

（8）大脑后动脉和小脑上动脉的主干和分支均从前方进入松果体区，并有小的穿支血管进入脑干，术中要小心保护脑干及其穿支血管。

（9）注意保护肿瘤下方中脑四叠体，术中剥离要轻柔，这一部位损伤后可致双眼上视障碍。

（10）松果体区肿瘤多数合并脑积水，缓解脑积水是手术治疗的主要目标之一，待手术切除肿瘤后可行第三脑室后部造瘘，并充分打开瘤床周围蛛网膜，使其与第三脑室相通，重建脑脊液循环通路，可避免脑积水再发生。临床上小部分患者术后脑积水不能缓解或再次发生，需再次手术。

（11）如果术前脑积水症状较严重，应先行侧脑室外引流术或脑室-腹腔分流术。

（王利国　刘　宁　闫长祥）

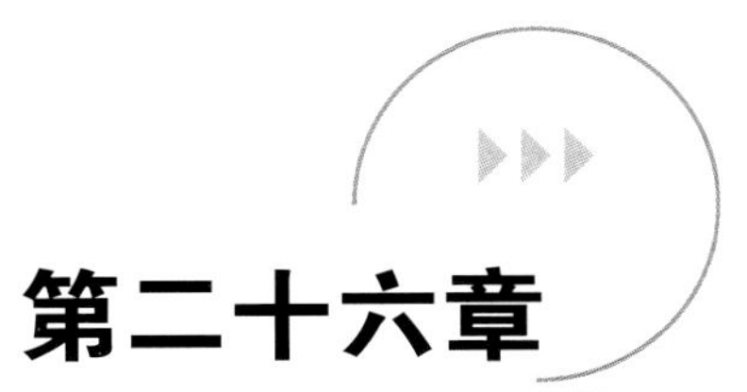

第二十六章 中脑被盖海绵状血管瘤

海绵状血管瘤是指由众多薄壁血管组成的海绵状异常血管团，其并非是真正的肿瘤组织，而是属于脑血管畸形，女性发病明显多于男性，性别构成比（男/女）为1 ： 5，以40～50岁成人多见。海绵状血管瘤可发生在中枢神经系统的任何位置，包括颅内及颅外。

海绵状血管瘤为畸形血管团，血管团的供血动脉和引流静脉为正常管径的血管，瘤内的畸形血管血流缓慢，在脑血管造影上无法显示。

一、临 床 表 现

病变位于中脑背侧可表现为如下症状、体征。

1. 感觉障碍 同时侵及内侧丘系及脊髓丘脑束，则出现病灶对侧半身各种感觉障碍，包括痛觉、温觉、触觉及深感觉障碍。

2. 眼球运动障碍 病变累及中脑顶盖、四叠体时，表现为双眼垂直运动障碍，伴瞳孔扩大、对光反射消失、双眼调节反射消失，即Parinaud综合征。

3. Benedit综合征 中脑被盖腹侧动眼神经、黑质受损，表现为同侧动眼神经麻痹，对侧肢体不自主运动，如震颤、舞蹈或手足徐动。

4. 中脑被盖中央综合征 中脑中央灰质、动眼神经、滑车神经核受损，双侧动眼神经麻痹，两眼球上视、下视瘫痪，眼外肌麻痹，双眼外斜视，双上眼睑下垂，瞳孔散大，对光反射减弱或消失。

5. Claude症候群 中脑背侧部近于导水管处病变，同时伴有小脑结合臂损害时，表现为同侧动眼神经麻痹、对侧上下肢共济失调等小脑症状及体征。

6. 意识障碍 中脑被盖部病变损害中脑网状结构，可表现为意识障碍。

7. 发作性自发出血 表现为突发的头痛、头晕，伴有一侧或两侧肢体活动不灵活、视物重影等表现，严重者可有昏迷。

二、影像学检查

1. 脑血管造影 海绵状血管瘤为畸形血管团，血管团的供血动脉和引流静脉为正常管径的血管，瘤内的畸形血管血流缓慢，在脑血管造影上无法显示；或者供血动脉太细或已有栓塞而导致无法显影。因此，晚期静脉相有密集的静脉池和局部病灶染色是此病的两大特征。

2. CT 表现为富集血管的占位征象。平扫时CT一般表现为边界清晰的圆形或类圆形等至稍高密度影，可合并斑点状钙化，一般无周围水肿。海绵状血管瘤急性出血可表现为较均匀的高密度影，灶周有轻度水肿。注射造影剂后，可有轻度到中度增强。由于病灶内血栓及钙化，典型表现为不均匀的斑点状增强。

3. MRI 对诊断海绵状血管瘤具有较高的特异性。病灶与周围脑组织有明确的界线，形状规则。T_1呈等信号，T_2呈高信号，注射药物后可见强化，瘤内可见混杂信号影。由于瘤巢内反复多次出血，肿瘤MRI表现可能多样。通常在病灶周围可见低信号带（含铁血黄素环）为典型脑内海绵状血管瘤的MRI表现。

4. PET 可提供代谢性信息，可以用来鉴别脑肿瘤和海绵状血管瘤。脑肿瘤对放射性同位素的吸收度增加，海绵状血管瘤的吸收度很低。

三、治　疗

手术切除病灶是治疗海绵状血管瘤的根本方法，病灶反复出血、重要功能受损是主要的手术指征。中脑是意识中枢，也是视觉、听觉反射中枢。所有大脑皮质与脊髓间的上行及下行神经通路都要经过中脑。中脑被盖有上丘和下丘，上丘与视觉反射有关，下丘与听觉反射有关。中脑被盖还接受多方面的神经纤维投射，其也是触觉、温觉、痛觉的整合中枢。中脑前方是基底动脉分叉，背侧存在大脑大静脉、大脑内静脉、基底静脉等深部引流静脉，位置深在，手术难度极高。

四、典型病例

【简要病史】 患者，男性，35岁，既往体健。主诉：左侧耳鸣伴左侧肢体麻木20天。查体：左耳听力下降，左侧肢体浅感觉减退。

【影像学表现】

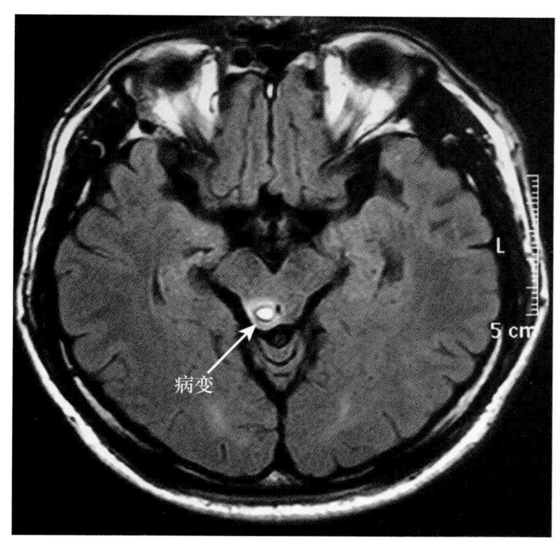

图26-1　术前MRI Flair成像显示，病变位于右侧中脑被盖，呈高信号，周围可见水肿影像

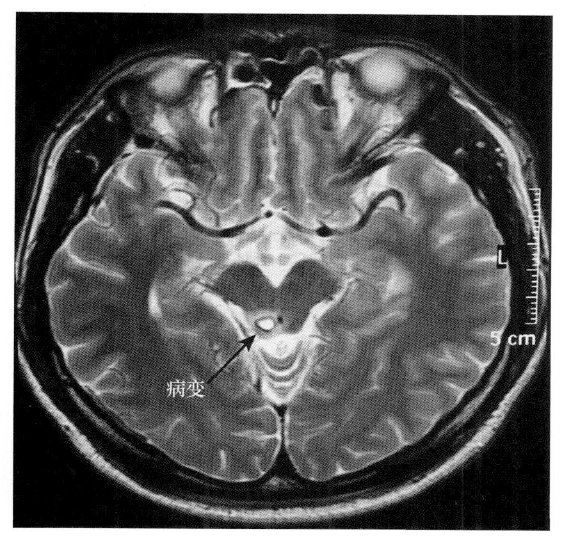

图26-2　术前MRI T_2加权像呈高信号，周围可见由含铁血黄素沉积形成的“铁环”征

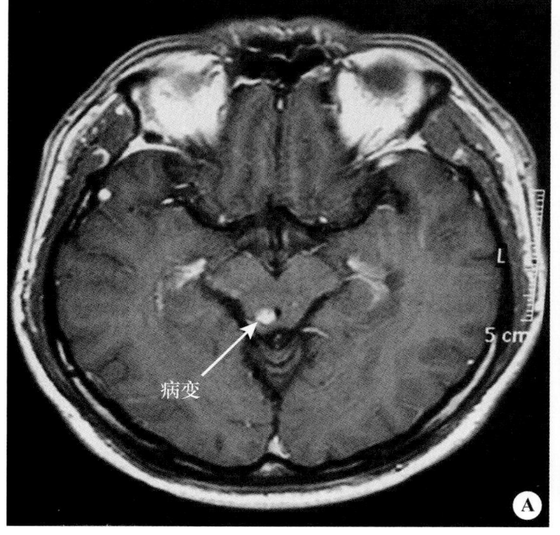

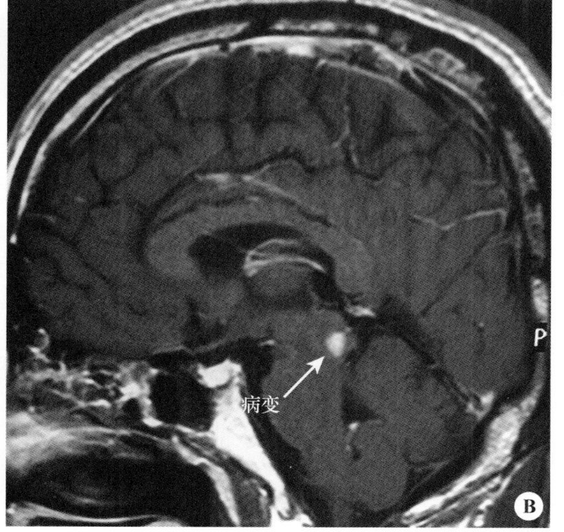

图26-3　术前MRI增强扫描显示，病变明显、均匀强化

【术前诊断】 海绵状血管瘤（中脑被盖，右侧）。
【手术入路】 右侧Poppen入路。

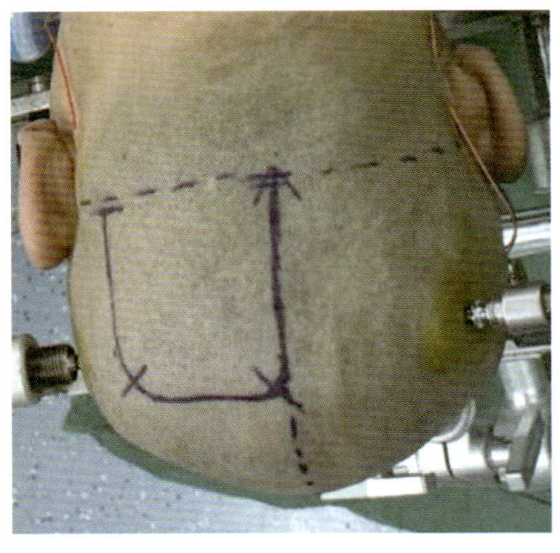
图26-4 手术切口及体位

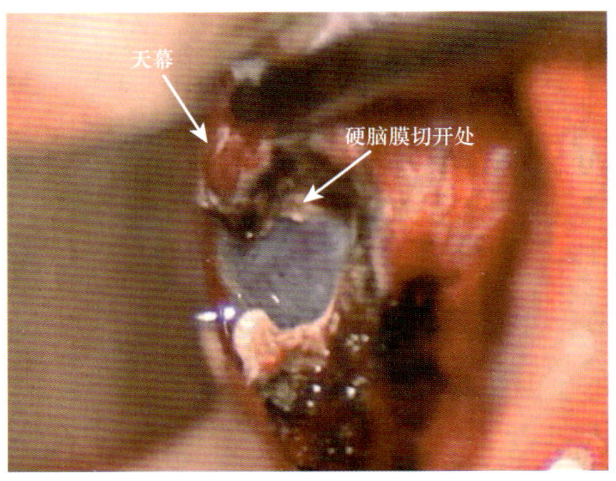

图26-5 牵拉枕极，于天幕和脑镰结合处切开硬脑膜

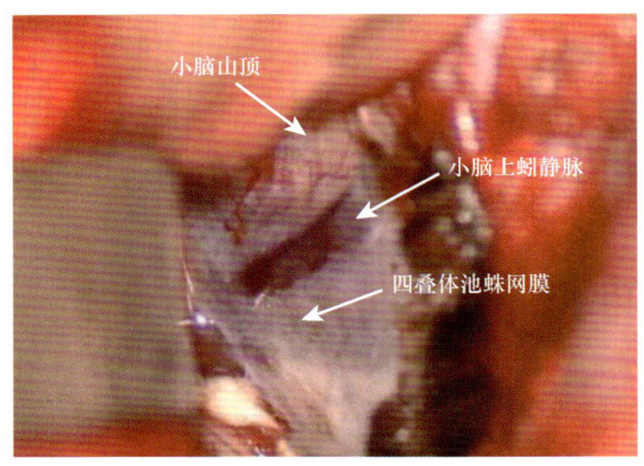

图26-6 进一步显露四叠体池，显露小脑上蚓静脉及小脑山顶

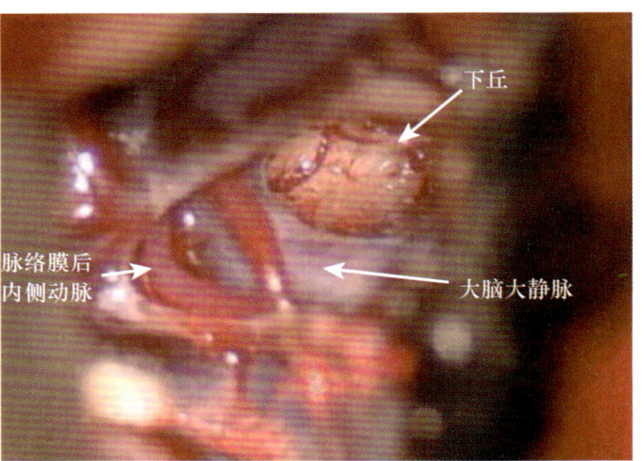

图26-7 解剖游离厚韧的四叠体池蛛网膜，显露下丘

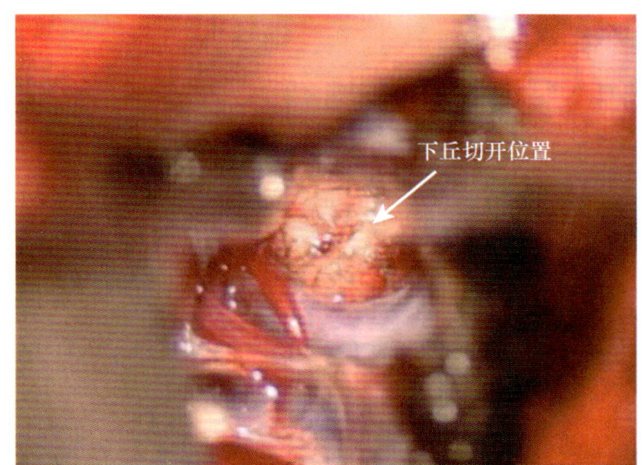

图26-8 于下丘最薄处切开，显露病变组织

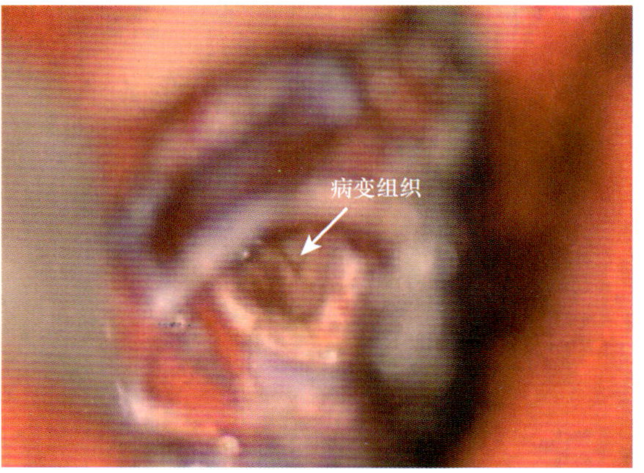

图26-9 于狭窄的血管间隙进行手术操作，见病变呈灰黄色，瘤内有少量陈旧卒中出血，位置深在

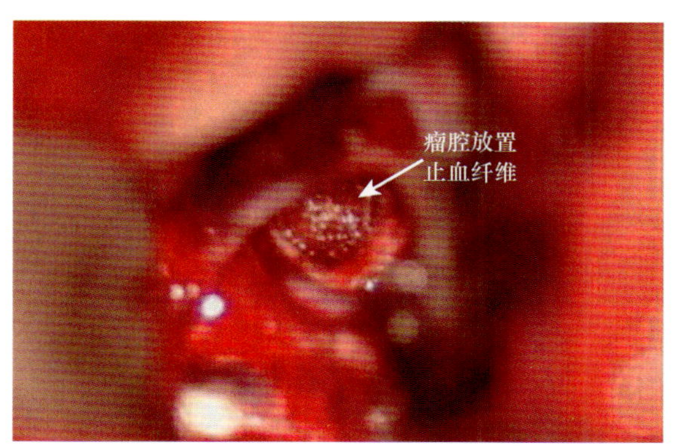

图26-10　病变分块全部切除，残腔彻底止血。瘤周血管保护完好

【病理检查】

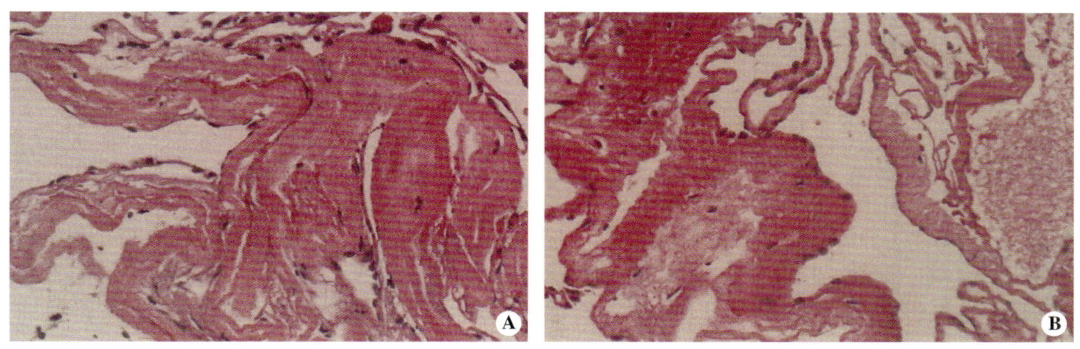

图26-11　病理：海绵状血管瘤

【预后】　术后患者恢复顺利，无神经功能障碍。眼球各方向活动自如。肢体活动正常。

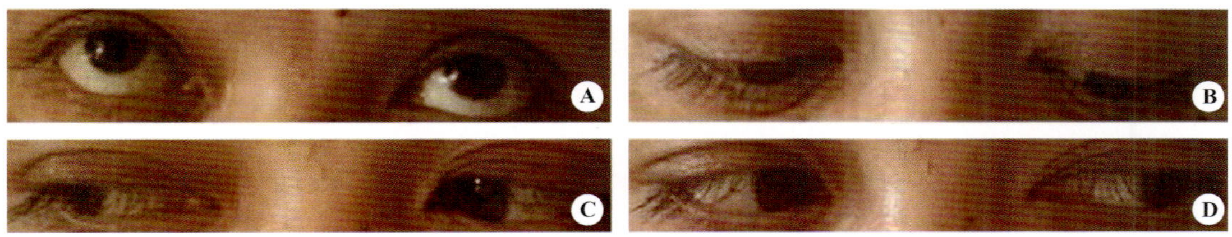

图26-12　术后患者眼球各方向活动自如

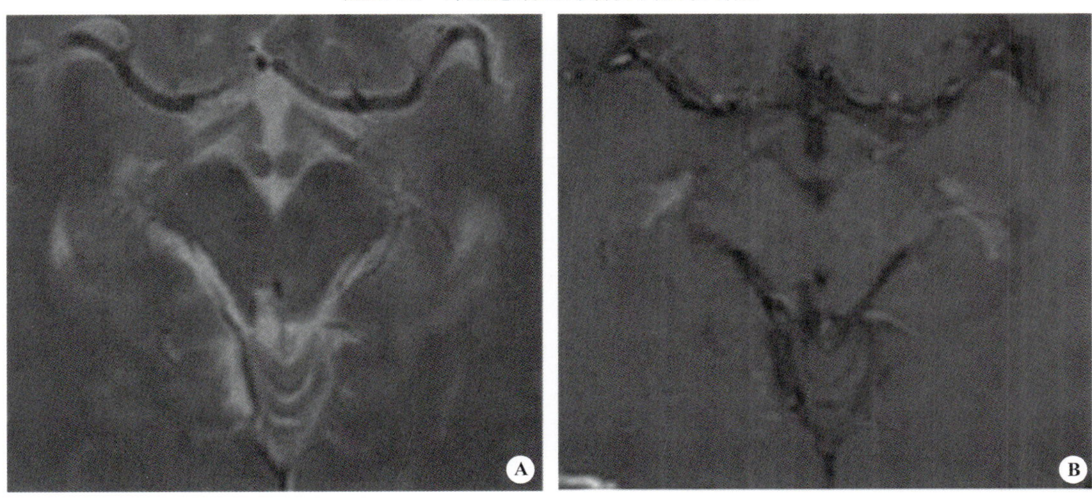

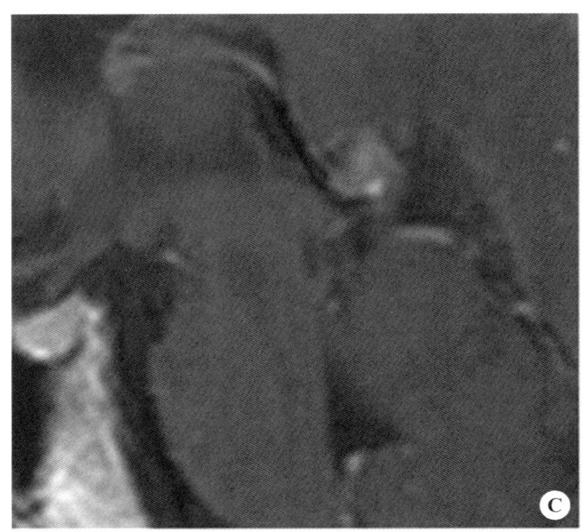

图26-13 术后MRI显示，病变切除完全
A. 轴位T_2加权像；B. 轴位增强；C. 矢状位增强

五、专家点评

中脑被盖位置深在，其表面覆盖大脑大静脉、大脑内静脉、基底静脉等，手术空间狭小。术中引流静脉的损伤会导致术后致命性的脑水肿。同时中脑是意识中枢和视听中枢，稍有不慎，患者术后容易发生昏迷、眼球活动障碍及视力和听力障碍等。

中脑海绵状血管瘤依据病变部位，一般分为腹侧型、腹外侧型及背侧型。对于中脑海绵状血管瘤手术入路的选择需要依据病变部位及中脑解剖学特点综合来定。

中脑腹侧上界是视束，下界是脑桥中脑沟，向后延伸并与外侧中脑沟相连。外侧中脑沟从内侧膝状体延伸至下方的脑桥中脑沟。此沟被认为是中脑腹外侧的后界，大脑脚与被盖的表面分界线。脚间窝则位于大脑脚和动眼神经根部之间。基底动脉于脚间池分出大脑后动脉。中脑的血液供应来自基底动脉、大脑后动脉及小脑上动脉的分支。每侧大脑脚静脉与对侧静脉吻合形成后交通静脉，大脑脚静脉与外侧中脑静脉一起注入基底静脉。腹侧脑桥中脑静脉走行于脑桥表面，同名的脑沟内。

中脑腹侧和腹外侧海绵状血管瘤手术入路的选择：大多数中脑腹侧中间部位的海绵状血管瘤可以选择翼点经外侧裂入路或经颅眶颧入路。颅眶颧入路与翼点入路相比，到达中脑脚间窝视角更为平坦，此入路可直视观察位于小脑上动脉（SCA）和大脑后动脉（PCA）之间的动眼神经，并有助于对侧方锥体束的保护，但开颅时间长，创伤比较大。中脑的腹外侧海绵状血管瘤可以选择翼点入路或颞下经小脑幕入路。颞下入路，术前行腰大池置管引流，可减少术中对颞叶的牵拉。颞下入路的并发症包括动眼神经、滑车神经损伤所致的眼肌麻痹，以及Labbé静脉损伤所致的静脉梗死、颞叶水肿，对于优势半球一侧，需更加注重防止相关并发症。中脑腹外侧的海绵状血管瘤，特别是那些下方延伸者，也可以选择乙状窦前入路、乙状窦后入路，这些入路可以对中脑下部、脑桥及延髓提供更好的侧面显露。中脑腹外侧的海绵状血管瘤延伸至丘脑并不少见，由于存在手术盲区的问题，这部分海绵状血管瘤要比单纯的腹外侧者更难切除干净，且术后并发症更多。

中脑背侧相关解剖：外侧中脑沟为中脑腹外侧和背侧之间分界线，从内侧膝状体延伸至上方的脑桥中脑沟。外侧中脑沟的内侧为四叠体，由成对的上、下丘组成。在下丘的下方与上髓帆之间有滑车神经根出脑，它是唯一自脑干背侧面出脑的脑神经。

中脑背侧海绵状血管瘤的手术入路可以选择幕下小脑上入路，在国外尤为推崇。此手术入路优点是有足够的视野观察中脑、四叠体的背侧和背外侧及脑桥上部背外侧区域，可以切除中线、近中线及向外侧延伸的病变。幕下小脑上入路需要尽可能地显露横窦及窦汇的下缘，这样可避免过度牵拉小脑组织。从小脑上表面汇入小脑幕的小静脉可以在近小脑表面电凝切断，增加显露。打开四叠体池的后壁，可见小脑中央前静脉汇入Galen静脉，小脑中央前静脉需要严格保护，若损伤极易造成术后水肿。幕下小脑上入路常采取坐姿，利用重力促进小脑回缩，但有增加空气栓塞的风险。

对于中脑背侧的海绵状血管瘤手术入路，我们尤为推荐Poppen入路。Poppen入路是Poppen于1966年首先提出的，当时采用坐位，行枕部横窦上直切口，但显露不满意。之后Jamieson做进一步改进，患者由坐位改为侧卧位，头部转向下方，枕极向外上牵开并切开小脑幕。1987年Clark再度改良，体位采用3/4侧卧位，利用大脑镰挡住对侧脑组织，同侧枕叶自然下垂，显露良好。Poppen入路尤适用于肿瘤位于小脑幕缘中央、上方或大脑大静脉上方病变者。对于幕下部分，可通过切开小脑幕来增加显露。但此手术入路也存在一些缺点：①显露对侧四叠体区和丘脑困难；②大脑大静脉及其属支需要充分解剖才能充分显露病变；③要注意保护大脑下静脉和枕叶内静脉，以免造成枕叶梗死和水肿而引起偏盲。

此患者采取的是Poppen入路，手术操作要点包括：

（1）手术利用的通道位于矢状窦和横窦夹角、小脑幕和大脑镰夹角，所以切口和骨瓣要充分显露矢状窦和横窦。同时应避免过分显露矢状窦及横窦，以骨瓣达矢状窦外侧缘及横窦上缘为最佳。

（2）小脑幕切开是重点，向后上方牵拉枕叶，确认直窦并切开。小脑幕切口一般位于直窦旁0.5 ～ 1.0cm，尽量靠近直窦，切口与直窦平行直达幕切迹，在切开小脑幕前需先用双极电凝电灼处理；四叠体池蛛网膜放液，达到减压目的。

（3）枕极附近的引流静脉较少，不阻挡直窦显露的静脉应尽量保留。

（4）小脑幕切开后即可见小脑上表面，继续切开四叠体池蛛网膜即可显露中脑背侧，此时可向下牵拉小脑，增加显露范围。

（5）显微镜下小心剪开基底静脉、大脑大静脉周围的蛛网膜，并牵开小脑上蚓部。在显露肿瘤的同时需要保护深静脉系统及其属支，这些静脉损伤后可致严重的术后并发症。

（韩　松　刘　宁　闫长祥）

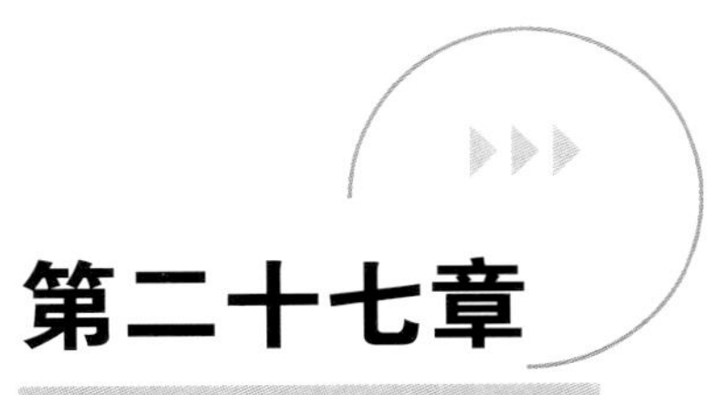

第二十七章 中脑巨大海绵状血管瘤

海绵状血管瘤是指由众多薄壁血管组成的海绵状异常血管团，属于脑血管畸形，女性发病明显多于男性，性别构成比（男/女）为1 ：5，以40 ～ 50岁成人多见。海绵状血管瘤可发生在中枢神经系统的任何位置，包括颅内及颅外。

脑干海绵状血管瘤少见，约占颅后窝血管畸形的13%。在海绵状血管瘤中，脑干海绵状血管瘤占4% ～ 35%。对海绵状血管瘤自然病史研究发现，海绵状血管瘤年出血率为0.7% ～ 4.1%，偶发海绵状血管瘤年出血率为0.08% ± 0.2%，未破裂的海绵状血管畸形年出血率为0.3% ± 0.6%。海绵状血管瘤再出血率增加，为3.8% ～ 22.9%。同样，脑干海绵状血管瘤的年出血率为2.3% ～ 6.8%，再出血率为5.0% ～ 21.5%。脑干海绵状血管瘤通常位于脑桥，只有大约18.9%的脑干海绵状血管瘤涉及中脑。

一、临 床 表 现

病变巨大主体位于中脑腹外侧，并向背侧延伸，可表现为如下症状、体征：病变累及腹侧的大脑脚底，使其内部皮质脑桥束、皮质脊髓束、皮质延髓束受损，出现对侧肢体力弱、偏瘫及上运动神经元受损症状，如腱反射亢进、肌张力增高。累及腹侧黑质，黑质的功能包括对纹状体的多巴胺传输，对丘脑和脑干的GABA传输，功能受损可导致帕金森病，表现为肌肉强直、运动受限、运动减少并出现震颤，又称震颤麻痹。累及红核，易导致上肢屈肌能力受损，出现对侧肢体运动不协调、震颤或舞蹈样动作。中脑中央内侧近尾端的小脑上脚主要由小脑齿状核发出的传出纤维组成，这些纤维在中脑被盖越过，左右相互交叉后上升，止于对侧红核和背侧丘脑；传入纤维主要有脊髓小脑前束，三叉小脑束及起自顶盖和红核的顶盖小脑束、红核小脑束等，小脑上脚功能受损则出现小脑性共济失调及震颤。

Weber综合征（大脑脚综合征）：一侧中脑大脑脚脚底损害，常为中脑腹侧部病变损害同侧动眼神经及大脑脚底中部3/5的锥体束，出现动眼神经麻痹及对侧偏瘫——一种特殊症候群。

中脑海绵状血管瘤经常表现为发作性自发出血，表现为突发的头痛、头晕，伴有一侧或双侧肢体活动不利、视物重影等表现，严重者可有昏迷。

二、影像学检查

1. CT 通常表现为边界清晰的结节状高密度灶，可伴有钙化。由于病灶常合并出血，可掩盖其本身特点，且不易和其他原因造成的颅内出血相鉴别。

2. MRI 脑内海绵状血管瘤在T_1加权像上多呈低信号，混杂高信号；T_2加权像上病灶多为以高信号为主的混杂信号，内部可见低信号，或低信号为主，内有大小不等的极高信号，周边一般为低信号。血管流空效应不明显。混杂信号与反复出血和钙化有关。T_2加权像病灶周围低信号环与含铁血黄素沉积有关。MRI可以发现表现为阴性的小病灶，特征为点状短T_2信号，常为多发。除急性出血外，海绵状血管瘤一般无明显占位效应。增强扫描病灶呈较均匀强化。增强动态观察呈缓升缓降表现。海绵状血管瘤磁共振血管成像（MRA）显示，网状或簇状小血管或不规则的斑点状血管影，可有病变区相应血管移位。

3. 磁敏感加权成像（SWI） 主要通过体内不

同组织间磁化率的差异成像，进而对疾病做出鉴别，有助于微小海绵状血管瘤的检出。海绵状血管瘤的SWI多表现为低信号影，但是由于出血时间不同，在低信号中会出现点状、条状或桑葚状高信号，周边环绕较宽的低信号，即“铁环”征。

三、治　　疗

手术切除病灶是治疗海绵状血管瘤的根本方法，病灶反复出血及重要功能受损是主要的手术指征。但脑干海绵状血管瘤手术应慎重，尤其是中脑海绵状血管瘤。中脑位置深在，介于间脑与脑桥之间，是意识中枢，也是整合复杂姿势反射、视听反射和运动姿势反射等的皮质下中枢。中脑海绵状血管瘤起病隐匿且缓慢，手术部位深在，功能极其重要，手术风险极大，对神经外科专业医师水平要求极高。

对于立体放射治疗脑干海绵状血管瘤，存在很大争议，与自然病史相比，立体放射治疗并没有降低出血的风险，且增加放疗相关的副损伤。此外，还增加手术风险，术中可见放疗后病变与脑干实质粘连紧密，增加了切除难度，故不推荐采用。

四、典型病例

【简要病史】 患者，女性，37岁。主诉：头晕半年，右侧肢体乏力1个月，进行性加重。查体：右侧肢体肌力2级；共济运动差。

【影像学表现】

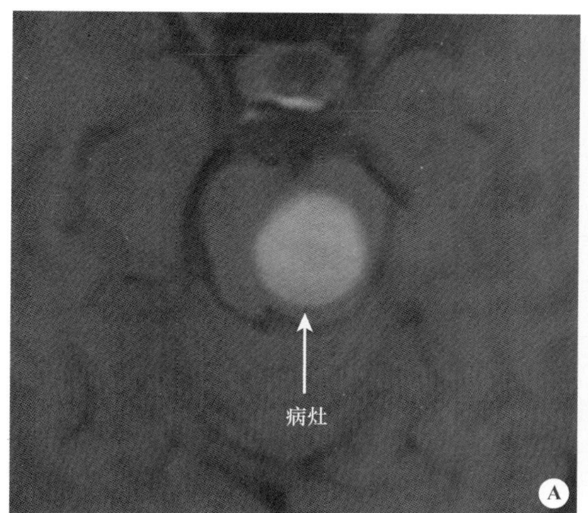

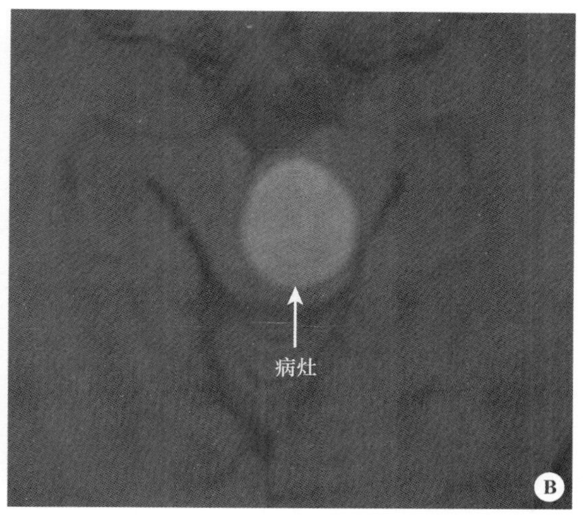

图27-1　术前MRI轴位T_1加权像平扫显示，病灶位于左侧中脑，类圆形，呈亚急性出血性高信号

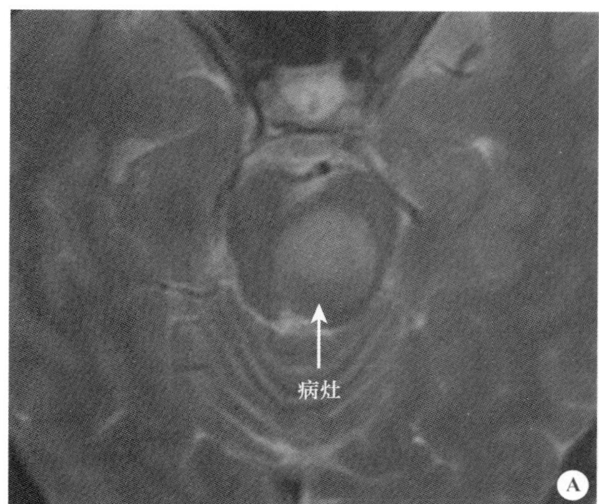

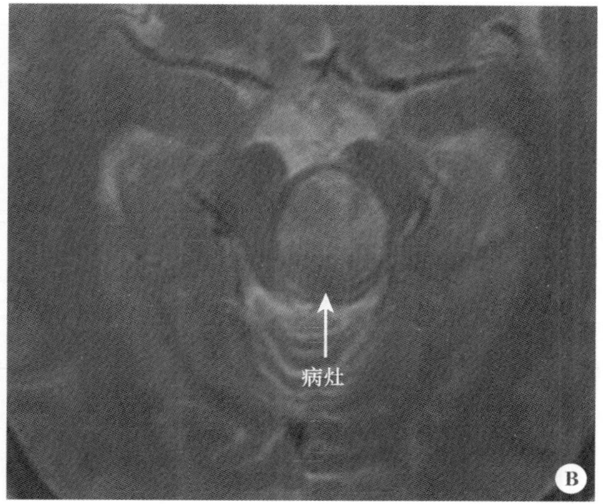

图27-2　术前MRI轴位T_2加权像平扫显示，病灶边界清晰，呈稍高信号

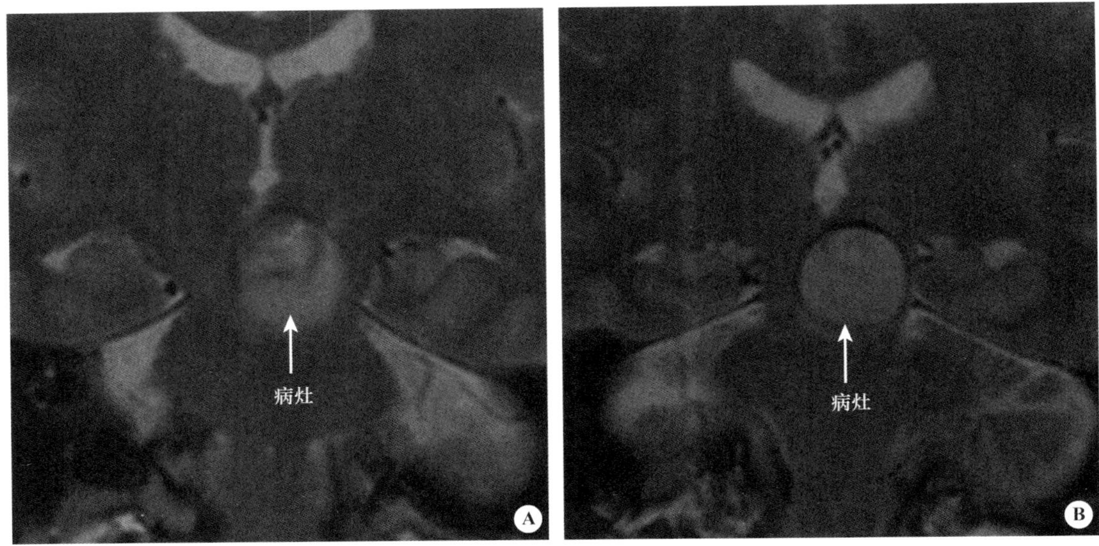

图27-3　术前MRI冠状位T_2加权像平扫显示，病灶巨大，下界达中脑脑桥沟

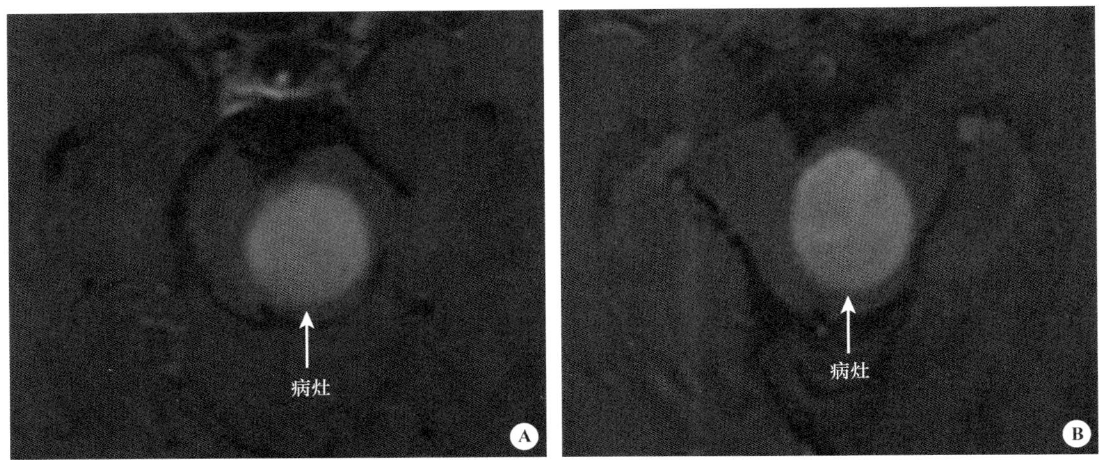

图27-4　术前MRI轴位T_1加权像增强扫描显示，病灶呈陈旧性出血信号，无强化

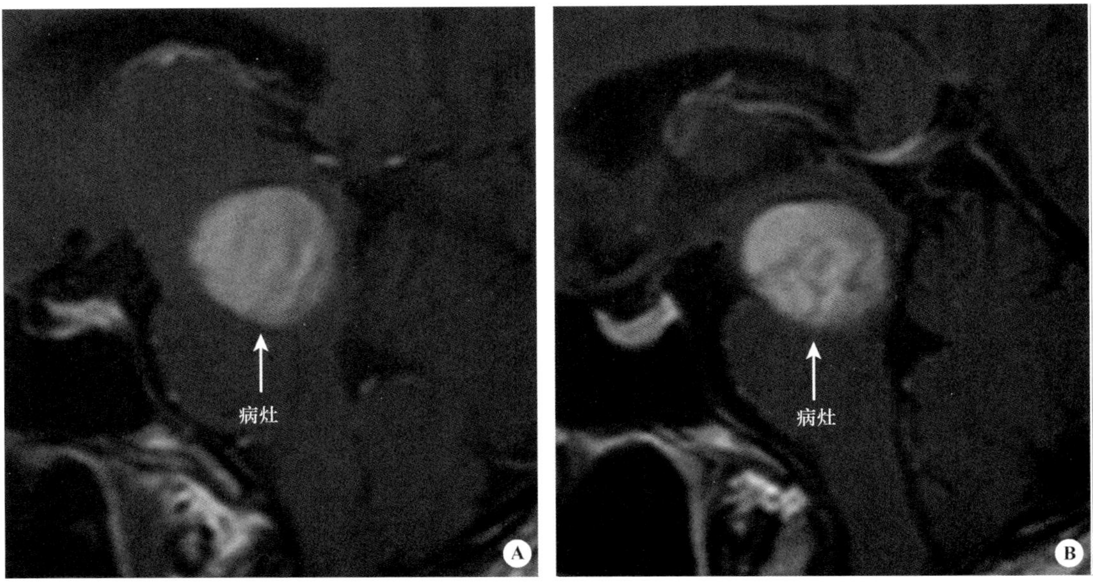

图27-5　术前MRI矢状位T_1加权像增强扫描显示，病灶无明显强化

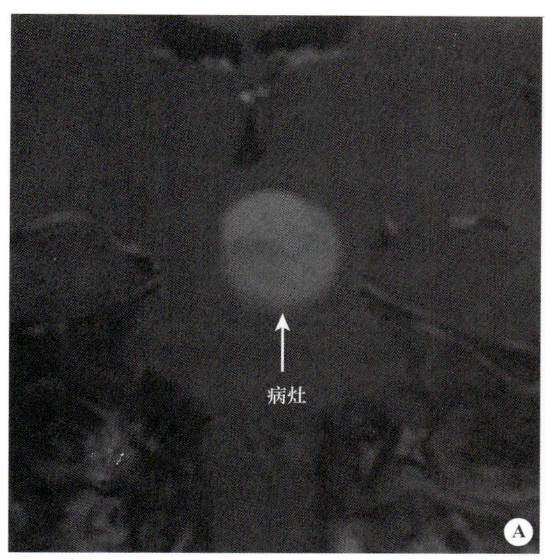

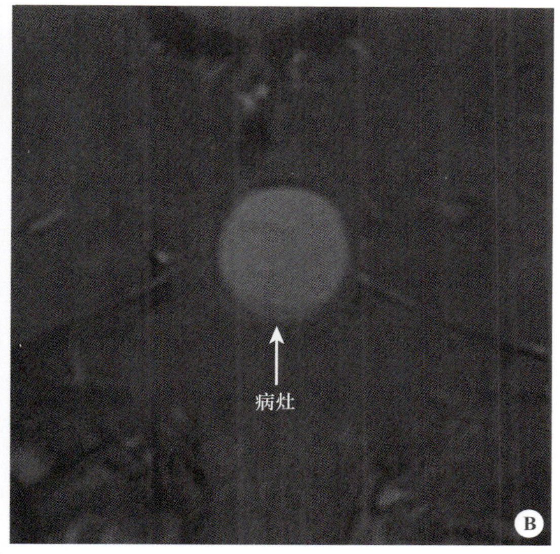

图27-6　术前MRI冠状位T_1加权像增强扫描显示，病灶无明显强化

【术前诊断】 海绵状血管瘤（中脑，左侧）。

【手术入路】 左侧颞下入路。

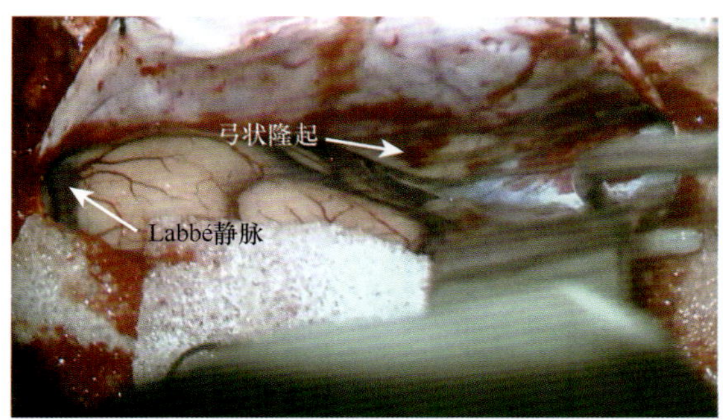

图27-7　轻轻牵拉左侧颞叶底面，缓慢释放环池脑脊液

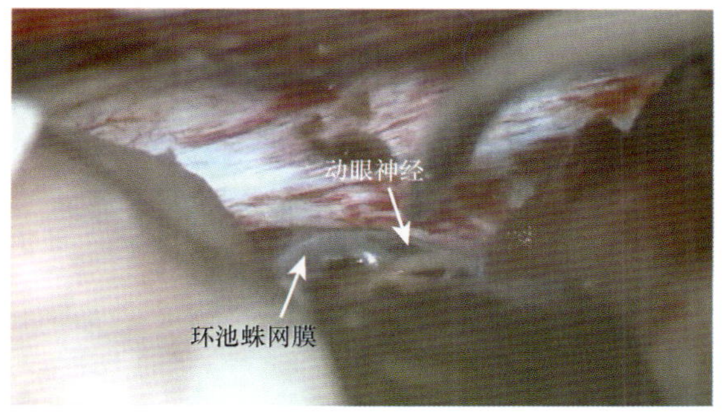

图27-8　自动牵开器牵开颞叶底面，进一步显露环池蛛网膜及动眼神经

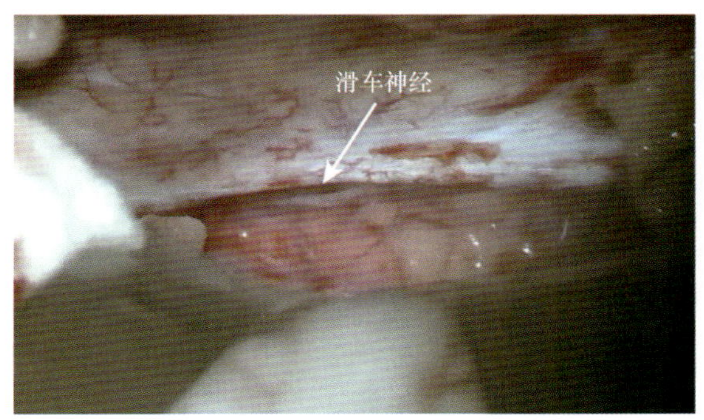

图27-9　显露幕缘、滑车神经、中脑外侧环池蛛网膜

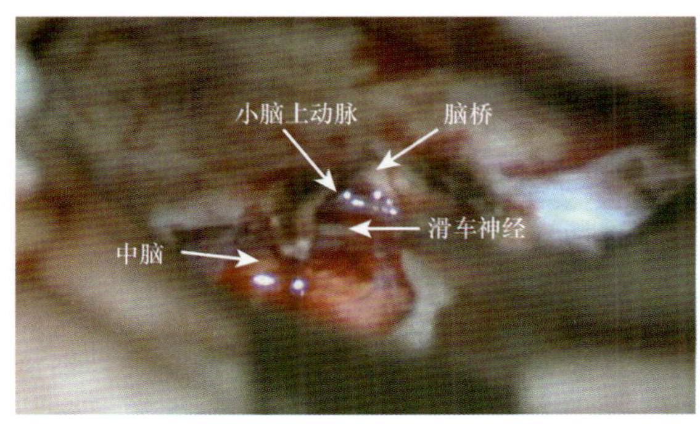

图27-10　切开天幕，显露小脑上动脉、中脑脑桥沟

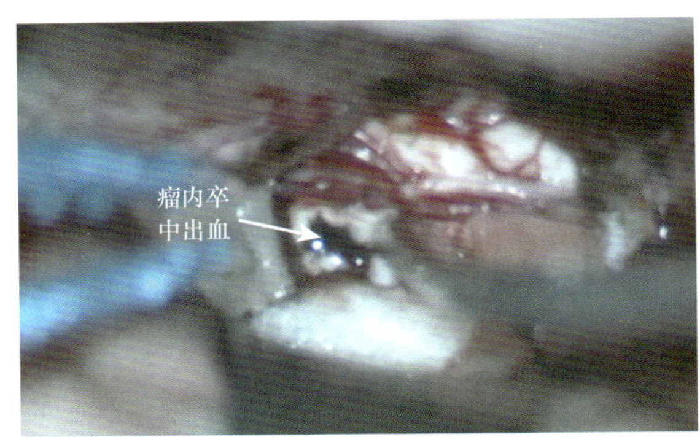

图27-11　于中脑最薄处切开，显露病灶，瘤内有陈旧性卒中

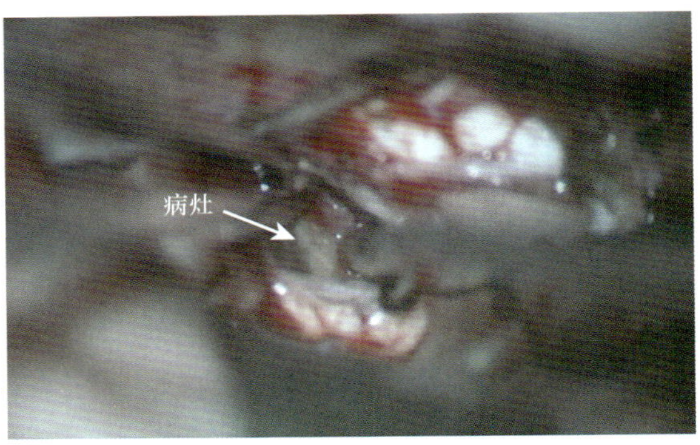

图27-12　病灶变实性部分与中脑粘连紧，分块全切

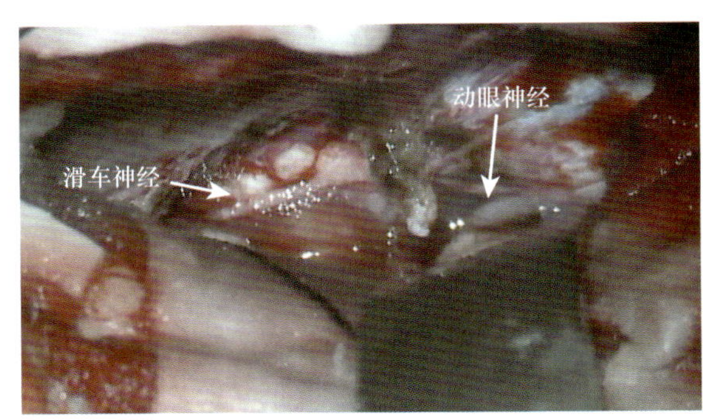

图27-13　病灶全切，瘤周结构保护完好

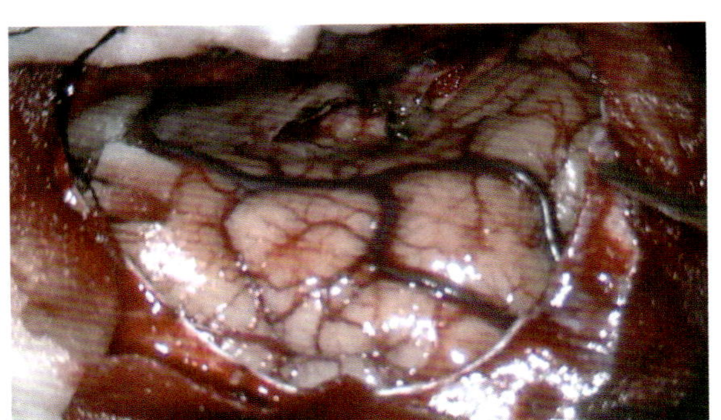

图27-14　颞叶及静脉系统保护完好

【病理检查】

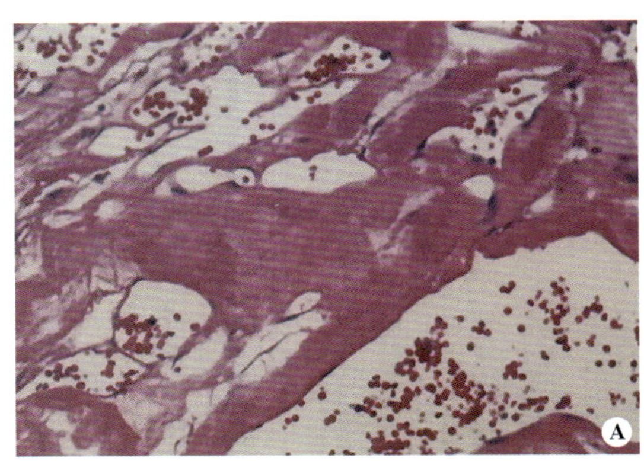

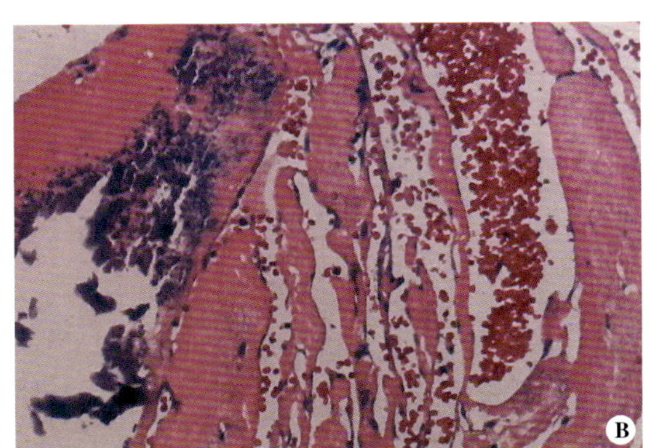

图27-15　病理：海绵状血管瘤

【预后】　患者神志清楚，言语流利，左侧肢体肌力恢复至4级，顺利出院。

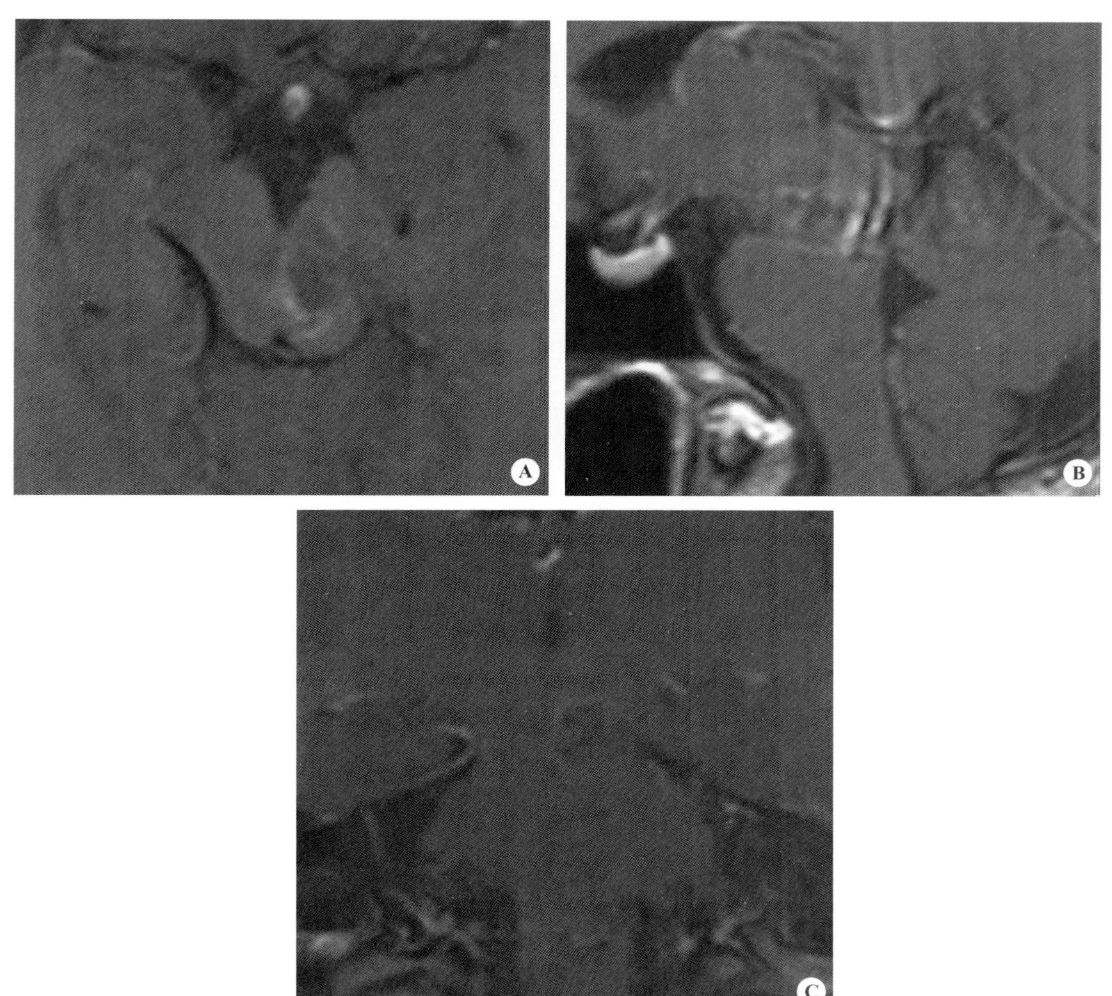

图27-16　术后增强MRI显示，病灶切除完全

A. 轴位；B. 矢状位；C. 冠状位

五、专家点评

脑干海绵状血管瘤相对少见，约占颅后窝血管畸形的13%。在海绵状血管瘤中，脑干海绵状血管瘤占4%～35%，中脑海绵状血管瘤约占整个脑干的18.9%。脑干海绵状血管瘤的年出血率为2.3%～6.8%。然而，出血后再次出血的风险显著增加。随着再出血的发生，神经功能缺失的发生率和严重程度随之增加。

中脑海绵状血管瘤手术的目标是彻底切除病灶。病灶部分切除后，残留病灶再出血的发生率仍然很高。目前，对于脑干海绵状血管瘤患者的手术适应证缺乏一致性观点。中脑海绵状血管瘤反复出血可永久性致残，对于中脑出血性海绵状血管瘤，笔者建议采取积极的手术治疗。反复出现进行性神经功能受损，如果出血超出了海绵状血管瘤的界线，均提示再出血或其风险高，建议采取积极的手术治疗。

手术时间窗的选择也存在争议。有些学者推荐早期手术，早期手术可迅速解除占位效应，促进受损的神经恢复功能。另一些学者推荐亚急性期手术治疗，因神经功能状态已具有较好的恢复，耐受能力增强；血肿部分液化，缓冲手术损伤，但病变周围的神经胶质增生增加了手术的复杂性。

合并发育性静脉异常（DVA）的处理：必须严格保留任何相关的DVA，即使术前MRI成像没有显示出DVA，也应怀疑DVA的存在。DVA损伤常导致静脉梗死，进而出现严重的临床并发症。然而，家族性海绵状血管瘤患者通常不伴有DVA。

中脑海绵状血管瘤由于位置深在、解剖功能复杂，故致残率、致死率均很高。良好的病灶显露是此类手术全切的重要前提。如果病灶紧靠软脑膜或室管膜表面，则提供了一条直接、安全的路径。当病变位于深部且由薄薄的实质层与表面分隔时，手术仍然可以通过遵循安全区域进行，这些进入中脑实质相对安全且狭窄的手术通道，关键是选择神经结构稀疏区并避开穿透动脉。因此，术前手术规划也至关重要。MRI弥散张量（DTI）成像使手术前白质纤维束可视化成像，清晰显示移位的纤维束与病灶的关系。笔者将VR三维影像融合技术用于术前评估，VR三维影像融合技术能够把CT、MRI、DTI、DSA、CTA、MRA等多种影像学检查融为一体，以3D形式呈现，能够多视角、高清晰呈现病灶与周围组织结构如皮质脊髓束、大脑后动脉、小脑上动脉等的关系。VR三维影像融合技术结合3D打印技术，有助于手术方案的规划。此外，术中电生理监测体感诱发电位和运动诱发也极为重要，有助于对相关功能的保护。

此患者为巨大中脑海绵状血管瘤，主体位于腹外侧并延伸至背侧，手术难度极高。笔者结合病变术前影像学评估结果，并选择病变距脑干表面最近的区域作为入路的靶点，采取颞下入路。手术操作要点如下：

（1）患者的头部应该正对术者，能达到对病变组织充分地显露，同时对脑组织最小程度地牵拉，并且可以提供灵活的工作角度。在摆放体位时，应将患者的头部向地面倾斜，这样可以最大限度地利用重力进行牵拉，以获取最合适的颞下显露。

（2）颞下入路显露的重点是颅底，所以骨窗下缘要达到颅中窝底和小脑幕水平。颧弓根部是定位颅中窝底水平必不可少的标志。这一标志可用来计划和确定骨孔的位置和接下来的开颅术。若开颅骨窗下缘未达颅中窝底，则需要将骨窗下缘咬除或磨除至与颅中窝底水平位置，任何残留的骨质都可能阻挡手术角度和视线。

（3）术中牵拉颞叶时要轻柔，以海绵棉条保护脑组织，避免形成脑组织挫伤、血肿。要注意保护Labbé静脉，避免过度牵拉造成Labbé静脉根部撕裂出血，若出现出血，可用明胶海绵和棉片压迫止血。Labbé静脉的走行大致位于颧弓上界连线上方1cm、外耳道开口后方2～5cm（平均2.9cm）。

（4）切开小脑幕缘时，注意对滑车神经的保护。可以自后向前切开小脑幕。首先自小脑表面切开小脑幕达小脑幕缘，然后向前牵拉小脑幕游离缘逐渐切开，直到滑车神经穿入小脑幕为止。

（5）锐性剪开蛛网膜，显露动眼神经、滑车神经、大脑后动脉等结构。

（6）术中应选择距离病变最近的位置切开中脑，减少对正常脑干组织的损伤。

（7）分离肿瘤囊壁时尽量减少对周围正常中脑组织的牵拉损伤。

（8）对于脑干海绵状血管瘤，病灶的占位效应和间断性出血产生功能破坏，手术切除病灶时可保留含铁血黄素层，以免加重术后神经功能障碍。

综上，合理的手术入路选择可将医源性损伤降到最低，完整地病灶切除，中脑海绵状血管瘤患者可以获得良好的预后。

（韩　松　刘　宁　闫长祥）

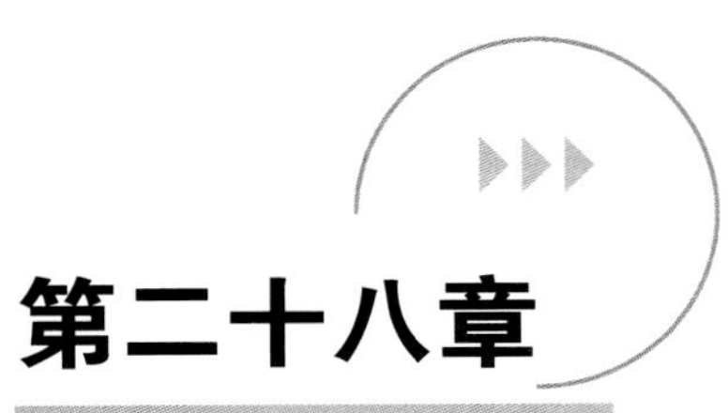

第二十八章 中脑胶质瘤

中脑位于间脑与脑桥之间，恰好是整个脑的中点，长15.0～20.0mm；其上界为视束，与间脑乳头体和松果体邻近；其下界与脑桥的菱脑峡相接，有滑车神经自此出脑。中脑是视觉及听觉的反射中枢，所有大脑皮质与脊髓间的上行及下行神经通路都经过中脑；同时，中脑通过白质与其他中枢神经系统的分部相联系。在中脑横切面上，背侧中央有中脑水管，又称大脑水管、中脑导水管。中脑导水管稍长并稍向前倾斜，长约18.0mm。由于中脑及其周围组织的病变性质复杂，且位置深在、毗邻结构重要，因此该部位病变的手术难度及风险极大。

中脑胶质瘤生长较缓慢，大部分是直径小于2cm的低级别胶质瘤。由于中脑胶质瘤位置深在、解剖结构复杂且重要，因此中脑病变术后容易发生昏迷、偏瘫、脑积水等并发症。早期学者多主张采取保守治疗。近来，随着麻醉学、影像学的发展和显微神经外科的普及，对显微解剖学的研究深入，此处病变直接行手术切除已成为可能，且死亡率明显下降；目前学者大多主张积极手术治疗。但中脑胶质瘤的手术治疗对神经外科专业医师要求依然很高。同其他颅底肿瘤一样，良好的手术入路选择，充分的肿瘤显露，对瘤周正常神经、血管的保护是手术成功的基石。

一、临床表现

中脑胶质瘤的诊断主要基于中脑受损引起的临床症状、体征的发生，而神经功能缺损的症状主要取决于病变部位。在排除既往脑血管病等危险因素后，患者出现头晕、复视及面部麻木、步态不稳、偏瘫等症状，且专科查体提示锥体束和第Ⅲ、Ⅳ对脑神经损伤性改变时，应高度怀疑中脑胶质瘤；并且需要通过神经影像学检查进一步确诊。中脑病变的典型临床特征如下：

（1）眼球运动障碍：中脑的动眼神经核、滑车神经核及四叠体三个部分之一或全部发生病变时，出现动眼神经及滑车神经麻痹，两眼球上视、下视瘫痪，即Painaud综合征。

（2）感觉障碍：中脑病变同时侵及内侧丘系及脊髓丘脑束，则出现病灶对侧半身各种感觉障碍，包括痛觉、温觉、触觉及深感觉障碍。

（3）运动障碍：中脑一侧病变时出现病灶对侧中枢性面神经、舌下神经及中枢性上下肢瘫痪。中脑的大脑脚发生病变时，常侵及动眼神经的髓内或髓外根，而出现Weber综合征，即病变侧动眼神经瘫痪和对侧中枢性瘫痪。中脑红核、黑质损伤，则出现不随意运动，肌张力减低或增高。出现去大脑强直时，全身肌张力显著增高。

（4）瞳孔异常：动眼神经的缩瞳核及其纤维受损时，病侧瞳孔散大、对光反射减弱或消失。

（5）Claude症候群：中脑背侧部近大脑导水管处病变，同时伴有小脑结合臂损害时，表现为同侧动眼神经麻痹、对侧上下肢共济失调等小脑症状及体征。

（6）精神及睡眠障碍：中脑被盖部病变损害中脑网状结构，表现为中脑幻觉，在黄昏时患者产生幻视或感觉性幻觉，如看到活动的动物、人体、瑰丽景色；患者自知力缺如，并常以此为乐，可伴有嗜睡、感觉障碍。

二、影像学检查

1. CT CT扫描显示大多数中脑胶质瘤为低密

度病灶，可有占位效应。部分肿瘤表现为等密度且无脑干肿胀。放疗后的中脑胶质瘤可出现部分钙化。

2. MRI 中脑胶质瘤MRI扫描多呈弥漫性长T_1、T_2信号，少数表现为等T_1信号，而且病灶范围通常大于CT所显示范围；增强扫描表现为点状、片状增强，少数患者团块状增强。局灶性中脑胶质瘤表现为边界相对清晰，无侵袭和周围水肿，大小在2cm以内；通常在T_1加权像上为等或低信号，T_2加权像上为高信号，增强多不明显。中脑胶质瘤MRI波谱可检测到Cho/NAA比例升高；功能性磁共振成像（fMRI）将组织的血流、代谢等功能信息结合到以形态结构成像为主的诊断过程之中；PWI、BLOD-fMRI、DWI、DTI等影像新技术的出现也将提高对中脑胶质瘤的诊断能力。

三、治　疗

当前手术治疗中脑胶质瘤仍是最基本、最直接的方法。手术原则为尽可能保护正常脑组织的功能及血供的同时，最大限度地切除病灶。最大限度地保护功能情况下的手术方案，可达到内减压作用，缓解患者的临床症状，避免脑疝危险的目的。明确病理结果，为患者下一步诊疗提供条件，提升患者术后生活质量。

中脑胶质瘤患者术前通常有脑积水、高颅内压症状、动眼神经核团功能障碍、肢体活动障碍等。术前脑积水较严重者，建议必要时行脑室外引流、脑室腹腔分流等，以减轻肿瘤切除过程中对脑组织的牵拉。

Poppen入路（经枕小脑幕切开入路）是目前最受推崇的一种入路，1966年Poppen首次在临床上采用该入路成功切除松果体区肿瘤；1987年Clark将体位改良为患侧3/4侧俯卧位。该入路从上方切开天幕后经四叠体池内大静脉间隙显露病变区域，充分利用脑内的自然间隙，术野显露相对广泛；主要适用于小脑幕水平，略偏于一侧且未向对侧扩展的松果体区肿瘤，也可用于小脑上蚓部、第四脑室上部和胼胝体压部的肿瘤。在显露小脑-中脑裂病变时，主要显露下丘平面以上，一侧的小脑-中脑裂范围，向外侧可显露小脑中脚。

Poppen入路操作方便、易于显露，手术路径近且不经过脑室，操作利用枕叶和小脑幕或小脑间的自然间隙进行，手术反应小、安全；而且大脑大静脉系统和四叠体区的静脉网在直视下处理，易于保护，但要注意以下几方面：①手术体位多采用患侧3/4侧俯卧位，头部同时要注意抬高15°，并前屈30°，用头架固定。这样既可以利用枕叶自身的重力作用牵开枕叶，扩大间隙，还可以防止空气栓塞和对小脑上引流静脉的损伤，从而减少并发症。②把握好手术的中线，由于本入路并非严格的中线入路，所以术中更要注意不断利用术前影像学资料确定的大脑大静脉及大脑内静脉等标志性结构和肿瘤的关系判断中线的位置，防止拐向一侧的丘脑；可沿大脑大静脉的走行方向切除肿瘤。③由于此入路从肿瘤的上部开始，正常情况下大脑大静脉及其引流静脉常位于肿瘤的上方并将其包裹。相对于Krause入路而言，可以在直视下处理这些重要血管，但同时这也增加了手术困难，特别是在肿瘤以向下方向生长为主时。

研究表明，单纯放疗后患者的临床症状可稍缓解，但随即症状会持续恶化。放疗过程中要注意局部肿瘤变化与全身基础病情，同时要尽量减少对正常脑干结构的照射。精确放疗、超剂量分割放疗、立体放射治疗和三维适形放射治疗是今后发展的方向。根据病理结果，术后予以放疗联合替莫唑胺化疗的综合治疗方法的中位生存时间比术后单独行放疗或化疗显著提高。放疗基础上联合化疗的方案治疗儿童脑干胶质瘤的研究提示患儿的总体生存率差强人意，目前学者多不主张对儿童中脑胶质瘤化疗。

四、典型病例

【简要病史】 患者，女性，12岁。主诉：第三脑室底造瘘术后3年，双眼斜视1年，间断头痛半年。既往史：3年前因“间断头痛2个月”于当地医院查MRI发现第三脑室、中脑占位，行第三脑室底造瘘，未行肿瘤切除及后续治疗。入院查体阳性体征：双侧瞳孔圆形，直径（mm）L ：R=3 ：4，光反应消失。轻度睁眼困难。左眼球内斜视，右侧眼球外斜视。双眼球辐辏反射差。入院常规系列检查未见异常。

【影像学表现】

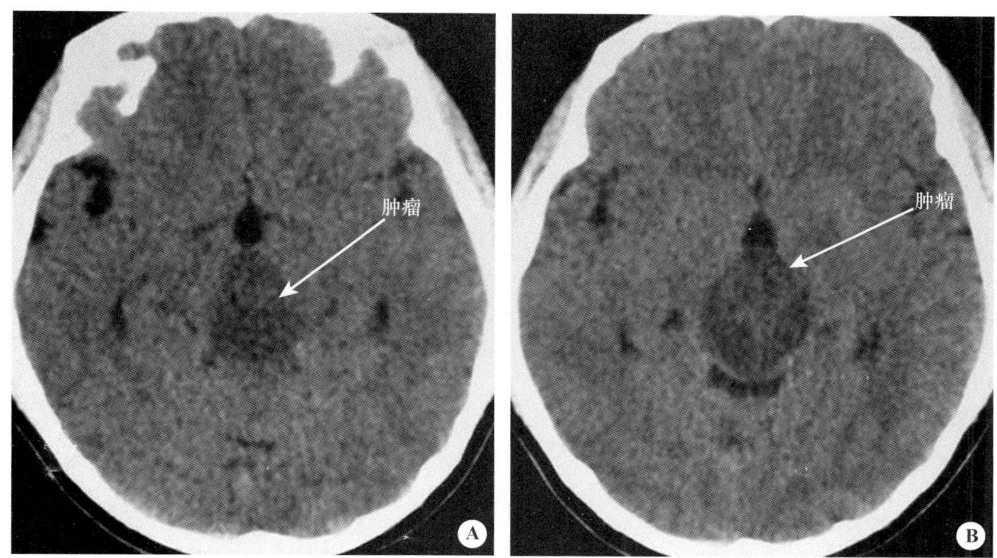

图28-1　术前CT平扫显示，肿瘤呈稍低密度，类圆形

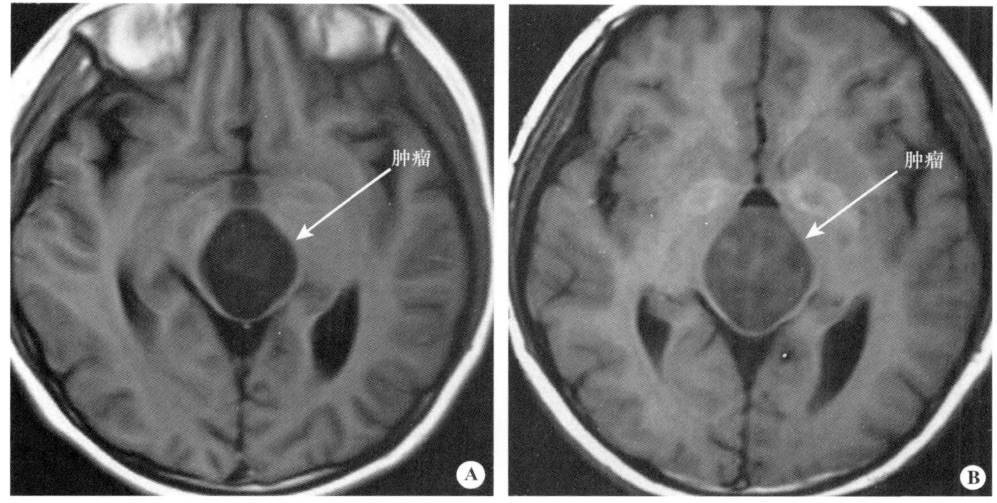

图28-2　术前MRI轴位T_1加权像平扫显示，肿瘤呈长T_1信号，信号均匀，边界清晰

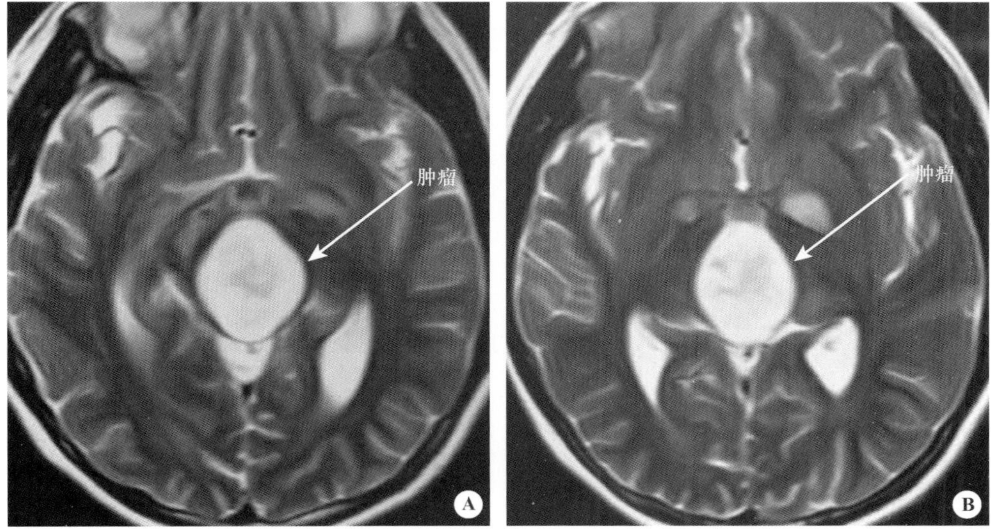

图28-3　术前MRI轴位T_2加权像平扫显示，肿瘤呈长T_2信号，肿瘤与中脑、双侧丘脑关系密切

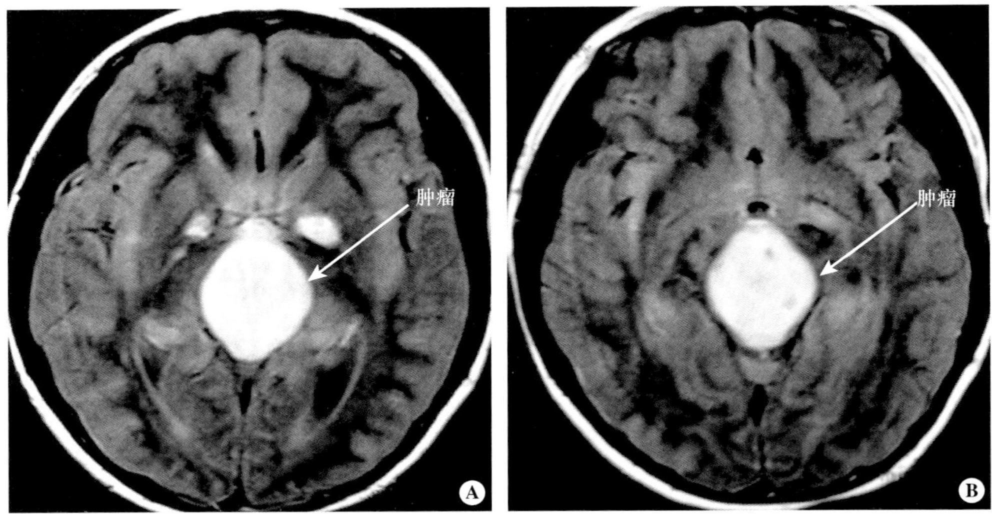

图28-4 术前MRI轴位Flair平扫显示，肿瘤边界清晰

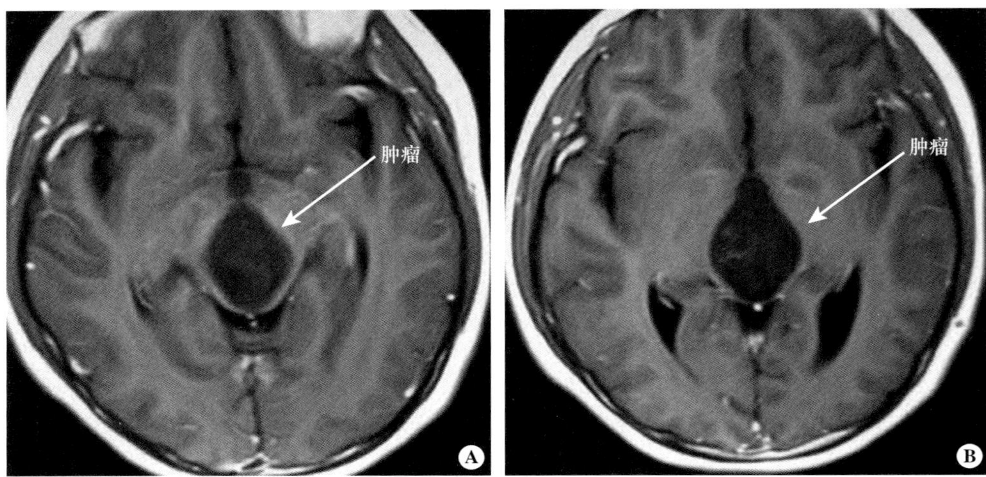

图28-5 术前MRI轴位T_1加权像增强扫描显示，肿瘤无明显强化

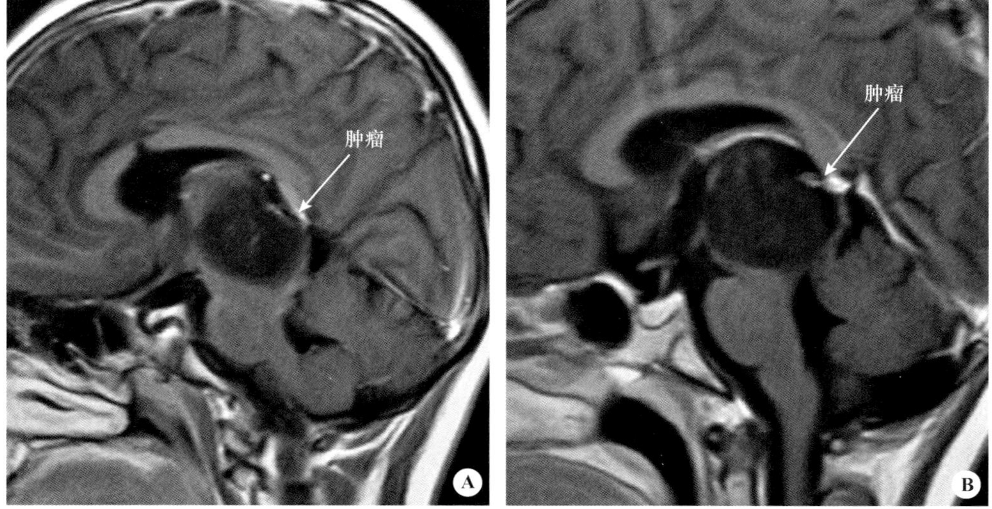

图28-6 术前MRI矢状位T_1加权像增强扫描显示，肿瘤显著压迫中脑

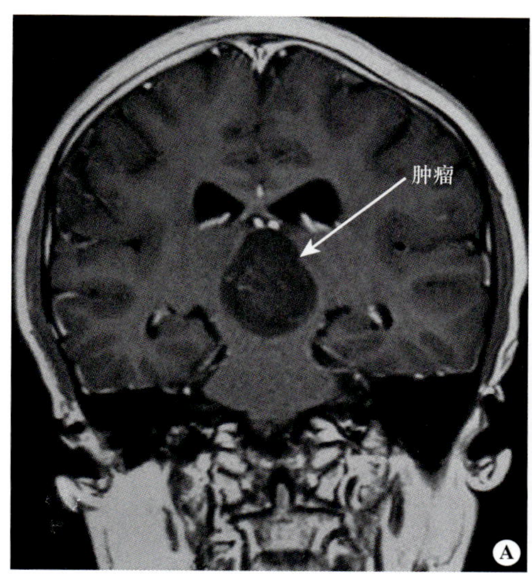

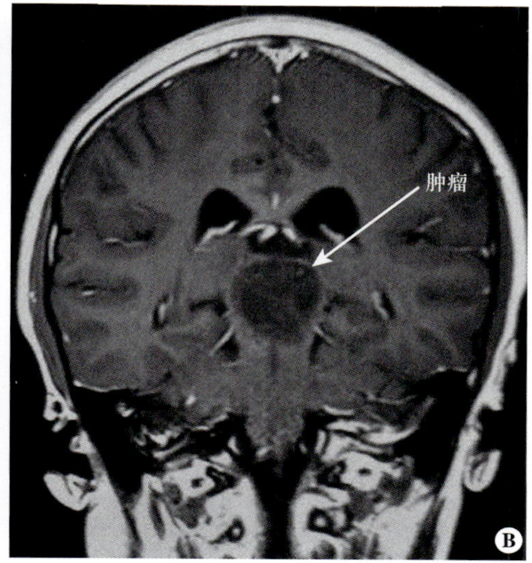

图28-7　术前MRI矢状位T_1加权像增强扫描

【术前诊断】　中脑胶质瘤。

【手术入路】　右侧Poppen入路中脑胶质瘤切除术。

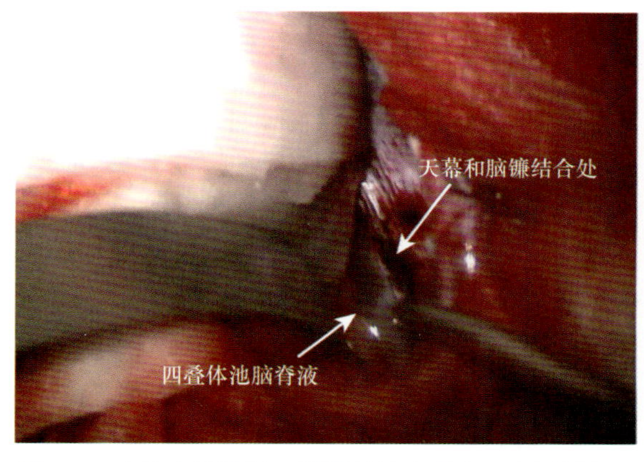

图28-8　牵拉右侧枕极，缓慢释放脑脊液以降低颅内压

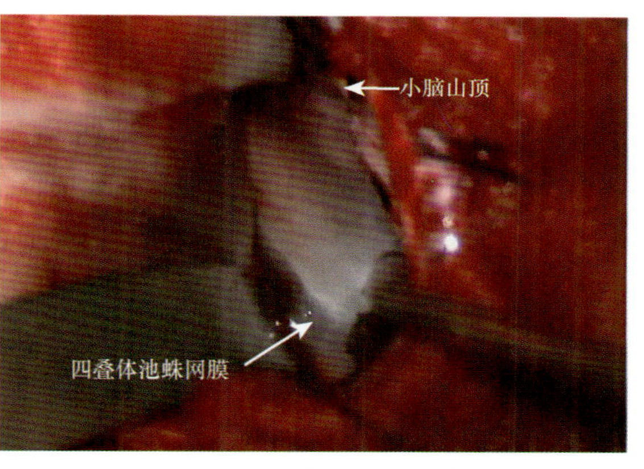

图28-9　切开小脑幕，显露天幕下结构

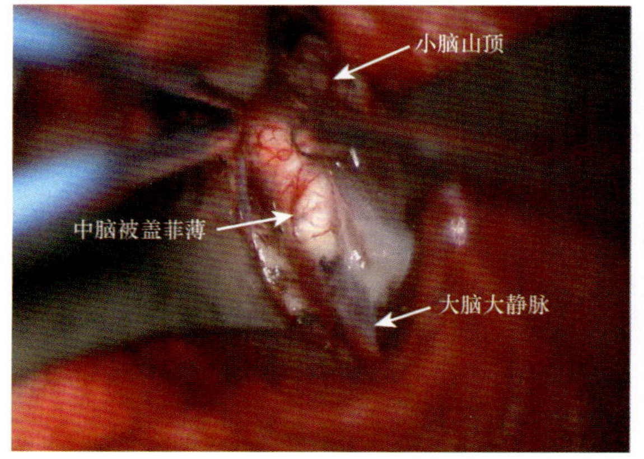

图28-10　剪开四叠体池蛛网膜，中脑被盖组织菲薄

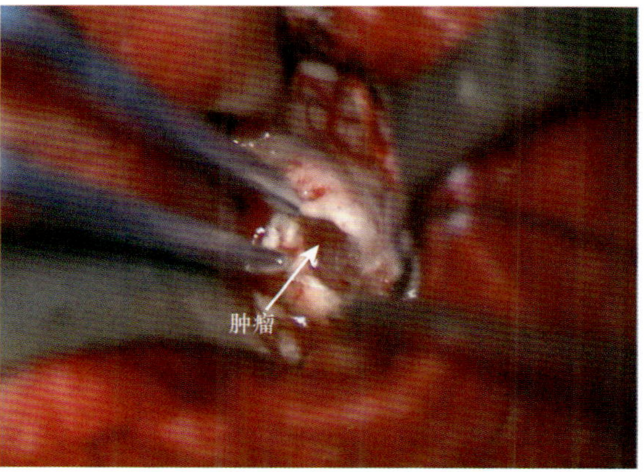

图28-11　于最薄处切开，显露肿瘤组织

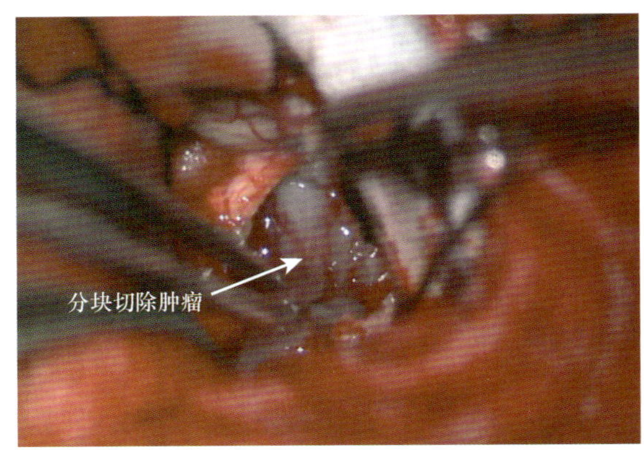

图28-12　肿瘤灰白色，质地韧，血供中等，边界清晰

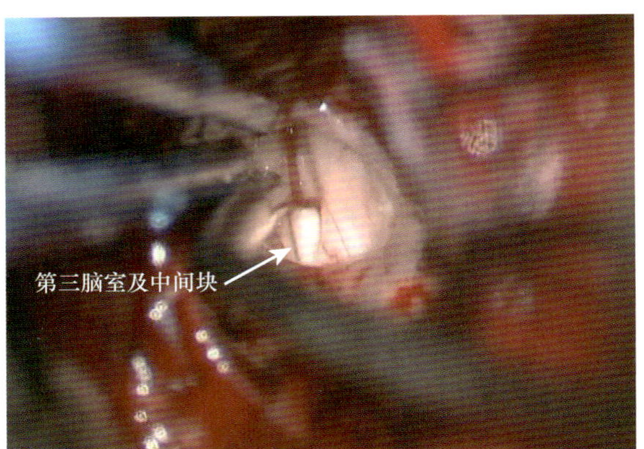

图28-13　肿瘤全切，显露第三脑室内结构

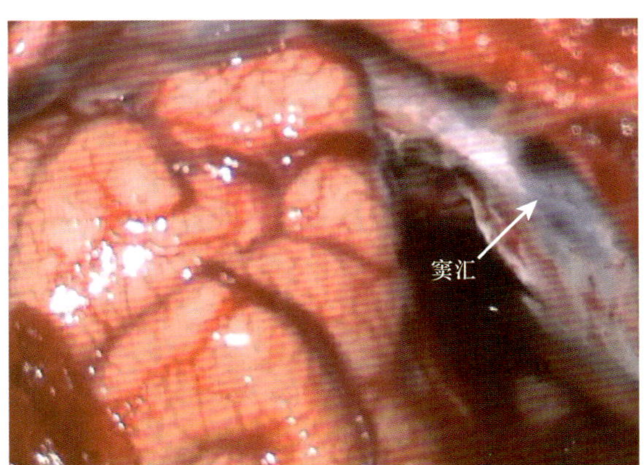

图28-14　术腔冲水清亮，脑组织保护完好

【病理检查】

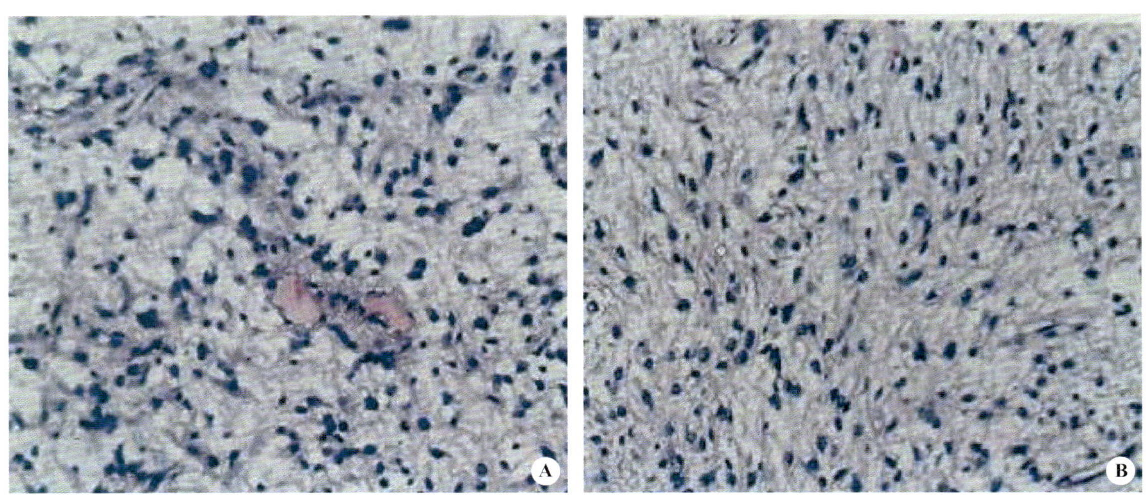

图28-15　病理：星形细胞瘤

【预后】

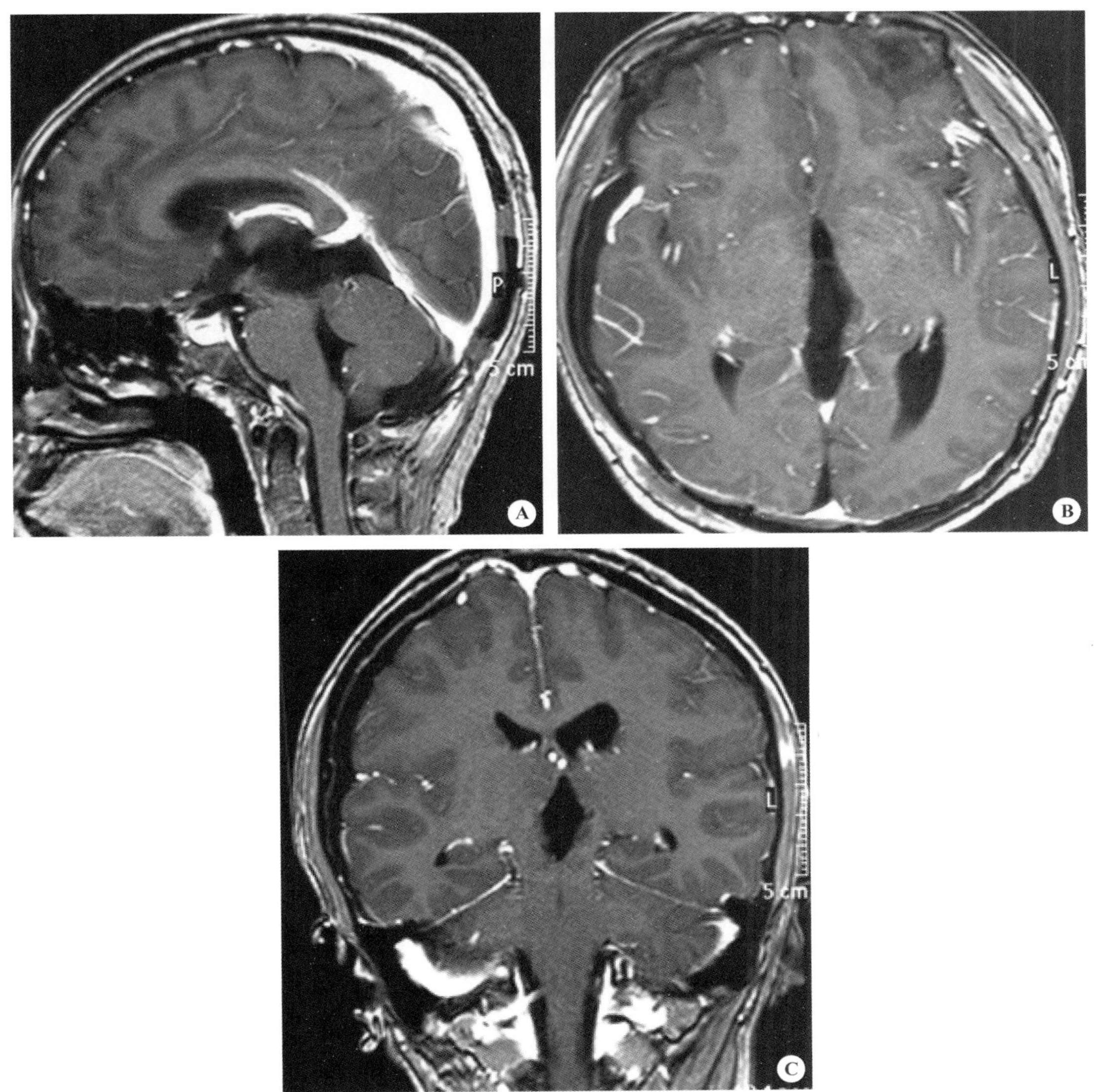

图28-16　术后复查MRI显示肿瘤切除满意

五、专家点评

中脑结构复杂、位置深在，一直是神经外科手术的难点，被认为是手术禁区；该部位发生的病变多为胶质瘤、海绵状血管瘤等。自1971年Lassite等报道手术治疗脑干胶质瘤以来，外科治疗脑干肿瘤已成为可能，而影响中脑病变手术疗效的重要因素是手术入路的选择。中脑胶质瘤手术入路的选择应根据肿瘤的位置、性质、毗邻的神经核团及传导束，尽量避免损伤脑干的正常结构，保护重要神经核团及传导束的功能。争取最大安全限度下切除肿瘤，保证患者术后生存质量。

中脑胶质瘤患者术前通常伴有脑积水高颅内压症状、动眼神经核团功能障碍、肢体活动障碍等。术前脑积水较严重者，建议术前行脑室外引流、脑室腹腔分流，待病情平稳后再行手术治疗，以减轻肿瘤切除过程中对脑组织的牵拉。

中脑胶质瘤Poppen入路术中注意要点：①骨窗下缘要适当显露横窦，横窦及天幕的少量牵拉可增加术中显露；②对大脑大静脉的保护是术中操作要点，静脉壁通常较薄，肿瘤与大脑大静脉粘连紧密时，避免术中暴力牵拉肿瘤；③切除肿瘤接近中脑顶时，尽量减少双极电凝电灼，以期减少术后昏迷的发生；④肿瘤切除过程中，通常会显露第三脑室结构，棉片保护好第三脑室，避免血液及肿瘤细胞播散。

充分锐性分离蛛网膜，使脑池内的重要神经及血管活动度增加，减少牵拉性损伤。术中充分释放脑脊液，降低颅内压，增加小脑幕与小脑表面自然间隙的空间。由于颅后窝存在广泛的静脉吻合网，所以颅后窝静脉闭塞而致不良后果临床少见。而桥静脉常由多支浅表的皮质静脉汇合而成，故术中需注意妥善保护，尤其是岩上静脉。在切开小脑幕时，最好能向外侧方牵开游离缘，看清楚滑车神经入小脑幕处，避免对滑车神经的损伤。天幕窦的因素也是术者需考虑的，通常小脑幕前部幕窦较小且发生率较小脑幕后部低，故小脑幕的切开应从游离缘开始向后延伸。

依据中脑胶质瘤在MRI上的表现，大体可分为弥漫型和局限型胶质瘤。弥漫型胶质瘤多为高级别肿瘤，恶性程度高，预后差，一般不适合手术治疗。而局限型胶质瘤多为低级别肿瘤，恶性程度低，手术效果较满意。因此，神经外科专家普遍对局限型中脑胶质瘤进行积极手术治疗。笔者的经验是凡外生型中脑胶质瘤及局限型非外生型肿瘤、较大囊性变或出血坏死病灶，手术均可取得较好疗效。这是因为肿瘤存在局限性强化灶，提示恶性程度低，手术可缓解症状，延长患者生命；相反，肿瘤强化稀疏或无强化表明肿瘤病灶内可能存在脑干传导束或神经核团，手术造成新的神经功能障碍的可能性大。对于外生型肿瘤，可先切除脑干外的肿瘤部分，再沿肿瘤假性包膜切除。对于内生局限型肿瘤，需选择距肿瘤最表浅处及避开脑干表面血管区纵行切开脑干，切除肿瘤时动作要轻柔精细，避免损伤脑干的穿支动脉，尽量先瘤内切除减压后，再向瘤周轻柔扩展，不可超越瘤体假包膜处。术中止血，用止血材料压迫即可，慎用双极电凝，如需使用，则应用尖细电极、微弱功率，并保持生理盐水冲滴，避免正常脑干组织受灼伤。有时肿瘤边界模糊，不能强求瘤体全切，应适可而止，以保证患者的生存质量。

中脑胶质瘤术后难免有不同程度的反应性脑水肿，同时肿瘤切除脑干的回位也可造成脑干功能障碍，其并发症多较严重。因此术后患者要严密观察生命体征，并采取针对性措施防治各种并发症。中脑损害常为昏迷、意识障碍。病变侵袭至脑桥-延髓部位时，术后多为呼吸循环衰竭、应激性溃疡、吸入性肺炎等，病残率、致死率高。术后引起呼吸障碍的患者，及时气管切开和呼吸机正确使用是抢救成功的关键。应激性溃疡多出现在术后3～5天，及时应用抑酸药可取得良好疗效。对于中枢性高热，应及时采用药物和物理降温。

（杨亚坤　刘　宁　闫长祥）

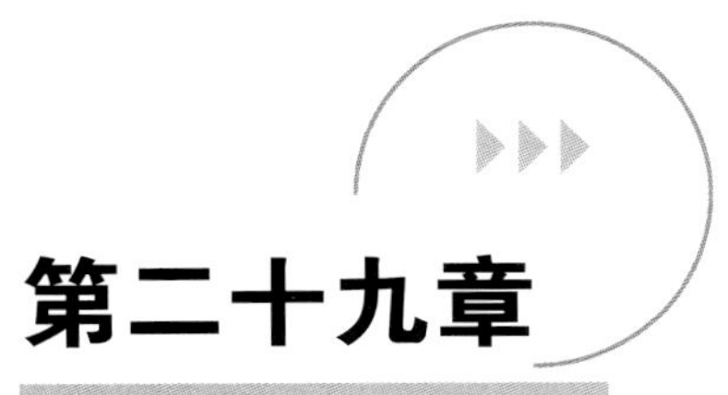

第二十九章 四叠体池内肠源性囊肿

肠源性囊肿（enterogenous cyst）是一种少见的先天性疾病，胚胎发育时由来源于前肠的胚胎残余组织异位，在颅内和椎管内破坏中胚层的产生而形成的囊肿。WHO将肠源性囊肿定义为内壁衬有类似于胃肠道上皮、能分泌黏液的上皮囊肿，囊肿内壁有类似胃肠道上皮及能分泌黏液的上皮细胞。

四叠体池内肠源性囊肿较为罕见，外观圆形、椭圆形或长椭圆形，囊壁菲薄。如曾有破裂，则可有纤维化或钙化，囊液呈无色透明或乳白色胶冻状，蛋白含量较高，但无胆固醇结晶，若合并出血则呈黄褐色浑浊样。囊液的性质和颜色主要取决于囊壁上皮细胞分泌物的性质。病变的囊壁厚薄不一，边界完整或与周边组织粘连，囊液多为澄清透明或淡黄色黏液。光镜下囊壁的外层为纤维结缔组织，内衬柱状或立方上皮呈单层、复层或假复层乳头状，部分有纤毛，有的上皮细胞呈鳞状上皮化生。有学者按囊壁的组织学特性将病变分为3型：①Ⅰ型，病变的囊壁由单层或复层立方上皮或柱状上皮构成，有或无纤毛；②Ⅱ型，病变的囊壁除上述结构外，还有黏液腺和平滑肌；③Ⅲ型，除上述特征外，囊壁中可见室管膜和胶原组织。免疫组化检查可帮助明确病变的起源，上皮膜抗原一般分布于腺体的分泌上皮及其胚基中，癌胚抗原来自于胎儿胃肠道，为鉴别上皮的较好标志物。组织因子在不同的上皮中有不同的表达，其可鉴别属于神经源性囊肿的室管膜囊肿。S-100可呈阳性或阴性，而神经胶质纤维酸性蛋白在肠源性囊肿囊壁均为阴性。

一、临床表现

1. 头痛、头晕 四叠体池内肠源性囊肿属于良性瘤样病变，生长缓慢，多于青少年期出现症状。临床症状多为囊肿所引起的压迫和颅内压升高，常以轻微的间歇性头痛、头晕为首发症状。患者长期头痛的主要原因是囊肿对颅底硬脑膜刺激所致。部分患者可有症状缓解期和加重期，即反复发作，这可能与囊肿的周期性破裂和(或)囊液的产生和吸收有关。

2. 脑神经受累 脑神经受增大的囊肿压迫产生功能障碍。

3. 小脑受压症状 如共济失调、平衡障碍等。

4. 颅内高压症状 如头痛加重、呕吐、视盘水肿甚至萎缩等。

二、影像学检查

1. CT 颅内肠源性囊肿CT扫描为球形或椭圆形水样均匀性低密度影，CT值与脑脊液相似或稍高，很难定性。CT增强扫描一般无强化，极易与蛛网膜囊肿、胆脂瘤和囊性神经纤维瘤相混淆。

2. MRI 被认为是本病确诊的首选检查。MRI示病灶呈长T_1、长T_2信号，边界清晰。FLAIR轴位示病灶呈高信号，矢状位示病灶与中脑被盖关系密切。增强扫描病灶无强化。主要需与蛛网膜囊肿、血管网织细胞瘤相鉴别。

（1）蛛网膜囊肿：通常伴有骨质吸收、变薄或膨隆征象，MRI信号与脑脊液一致；通常位于脑干背侧，脊髓造影CT延时扫描，蛛网膜囊肿可有对比剂进入，肠源性囊肿则无。

（2）血管网织细胞瘤：壁结节较小时，CT、MRI平扫难以同肠源性囊肿鉴别，增强扫描壁结节明显强化是两者的鉴别点。

三、治　疗

手术切除是目前四叠体池内肠源性囊肿最佳

的治疗方式。全切囊肿而不损伤周围正常结构可治愈，囊壁部分切除有复发的可能，细胞学检查有增生恶化的趋势。然而全切囊肿比较困难，如果病变位置深在，术野显露不佳，囊壁与周围脑组织、脑神经及血管粘连紧密，可影响病变的全切除。四叠体池位于第三脑室后部、颞叶内侧面与脑干上部之间，是各种颅内肿瘤及血管病变的好发区域，但由于其位置深在，且有众多重要的血管结构走行，四叠体池内静脉解剖关系是颅内最复杂的解剖关系，是大脑内静脉、基底静脉和其他Galen静脉属支的汇合点。此区域手术难度及风险均较高，术后常遗留各种神经功能障碍，预后情况较差。术中尽可能全切病灶，患者通常能够获得治愈。由于病灶经常与滑车神经出脑干端、中脑被盖、大脑大静脉、穿支血管等粘连紧密甚至包裹，术中要熟悉肿瘤解剖关系、仔细操作。

四、典型病例

【简要病史】 患者，男性，32岁。主诉：头痛、头晕伴恶心、呕吐5天。现病史：患者于5天前晚睡时无明显诱因出现头痛、头晕，程度轻，伴恶心、呕吐，呕吐为非喷射性，次日患者于当地医院行头颅CT和MRI检查发现颅内占位，未予特殊治疗。既往健康状况良好。体检：未见明显阳性体征。入院常规检查未见异常。

【影像学表现】

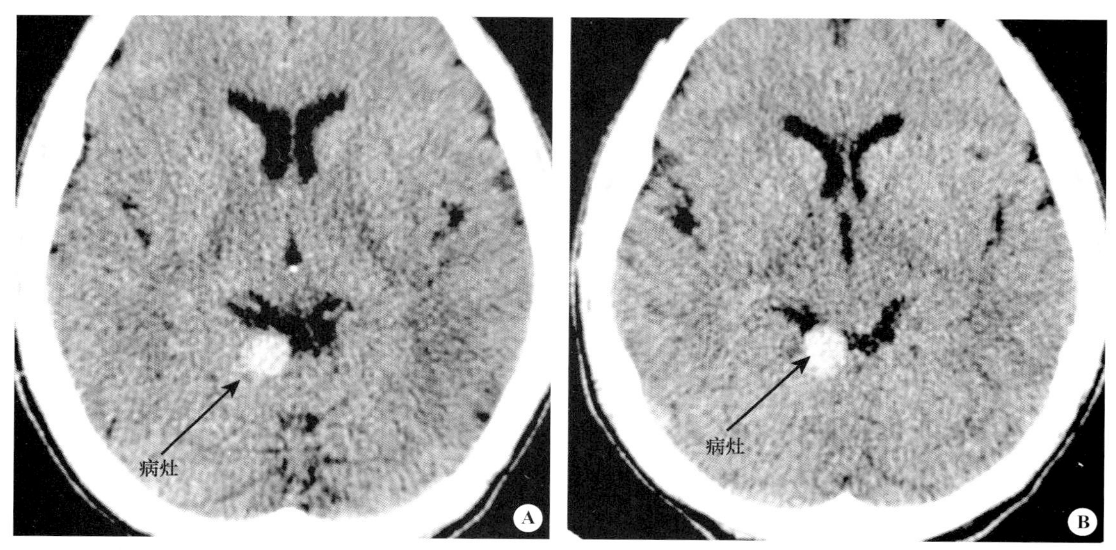

图29-1 术前头部CT显示，病灶类圆形，高密度，位于四叠体池小脑幕缘

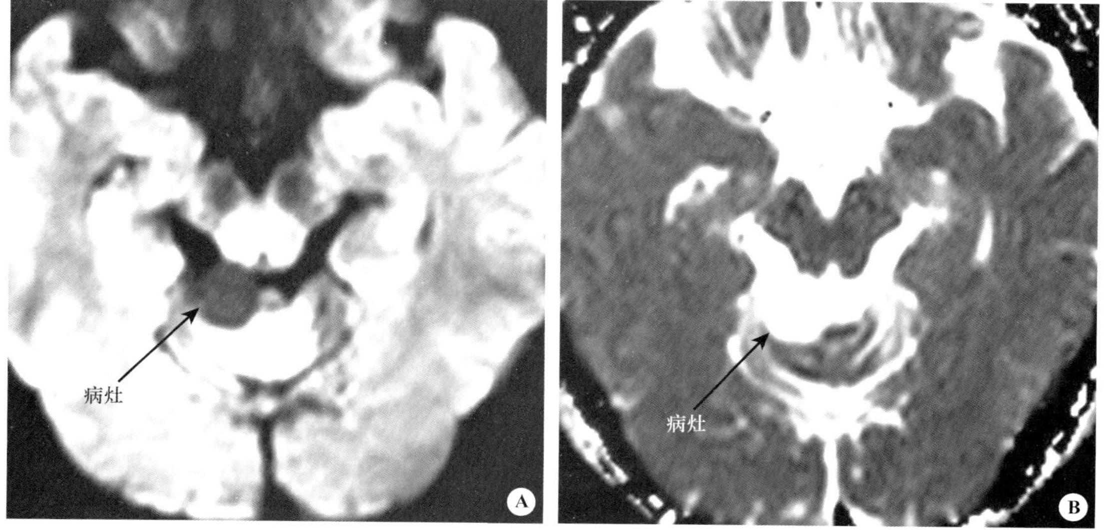

图29-2 术前MRI显示，病灶呈长T_1和长T_2信号，边界清晰

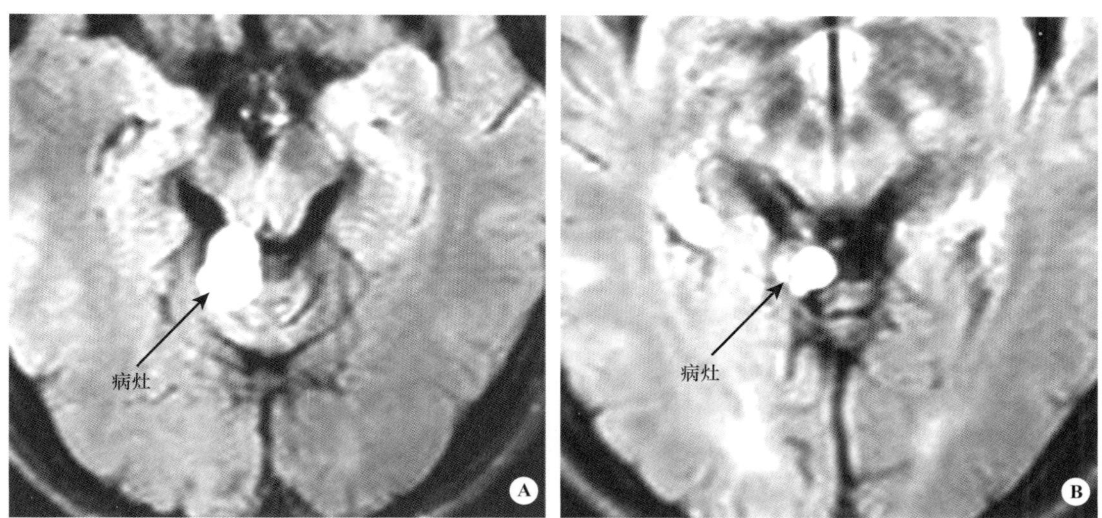

图29-3　术前MRI轴位FLAIR显示，病灶呈高信号

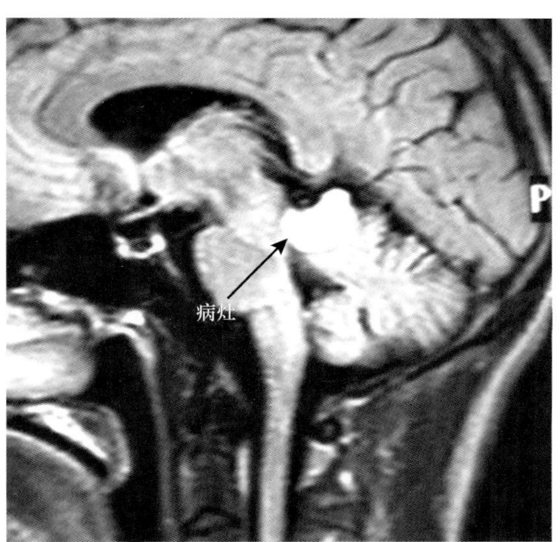

图29-4　术前MRI矢状位FLAIR显示，病灶与中脑被盖关系密切

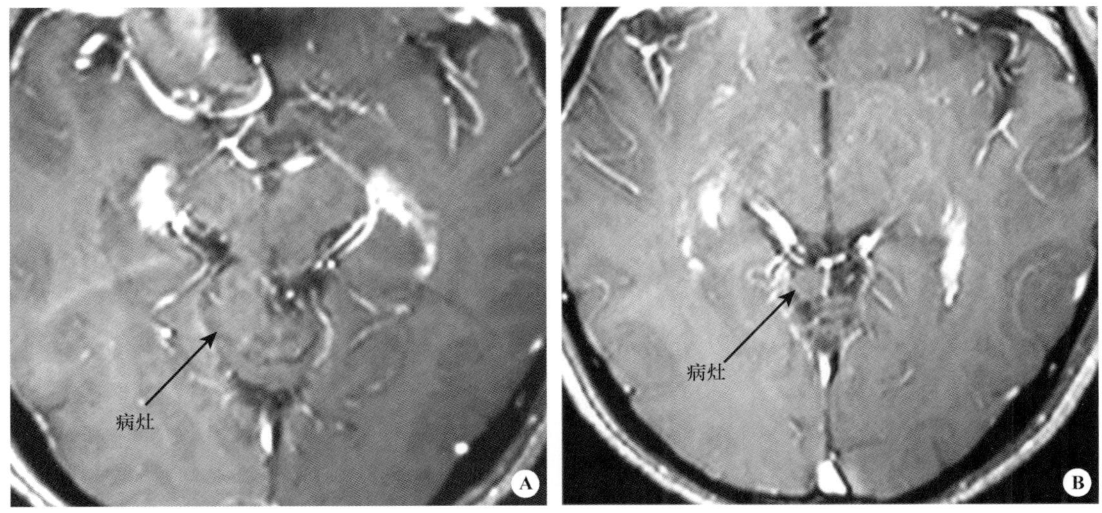

图29-5　术前MRI轴位增强扫描显示，病灶无强化

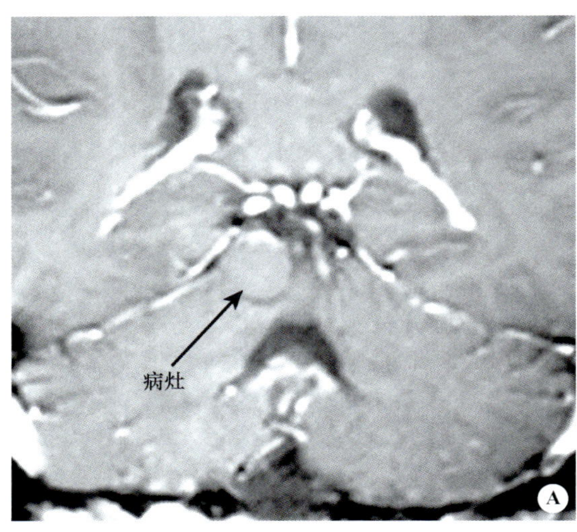

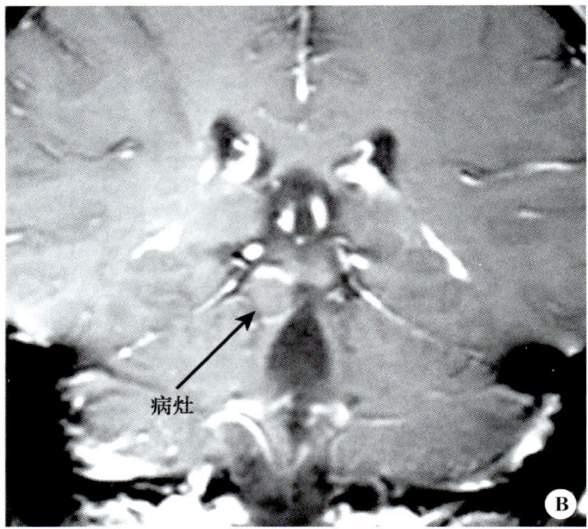

图29-6　术前MRI冠状位增强扫描显示，病灶无强化

【术前诊断】　颅内占位性病变（四叠体池，偏右侧），疑似囊肿和畸胎瘤。

【手术入路】　右侧Poppen入路。

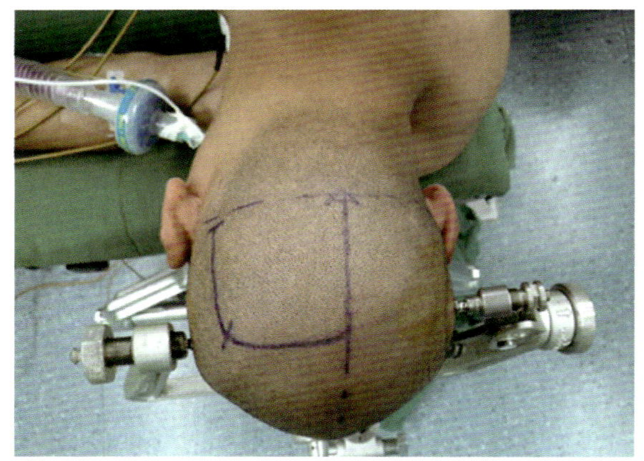

图29-7　手术切口及体位

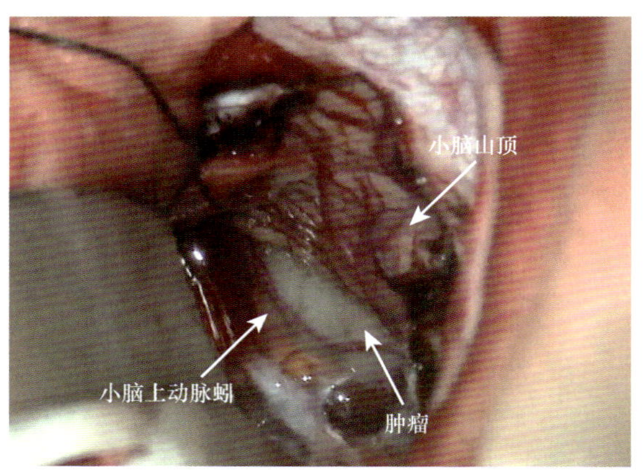

图29-8　切开小脑幕，显露病变，其呈灰白色，血供差，边界清晰，胶冻状

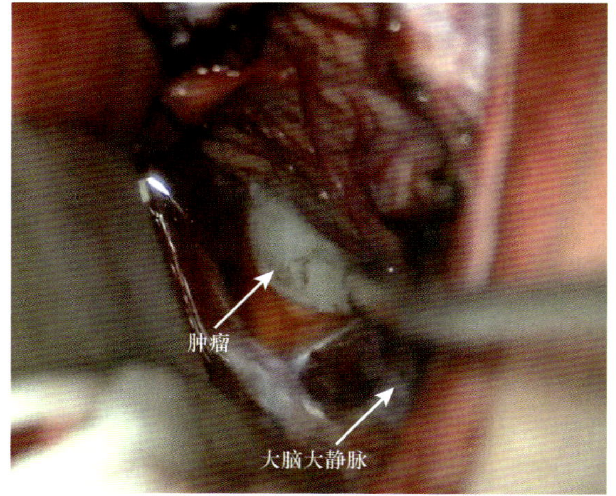

图29-9　锐性剪开四叠体池蛛网膜，小心游离并保护大脑大静脉、大脑内静脉、基底静脉等深部重要结构

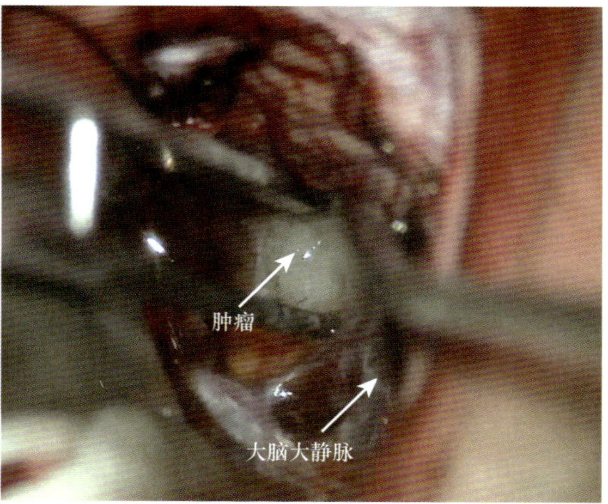

图29-10　分块切除胶冻状肿瘤成分

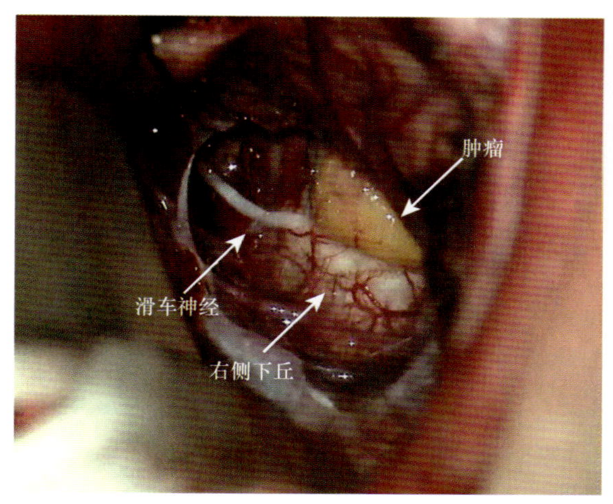

图29-11　显露黄色实性肿瘤成分，该部分与滑车神经、脑干粘连紧密

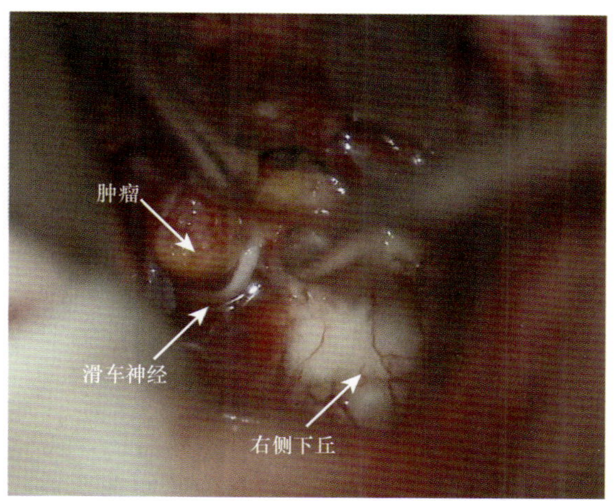

图29-12　游离肿瘤周围粘连处

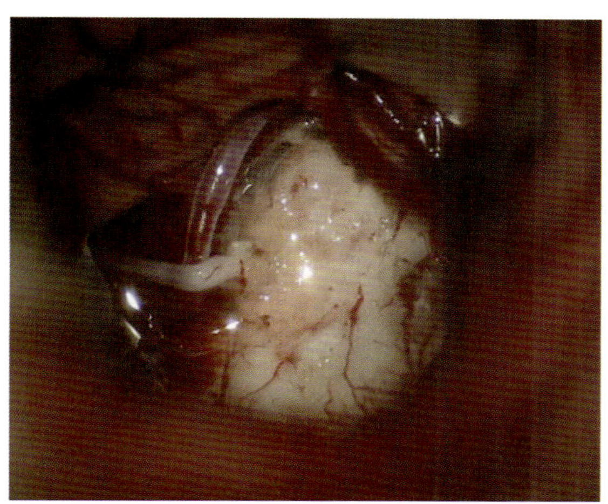

图29-13　肿瘤全切

【病理检查】

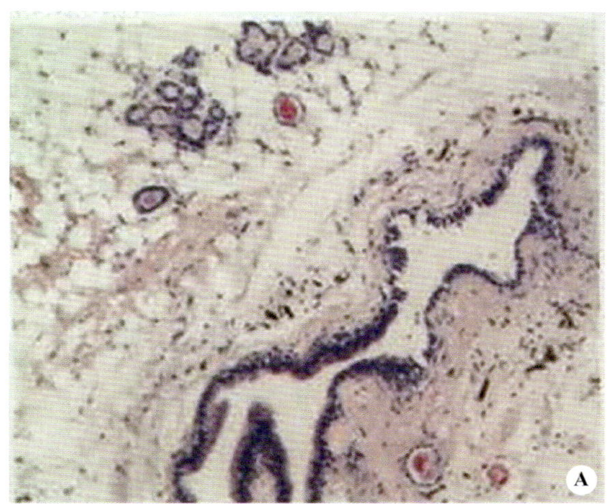

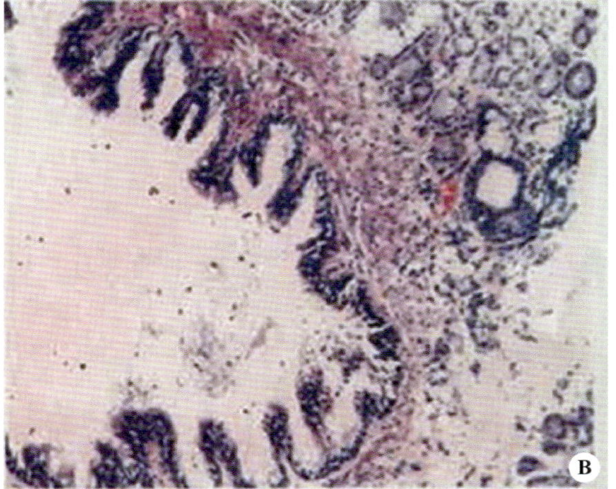

图29-14　病理：肠源性囊肿

【预后】 术后恢复顺利，无功能障碍。

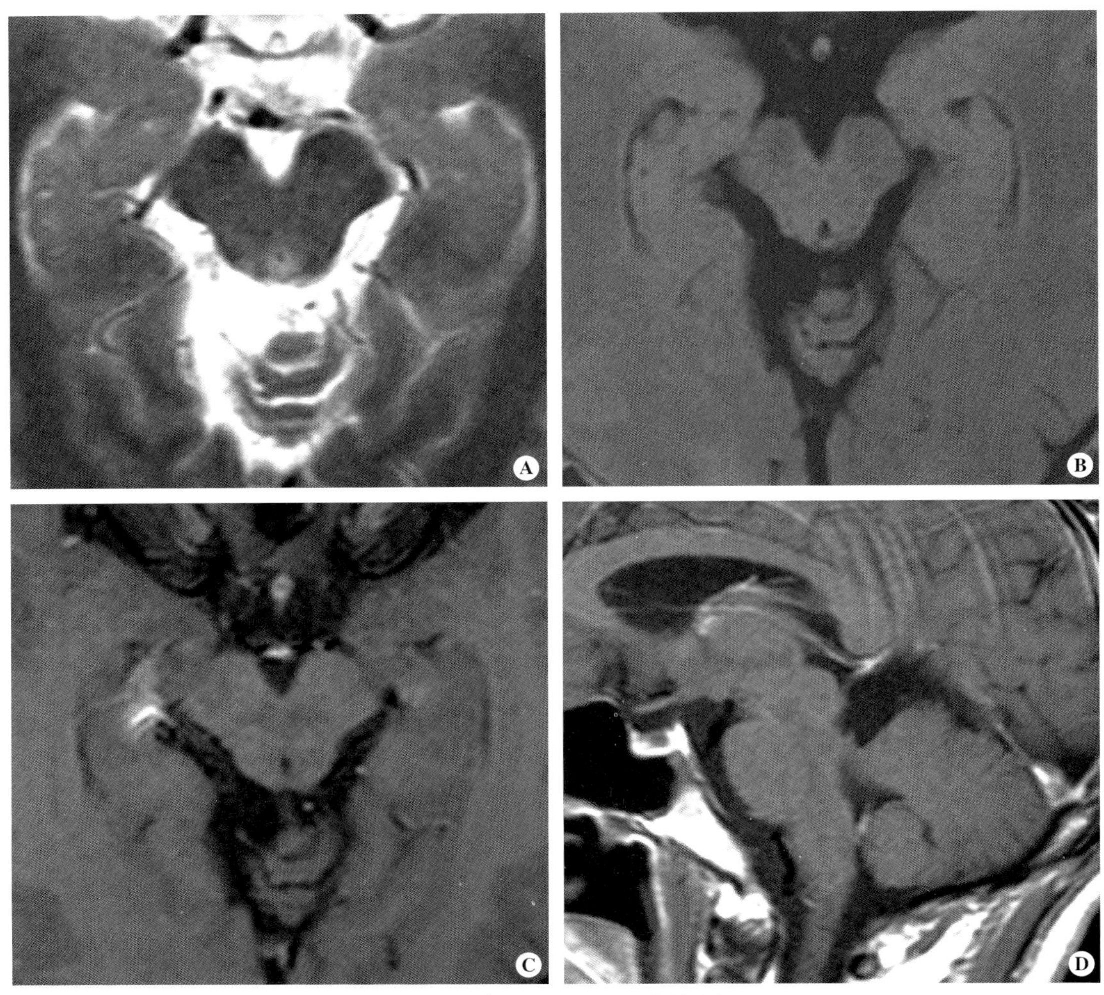

图29-15 术后MRI显示，病灶全切

五、专家点评

肠源性囊肿为胚胎残余组织异位，多发生于椎管内，该病发生于四叠体池内较为罕见。有学者认为颅内肠源性囊肿是由于脑泡和前肠咽部发育异常所致。由此可见，肠源性囊肿可发生于椎管内的任何部位，颅内者多在中线区。发生在椎管内的肠源性囊肿可伴有脊柱裂或其他畸形，发生于颅内者可以合并颅骨畸形，但笔者所在医院所收治的病例中未见合并颅骨畸形。关于颅内肠源性囊肿的组织病因学目前仍有争议，有学者认为胚胎发育第3～5周，由于内胚层与神经外胚层持续融合，影响位于两者之间的脊索组织的正常发育，导致内胚层原肠组织的异位残留；也有学者认为内胚层原肠组织向背侧突起穿过脊索组织的裂隙到达原始神经外胚层，并与之粘连，从而在颅内异位形成囊肿。笔者认为，此类病变的出现与胚胎发育阶段中胚层来源的脊索组织发育异常有关。无论何种组织病因学解释均提出内胚层与神经外胚层存在融合或粘连，这或许可以解释为何病变囊壁常与脑干腹侧紧密粘连而导致手术全切囊壁困难。

发生于椎管内的肠源性囊肿，首发症状多为囊肿所在部位的脊神经根性疼痛，而颅内的肠源性囊肿术前症状表现不一。该例患者病灶位于四叠体池内，适合Poppen入路，手术切除是本病唯一的有效治疗方法。四叠体池围绕的间隙相当于松果体区。四叠体池的顶壁由胼胝体压部的下面和围绕在大脑大静脉及其属支周围的蛛网膜构成，四叠体池与围绕胼胝体压部的胼周池后部交通，滑车神经恰于下丘下方起自四叠体池内，向前绕行中脑，在丘脑枕的下方进入周围池。四叠体池内静脉的解剖关系为颅内最复杂的解剖关系，它是大脑内静脉、基底静脉和其他Galen静脉属支的汇合点。大脑内静脉自中间帆穿出、基底静脉自周围池穿出而进入四叠体池，并加入Galen静脉。因为其特殊的解剖位置，术中小心保护大脑大静脉、脑干、脑干穿支血管、滑车神经等重要组织显得尤为重要。术中仔细分离病变与周围组织粘连处，彻底摘除后很少复发，预后良好；但当肿瘤位于颅底深部、肿瘤与重要神经组织粘连紧密时，肿瘤容易残留，术后较易复发。囊肿的囊壁与周围神经、血管粘连紧密，先穿刺抽吸部分囊液，分块剥离切除囊壁，缩小囊肿体积，增加术野显露和操作空间，但不宜一次将囊液完全抽吸，因囊肿失去一定张力会导致不易分离操作，应用小功率电凝处理囊壁，使囊壁逐渐皱缩、变厚，体积变小，便于牵拉且不至于撕破，行囊壁次全切除，残留少许粘连紧密的囊壁，以免对周围神经、血管造成不可逆性损害。囊壁与侧脑室粘连紧密，行囊肿大部切除术，术后患者若出现头痛加重，无发热，脑膜刺激征阳性，行脑脊液常规检查排除颅内感染，脑脊液生化检查若示脑脊液蛋白高于正常值（0.2 ～ 0.4g/L），考虑为无菌性脑膜炎，腰椎穿刺释放脑脊液后头痛可以明显缓解。

肠源性囊肿生长缓慢，即使复发也可再次手术治疗。若术中因囊肿位置、与周围重要结构粘连紧密等原因无法全切囊壁时，应电凝烧灼残留囊壁，可阻止或延缓囊肿复发，由于囊液可导致无菌性脑膜炎或脑室炎，术中应充分冲洗术野。颅内肠源性囊肿的预后较好，全切除者可治愈，部分切除者因其复发较慢、病程较长，短期内不会快速生长而影响患者的生命；即使复发也可再次手术。从本组病变残留患者的预后来看，残留病变复发与否，与如何处理残留病变有一定的关系。

该例肿瘤体积不大，但是位置深在，故良好的肿瘤显露非常重要。术中操作要点：

（1）体位要侧俯卧位，以术中尽可能减少枕叶侧向移位为准；骨窗要显露横窦上缘、上矢状窦内侧缘及部分窦汇。

（2）缓慢释放四叠体池脑脊液，警惕颞底静脉丛出血及远隔部位血肿。

（3）切开天幕时，要注意保护直窦及大脑大静脉；天幕窦的出血可用小块明胶海绵焊接。

（4）锐性分离保护滑车神经、小脑上动脉、大脑大静脉等重要结构；近脑干表面操作时，尽量减少双极电凝的使用。

（5）该肿瘤位置深在，周围密布大脑内静脉、基底静脉、大脑大静脉等重要引流静脉，术中要格外注意小心保护，少量静脉出血以明胶海绵压迫即可，极力避免在血泊中操作。

（6）对于肠源性囊肿，囊壁要尽可能剥离干净，以防止术后复发，确实难以剥离的囊壁，可采用小功率电凝处理。

（孟　哲　刘　宁　闫长祥）

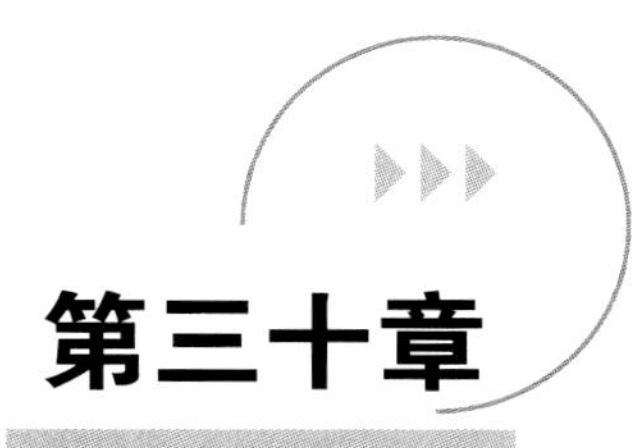

第三十章 延髓腹侧肠源性囊肿

肠源性囊肿（enterogenous cyst）是一种少见的先天性疾病，胚胎第3周时，神经外胚叶和内胚叶随胚胎发育而分开（外胚叶发育出神经管，内胚叶向肠管分化）。若胚胎发育分离障碍、残存或异位，则形成神经管旁肠源性囊肿。本病任何年龄均可发病，但好发于青少年。病变好发于颅后窝中线周围，如脑干、脊髓的腹侧和背侧等，其中以延髓腹侧最为常见；椎管肠源性囊肿可合并有椎体融合、脊椎裂、脊髓栓系及皮毛窦综合征等多种椎管畸形。

一、临床表现

1. 头痛 其临床表现与发病部位密切相关，以长期反复发作性头痛为首发症状。

2. 癫痫与颅内高压症 病程进展后期可随囊肿的扩大而逐渐出现占位效应，引起癫痫和颅内高压症状，出现如头痛加重、呕吐、视盘水肿甚至萎缩等症状。

3. 脑神经受累 脑神经受增大的囊肿压迫而产生脑神经功能障碍。

4. 脑干受压症状 病灶增大压迫脑干，出现肢体运动障碍、呼吸困难等。

5. 小脑受压症状 出现闭目难立征阳性等小脑平衡共济失调体征。

二、影像学检查

颅内肠源性囊肿的诊断主要依靠影像学和病理学检查。由于发病率低，囊肿生长缓慢，且临床症状多变，辅助检查不具有典型性，很难与其他占位性疾病相鉴别，导致术前明确诊断困难。CT可显示病灶部位和囊性变特征，MRI可清晰地显示病灶形状及其与周围组织的关系，目前扩散张量成像（DTI）技术对脑神经的显影日趋完善，对于发生在延髓腹侧的肠源性囊肿，能够明确神经组织与病灶之间的位置关系，对于选择最佳手术入路和明确能否在手术中全切除病灶意义重大，可避免损伤重要神经组织而影响治疗效果和患者预后。MRI被认为是本病确诊的首选检查。典型的延髓腹侧肠源性囊肿MRI矢状面可以观察到囊肿的全貌，通常呈椭圆形，长轴与脑干走行一致，囊肿也可呈圆形或略不规则。病灶在T_1加权像上常表现类似脑脊液密度信号，均匀一致，境界清晰；T_2加权像为类似于或稍高于脑脊液密度信号。少数肠源性囊肿可因含较多蛋白质成分或囊内出血而使平扫T_1加权像呈高信号或T_2加权像呈低信号。注射造影剂后囊壁无强化或轻度增强，可能因囊液蛋白、脂质等成分含量不同，肠源性囊肿在T_1、T_2上信号多变及与囊壁含有纤维成分或与囊壁破裂致囊液外渗而发生无菌性炎症有关。MRI 轴位图像显示囊肿与脊髓界面呈锐角至钝角，位于脊髓腹侧的肠源性囊肿由于囊肿不同程度嵌入脊髓前正中裂，形成特征性的“脊髓嵌入”征，具有鉴别诊断价值。

三、治　　疗

手术切除是目前肠源性囊肿最佳的治疗方式。肠源性囊肿性质和细胞特性呈良性，但如仅行囊肿单纯穿刺术或开窗部分切除，其复发率高，常导致术后神经功能损伤症状加重，并加大再次手术的难度。此外，术后残留的囊肿对放疗并不敏感，药物化疗作用尚未被证实，虽然肠源性囊肿为良性病变，但已有复发和播散的报道，复发间隔逐渐缩短。多次复发可导致囊肿发生恶变，为此对于肠源性囊肿应尽量做到一期全切除。由于肠源性囊肿与周围组织关系复杂，通常位于脑干、脊髓的腹侧，且其生长方式常嵌入脑干、脊髓，延髓、脊髓、后组脑神经及神经根的阻挡使得手术显露与切除十分困难，目前延髓腹侧肠源性囊肿的手术全切率并不十分理想。此外，由于延髓、脊髓受到囊肿长期挤压后术前神经功能已有不同程度的受损，即使是最小的手术仍有可能对延髓、脊髓的功能造成损伤，所以最大限度地保护延髓、脊髓功能是全切除延髓腹侧肠源性囊肿的前提。囊肿生长缓慢，囊肿壁大部切除的病例也可使症状长期缓解，患者预后一般较好。如何更好地显露囊肿，提高手术全切率，以减少术后复发率，并避免手术对延髓、脊髓造成损伤，选择合适的手术入路是手术成功的关键。

四、典型病例

【简要病史】 患者，男性，32岁。主诉：间断头痛11个月，加重伴恶心、呕吐1周。现病史：患者11个月前无明显诱因出现头痛，以双顶枕胀痛为著，发作时间不规律，每次持续10多分钟，未予特殊治疗，头痛症状自行缓解。近1周来患者头痛发作频繁，并伴有头晕、恶心及呕吐。遂就诊并查头部CT及MRI发现延髓腹侧占位。既往史：2年前曾行胆囊切除术。查体：颈部后仰略受限，颈强阳性。直腿抬高试验阳性。闭目难立征阳性。

【影像学表现】

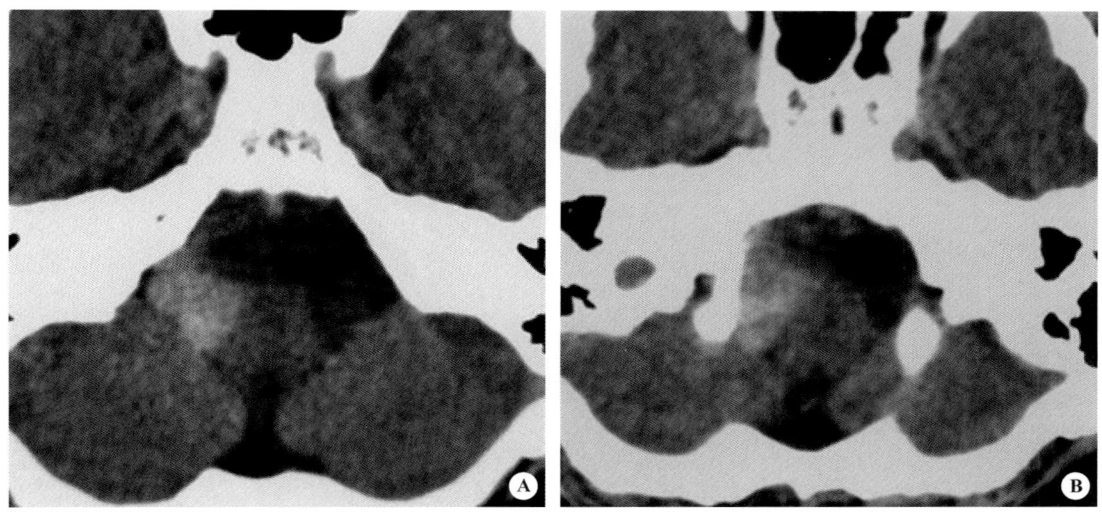

图30-1　术前CT显示，病灶呈稍高密度，主体位于延髓的右前方

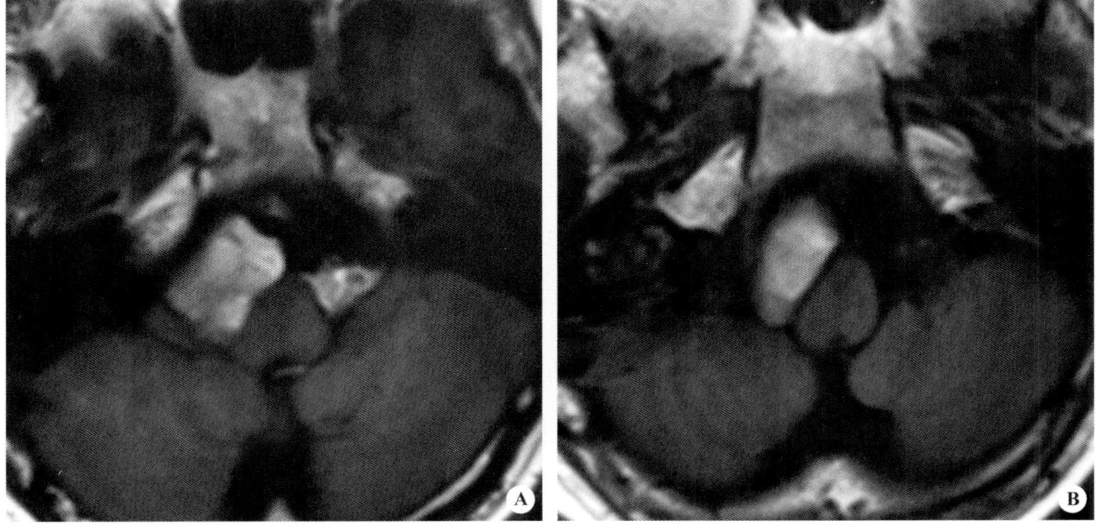

图30-2　术前MRI轴位T_1加权像显示，病灶呈稍短T_1信号，边界清晰，体积较大的病灶位于延髓右前方，体积较小的病灶位于左前方

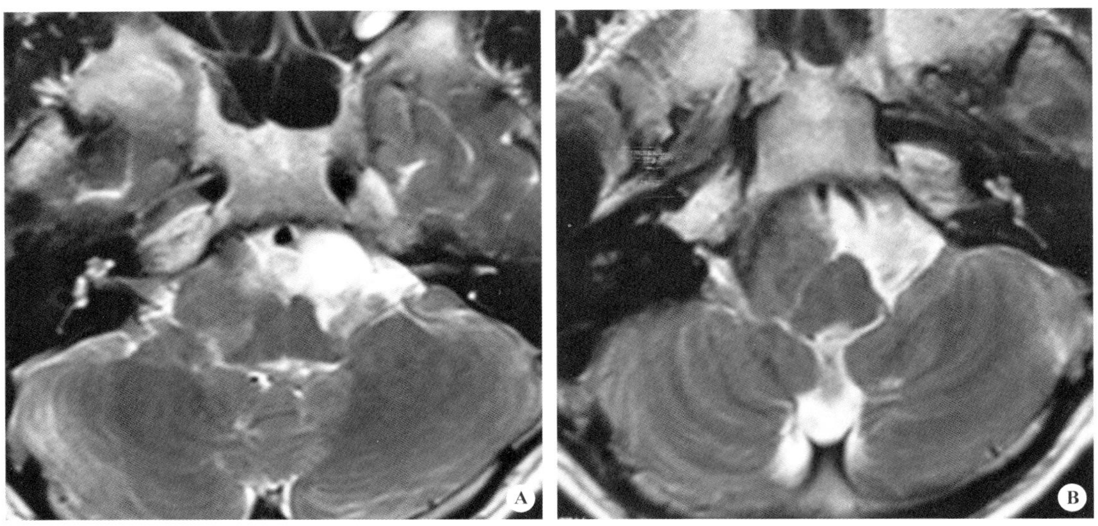

图30-3 术前MRI轴位T_2加权像显示，病灶呈等T_2信号，压迫延髓，并与面神经、听神经、后组脑神经关系密切

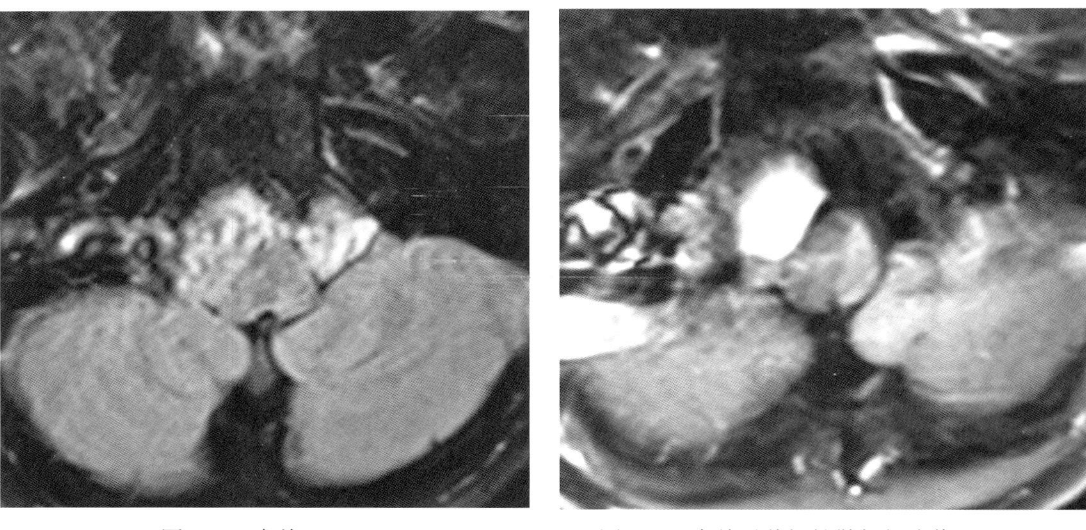

图30-4 术前FLAIR

图30-5 术前磁共振扩散加权成像（DWI）

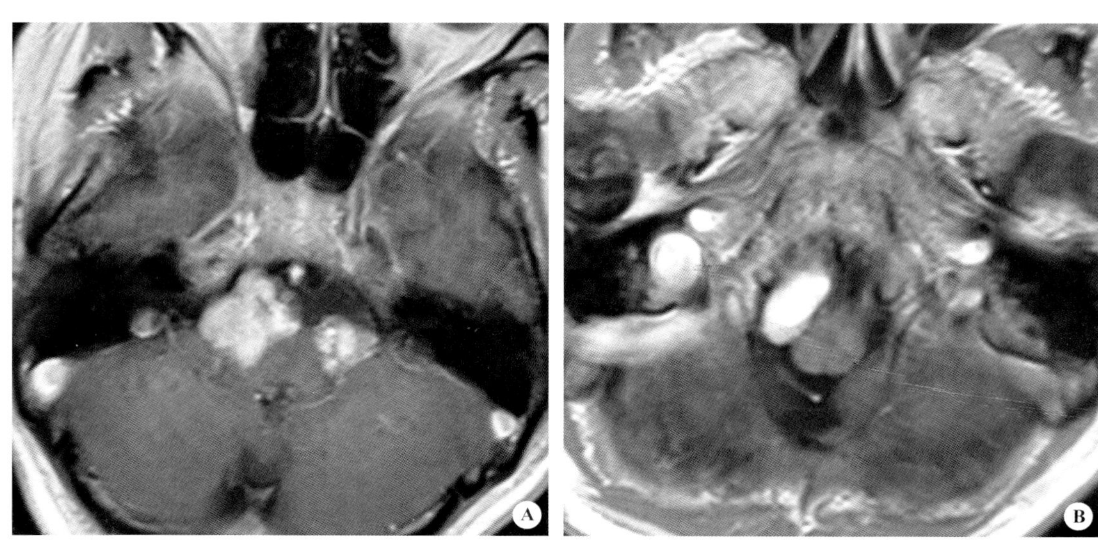

图30-6 术前MRI轴位T_1加权像增强扫描显示，病灶无明显强化

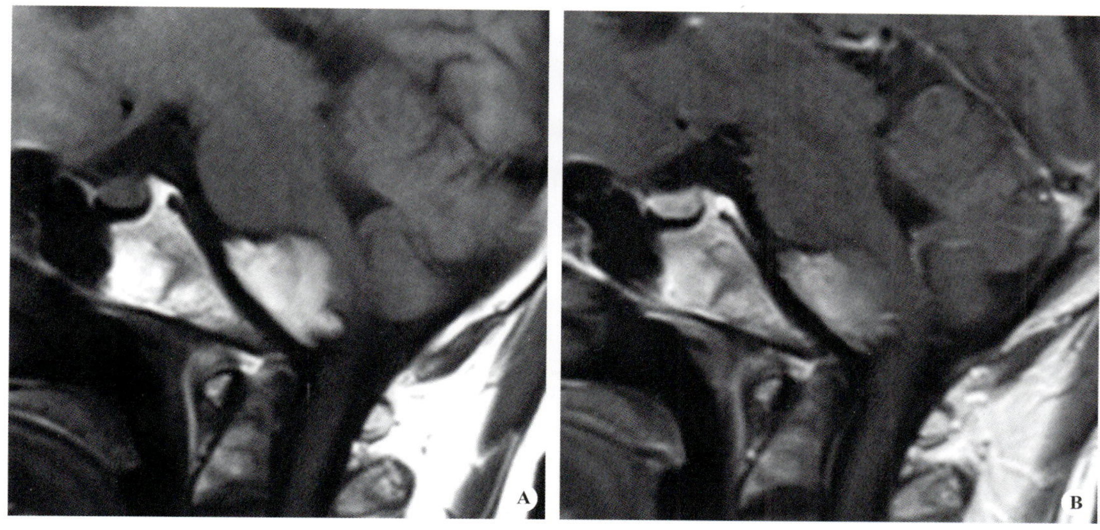

图30-7　术前MRI矢状位T_1加权像平扫+增强扫描

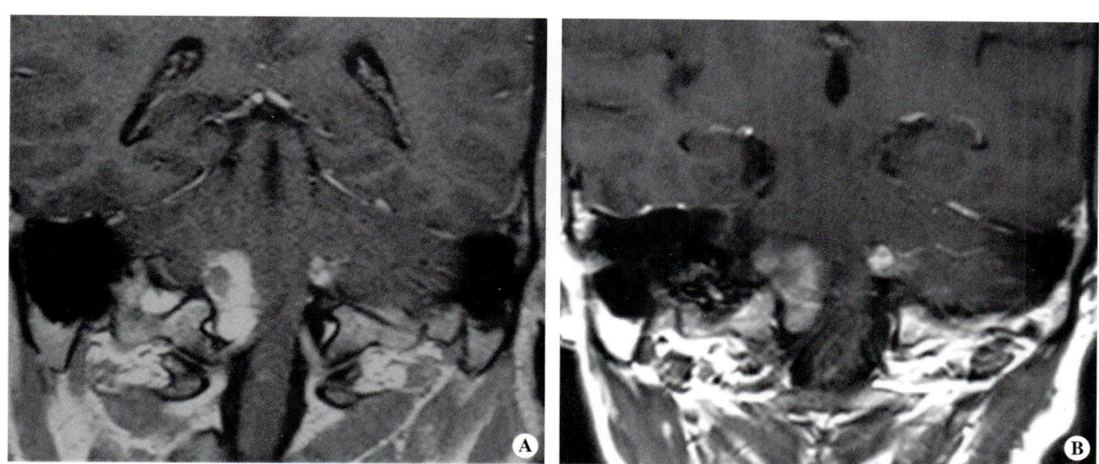

图30-8　术前MRI冠状位T_1加权像增强扫描

【术前诊断】　肠源性囊肿（延髓腹侧，双侧型）。

【手术入路】　枕下后正中入路肿瘤切除术。

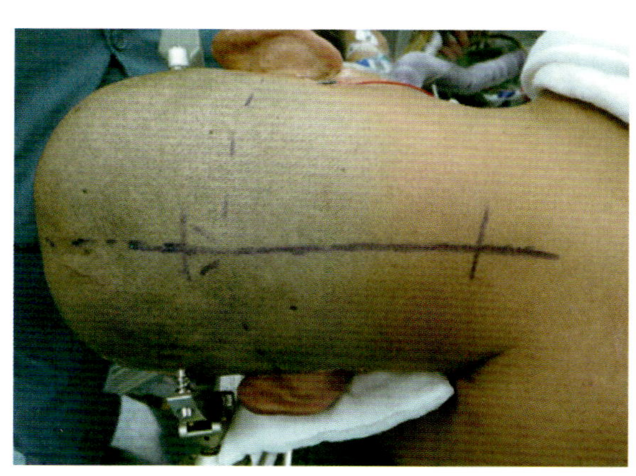

图30-9　手术体位及切口

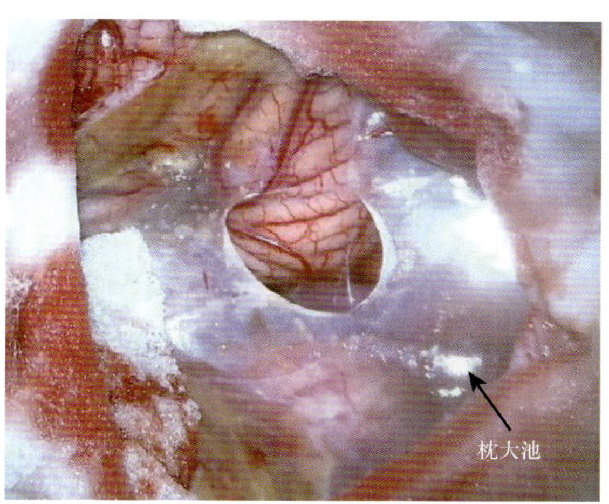

图30-10　显露颅后窝蛛网膜

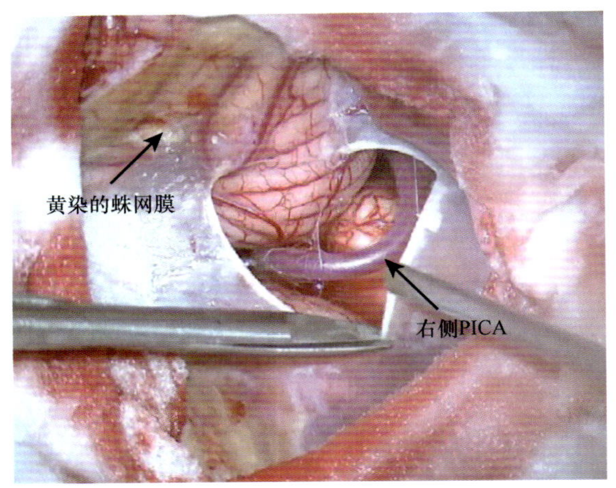

图30-11 锐性剪开枕大池蛛网膜，小心保护右小脑后下动脉（PICA）

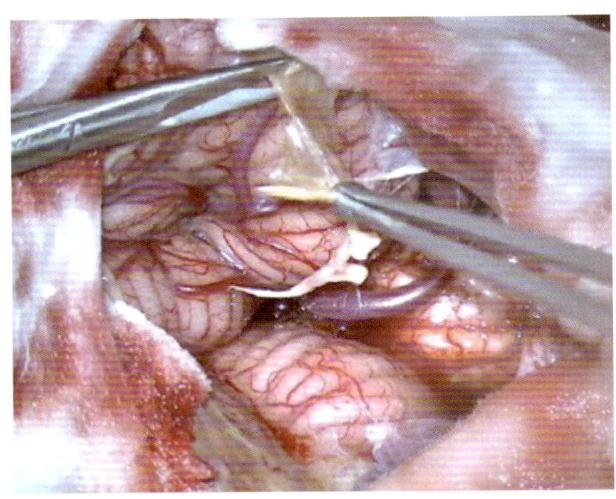

图30-12 剪除被肿瘤黄染的蛛网膜

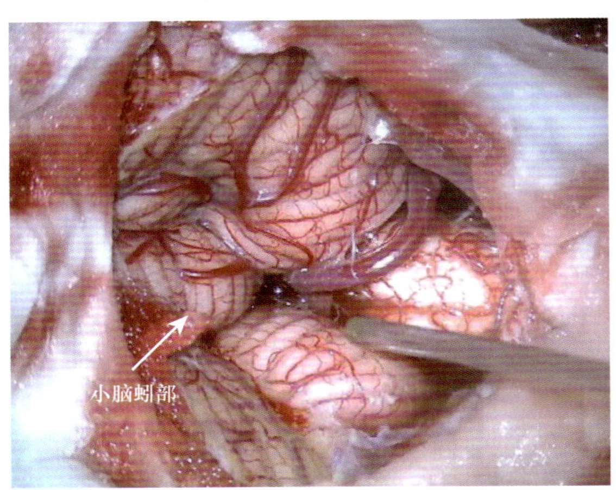

图30-13 显露双侧小脑扁桃体、小脑蚓部及延髓

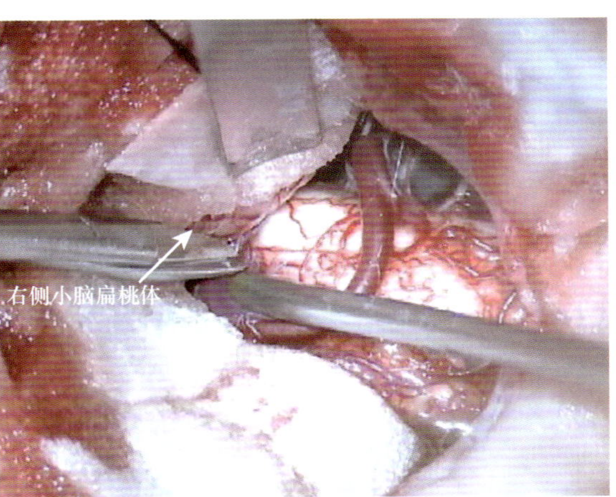

图30-14 锐性分离蛛网膜粘连处，轻轻牵开右侧小脑扁桃体

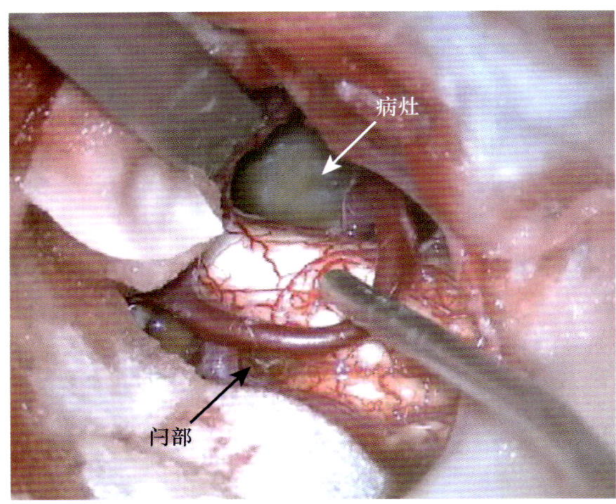

图30-15 于右侧后组脑神经、PICA之间显露延髓右侧病灶

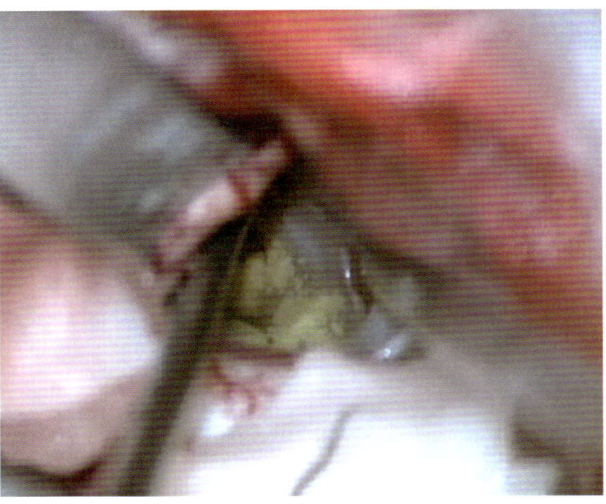

图30-16 病灶呈囊实性，实性部分呈灰黄色，稍黏稠，血供差；囊壁呈灰白色，与周围组织粘连紧密

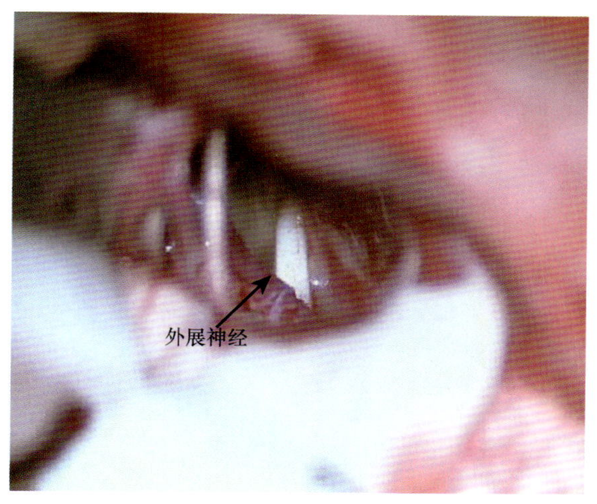

图30-17　肿瘤囊壁与后组脑神经、外展神经粘连紧密，给予锐性分离

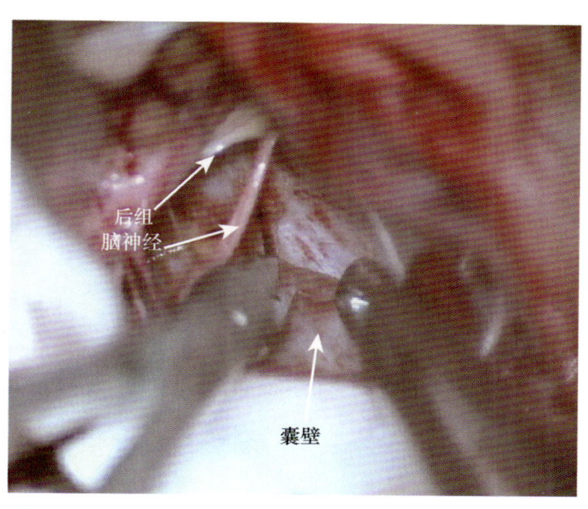

图30-18　于后组脑神经间隙小心操作，分块切除肿瘤囊壁

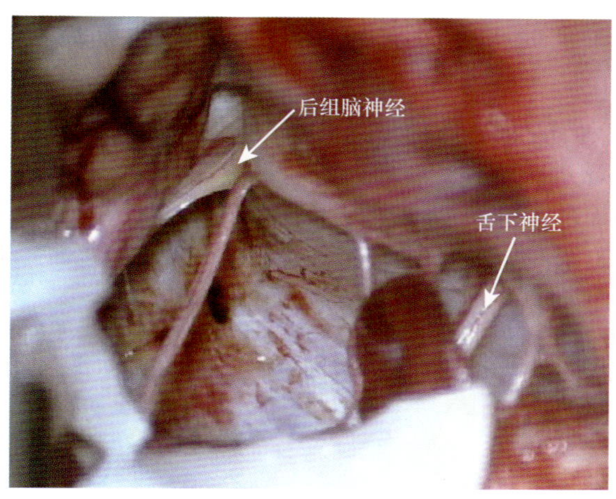

图30-19　延髓右侧肿瘤切除完毕，瘤周结构保护满意

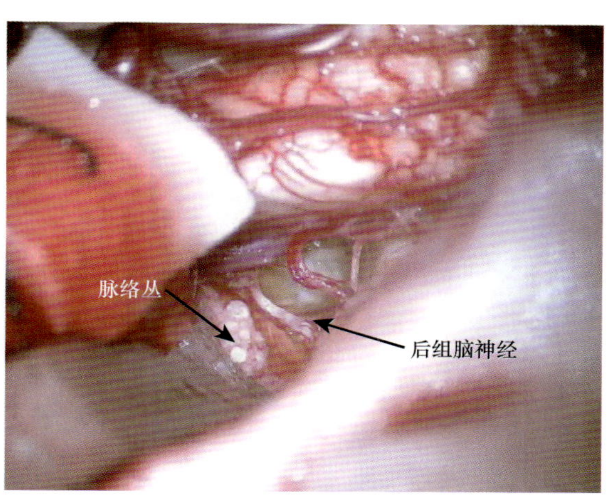

图30-20　牵开左侧小脑扁桃体，游离左侧后组脑神经

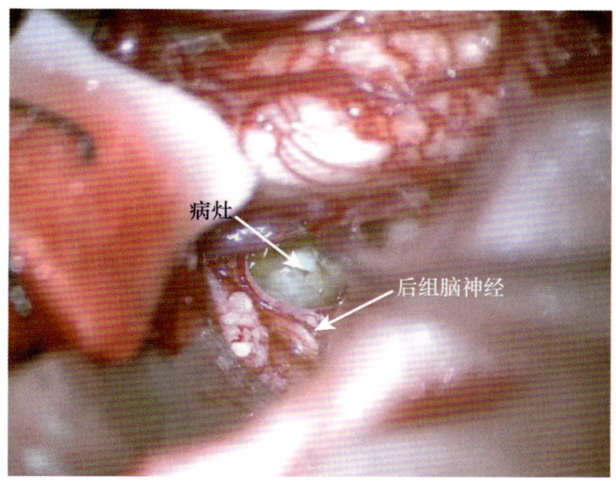

图30-21　于左侧后组脑神经间隙显露延髓左侧病灶

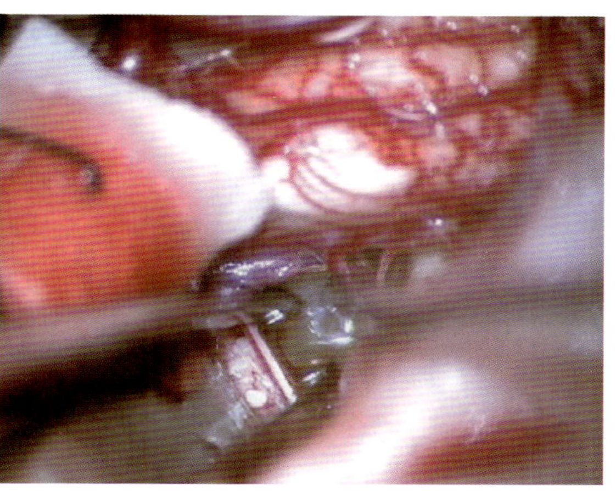

图30-22　分块切除延髓左侧病灶，囊壁给予锐性分离剥除

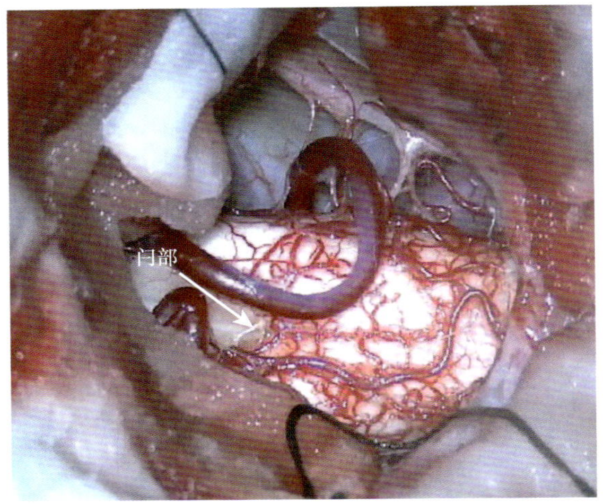

图30-23 肿瘤全切，延髓双侧正常结构均保护完好

【病理检查】

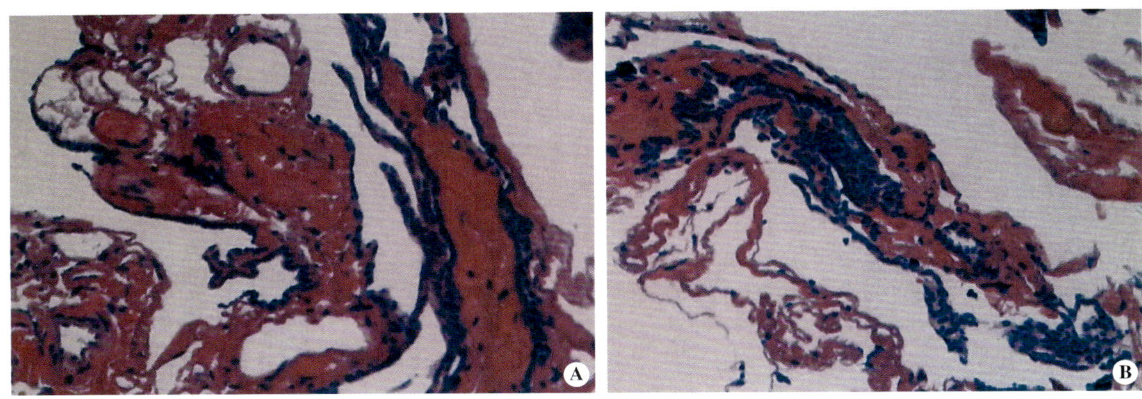

图30-24 病理：肠源性囊肿

【预后】

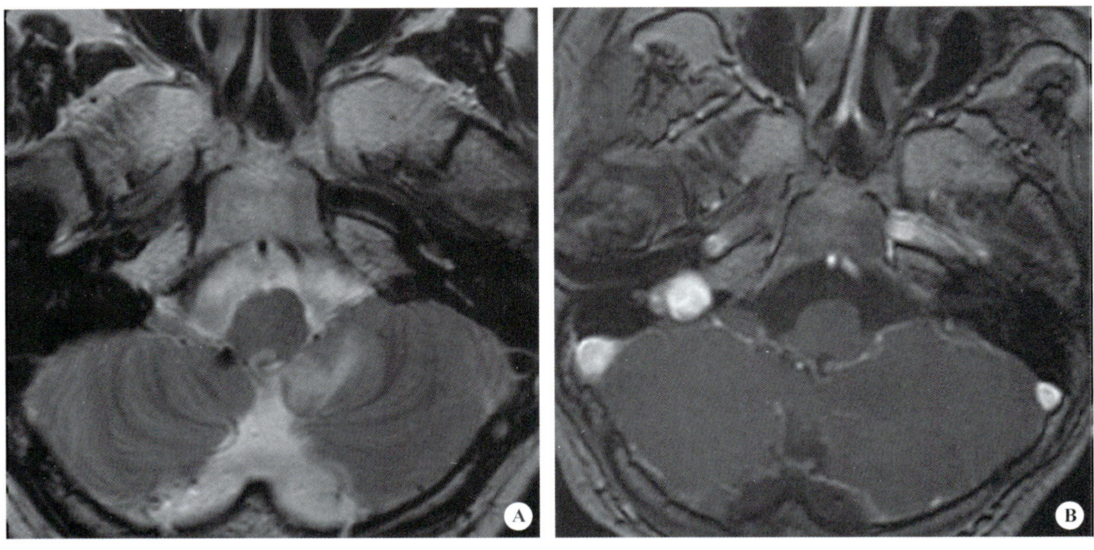

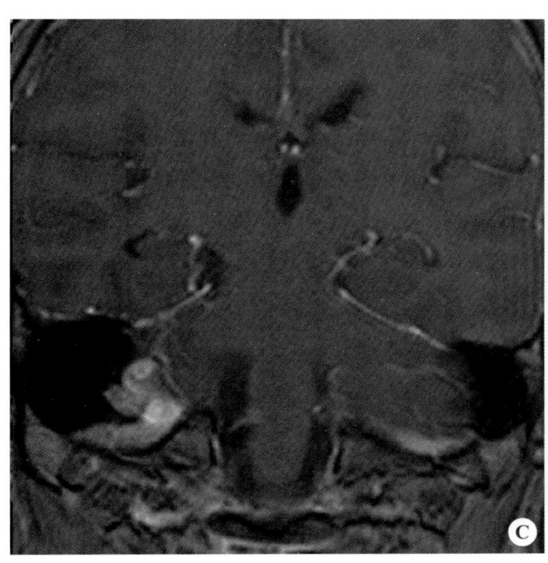

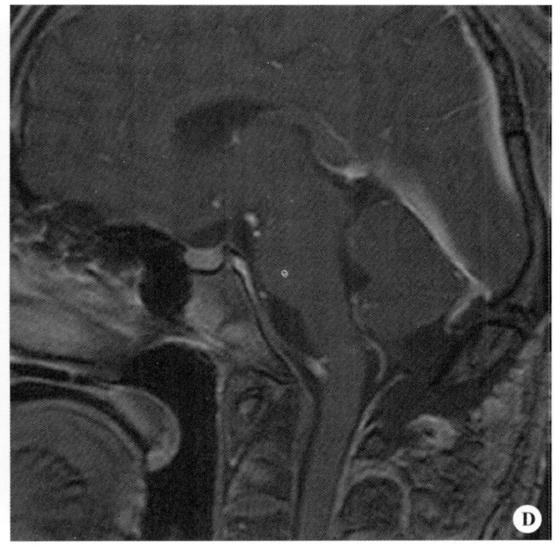

图30-25 术后患者恢复顺利，无脑神经功能障碍。复查MRI示肿瘤切除满意

五、专家点评

延髓腹侧肠源性囊肿术前明确诊断存在一定困难，主要是因为其MRI表现缺乏特异性，易误诊为皮样囊肿、表皮样囊肿或神经鞘瘤。因此，脑桥延髓腹侧囊性病变应考虑肠源性囊肿、表皮样囊肿、皮样囊肿和蛛网膜囊肿的鉴别。肠源性囊肿与表皮样囊肿、皮样囊肿主要依靠病变形态和部位进行鉴别，表皮样囊肿和皮样囊肿常呈钻缝样生长，包绕血管、神经，多位于脑桥小脑角等偏一侧的非中线区域；肠源性囊肿则以膨胀性生长为主，神经、血管受推挤，病变多位于颅底中线区。此外，皮样囊肿在MRI中T_1、T_2加权像均为高信号改变。肠源性囊肿与蛛网膜囊肿在形态学上类似，蛛网膜囊肿的MRI信号与脑脊液一致，弥散加权像上呈低信号；而肠源性囊肿因含蛋白性液体而与脑脊液不一致，DWI序列上呈高信号。脑桥延髓腹侧肠源性囊肿明确诊断必须依靠病理检查，特别是联合应用多种抗体进行免疫组化检查。病变囊壁上的杯状细胞分泌黏蛋白对PSA染色呈阳性反应，同时内衬的假复层柱状上皮对EMA、CEA呈强阳性；而NSE、GFAP染色呈阴性，这一点目前作为明确病理诊断的主要依据。有研究表明，肠源性囊肿在MRI上的信号变化与囊肿内的胆固醇、甘油三酯含量之间的关系不大，但与内容物中的蛋白质浓度关系密切，即当囊肿内蛋白含量＜10 000mg/dl时，T_1为低信号，T_2为高信号；当蛋白含量为10 000～17 000mg/dl时，T_1、T_2均为高信号；当蛋白含量＞17 000mg/dl时，T_1为高信号，T_2为低信号。

肠源性囊肿多位于延髓、高颈髓腹侧居中，病灶位于延髓双侧型较为少见。手术切除是目前唯一有效的治疗措施。手术治疗需选择合理的手术入路，关键是在充分显露脑干腹侧与囊壁界面的基础上必须在直视下尽可能多地切除囊壁，但不宜为追求全切而勉强剥离囊壁，造成脑干内锥体束等重要结构的损伤。枕下后正中入路是神经外科常用入路，开颅较远外侧入路等简单，术中可于双侧后组脑神经间隙操作并切除病灶。本组病变与脑干腹侧均存在一定程度的粘连，笔者的体会是病变体积越大粘连越严重。少量囊壁残留未引起术后粘连，也未对患者生活造成影响。对于怀疑脑桥延髓腹侧肠源性囊肿，且术前MRI的T_1呈高信号的患者，术中先行囊液穿刺尽量抽吸干净，囊壁切开后吸除囊液，注意尽量避免囊液流入蛛网膜下腔，关颅前可用大量温生理盐水反复冲洗术区，以期降低一过性发热的发生概率。个别患者囊壁存在低度恶变的情况，影响预后，这提示我们术中应尽量多地保留囊壁送检，避免遗漏重要的信息。

术中注意事项：

（1）该患者开颅时不必打开寰椎后弓，术中打开枕骨大孔后缘较平时要宽一些，约3.5cm，以接近双侧枕髁，增加操作空间，并减少术中小脑组织的牵开。

（2）小脑后下动脉变异较大，术中须仔细辨别，游离蛛网膜粘连处时要避免该动脉的损伤。

（3）病灶均位于神经的腹侧，故操作要在后组脑神经、舌下神经等神经间隙内进行，尽量减少横向操作，牵拉幅度要小，尽量锐性分离，以减轻对正常神经的损伤。

（4）肠源性囊肿囊壁要尽可能剥离干净，若与重要神经、血管粘连紧密，必要时可考虑少量残留并电灼，以避免发生灾难性后果。

（5）神经内镜可作为术中重要的辅助工具以增加显露范围，由于操作空隙狭小，要警惕内镜装置误伤后组脑神经及穿支血管。

（6）术中尽可能用地塞米松盐水反复冲洗术腔，以减轻术后发热。

（孟 哲 刘 宁 闫长祥）